U0348632

主译 张全斌 王 浩

婴幼儿多普勒超声心动图学

Doppler Echocardiography in Infancy and Childhood

著

[德]迈克尔·霍夫贝克
（Michael Hofbeck）

[德]卡尔-海因茨·迪格
（Karl-Heinz Deeg）

[德]托马斯·鲁普雷希特
（Thomas Rupprecht）

科学技术文献出版社
SCIENTIFIC AND TECHNICAL DOCUMENTATION PRESS
·北京·

图书在版编目（CIP）数据

婴幼儿多普勒超声心动图学 /（德）迈克尔·霍夫贝克（Michael Hofbeck），（德）卡尔－海因茨·迪格（Karl-Heinz Deeg），（德）托马斯·鲁普雷希特（Thomas Rupprecht）著；张全斌，王浩主译 . —北京：科学技术文献出版社，2020.6

书名原文：Doppler Echocardiography in Infancy and Childhood

ISBN 978-7-5189-6637-0

Ⅰ . ①婴… Ⅱ . ①迈… ②卡… ③托… ④张… ⑤王… Ⅲ . ①小儿疾病—先天性心脏病—多普勒诊断仪—超声心动图—诊断 Ⅳ . ① R725.404

中国版本图书馆 CIP 数据核字（2020）第 059382 号

著作权合同登记号　图字：01-2020-1142

中文简体字版权专有权归科学技术文献出版社所有

First published in English under the title:

Doppler Echocardiography in Infancy and Childhood by Michael Hofbeck, Karl-Heinz Deeg and Thomas Rupprecht.

Copyright ©Springer International Publishing Switzerland, 2017.

This edition has been translated and published under licence from Springer Nature Switzerland AG.

婴幼儿多普勒超声心动图学

策划编辑：张　蓉　责任编辑：张凤娇　孙秀明　责任校对：王瑞瑞　责任出版：张志平

出　版　者	科学技术文献出版社
地　　　址	北京市复兴路 15 号　邮编 100038
编　务　部	（010）58882938，58882087（传真）
发　行　部	（010）58882868，58882870（传真）
邮　购　部	（010）58882873
官 方 网 址	www.stdp.com.cn
发　行　者	科学技术文献出版社发行　全国各地新华书店经销
印　刷　者	北京地大彩印有限公司
版　　　次	2020 年 6 月第 1 版　2020 年 6 月第 1 次印刷
开　　　本	889×1194　1/16
字　　　数	769 千
印　　　张	29.5
书　　　号	ISBN 978-7-5189-6637-0
定　　　价	258.00 元

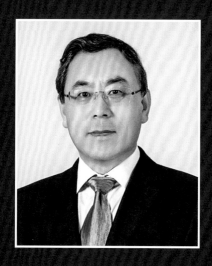

主译简介

张全斌

教授，主任医师，博士研究生导师，山西医科大学第六医院超声科前任科主任，山西省医学重点学科——超声学科带头人，享受国务院政府特殊津贴专家。曾于 2009—2010 年在美国 Emory 大学做访问学者。

主要研究方向

二维、多普勒及实时三维超声心动图对心血管结构和功能的研究。

科研教学

从事超声医学诊断工作至今共 36 年，在超声对心血管疾病的诊断研究及其临床推广应用方面作出了积极贡献。作为第一责任人承担国家和省级科研资助项目 5 项，获国家专利 1 项和省部级科学技术奖 6 项。于美国超声心动图学杂志（*Journal of the American Society of Echocardiography*）、欧洲心脏杂志-心血管影像（*European Heart Journal-Cardiovascular Imaging*）及国际心脏病学杂志（*International Journal of Cardiology*）等国内外专业期刊发表论文 80 余篇，参编、参译著作 4 部。2013 年作为主要人员参与中华医学会超声医学分会组织实施的前瞻性、全国性多中心 EMINCA 研究（中国汉族健康成年人超声心动图测值研究），2016 年参与中华医学会超声医学分会制订和编写《中国成年人超声心动图检查测量指南》。培养硕士研究生和博士研究生共 14 名。2005 年被授予"山西省卫生系统突出贡献人才"，2006 年获山西省"五一"劳动奖章，2010 年被评为"山西省优秀专家"，2012 年被中国超声医学工程学会授予"优秀超声医学工作者奖"，2019 年入选山西省"三晋英才"支持计划拔尖骨干人才。

学术任职

担任第七届山西省医学会超声医学分会副主任委员，现任中国医药教育协会超声医学专业委员会常务委员，中国医疗保健国际交流促进会超声医学分会常务委员，中国医师协会超声医师分会及心血管专业委员会委员，中国超声医学工程学会超声心动图专业委员会委员。担任《中国超声医学杂志》编委，《中华医学超声杂志（电子版）》通讯编委。

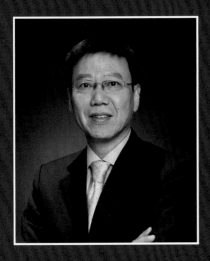

王 浩

教授，主任医师，博士研究生导师，现任国家心血管病中心、中国医学科学院阜外医院超声影像中心主任。曾于1998—2000年在美国 Pittsburgh 大学超声心动图研究室留学做博士后。

主译简介

主要研究方向

实时三维超声心动图、术中超声，先天性心脏病、瓣膜病、冠状动脉粥样硬化性心脏病、心肌病、心功能及心力衰竭、心脏同步化治疗的超声评价等。

科研教学

参与国家"十五"攻关课题1项；作为负责人承担"十一五"攻关课题子课题1项、参与1项；独立承担部级科研课题2项、高校博士点基金1项、首都医学发展基金1项、国家自然科学基金3项、首都临床特色应用研究与成果推广基金1项；获部级课题科研成果2项。多次应邀赴美国、印度、日本和韩国作超声心动图专题报告；作为第一作者或通信作者发表专业学术论著80余篇，其中SCI收录12篇；组织撰写《经食管超声心动图临床应用中国专家共识》（2018），主编著作1部，作为副主编编写著作2部，参与编写著作多部。培养硕士研究生17名，博士研究生10名，博士后1名。

学术任职

现任中国超声医学工程学会常务理事、超声心动图专业委员会主任委员，北京医学会超声医学分会常务委员，中国医药教育协会超声医学专业委员会副主任委员，海峡两岸医学会超声医学分会常务委员兼心脏学组副组长，美国超声心动图学会会员，中华医学会心血管病分会第十届委员会心血管病影像学组委员。担任《中国循环杂志》常务编委。

译者名单

主　　译：张全斌　王　浩

副　主　译：郑春华　赵博文　邓学东　杨　军　邓　燕　张　纯

编　　译：（按姓氏拼音排序）

白　洋　中国医科大学附属第一医院超声科

包　敏　首都儿科研究所附属儿童医院心血管内科

陈　舟　浙江大学医学院附属邵逸夫医院超声科

邓　燕　四川省医学科学院·四川省人民医院心血管超声及心功能科

邓学东　南京医科大学附属苏州医院超声科

苟中山　南京医科大学附属苏州医院超声科

韩　舒　中国医科大学附属第一医院超声科

江　勇　中国医学科学院阜外医院超声影像中心

冷晓萍　哈尔滨医科大学附属第二医院超声医学科

李　爽　四川省医学科学院·四川省人民医院心血管超声及心功能科

刘学兵　四川省医学科学院·四川省人民医院心血管超声及心功能科

楼海亚　浙江大学医学院附属邵逸夫医院超声科

马建芳　南京医科大学附属苏州医院超声科

孟庆国　四川省医学科学院·四川省人民医院心血管超声及心功能科

宁红霞　中国医科大学附属第一医院超声科

潘　美　浙江大学医学院附属邵逸夫医院超声科

潘　琦　南京医科大学附属苏州医院超声科

王　浩　中国医学科学院阜外医院超声影像中心

王正阳　四川省医学科学院·四川省人民医院心血管超声及心功能科

徐　琨　山西医科大学第一医院超声科

杨　军　中国医科大学附属第一医院超声科

张　纯　首都医科大学附属北京安贞医院超声三部

张全斌　山西医科大学第六医院超声科

赵博文　浙江大学医学院附属邵逸夫医院超声科

郑春华　首都儿科研究所附属儿童医院心血管内科

原书前言

　　超声心动图是诊断新生儿先天性心脏病的首选影像学检查方法，为大多数心脏畸形的无创伤性确切评估提供了可能。此外，在新生儿科和重症监护医学领域，功能性超声心动图对危重患儿的病情评估也起着重要作用。

　　本书面向对儿科超声心动图感兴趣的儿童心脏病专业学员、儿科医师和新生儿科专业人士。由于书中还包括罕见的心脏畸形，因此对已从事超声心动图工作的专业人士也具有一定参考价值。

　　本书由小儿心脏病学专家迈克尔·霍夫贝克教授和从事儿科临床工作并在儿童心脏病和新生儿领域有专攻的卡尔-海因茨·迪格教授撰写。

　　本书的重点是结构性先天性心脏病的精确诊断及其血流动力学评估。考虑到彩色多普勒、脉冲波和连续波多普勒在对先天性心脏病做血流动力学评估时相互依赖、不可分割的特点，因此作者围绕上述方法针对每种心脏畸形都做了详细讲解。本书所附带的视频资料旨在帮助读者更好地理解先天性心脏病和血管畸形的动态表现。

　　本书第一章介绍了正常心脏和大血管的超声心动图及多普勒检查；第二章到第二十三章详细讲解了各种心脏畸形；第二十四章和第二十五章则专门面向新生儿科专业人士和儿科医师讲解如何在新生儿重症监护中有针对性地开展超声心动图检查。

　　儿童超声心动图是一项很专业的技术，需要长时间的培训和实践才能掌握。希望本书能成为读者熟悉和掌握超声心动图这门优越影像学检查方法的助手。

德国，巴伐利亚州，班贝克市　　　　卡尔-海因茨·迪格

德国，图宾根　　　　　　　　　　　迈克尔·霍夫贝克

（张全斌　译）

序言一

金秋十月，丹桂飘香，收获的季节，欣闻山西医科大学第六临床医学院张全斌，中国医学科学院北京阜外医院王浩二位教授联袂主译的《婴幼儿多普勒超声心动图学（*Doppler Echocardiography in Infancy and childhood*）》一书即将出版。

近年来小儿超声心动图技术的临床实践得到较大的发展，国内相继出版了有关小儿超声心动图的若干专著，但仍难以满足临床儿科心血管专业人员学习和临床实践的需求。临床需求是推动影像学诊断技术发展的原动力，包括小儿超声心动图技术的发展亦是如此。新理论、新知识、新思路的获得，新技术、新方法的研发都来源于临床实践的需求。

本书共25章，第1~23章重点探讨婴幼儿结构性先天性心脏病的超声诊断及其血流动力学评估。第24章详细讨论婴幼儿发绀型心血管病的鉴别诊断。特别值得学习和重视的是第25章对新生儿超声心动图做了全面系统的介绍。新生儿是介于胎儿和婴幼儿之间的生长发育至成熟的过渡阶段，其心血管解剖、生理学及病理生理学均有其特殊性。本书图文并茂，并附有相应、珍贵的视频资料以资阅读理解。

翻译著作的质量很大程度取决于译者团队的学术水平和译文质量。本书主译作者邀约了多所国内重点医科院校和研究机构的知名专家学者共同翻译，并有众多同道参加译校，以确保奉献给读者的译作是一部高质量、高水平的学术著作。同时，对原著文中有质疑的内容，在其括号内注明译者的观点以供读者辨析参考，足以见译者认真负责的学术态度，值得称道！

重阳过后几场小雨，京城渐入秋色，红叶遍山漫野，人们赏秋色的严厉，喜秋果的丰硕，其实没有春日的播种和耕耘哪来秋的收获。春华秋实乃春发其华秋收其实，本译著的出版发行是张全斌教授等各位专家学者在临床实践和学术领域辛勤耕耘的收获与回报，谨以此短文聊表祝贺并期待你们更丰硕的成果！

2019年秋于贞苑

专家简介

教授，主任医师，博士研究生导师，首都医科大学附属北京安贞医院首席专家；主编《彩色多普勒诊断学》和《经食管超声心动图学》著作；任第七届中华医学会超声医学分会副主任委员。

序言二

    儿童处于快速生长、发育和变化状态，心血管解剖和血流动力学均有其特殊性，因而在心血管结构显像、功能判断及血流动力学评估等方面也与成年人有一定差异。20 世纪 80 年代以来，多普勒超声心动图技术逐步在儿科心血管领域得到推广应用，至目前已成为临床儿科心血管病学中一门必不可少的无创伤性诊断和评价工具，对于许多先天性和获得性心血管疾病的定性和定量诊断，多普勒超声心动图技术可取代有创伤性的心导管检查。所以学习和掌握儿童多普勒超声心动图学对于儿科心血管病医师和内科医师来说至关重要。现今国内有关介绍该方面的著作相对较少，难以满足临床儿科心血管专业人员进一步学习和掌握多普勒超声心动图诊断技术的需要。

    《婴幼儿多普勒超声心动图学（*Doppler Echocardiography in Infancy and Childhood*）》译著即将出版。原著由德国儿童心脏病专家迈克尔·霍夫贝克和卡尔-海因茨·迪格二位教授共同编写。该书共有二十五章，第一章系统介绍婴幼儿正常心血管解剖和血流动力学特点，以及超声检查方法。第二章至第二十三章是该书的精华部分，每一章节均从婴幼儿心血管疾病流行病学、病理解剖、病理生理和血流动力学，以及相应的超声心动图和多普勒表现进行阐述。第二十四章和第二十五章重点探讨新生儿或婴幼儿危重症心血管疾病的超声诊断价值。该书内容丰富，理论性和逻辑性强，在书中有关疾病各章节均附有大量临床实践病例插图及视频详解，理论结合实践，图文并茂，有助于读者更好地理解上述内容。

    本书由山西医科大学第六医院超声科张全斌和中国医学科学院阜外医院超声影像中心王浩二位教授共同主译，并有来自国内 10 所医科院校和研究机构的 25 位具有海外留学经历、临床经验丰富和学术造诣高的心血管超声和儿科心血管专家加盟译校，译著质量不言而喻。尽管如此，译者考虑到东西方文化差异和语言习惯，针对译文中存在的争议之处，不仅予以标注说明，而且在书末附有相应的英文参考文献，以便为读者进一步查询学习和研究提供检索信息。这本译著是国内儿科心血管超声专著的又一补充，相信该书对从事儿科心血管专业的医生及其他相关学科专业人员学习和掌握婴幼儿超声心动图学将具有重要参考价值。

2019 年冬于上海

专家简介

    教授，主任医师，博士研究生导师，任上海交通大学医学院儿科系主任、新华医院院长；主编《小儿内科学（第 5 版）》和《儿科学（第 9 版）》著作；任第三届中国医师协会儿科医师分会会长，第十八届中华医学会儿科学分会候任主任委员。

主译前言

超声心动图具有无辐射、无创伤性、操作简便、实时观察和可在床旁使用等优点，目前在儿科心血管领域已得到广泛应用，但国内介绍儿科心血管超声技术方面的有关著作相对较少，难以满足从事心血管超声医师和临床儿科心血管专业人员进一步学习和掌握超声心动图诊断技术的需要。

《婴幼儿多普勒超声心动图学（*Doppler Echocardiography in Infancy and Childhood*）》译著应运出版，原著由德国儿童心脏病专科医师迈克尔·霍夫贝克教授和从事儿科临床工作并在儿童心脏病和新生儿领域有专攻的卡尔-海因茨·迪格教授共同编写。本书共二十五章，第一章至第二十三章系统介绍了婴幼儿心血管解剖和血流动力学特点及超声检查方法学，重点探讨婴幼儿结构性先天性心脏病的精确诊断及其血流动力学评估；第二十四章讨论婴幼儿发绀型心血管疾病的鉴别诊断；第二十五章对新生儿超声心动图学作了较为全面的介绍。本书图文并茂，尤其是文中大量临床病例插图详解及附带相应的视频资料非常珍贵，有助于读者更好地理解病例超声心动图的表现过程。

2019年5月我受科学技术文献出版社邀请翻译此书，为了保证翻译质量，接受任务后立即约请国内10所医科院校和研究机构的10位心血管超声和儿科心血管专家共同承担翻译工作，共有25位业内同道参加译校，其绝大部分有海外留学经历，且均在儿科临床心血管超声专业领域经验丰富并有较高学术造诣。经过各位专家的不懈努力，历时5个月全部按时交稿。本书附带视频的注解翻译由徐琨和刘学兵二位博士共同完成。另外，考虑到语言和西方文化背景差异的缘故，还邀请在英国伦敦帝国理工学院布鲁顿医院多年从事儿科心血管超声研究的张彦教授专门负责对译稿中有关婴幼儿心血管基础和超声检查技术与方法学等部分章节审校。

遵照科学技术文献出版社的要求，译稿忠于原著未作改动。在与出版社协商后，对原著文中有质疑的内容在其后括号内注明译者观点供读者参考。此外，本书在文后附有各章节相应的参考文献，旨在为进一步学习或研究的读者提供必要的检索信息。

由于儿童，尤其是新生儿和婴幼儿心血管解剖及血流动力学均有其特殊性，故而超声对心血管结构显像、功能判断及血流动力学评估等也与成年人有一定差异。因此，婴幼儿超声心动图是一门很专业的技术。希望本书对儿科心血管专业医师、心血管超声医师及研究生等相关专业技术人员在学习和掌握婴幼儿超声心动图学方面有所帮助。

鉴于出版译著的时效性，在短时间内校对和修改的次数有限，书中难免有错漏之处，敬请读者批评指正！

张金城

2019年秋于山西

注意事项

◇关于本书中所提到的药物，仅供读者阅读参考，不建议作为临床用药指南！

◇扫描每一章节末尾动态图二维码，可观看视频演示过程。

致 谢

　　《婴幼儿多普勒超声心动图学》译著中有关婴幼儿心血管基础和超声检查技术与方法学等部分章节由英国伦敦帝国理工学院布鲁顿医院从事多年儿科心血管超声研究的张彦教授负责审校，在此表示衷心感谢！另外在组织和翻译过程中还曾得到哈尔滨医科大学附属第二医院超声科田家玮教授的热心关注与支持，在此也表示诚挚的谢意！

目录
Contents

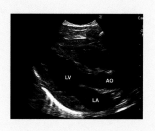

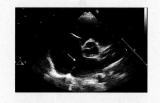

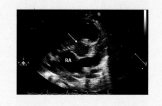

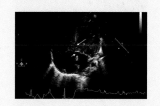

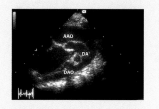

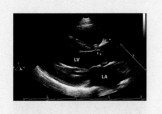

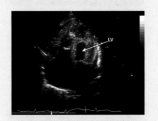

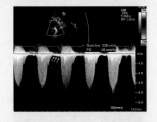

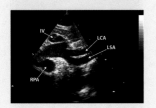

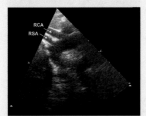

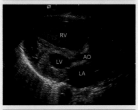

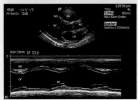

第一章
正常检查

第一节　引　言

随着超声心动图及其多普勒检查在儿科的推广应用，目前超声诊断已成为评价心脏最重要的无创伤性方法[1~8]。超声检查主要依赖探查所经过的声窗，通过此途径声波可不受气体或骨骼结构干扰而到达心脏。对于儿科年龄组的患者，事实上由于生理原因被探查心脏的声窗很易于透过声波，所以与成年人相比较，超声检查具有一定优势，诸如体表与心脏及大血管之间距离较短，在新生儿和婴幼儿期可应用分辨率极好的高频率探头。而且，肋下（剑下或剑突下）声窗更便于显示婴幼儿的心脏（图1.1）。此外，由于儿童肺脏未高度膨胀，充气量小及婴幼儿的胸骨还钙化不全，其心前区的声窗相对较大。加之在新生儿和婴幼儿期胸腺较大，也扩大了胸骨上窝和高位胸骨旁的声窗，有利于探查大血管结构。

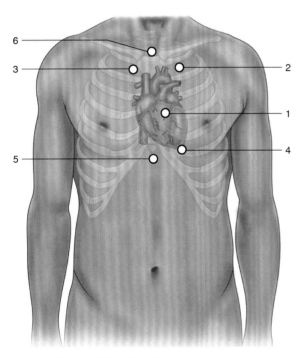

图1.1 超声心动图在儿童检查的声窗：1.胸骨旁，2.左侧高位胸骨旁，3.右侧高位胸骨旁，4.心尖部，5.剑下，6.胸骨上窝

以下将介绍心脏二维和多普勒超声心动图的不同切面及彩色多普勒和脉冲波与连续波多普勒检查的基础知识。

第二节　二维和彩色多普勒超声心动图

一、胸骨旁系列切面

将探头置于左侧胸骨旁第三肋间隙，可获得胸骨旁系列切面（图1.2）。胸骨旁长轴系列切面，是将扫查平面沿着心脏主轴，而身体外向定位则是从患者的左侧髋部至右肩方向[4,8,9]。

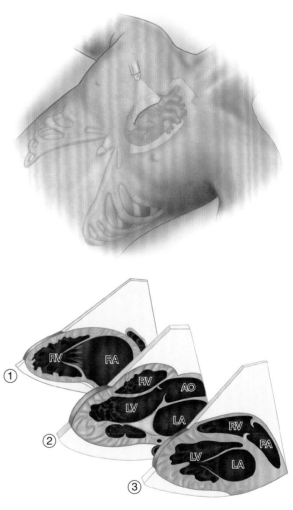

图1.2 胸骨旁长轴的三个切面：①右心室流入道，②左心室，③右心室流出道；RV：右心室，RA：右心房，LV：左心室

标准的胸骨旁长轴切面显示左心室及其流出道的纵向切面。主动脉瓣和二尖瓣在图像的中央，二尖瓣前叶和主动脉根部后壁可见纤维组织相连续（图 1.3a，动图 1.1，动图见本章末尾）。应用彩色多普勒可检测主动脉瓣和二尖瓣。由于受声波传播角度的影响，该切面不适合应用脉冲波和连续波多普勒检查，但可使用彩色多普勒检测主动脉瓣和二尖瓣的狭窄和反流（图 1.3b，图 1.3c）。在主动脉狭窄时，于升主动脉可见加速的血流和湍流；在主动脉瓣关闭不全时，于左心室内可显示反流束。

向患者的右侧髋部倾斜探头，可以转换至胸骨旁右心室流入道长轴切面[4, 8, 9]（动图 1.2）。这个平面能够显示三尖瓣前叶和下叶（后叶）及冠状静脉窦引流进右心房（图 1.4，动图 1.3）。在此平面，彩色多普勒检查可检测右心室流入道和确认三尖瓣反流。当有三尖瓣反流时，脉冲波和连续波多普勒能用于定量测量反流速度。

我们再回到标准胸骨旁左心室切面，在反方向倾斜探头面向患者的左肩，则可显示右心室流出道和主肺动脉（图 1.5，动图 1.4）。根据超声成像原理，这个平面可广泛适用于彩色多普勒、脉冲波和连续波多普勒检测右心室流出道、肺动脉瓣和主肺动脉（动图 1.5，动图 1.6）。

从胸骨旁左心室长轴切面顺时针转动 90° 方向，可获取胸骨旁短轴切面（图 1.6）。如此形成从患者右侧髋部至左肩部方向的扫查平面[8]。倾斜探头可获取从心底至心尖不同短轴平面的一组切面[4, 8, 9]。

心底部的胸骨旁短轴切面，可见主动脉瓣在图像的中央（动图 1.7）。这个平面能够显示主动

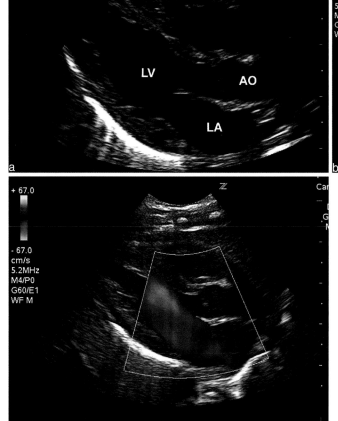

图 1.3　胸骨旁左心室长轴切面显示流入道和流出道（a），左心房显示在主动脉后方；彩色多普勒检查显示收缩期（b）主动脉的前向血流和舒张期（c）通过二尖瓣的前向血流；LV：左心室，LA：左心房，AO：主动脉

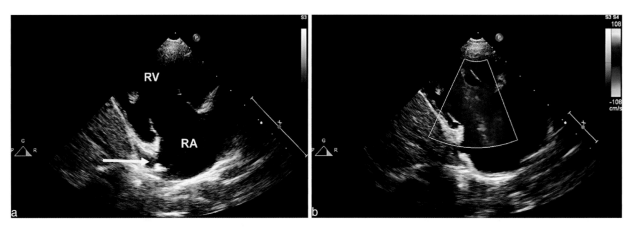

图 1.4　胸骨旁右心室流入道长轴切面显示右心房，右心室，冠状静脉窦（箭头）和三尖瓣（a）；彩色多普勒显示舒张期血流进入右心室（b）；RV：右心室，RA：右心房

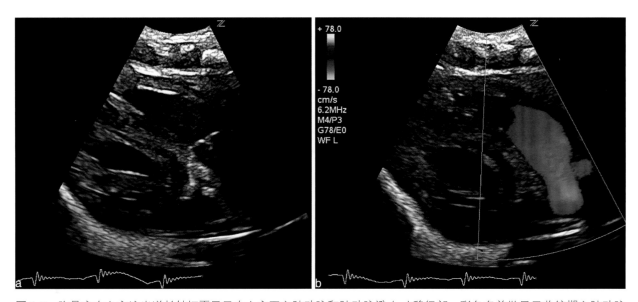

图 1.5　胸骨旁右心室流出道长轴切面显示右心室至主肺动脉和肺动脉瓣（a）移行部；彩色多普勒显示收缩期主肺动脉的蓝色血流（b）

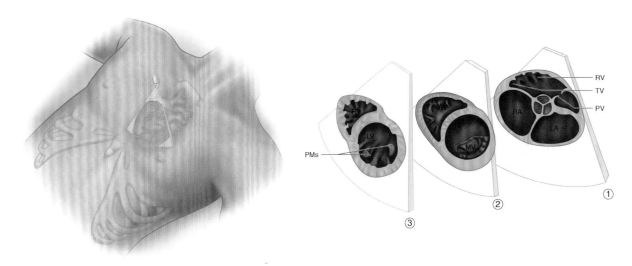

图 1.6　胸骨旁短轴切面：①心脏基底部，②二尖瓣，③左心室横断面；MV：二尖瓣，PM：乳头肌；TV：三尖瓣；PV：肺动脉瓣

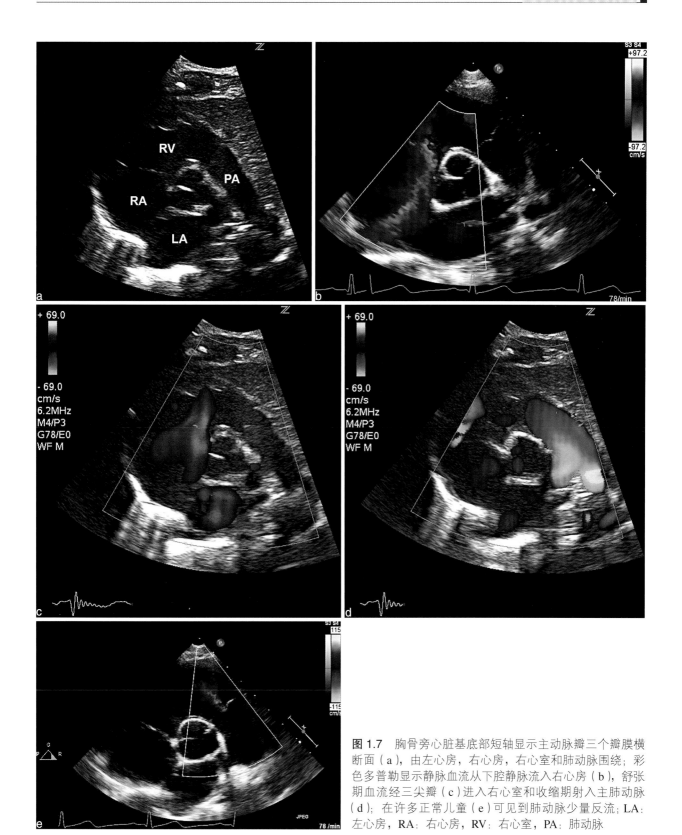

图 1.7　胸骨旁心脏基底部短轴显示主动脉瓣三个瓣膜横断面（a），由左心房，右心房，右心室和肺动脉围绕；彩色多普勒显示静脉血流从下腔静脉流入右心房（b），舒张期血流经三尖瓣（c）进入右心室和收缩期射入主肺动脉（d）；在许多正常儿童（e）可见到肺动脉少量反流；LA：左心房，RA：右心房，RV：右心室，PA：肺动脉

脉瓣和其各自相应的主动脉窦部及冠状动脉的起源（图 1.7）。左心房显示在主动脉后方。而且此短轴切面可见右心房与右心室连通、右心室流出道、肺动脉瓣及主肺动脉（动图 1.8）。由此平面，彩色多普勒可以检测三尖瓣、右心室流出道及肺动脉瓣（图 1.7b，图 1.7c）。自这个平面开始扫描向下至心尖部可显示横断面左心室和室间隔的不同部分。从而可获得标准的二尖瓣叶切面和乳头肌水平切面（图 1.8，图 1.9，动图 1.9，动图 1.10）当存在室间隔缺损时，彩色多普勒从心底至心尖部探查非常重要。

从通过心底的平面开始探头向头部倾斜，显

示左心房和肺静脉（图 1.10，动图 1.11）。在此平面，彩色多普勒检查可确定肺静脉与左心房的正常连接。应用脉冲波多普勒可检测不同的肺静脉并确定其有正常的血流。探头轻微向头部倾斜显示主肺动脉、肺动脉分叉及右肺动脉纵向切面（图 1.11，动图 1.12）。

在高位左侧胸骨旁位置，逆时针旋转探头，将探头标记置于 12 点钟，显示主肺动脉与左肺动脉延续[9]。在左肺动脉后方，显示远端主动脉弓、主动脉峡部及近端降主动脉（图 1.12）。彩色多普勒检查，左肺动脉和降主动脉血流背离探头方向，因此显示为蓝色血流。此平面被称为"导管

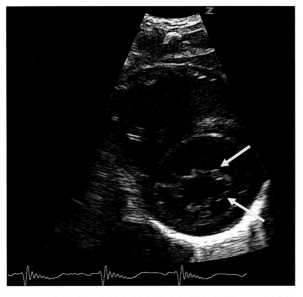

图 1.8　胸骨旁二尖瓣水平左心室短轴切面显示二尖瓣前和后叶（箭头）

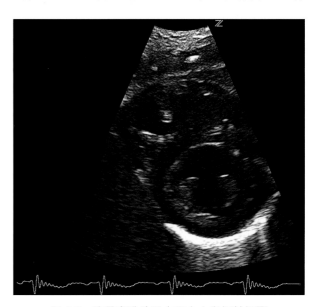

图 1.9　胸骨旁乳头肌水平左心室短轴切面

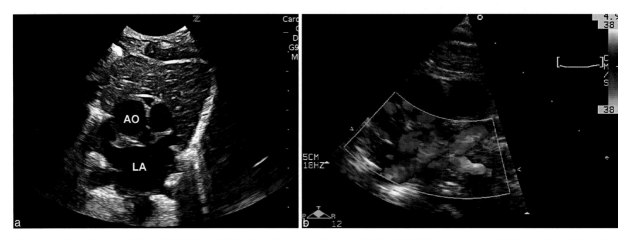

图 1.10　胸骨旁从头侧到心脏底部短轴切面显示主动脉后方的左心房和四条肺静脉（a）；在此切面，彩色多普勒显示 4 条上下肺静脉血流进入左心房（b）；AO：主动脉，LA：左心房

切面"，其是彩色多普勒确定动脉导管未闭的理想切面，因为血流经过未闭导管进入肺动脉，方向面向探头，所以血流编码为红色[9]。由于该平面声束角度适宜，应用脉冲波多普勒可定量检测通过导管的血流速度。除婴儿之外，这个平面常常需要患者尽量取向左侧倾斜的卧位。

将探头置于右侧第二肋间隙靠近胸骨，显示右侧胸骨旁切面[4,9]。超声束呈矢状方向，探头方位标记置于12点钟位置可以识别上腔静脉及其与右心房的连接（图1.13）。在横切面上，肺动脉位

于腔静脉的后方。探头向左侧倾斜可显示升主动脉（图1.14）。该切面方向有一个良好的声束传播角度，能够评价通过主动脉瓣的血流，并有助于脉冲波或连续波多普勒测量主动脉瓣狭窄患者的收缩期血流速度。在较大的儿童，也可通过调整患者位置，于右侧卧位探查[9]。从右侧胸骨旁矢状切面顺时针旋转90°，探头标记置于3点钟的位置，可显示无名静脉及其与腔静脉的连接（图1.15）。尾部扫查能显示纵向切面的右肺动脉、右肺静脉及其与左心房的连接[9]。

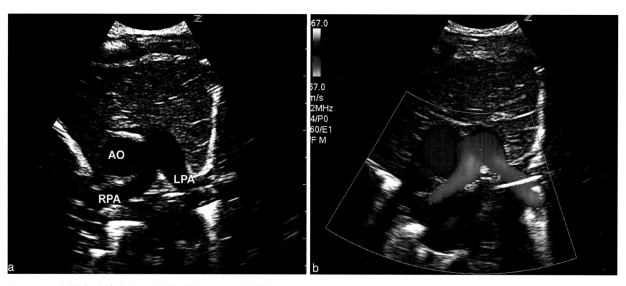

图 1.11　胸骨旁肺动脉分叉短轴切面显示主动脉横断面、左和右肺动脉（a）；彩色多普勒显示收缩期血流进入左右肺动脉（b）；AO：主动脉，LPA：左肺动脉，RPA：右肺动脉

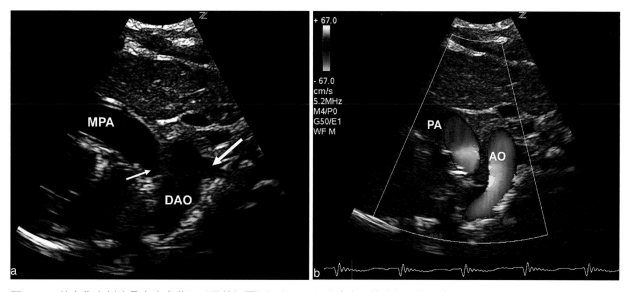

图 1.12　从高位左侧胸骨旁声窗获取"导管切面"（a）显示主肺动脉及其移行至左肺动脉（小箭头）和主动脉弓远端与其发出的左侧锁骨下动脉（大箭头）；在导管切面，彩色多普勒显示前向血流进入左侧肺动脉和主动脉弓远端；MPA：主肺动脉，DAO：主动脉弓远端

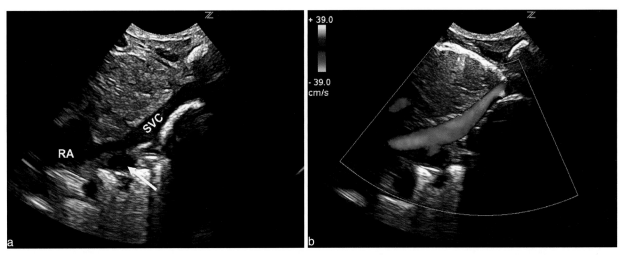

图 1.13 高位右侧胸骨旁纵向切面（a）显示上腔静脉血流引流进入右心房，并向前走行至横断面显示的右侧肺动脉前方（箭头）；彩色多普勒显示腔静脉血流（b）；SVC：上腔静脉，RA：右心房

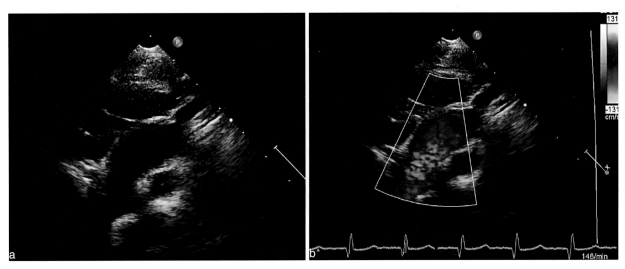

图 1.14 升主动脉右侧胸骨旁短轴切面（a）；收缩期升主动脉内的血流面向探头，彩色编码为红色（b）；AO：主动脉

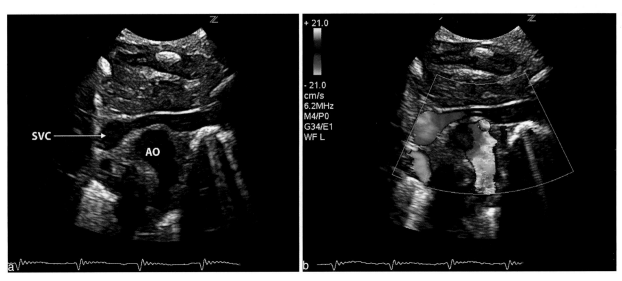

图 1.15 高位右侧胸骨旁短轴切面（a）显示在主动脉上方的无名静脉走行至上腔静脉，彩色多普勒显示上腔静脉血流走行背离探头，编码为蓝色（b）；AO：主动脉，SVC：上腔静脉

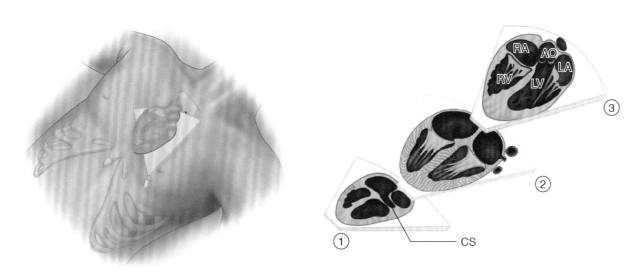

图 1.16 心尖四腔心切面包括①后、②中和③前平面；CS：冠状静脉窦

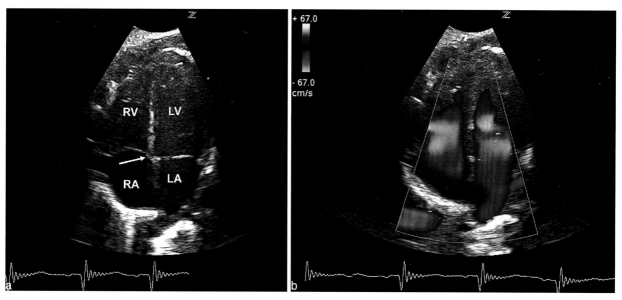

图 1.17 心尖四腔心切面（a）可显示左、右心室和左、右心房；右心室的特征是三尖瓣隔瓣插入的位置较二尖瓣更靠近心尖部（箭头）；右心室心尖部的特征有室间隔至心腔壁的节制束和右心室肌小梁较左心室更丰富；彩色多普勒显示舒张期血流面向探头（b）；LV：左心室，LA：左心房，RV：右心室，RA：右心房

二、心尖部切面

将探头直接置于心尖部可获取心尖四腔心切面[4,8,9]。该切面通常位于左侧乳头下方。探头几乎置于冠状切面，探头标记指向左侧腋下（图 1.16）。心尖切面可于婴儿仰卧位时获取；在 >2~3 岁的幼儿，建议使患儿左侧卧位，并抬起其左臂，使心脏接近左胸壁[8,9]。心尖四腔心的标准切面可显示左、右心房和心室，房室瓣和其瓣叶附着处及右心室节制束和心尖肌小梁（图 1.17，动图 1.13）。房、室间隔应当显示在屏幕的中央，并应校准与超声束方向平行。探头向后倾斜，可显示肌性流入道（入口）室间隔和走行于房室沟的冠状静脉窦至右心房（图 1.18，动图 1.14）。探头向前倾斜显示也被称为"心尖五腔心切面"，可以识别膜周部室间隔、左心室流出道及主动脉瓣（图 1.19，动图 1.15）。心尖四腔心切面是彩色多普勒检测左、右心房室瓣的理想切面，因为通过瓣膜的血流方向面向探头（图 1.17）。此外，在有三尖瓣和二尖瓣反流时，此切面是脉冲波和连续波多普勒定量检测舒张期血流和收缩期反流的最佳平面。彩色多普勒在标准和向后的平面检测室间隔有助于探查心尖部和肌性室间隔流入道（入口）部分的缺损。向前的平面（"心尖五腔心切

面"），彩色多普勒可以评价左心室流出道和主动脉瓣（图 1.19，动图 1.15）。根据主动脉瓣反流进左心室的部位，可以探查和测量主动脉瓣反流程度。此平面对于脉冲波或连续波多普勒检测左心室流出道血流，特别是当有主动脉瓣下梗阻时也很重要。

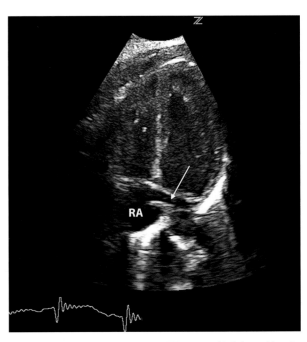

图 1.18 心尖四腔心切面后平面显示肌性室间隔的下部分和走行在房室沟的冠状静脉窦（箭头）至右心房；RA：右心房

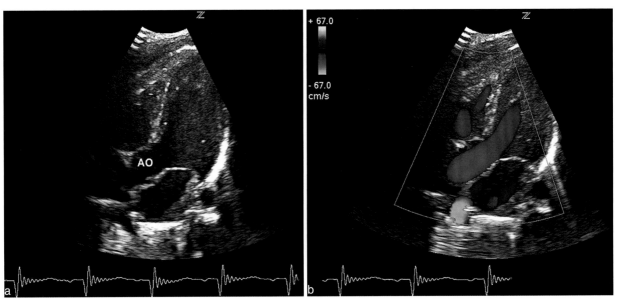

图 1.19 心尖四腔心切面前平面（a）显示左心室流出道和主动脉；彩色多普勒显示收缩期从左心室至主动脉的血流（b）；AO：主动脉

三、肋下切面

肋下切面从上腹部横切面开始显示下腔静脉与腹主动脉的位置关系[4, 6, 9, 10]。在内脏正位的患者，下腔静脉位于脊柱右侧，主动脉位于脊柱左侧（图1.20，动图1.16）。顺时针旋转探头90°探头标记置于6点钟位置，纵向切面可显示这些血管（图1.21）。该平面检查腹主动脉可以显示腹腔动脉和肠系膜上动脉的起源，在彩色多普勒引导下用脉冲波多普勒可检测这些体循环动脉血流的信息（图1.22）。因腹腔动脉血流面向探头，脉冲波多普勒可半定量评价体循环动脉血流状态，当危重主动脉缩窄时，其可探查到收缩期血流波峰值减低、甚至消失，若有主动脉前向血流丢失的存在，在舒张期可出现负向血流波形。负向波的出现常见于严重主动脉反流、永存动脉干的新生儿或存在大的动脉导管或主-肺动脉窗的患者。

从腹部的横断面向头侧倾斜探头，可显示下腔静脉与右心房的连接。肝静脉刚好在下腔静脉进入右心房之前汇入。心脏的肋下检查包括冠状、矢状及斜切面。对于肋下显像，一般推荐反转图像平面，在图像的顶部显示心脏的上部结构[4]。将探头放置在肋下腹部平行于胸骨，超声束的方向从右至左，探头标记在3点钟位置[8]获取肋下长轴（冠状切面）。通过从后至前的位置倾斜探头可获取一系列切面（图1.23，动

图1.17）。后冠状面显示左右心房和上肺静脉引流进入左心房，这可由彩色多普勒检查所证实（图1.24，动图1.18）。探头向前倾斜显示左心室、部分室间隔、左心室流出道及主动脉瓣（图1.25）。这个冠状切面对于彩色多普勒检查左心室流出道和主动脉瓣很有用。由于声束角度适宜，脉冲波和连续波多普勒可定量检查经过主动脉瓣收缩期的血流。进一步向前倾斜探头可显示右心室和右心室流出道（图1.26，动图1.19）。此切面特别有助于彩色多普勒检测右心室流出道和探查瓣下梗阻（动图1.20），并可采用脉冲波和连续波多普勒进行评价。

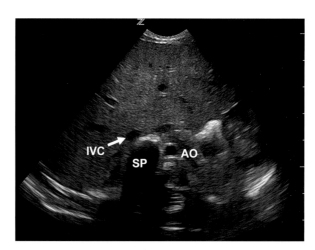

图1.20　上腹部大血管横断面显示下腔静脉（箭头）在脊柱右侧，腹主动脉在其左侧；IVC：下腔静脉，SP：脊柱，AO：主动脉

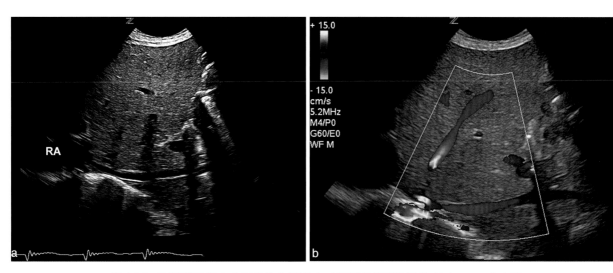

图1.21　下腔静脉至右心房的纵向切面（a）和彩色多普勒显像（b）；RA：右心房

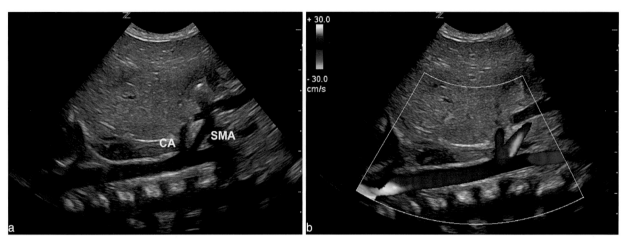

图 1.22 腹主动脉（a）的纵向切面显示腹腔动脉和肠系膜上动脉的起始部，且彩色多普勒清晰地显示血流（b）；CA：腹腔动脉，SMA：肠系膜上动脉

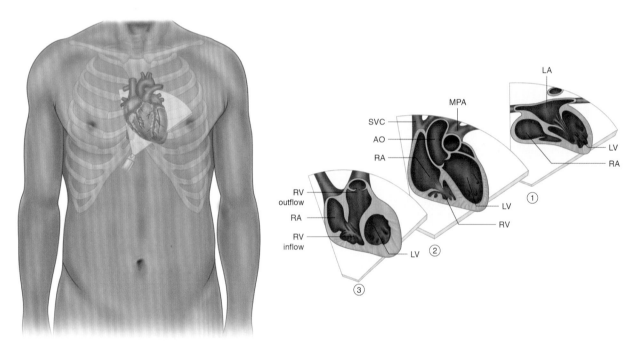

图 1.23 肋下冠状（长轴）切面示意图：起始于①心房的后平面、②左心室流出道的中平面和③右心室流出道的前平面；SVC：上腔静脉，RV：右心室，RA：右心房，AO：主动脉，MPA：主肺动脉，LV：左心室，LA：左心房

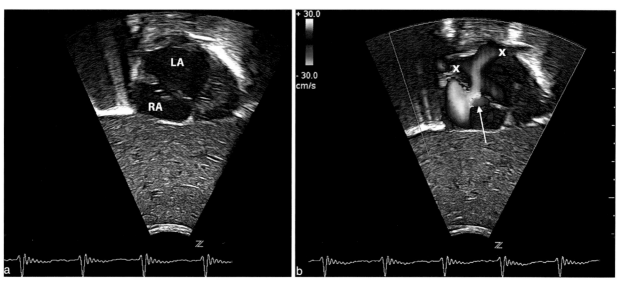

图 1.24 左心房的肋下冠状后平面（a）显示左心房、右心房及房间隔。彩色多普勒（b）清晰显示左右侧上肺静脉（χ）；在新生儿，仍有血流通过小的卵圆孔未闭（箭头）；LA：左心房，RA：右心房

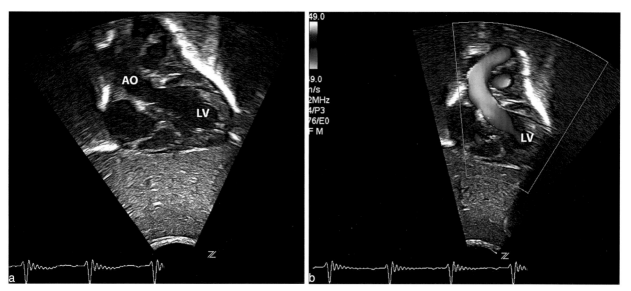

图 1.25 左心室流出道的肋下冠状切面（a）和彩色多普勒（b）显示收缩期血流从左心室至主动脉；LV：左心室，AO：主动脉

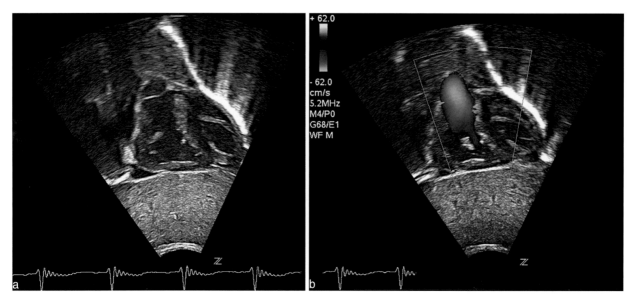

图 1.26　右心室流出道的肋下冠状切面（a）和彩色多普勒显示收缩期血流至肺动脉（b）

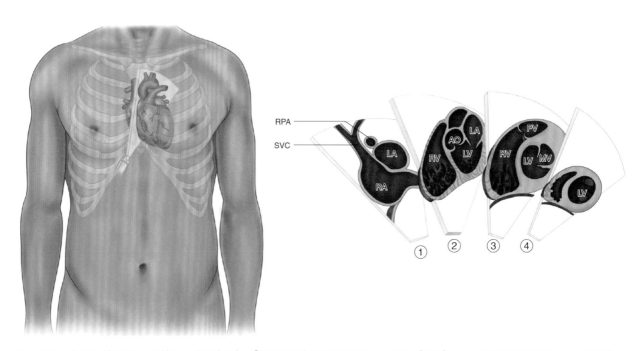

图 1.27　肋下短轴切面（矢状）示意图包括从①右至左的腔静脉平面，之后是②和③右心室流出道的平面，最后是④左心室的横断面；SVC：上腔静脉，RPA：右肺动脉，RA：右心房，RV：右心室，LA：左心房，LV：左心室，MV：二尖瓣，PV：肺静脉，AO：主动脉

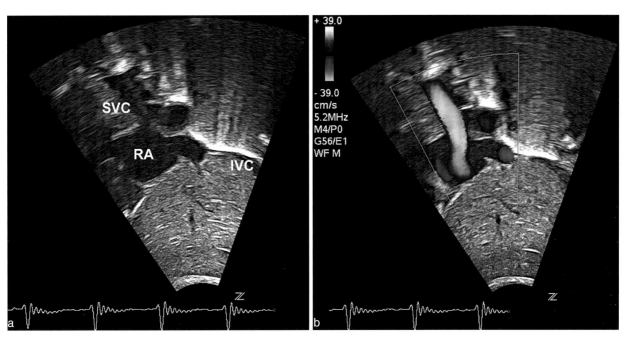

图 1.28 腔静脉的肋下短轴切面（a）显示上、下腔静脉进入右心房，并由彩色多普勒所证实（b）；SVC：上腔静脉，IVC：下腔静脉，RA：右心房

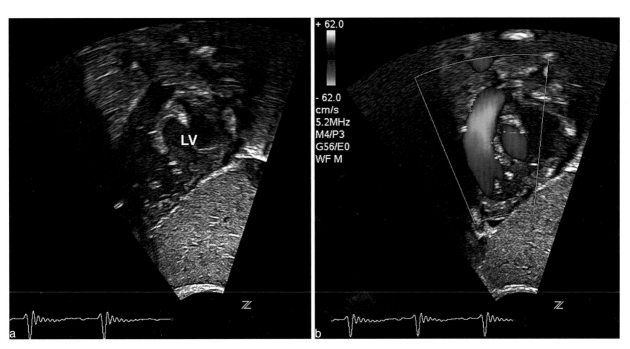

图 1.29 右心室流出道和肺动脉瓣的肋下短轴切面（a）：左心室显示为横断面，彩色多普勒显示收缩期血流从右心室至肺动脉（b）；LV：左心室

从冠状切面，探头顺时针方向旋转90°，探头标记置于6点钟位置，可显示肋下短轴（矢状面）切面[4,8]（动图1.21）。这些平面中最向右的切面显示上下腔静脉引流进入右心房（图1.27，动图1.22）。而且，该平面显示了心房的头侧部分（图1.28）。在此平面略逆时针旋转则可出现左斜切面，充分显示房间隔。回到矢状面，探头向左扫描为右心室流出道矢状切面（图1.29，动图1.23），可显示右心室漏斗部，肺动脉瓣及主肺动脉。在这个平面，多普勒可检测右心室流出道和肺动脉瓣。进一步向左倾斜探头面向左肩方向，能显示左心室的横断面（图1.30，动图1.24）。

肋下右前斜（RAO）切面是一个额外的切面，其可通过从剑下长轴切面[9]起始，逆时针方向旋转探头而获取。它显示三尖瓣、右心室及其漏斗部以及肺动脉瓣和主肺动脉（图1.31）。这个平面类似于胸骨旁短轴切面，主动脉瓣横断面在图像的中央。在此切面，彩色多普勒可检测膜周部室间隔、右心室流出道和肺动脉瓣（图1.31）。

四、胸骨上窝切面

胸骨上窝切面是将探头置于胸骨上窝所获取的。在新生儿和较小的婴儿，胸腺使声窗扩大，

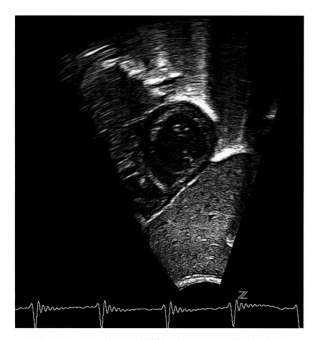

图1.30 进一步向左倾斜探头显示左心室肋下短轴

类似的切面可从高位的右侧胸骨旁声窗获取。超声心动图检查时，可应用毛巾或枕头将患者的肩部垫高，如此可大大改善图像质量[9]。

胸骨上窝短轴切面显示升主动脉的横断面（图1.32，动图1.25）。无名静脉位于主动脉之上方，而右肺动脉和左心房在下方（图1.33）。探头向头侧扫查可显示头臂动脉（动图1.26，动图1.27）。正常左侧主动脉弓，从主动脉发出的第一支血管应是头臂动脉。顺时针旋转探头可探查该条血管，并显示为纵向切面（图1.33，动图1.26，动图1.27）。识别其正常的分支为右锁骨下动脉和右颈总动脉以确定存在左侧主动脉弓，同时可排除可能存在的右锁骨下动脉异常起源（如发自降主动脉）[9,11,12]。在左侧主动脉弓时，从胸骨上窝短轴起始逆时针旋转探头可见主动脉，并显示整个主动脉弓的纵向切面（图1.34，动图1.28）。胸骨上窝长轴切面很有利于彩色多普勒检查主动脉弓（动图1.29）。彩色多普勒超声心动图有助于判断在不同部分的主动脉弓是否有顺行或逆行血流，这在评价患有来源于左心梗阻性病变的新生儿特别重要。可是，确切地判断血流的方向和时间需要应用脉冲波多普勒检测。当有严重主动脉缩窄时，对于高速的血流做定量分析需要应用连续波多普勒。值得注意的是，在这个超声上主动脉峡部远端的局限性梗阻成像困难，也有可能漏诊。而且在该平面并非总能显示动脉导管未闭。因此，评价远端主动脉弓和峡部区域应总是包括导管切面的应用（图1.12）。

第三节　脉冲波和连续波多普勒

一、体静脉

上下腔静脉的正常血流特征表现为三相血流图像[6,8,13,14]。由于心房松弛和三尖瓣环下移运动所致的收缩期前向血流被称为S波，而在舒张期与三尖瓣开放相应的前向血流和快速心室充盈被称为D波（图1.35）。A波表示短期的逆向血流，可出现在腔静脉内，与舒张晚期心房收缩有关。

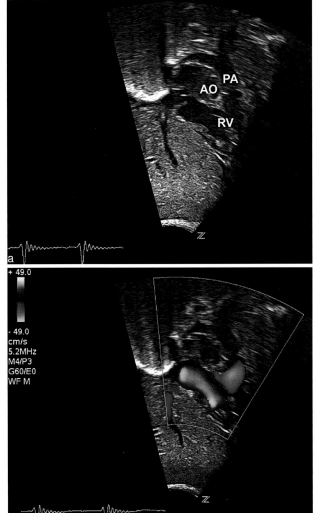

图 1.31 剑下右前斜切面显示右心室流入及流出道和主动脉在横断面显示的中央（a）；彩色多普勒收缩期（b）显示血流从右心室至肺动脉，舒张期切面显示来自右心房的流入血流（c）；RAO：右前斜切面，AO：主动脉；PA：肺动脉，RV：右心室

腔静脉内的血流速度受呼吸的影响，在吸气时血流速度明显增快。三尖瓣反流可使 S 波减低，D 波增高；在心动过速时，S 波和 D 波可能合并形成单峰[8]。除血流速度低外，肝静脉血流类似于腔静脉血流。此外，在心房收缩期，肝静脉内血流反转更常见（81%）[13]。

二、三尖瓣

多普勒对三尖瓣的检测可以在心尖四腔心切面，胸骨旁右心室流入道长轴切面和胸骨旁短轴切面完成（图 1.36）。在舒张期有经过瓣膜的前向血流，第一峰称为 E 波，与快速心室充盈有关，第二峰称为 A 波，由心房收缩所致[6,8]。在胎儿和正常新生儿期，A 波＞或等于 E 波；而在婴幼儿期，因 E 波占优势，这个比值就翻转呈现 E 波占优势[8]。胎儿和新生儿期的流入血流图与婴幼儿期不同，这是因为前者心室肌发育不成熟，顺应性较低，心室的充盈有赖于心房收缩而致[6,8]。正常三尖瓣流入血流速度较二尖瓣低，随呼吸变化较大，在吸气时血流速度增快。

三、右心室流出道和肺动脉

多普勒对右心室流出道的检测平面包括胸骨旁右心室流出道长轴切面、胸骨旁短轴切面和剑下右心室流出道长轴切面。多普勒在胸骨旁短轴切面检测时，若将探头的常用扫描位置下移 1 或 2 个肋间隙则更有利获得多普勒声束方向与流出道和主肺动脉的一致性[8]。据报道，儿童的主肺动

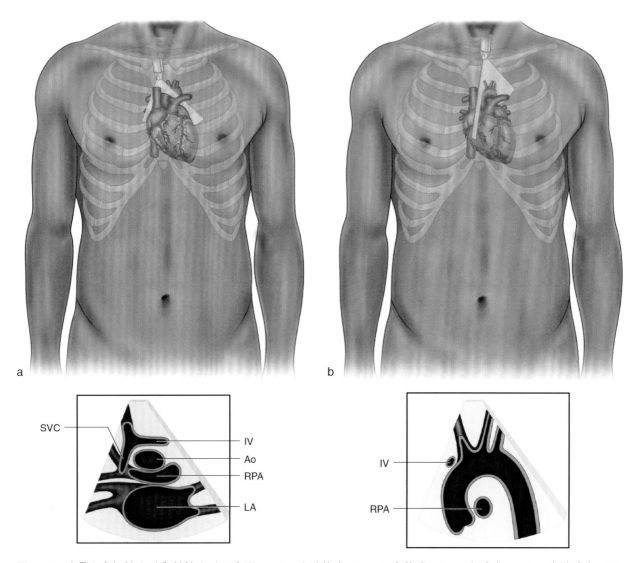

图 1.32 胸骨上窝短轴（a）和长轴（b）示意图；SVC：上腔静脉，IV：无名静脉，AO：主动脉，RPA：右肺动脉，LA：左心房

脉正常峰值速度为 0.9 m/s，范围为 0.7~1.1 m/s[15]。在收缩期，肺动脉的前向血流方向背离探头（图 1.37）。在舒张早期，可能有短暂的逆向血流，这是因为血流面向关闭的肺动脉瓣反向运动所致[8]。在舒张晚期有时可见少量前向血流，是由于右心房收缩造成，可以注意到这只是少量[16]。在收缩期主肺动脉的前向血流速度增加可能是由于流出道或肺动脉瓣狭窄引起或因先天性心脏病左向右分流增加血流所致。常见的左向右分流的病因是房间隔缺损（第二章）。肺动脉瓣关闭不全导致舒张期面向探头的反流（第七章）。

四、肺静脉

多普勒对肺静脉的检测可以在心尖四腔心切面和肋下冠状切面完成。在胸骨上窝和高位左侧胸骨旁短轴切面识别所有四条肺静脉是可能的。可是，在后者平面，多普勒检测的角度可能不如前者位置更有优势，以致一定程度低估了血流速度。为了测量静脉内血流，取样容积应当置于与左心房连接的近端[8]。正常肺静脉血流特征为三相血流图形（图 1.38）。收缩期的前向血流形成 S 波[6, 8]，可以显示为双相波峰，表示在心房松弛时

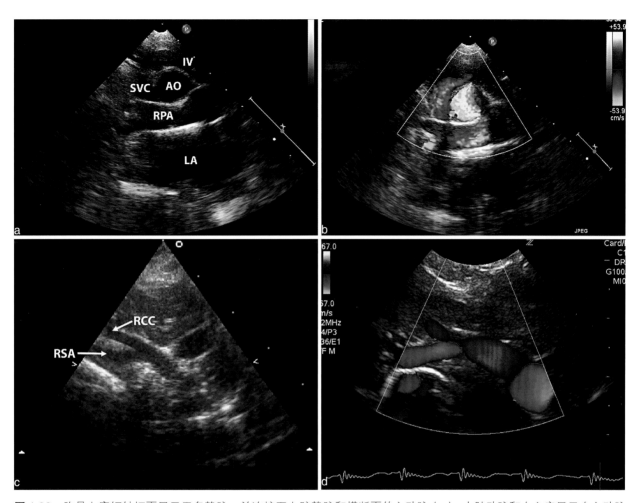

图 1.33　胸骨上窝短轴切面显示无名静脉，并连接至上腔静脉和横断面的主动脉（a）；右肺动脉和左心房显示在主动脉后方；彩色多普勒显示右肺动脉的血流至肺门（b）；向头侧倾斜和顺时针旋转探头至无名动脉的纵向切面（c）及其右颈总动脉和锁骨下动脉分叉，并由彩色多普勒显像证实（d）；IV：无名静脉，SVC：上腔静脉，AO：主动脉，RPA：右肺动脉，RCC：右颈总动脉，RSA：右锁骨下动脉

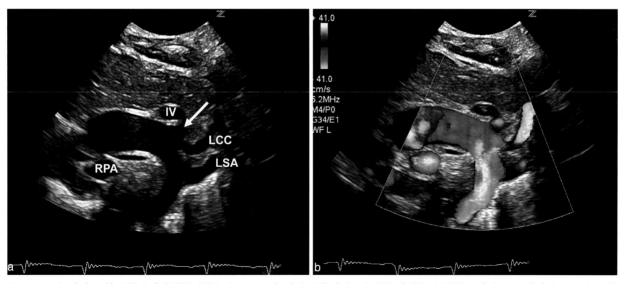

图 1.34　主动脉弓的胸骨上窝长轴切面（a）显示无名动脉（箭头）、左颈总动脉和左锁骨下动脉；右肺动脉显示在主动脉下方，无名静脉在主动脉上方；彩色多普勒显示收缩期主动脉和头臂动脉的血流（b）；LCA：左颈总动脉，LSA：左锁骨下动脉，RPA：右肺动脉，IV：无名静脉

的前向血流和因心室收缩期二尖瓣环向下运动所致的心室虹吸效应[17,18]。舒张期前向血流，由 D 波表示，这与二尖瓣开放、心房压降低及心室快速充盈有关[6,8]。心房收缩可引起肺静脉内短暂的逆转血流，称为 A 波（图 1.38）。在儿童期，S 波和 D 波正常血流速度相似，为 50 cm/s。在成年人期，

随着年龄增加，收缩期的血流变得更明显[8,17]。

肺静脉的前向血流受诸多因素的影响包括左心室收缩和舒张功能[6,8]。肺静脉血流速度与体静脉比较少受呼吸变化的影响；与体静脉血流类型相似，当存在窦性心动过速时可致 S 波和 D 波融合[8]。

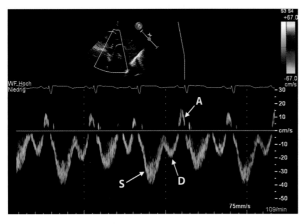

图 1.35　脉冲波多普勒从胸骨上窝检测上腔静脉，显示在收缩期（S 波）和舒张期（D 波）血流进入右心房。在心房收缩期（A 波）有一个短暂的逆向血流

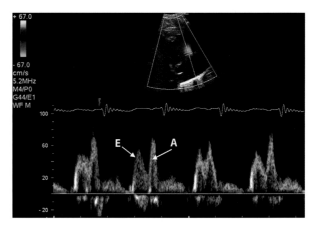

图 1.36　脉冲波多普勒在胸骨旁长轴记录的三尖瓣血流，显示在舒张期快速充盈期（E 波）和心房收缩期（A 波）的前向血流。在正常新生儿期，A 波＞E 波

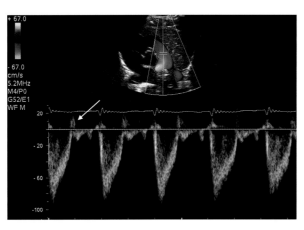

图 1.37　肺动脉血流的脉冲波多普勒记录的胸骨旁短轴切面显示收缩期前向血流，舒张早期最小逆行血流（箭头）

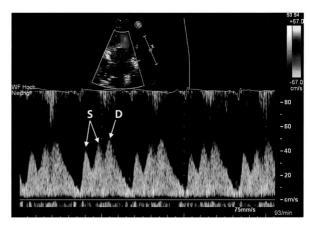

图 1.38　脉冲波多普勒在高位胸骨旁短轴切面检测肺静脉，显示三相波形，收缩期前向血流（在此患者的 S 波表现为双峰），舒张期前向血流（D 波）和之后心房收缩的微量逆向血流（箭头）

五、二尖瓣

记录通过二尖瓣血流的最佳平面是心尖四腔心切面。舒张期流入左心室的最高流速是将取样容积置于二尖瓣叶瓣尖获取的。与三尖瓣相类似，舒张期二尖瓣流入血流表现为双相血流波形（图1.39）。E波表示为舒张期二尖瓣开放之后左心室的快速充盈。A波表示为心房收缩之后舒张期的流入血流。与三尖瓣一样，E波与A波速度之比值在婴幼儿早期产生变化。在胎儿和新生儿期，A波的峰值速度＞E波；而在婴幼儿期，E波峰值速度较A波高，E/A速度比值为1.9±0.4[19, 20]。在胎儿和新生儿期的E/A速度比值翻转，可能由于心肌未成熟，心室顺应性较低，而舒张期充盈主要依赖于心房收缩增强所致[6, 8]。

六、左心室流出道和主动脉

左心室流出道血流速度最佳记录平面是在心尖五腔心切面，探头向前倾斜显示出升主动脉（图1.40）。在儿童期，正常峰值速度为1 m/s，范围0.7~1.2 m/s[15, 21]。升主动脉血流可以从五腔心切面、高位右侧胸骨旁位置或胸骨上窝获取（图1.40，图1.41）。在主动脉瓣狭窄的患者，经过主动脉瓣的血流呈离心性和面向升主动脉侧壁

并非少见。在这种情况下，常常在高位右侧胸骨旁位置，多普勒声束可与经过瓣膜血流方向获得较好的一致性。升主动脉正常收缩期血流速度比肺动脉的快。在舒张早期，由于面向关闭的主动脉瓣有回流的血流，所以存在少量的逆向血流（图1.41）。文献报道儿童的最大收缩期血流速度为1.5 m/s，范围为1.2~1.8 m/s[15]。在儿童期，血流速度似乎相对恒定，不依赖年龄而变化[16, 22]。降主动脉的血流最佳记录平面是胸骨上窝（图1.42），文献报道正常血流速度为0.88 m/s，范围为0.51~0.88 m/s[9]。

第四节 多普勒超声心动图对血流动力学的评估

多普勒超声心动图在心脏功能的血流动力学评估方面，已成为有价值的工具。很大程度上，血流动力学评价是基于对压差的测量。多普勒测量压差是根据伯努利方程进行计算，其原理是依据流体力学的连续介质理论，假设条件是血流在稳态不可压缩的无黏滞性状态下[2, 6]。因在临床上，可以忽略不计黏滞力和局部加速度，所以可以应用修正的伯努利方程[2]。

$$压差（mmHg）=1/2\rho(V_2^2 - V_1^2)$$

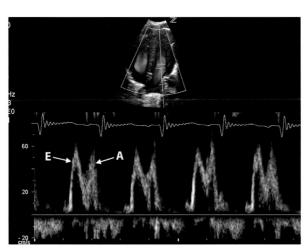

图1.39 一例正常新生儿，脉冲波多普勒在心尖四腔心切面记录的二尖瓣血流，舒张期前向血流发生在快速充盈期（E波）和心房收缩期（A波）。在这例4周的新生儿，E波与A波速度几乎相等。而在较大的儿童期，E波速度＞A波

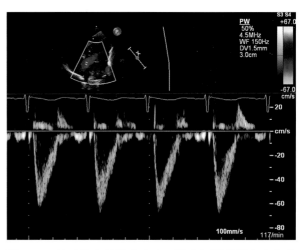

图1.40 脉冲波多普勒在心尖五腔心切面检测左心室流出道，显示收缩期前向血流，之后是舒张早期微量逆流和舒张期微量前向血流

V_2 表示为梗阻远端速度，V_1 为近端速度，单位 m/s，ρ 表示为血流密度。因为血流的 $1/2\rho$ 大约等于 4，许多临床状态下，狭窄近端的速度 < 1.5 m/s，这个方程甚至省略掉 V_1，可以进一步简化[2, 23]。

$$压差（mmHg）=4V_2^2$$

该简化伯努利方程已整合在每台设备的软件上，它可用于获取许多重要的血流动力学信息，包括经过左、右心室流出道及其瓣膜的瞬时峰值压差的计算，以及经过主动脉峡部、导管动脉和室间隔缺损的压差计算；而且可用于无创伤性评估右心室和肺动脉压。可是要记住，简化伯努利方程的应用有一定局限性，必须对所得结果进行解释。

第五节 左、右心室流出道及其主动脉、肺动脉瓣的压差计算

流出道或半月瓣的梗阻，导致血流的湍流和加速度。因经过梗阻的血流速度与狭窄的严重程度有相关性，所以可采用简化伯努利方程根据经过梗阻的最大速度而计算。在患有明显梗阻时，左或右心室流出道的最大血流速度通常 > 2.5~3 m/s 的范围，通常在较低血流速度范围可用脉冲波多普勒测量获取。如果要对更大血流速度范围测量，脉冲波多普勒的测量速度量程需要调整，可能的措施有优化频率刻度、选择 HPRF 模式、调节基线的移动和将换能器更换为较低频率探头。否则测量最大血流速度就需要利用连续波多普勒。

测量流出道的压差是根据多普勒测量峰值血流速度转化为所谓的瞬时峰值压差。瞬时峰值压差是指在心脏收缩期心室与动脉之间压力的差别，这种差别发生在同一瞬间（图 1.43）。而心导管测量压差时所记录的通常是真正的峰 - 峰压差，它所测得的心室收缩压峰值与动脉收缩压峰值发生在不同瞬间（图 1.43）。许多文献在讨论先天性心脏病的疾病发展过程、治疗和长期预后是基于心导管所测得峰 - 峰压差。这些压差值低于瞬间峰值压差。二者都描述心动周期不同时间点的心室和动脉之间的压差，所以有关多普勒测量高估梗阻严重程度的结论是不完全正确的。

基于多普勒测量流出道压差存在几个缺点，有必要对结果进行解释[6]。

1. 主要缺陷是由于多普勒声束与经过狭窄的血流方向不一致而致低估了最大速度。这个特别适用于瓣膜狭窄的离心性血流。多普勒声束与射流之间的角度允许在 15° 以内，而角度 > 15° 则将引起多普勒频移明显减小，以致明显低估最大速度。为了确保记录到最大压差，很有必要应

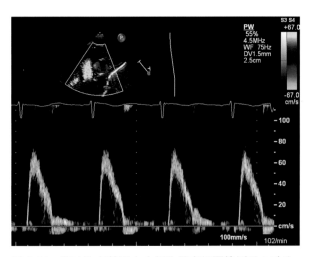

图 1.41 脉冲波多普勒在右侧胸骨旁切面检测升主动脉，显示收缩期面向探头的血流

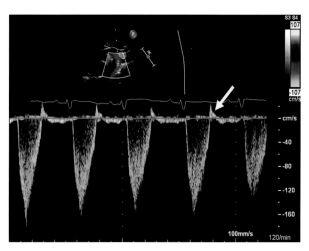

图 1.42 在胸骨上窝长轴切面，升主动脉的脉冲波多普勒显示收缩期背离探头的血流，之后为舒张早期（箭头）微量的逆流和舒张晚期的低流速前向血流

用多普勒检测不同平面经过梗阻的血流速度。如存在左心室流出道梗阻时，应当于心尖五腔心切面、高位右侧胸骨旁、胸骨上窝及肋下声窗完成多普勒检测。压差的计算要基于不同切面所记录到的最大流速。

2.在患有危重狭窄的新生儿，可能发生心力衰竭，心功能减低不能使通过狭窄的血流产生高速度。在低心输出量的背景下，通过流出道的压差不再与梗阻的严重程度相关，可能相关性很低。特别在患危重左心室流出道梗阻的新生儿，压差的评估要参考流出道梗阻形态学和左心室的收缩功能状态[2]。

3.简化伯努利方程忽略了狭窄近端的速度 V_1。这个简化的条件是狭窄近端的速度不超过 1 m/s 才成立。当存在近端流速增大时，该简化的方程将高估压差。近端流速增加的情况，可能在患有一个以上平面梗阻（如当存在瓣下和瓣膜狭窄时）和通过被检测血管节段的容量增加时将会遇到。后者的情况见于患有心内分流（如合并肺动脉狭窄的房间隔缺损）或合并狭窄和反流的瓣膜病变。在这些情况下，应采用修正的伯努利方程，这个方程包括了测量近端流速[8,23]。

$$压差（mmHg）=4(V_2^2 - V_1^2)$$

4.简化伯努利方程不适用于计算长节段细小血管的压力改变，因为其忽略了血液黏滞力损耗的部分[2,6]。

5.当存在高速射流时，由于"压力恢复现象"的存在可导致多普勒检测的速度偏高。血液在通过狭窄部位时，能量发生转化，某些部分转变成动能，又在梗阻远端恢复成势能[2,6]。这种压力恢复过程未包括在多普勒计算原理中，因此应用多普勒进行测量会高估压差，特别是在管状狭窄计算的瞬时峰值压差时应该考虑到这一点[24~27]。

在评价瓣膜狭窄和流出道梗阻时，通过计算平均压差，可以提供有价值的额外信息（图1.44）。平均压差可由追踪通过梗阻的多普勒血流曲线，之后采用平均瞬时峰值压差的电子程序计算而获得[2,6]。这种计算结果获得的平均压差显著低于瞬时峰值压差。特别是在评价主动脉狭窄时，其与有创伤性心导管测量的压差有良好相关性，因此平均压差的计算已成为常规评价流出道梗阻和房室瓣狭窄的主要部分。

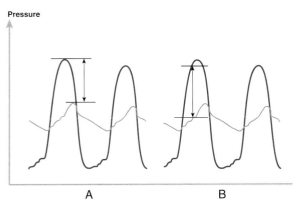

图 1.43　在主动脉狭窄时的峰 - 峰压差与瞬时峰值压差之间的差异和相伴的左心室（蓝色曲线）和主动脉（红色曲线）的压力曲线。峰 - 峰压差（A）表示在左心室和主动脉收缩期的峰值压差，而瞬时峰值压差（B）是指发生在心室收缩期的最大压力差异

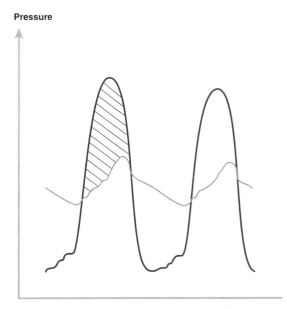

图 1.44　图表显示主动脉狭窄时的平均压差，以及左心室和主动脉的压力变化曲线；平均压差表示收缩期获取的平均瞬时峰值压差

第六节 右心室和肺动脉压的评估

无创伤性计算右心室和肺动脉压可为先天性心脏病、早产儿和新生儿及因其他原因而实施重症治疗的婴儿均能提供重要的信息。在以下前提条件下，根据伯努利方程应用多普勒这种无创伤性方式能够评估右心室或肺动脉压：

- 三尖瓣反流[28, 29]
- 肺动脉反流[6]
- 室间隔缺损[30, 31]
- 动脉导管未闭[32, 33]

即使在无原发性三尖瓣病变的患者中也常能检测到三尖瓣反流信号，应用脉冲波或连续波多普勒追踪三尖瓣反流可评估右心室和肺动脉压[28, 29, 34, 35]。按照下列方程，右心室收缩压可基于三尖瓣反流束的峰值速度得到评估（图 1.45）：

右心室收缩压 = 三尖瓣反流压差 + 右心房平均压

在有中央静脉插管留置的患者中，平均中央静脉压可替代右心房平均压，否则右心房压可以评估为 5~10 mmHg[6]。在无右心室流出道和肺动脉瓣梗阻的情况下，右心室的收缩压就等于肺动脉收缩压。

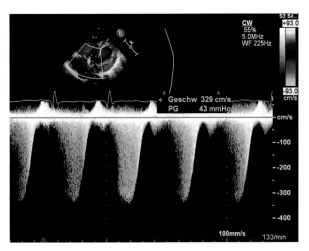

图 1.45 连续波多普勒在肺动脉压升高患者记录到的三尖瓣反流。按照从右心室至右心房最大收缩期反流速度 329 cm/s，简化伯努利方程计算压差为 43 mmHg。假定右心房平均压为 10 mmHg，则估测右心室收缩压为 53 mmHg。如果不存在肺动脉狭窄，这个压力就等于收缩期肺动脉压

在儿童期，甚至肺动脉瓣正常，多普勒也常常能够检测到少量肺动脉反流。多普勒追踪肺动脉反流可测量舒张期峰值速度和舒张末期速度。在儿童期，基于峰值舒张期速度计算的压差与平均肺动脉压有良好的相关性[6]。根据舒张末期速度计算的压差与肺动脉舒张压有相关性。上述两种评估所得压差与右心房平均压相加可用于计算肺动脉压。

在心室或大动脉水平具有病理性分流的患者，左、右心室或主、肺动脉之间的压差可用于评估右心室和肺动脉收缩压。在室间隔缺损时，左、右心室之间的压差可以应用简化伯努利方程基于通过缺损的最大血流速度而获得计算（室间隔缺损的压差 $=4V^2$）。如果缺损较大，左、右心室之间的压力就会趋于相等，通过缺损的血流速度较低，表明左、右心室之间则压差小。如果缺损较小，右心室的压力较低，按照左、右心室之间存在明显的压差，多普勒检测通过室间隔缺损（VSD）的血流可显示有较高的血流速度。

依据通过 VSD 的压差，能够评估右心室收缩压[30, 31]：在无左心室流出道梗阻的情况下，收缩期血压就等于左心室的收缩压。右心室收缩压可通过从左心室收缩压减去室间隔缺损时左、右心室之间的压差而获得。

右心室收缩压 = 收缩期血压 −VSD 左、右心室之间的压差

在无右心室流出道或肺动脉瓣膜梗阻，右心室收缩压等于肺动脉收缩压。

由于动脉导管未闭使主动脉和肺动脉循环存在交通，经过导管的血流速度可用于评估体循环和肺循环之间的压差[32, 33]。按照简化伯努利方程，通过导管的最大血流速度可以计算体、肺循环之间的收缩期压差。接下来应用水银柱血压计测量患者的上臂收缩压，就可无创伤性计算肺动脉压。

上臂收缩期压 − 通过导管的压差 = 肺动脉收缩压

一方面，较大的动脉导管未闭肺动脉压明显升高，导致体、肺循环压差减小。另一方面，较小的动脉导管未闭肺动脉压可以正常，通过导管

的血流超过 4 m/s 的高速。可是，应当记住其他原因（如新生儿期生理性肺血管阻力较高）动脉压力升高，也可导致导管压差减小，且不依赖导管的大小。

无创伤性评估肺动脉压所有这些方法的重要前提条件：

- 要认真校准多普勒声束与被检测反流束或分流束方向的一致性，避免低估血流速度
- 只要能够获取清晰的多普勒血流信号，就可完成评估
- 注意排除象左或右心室流出道梗阻的疾病
- 无创伤性评估肺动脉压力应当在相同的血流动力学条件下同期完成

第七节　无创伤性评估每搏量和心输出量

因为通过瓣膜和血管内的血流量可以描述为血流速度和瓣膜或血管横断面积（CSA）的乘积，无创伤性评估血流可以基于测量这些参数而获得[36]。由于血流速度在心血管系统是一个变量，所以在一定时间内，可以通过追踪多普勒血流曲线，并计算时间速度积分（TVI）而整合。瓣膜或血管的横断面积可假设为圆形，并根据其直径（D）计算而获得：

$$(D/2)^2 \times \pi$$

每搏量（SV）可按照以下公式计算得到：

$$SV = CSA \times TVI$$

通常心输出量测量在左、右心室流出道完成。理论上，同时测量体循环和肺循环搏出量可用于确定心脏分流量，例如在房间隔缺损时[36]。

可是这个技术有严重的局限性。最明显的误差原因是不能准确确定血管的横断面积[8]。因此，非无创伤性测量每搏量，目前在儿科心脏病学临床评估中并不起明显作用。

第八节　瓣膜面积的计算

连续性方程可用于评估未知瓣膜的面积[6, 36]。这个方程是基于在封闭循环系统的血流率恒定不变情况下而计算的。近端某一点与更远某一点的 CSA 和血流时间速度积分乘积相等。

$$CSA_1 \times TVI_1 = CSA_2 \times TVI_2$$

如果在连续的循环系统内，能够测量某两个不同位置的血流时间速度积分，又已知其中一个位置的横断面积，则有可能计算得出第二个位置的横断面积。

$$CSA_2 = CSA_1 \times TVI_1 / TVI_2$$

主动脉瓣面积的测量需要应用多普勒在心尖五腔心切面检测和计算时间速度积分，并测量左心室流出道的直径计算而获得 CSA_1，最后确定通过狭窄瓣膜的血流时间速度积分，并表示为 TVI_2（如从右侧胸骨旁）（也可见图 19.14）。

该方法的优点是不依赖通过狭窄管道的血流速度和压差。例如，在主动脉狭窄时，因严重心力衰竭而致低心输出量，压差可能较小，就不能反映真实的狭窄严重程度。然而，主动脉瓣面积的计算依赖于确切的测量血流时间速度积分（TVI_1 和 TVI_2）和 CSA_1。在儿童期，除新生儿期外，由于这些局限性和瓣膜性疾病所致的心力衰竭罕见，儿科瓣膜性心脏病的临床决策通常是基于压差而做出的[6,9]。

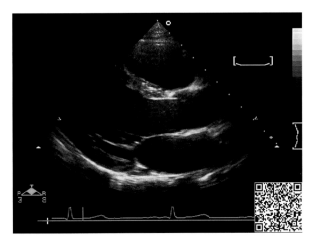

动图 1.1　胸骨旁左心室长轴切面显示左心室流入道和流出道。左心房显示在主动脉后方

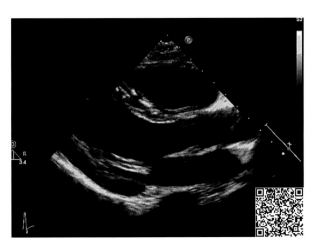

动图 1.2　胸骨旁长轴扫查从左心室长轴切面开始。探头向右倾斜可见右心室流入道（inlet）长轴切面，首先显示的是纵向切面的冠状静脉窦，然后为三尖瓣。在动图剪辑末尾，探头向后倾斜回到左心室长轴切面

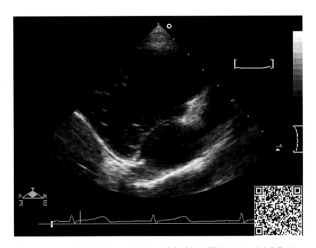

动图 1.3　胸骨旁右心室流入道长轴切面显示三尖瓣和冠状静脉窦口

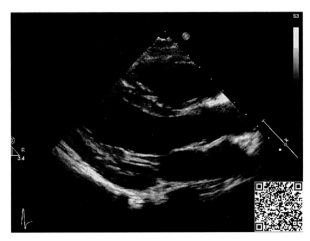

动图 1.4　胸骨旁长轴从左心室长轴切面开始扫查。探头向左倾斜进入右心室流出道长轴切面显示肺动脉瓣和主肺动脉的纵向切面

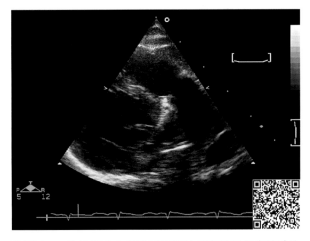

动图 1.5　胸骨旁右心室流出道短轴切面显示正常肺动脉瓣和三个瓣的交界

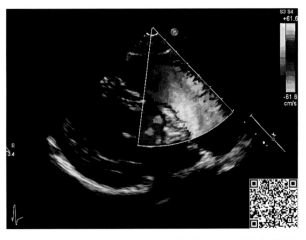

动图 1.6　在胸骨旁右心室流出道短轴切面，彩色多普勒可见血流从右心室无梗阻地进入主肺动脉

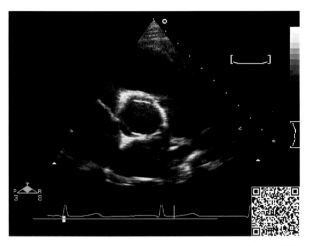

动图 1.7　胸骨旁心脏基底部短轴切面显示主动脉瓣的横断面。在主动脉前方可见右心室及其延续到右心室流出道和主肺动脉，后者在主动脉的左侧

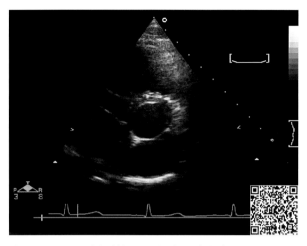

动图 1.8　胸骨旁短轴切面刚好在主动脉瓣下方显示左心室流出道的平面。注意到二尖瓣前叶移行至主动脉根部后壁

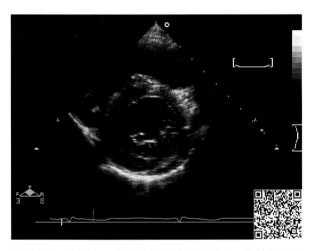

动图 1.9　胸骨旁二尖瓣水平短轴切面显示二尖瓣前后叶呈"鱼口形"

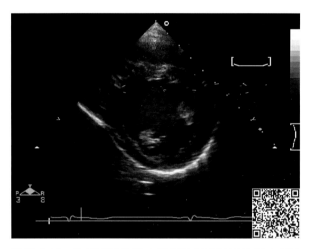

动图 1.10　胸骨旁乳头肌水平短轴切面显示位于 3 点钟的二尖瓣前外侧乳头肌和位于 8 点钟的后内侧乳头肌

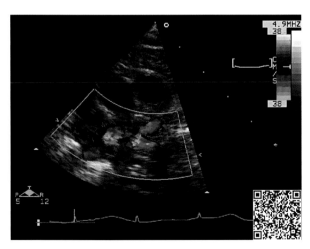

动图 1.11　在高位胸骨旁短轴切面（从头部到心脏底部的平面），彩色多普勒显示左心房和四条肺静脉（与动图 1.12 为同一例患者）

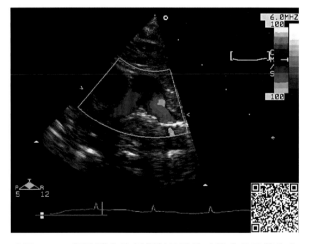

动图 1.12　探头略向头侧倾斜显示肺动脉分叉及前向血流无梗阻地流向两条肺动脉，用蓝色血流信号显示。主动脉显示为横断面，位于肺动脉的右侧（与动图 1.11 为同一例患者）

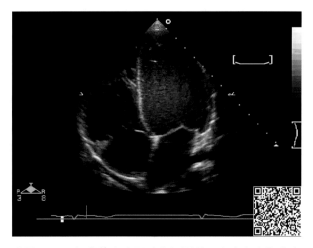

动图 1.13 标准的心尖四腔心切面显示左右心室和左右心房。右心室特征是三尖瓣插入室间隔的位置较二尖瓣更靠近心尖部。右心室心尖部的标志是存在室间隔至心腔前壁的节制索（调节束）；而且右心室心尖较左心室有较丰富的肌小梁

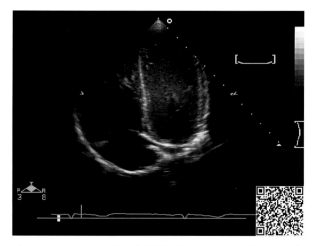

动图 1.14 心尖四腔心切面的后平面显示肌性室间隔的下部分和冠状静脉窦，后者从左至右行走至房室沟汇入右心房

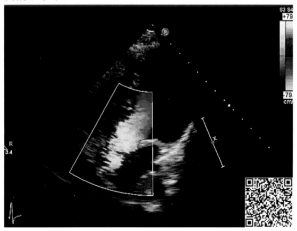

动图 1.15 心尖四腔心切面的前平面，彩色多普勒显示左心室和左心室流出道，以及收缩期血流从左心室进入主动脉，编码为蓝色血流信号；舒张期，血流从左心房进入左心室，编码为红色血流信号

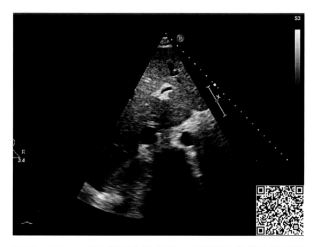

动图 1.16 一例内脏正位的患者，上腹部大血管的横断面显示位于脊柱右侧的下腔静脉和左侧有搏动性的腹主动脉

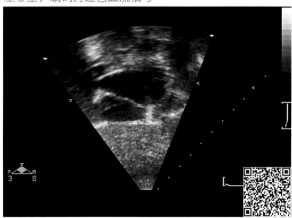

动图 1.17 一例婴幼儿扫描显示不同的肋下冠状（长轴）切面。在心房和房间隔的后切面开始，探头向前倾斜显示左心室流入道和左心室流出道、主动脉瓣及主动脉。最后进一步向前倾斜可见右心室流出道和肺动脉瓣

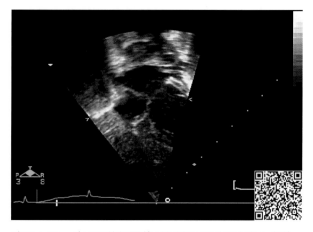

动图 1.18 肋下冠状切面的后切面显示引流在左心房的上肺静脉、房间隔和二尖瓣

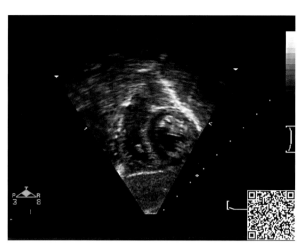

动图 1.19 肋下冠状前切面显示右心室流出道和部分室间隔。在右心室流出道的头侧可见肺动脉瓣

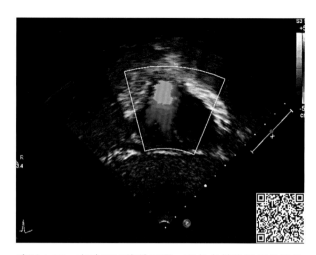

动图 1.20 在肋下冠状前平面，彩色多普勒显示排除肺动脉瓣下狭窄的右心室流出道正常血流

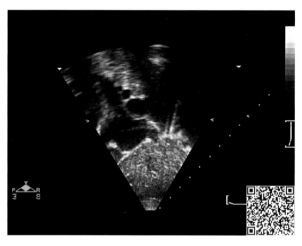

动图 1.21 在肋下短轴（矢状切面）扫查可显示从左至右不同的平面。从右心房短轴切面开始，显示上下腔静脉进入右心房。探头向左扫描显示右心室流出道和主肺动脉；进一步向左倾斜探头显示左心室的横断面

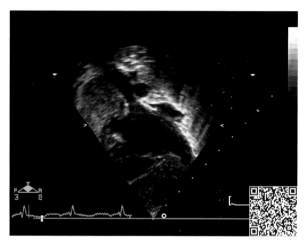

动图 1.22 肋下右心房短轴切面显示进入右心房的上下腔静脉及房间隔的头侧部分。在上腔静脉后方显示右肺动脉的横断面

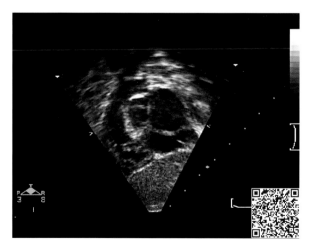

动图 1.23 肋下右心室流出道的短轴切面显示流出道、肺动脉瓣及主肺动脉

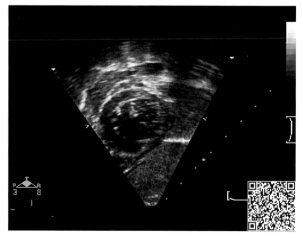

动图 1.24 在肋下短轴切面的最左侧显示左心室中部和心尖部的横断面

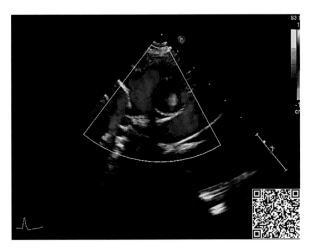

动图 1.25　在胸骨上窝短轴切面，彩色多普勒显示无名静脉连接至上腔静脉，而主动脉显示为横断面。在主动脉后方显示右肺动脉的纵向切面

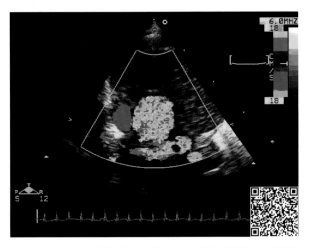

动图 1.27　在高位胸骨旁短轴扫查，彩色多普勒显示评价正常左位主动脉弓的侧壁（与动图 1.26 为同一例患者）

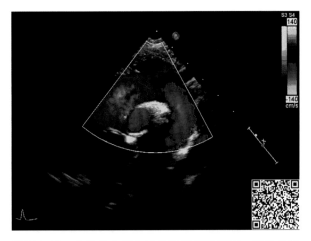

动图 1.29　在胸骨上窝主动脉弓的长轴切面，彩色多普勒显示升主动脉和降主动脉的血流为层流。于升主动脉后方显示的血管横断面是右肺动脉（与动图 1.28 为同一例患者）

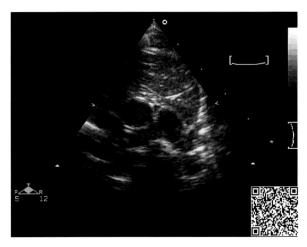

动图 1.26　在正常心血管连接的患者，高位胸骨旁短轴扫查显示评价主动脉弓的侧壁；从胸骨旁肺动脉分叉短轴切面开始，显示在肺动脉右侧的升主动脉横断面；探头向头侧倾斜，可见横行的主动脉弓、上腔静脉横断面及无名静脉的纵向切面；进一步向头侧倾斜，显示从主动脉至右侧的无名动脉；随着顺时针的探头转向结合更进一步的探头向头侧倾斜，无名动脉显示为纵向切面，可见分叉为右锁骨下动脉和右颈总动脉

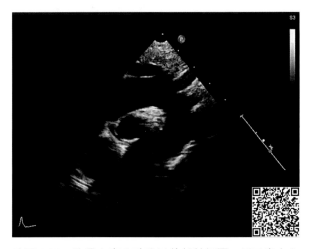

动图 1.28　胸骨上窝主动脉弓的长轴切面，显示来自主动脉弓的左颈总动脉和左锁骨下动脉。无名动脉难以显示；无名动脉的起始部靠近无名静脉近端，这可在升主动脉前方的横断面得到显示

（张全斌　译　张彦　校）

第二章
房间隔缺损

第一节　解剖和血流动力学

房间隔缺损（ASD）是指第二种最常见的心脏畸形。按照德国PAN流行病学调查研究资料，在出生后第一年内先天性心脏病流行率，房间隔缺损占17%[1,2]。房间隔缺损可位于不同的部位，我们按房间隔的形态学将其分类（图2.1）。

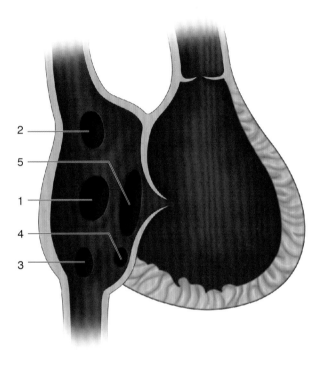

图2.1　右心房、房间隔和右心室的前面观：继发孔型房间隔缺损位于房间隔的中央（1），而上腔静脉窦缺损在头侧接近上腔静脉（2），下腔静脉窦缺损在卵圆窝的下后方（3），冠状静脉窦缺损，表示在冠状静脉窦口，将心房间沟通（4），原发型房间隔缺损向尾侧延伸至房室瓣，因而归于房室间隔缺损分类（5）

最常见的是所谓继发孔型房间隔缺损，位于卵圆窝内，是指原发隔的缺损[3]。其须与卵圆孔未闭相鉴别，后者不是真正的缺损，而是一个常见的在卵圆窝边缘之间类隧道样的交通。在患有先天性心脏病的新生儿，可由容量负荷加重导致左右心房扩张，从而造成卵圆孔被牵拉扩大而形成两心房交通，类似于房间隔真正的缺损。

不常见的是上腔静脉窦缺损，位于卵圆窝上方的房间隔，并向右心房的后壁及上腔静脉头侧延伸[4]。这种类型的缺损常常伴有靠近缺损部位的右中肺静脉异常引流至右心房和右上肺静脉异常引流至上腔静脉。上腔静脉的开口端面向缺损部位，并跨越间隔缺损[4,5]。较少见的是下腔静脉窦缺损，位于卵圆窝的下后方[4]。

冠状静脉窦缺损是指冠状静脉窦口部的缺失而造成心房间的交通[6]。这种罕见的缺损是由于部分或全部冠状静脉窦顶部房间隔缺失所致，从而导致静脉血直接流入左心房，其常常与持续性的左上腔静脉并存[6,7]。原发型房间隔缺损靠近房室瓣瓣膜，其被分类在房室间隔缺损，将在第四章讨论。

血流动力学方面，房间隔缺损引起左向右分流，分流量基本上依赖于缺损的大小和左右心室的顺应性。心室的顺应性有赖于它们的舒张功能，其很大程度上受到各自循环阻力的影响。右心室的顺应性降低（由于增加了舒张的僵硬度）将导致左向右分流减少。甚至房间隔缺损较大，心房之间虽可无限制的流动，也不会引起像大的室间隔缺损那样而造成严重血流动力学异常。心房水平的左向右分流可引起右心房、右心室及肺动脉的容量负荷过重，绝大多数儿童无症状。可是，在罕见的病例中，婴儿表现为临床充血性心力衰竭或肺动脉高压的征象[8]。

在上腔静脉窦型缺损的患者中常见合并部分型肺静脉畸形引流。虽然部分型肺静脉异常连接与继发孔型房间隔缺损并存不常见，但在术前或介入前检查应当予以排除。许多有大的房间隔缺损患者由于经过右心室的血流量增加，在右心室流出道将会有一定程度的压差。然而，真正肺动脉瓣膜狭窄在房间隔缺损的患者中是罕见的。

患有室间隔缺损或复杂性先天性畸形的病人，常常见到左右心房在卵圆窝内存在交通。在这种情况下，对鉴别是真正继发孔型房间隔缺损，还是由左心房扩张牵拉致卵圆孔未闭可能很困难。在有些先天性心脏病，要特别关注房间隔，因为这类先天性心脏病要求房间隔缺损足够大以保证心房间存在自由的分流。例如，患完全型大动脉转位和完全型肺静脉异常连接的新生儿，需要有足够的心房间交通分流血液以保证有氧饱和的肺静脉血流至体循环（第十五章）。在这种情况下要仔细探查房间隔，确认缺损部位足够大以保证血液分流（第十七章）。

患危重肺动脉狭窄时，肺动脉瓣闭锁伴完整室间隔和三尖瓣闭锁的婴幼儿，心房间的交通是体循环静脉血经右心房流出的唯一流出道。患二尖瓣狭窄，二尖瓣闭锁和左心发育不良综合征的新生儿均需要有适宜大小的心房间交通以缓解来自肺静脉血流造成的左心房压力（第二十章）。

第二节 二维超声心动图

婴幼儿超声心动图结合彩色多普勒的应用能够很可靠地探查到心房间交通的存在，并可评价其血流动力学的明显改变[6]。胸骨旁长轴、短轴及心尖四腔心切面可证实右心扩大，表明右心容量负荷加重（图2.2，图2.3）。当缺损导致血流动力学的改变时，应用M型超声心动图通常可以良好地记录到室间隔变平或矛盾运动（图2.4）。在胸骨旁心底短轴，于主动脉根部后方，可以显示继发孔型房间隔缺损（图2.5，动图2.1，动图2.2，动图见本章末尾）。较大的儿童和青少年因剑下超声检查受限，此平面对显示缺损特别有价值。原发孔型房间隔缺损最佳显示平面是心尖四腔心切面，由于它属于房室间隔缺损的范畴，故将其放在第四章讨论。继发孔型房间隔缺损也可在心尖四腔心切面探查，但静脉窦型房间隔缺损通常不能在此平面显示。

婴幼儿超声检查多采用肋下切面，此切面能够显示整个房间隔包括上和后部分[9-13]。在肋下切面的心房长和短轴切面上可很好地显示位于卵圆窝内的中央型房间隔缺损（图2.6，图2.7，动图2.3，动图2.4），并可识别未闭的卵圆孔及其卵圆瓣的形态（图2.8，动图2.5，动图2.6）。探查上腔静脉窦型房间隔缺损，可采用肋下右心房短轴切面，如果能将探头稍微逆时针方向朝左前斜（LAO）切面旋转则显示会更清楚（图2.9，图2.10，动图2.7~动图2.9）。对于任何可疑的缺损，要结合多普勒和彩色多普勒超声心动图予以进一步证实。

随着患者年龄和身体的增长，二维超声越来越难于清晰显示房间隔，特别是其头侧部分。因此，超声心动图可能仅提供间接证据，即右心室容量负荷的征象，而却不能清晰显示缺损的可能位置。在这种情况下，特别是在青少年和成年人时期，经食管超声心动图可最佳地识别房间隔的所有部分[5, 14, 15]。由于经食管超声心动图具有清晰显示房间隔所有部分的能力，因而在房间隔缺损的心导管介入封堵术中，经食管超声心动图成为可选择的影像方式[15~18]。

有相当部分的卵圆窝部位缺损被认为可经介入置入封堵装置闭合。而且像Amplatzer间隔封堵器或Gore间隔封堵器均可应用经胸超声心动图从心前区和肋下声窗获得显示（图2.11，动图2.10~动图2.13）。

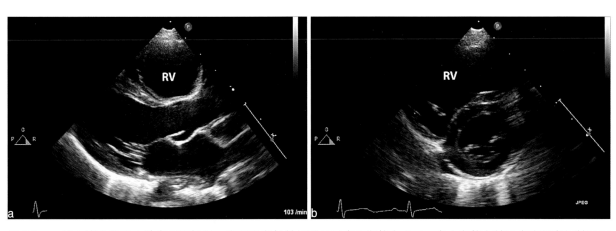

图2.2 一例4岁儿童患大的房间隔缺损，在胸骨旁长轴切面显示右心室扩大（a），右心室扩大甚至在胸骨旁短轴显示更明显（b）；RV：右心室

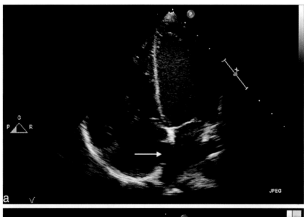

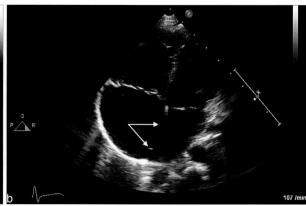

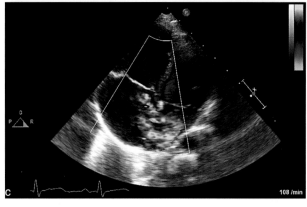

图2.3 一例患中等大小（箭头）继发孔型房间隔缺损的儿童，在心尖四腔心切面显示右心房和右心室中等程度扩大（a）；在有大（箭头）缺损的患者右心房和右心室扩大更严重（b）；彩色多普勒证实在大缺损有明显的分流（c）

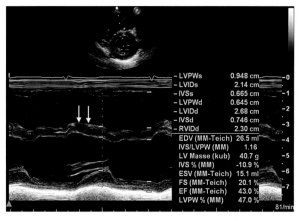

图2.4 一例患大的继发孔型房间隔缺损儿童胸骨旁短轴，M型超声显示右心室扩大，室间隔矛盾样运动（箭头）

第三节　彩色多普勒超声心动图

　　彩色多普勒检查非常有助于证实房间隔水平的分流。在患有继发孔型房间隔缺损的婴幼儿，通常在心尖部四腔心切面可显示左向右分流（图2.3）。在此切面，因卵圆窝部位的房间隔很薄，且与超声束相平行，超声波在清晰度显示上因线性分辨力影响而受到限制，所以二维超声心动图可

误认为缺损。若怀疑缺损可用彩色多普勒在此切面上变换角度检测，足以显示该区域有明显分流的存在（图2.3，动图2.14）。可是，在青少年和成年人因受穿透深度的局限性，彩色多普勒从心尖声窗检测房间隔缺损越来越受到限制。在这些患者中，于胸骨旁短轴切面来探查主动脉根部后方常常能够显示继发孔型房间隔缺损（图2.5，动图2.1，动图2.2）。

　　在婴幼儿期，彩色多普勒对房间隔检测的理想平面是肋下切面[6, 9, 11~13]。可是，于较大的儿童和青少年，应用这些平面，因超声波的穿透深度而受到限制。冠状和矢状切面可显示整个房间隔，为此提供了适宜角度来探查通过缺损血液分流的方向。在肋下平面，左向右分流面向探头，因此彩色多普勒显示为红色血流信号；而右向左分流，因血流方向背离探头显示为蓝色血流信号（图2.6，图2.7，图2.12，动图2.3，动图2.4）。测量通过缺损的血流宽度和长度可评估缺损的大小对血流动力学变化的影响程度。

　　存在卵圆孔未闭时，分流出现在第一房间隔和第二房间隔重叠之间。在无伴发其他心血管畸

形的患者，仅有少量的左向右分流，如果不应用彩色多普勒检测则难以探查到（图2.8，动图2.5，动图2.6）。可是，当左心房压力升高时，卵圆孔受到牵拉，就可出现明显的左向右分流（图2.13），如此就须与真正的继发孔型房间隔缺损进行鉴别。

在心房水平的右向左分流常常是一种明显的病理学表现，应当认真仔细探查，以确定潜在病因（表2.1）。其可伴有明显的右心梗阻性病变（例如，危重肺动脉狭窄，肺动脉瓣闭锁伴完整室间隔，埃博斯坦畸形）或危重右心室高压（如新生儿持续性肺动脉高压，肺动脉高压合并肺部疾病）（动图2.15）。对上述提及的右心病变可很容易做出诊断，应当记住心房水平的右向左分流也是诊断孤立性完全型肺静脉连接异常的关键所在。

彩色多普勒非常有助于识别和评价房间隔头侧部分的静脉窦房间隔缺损（图2.9，图2.10）。它可显示上腔静脉近端骑跨缺损部位的分流（动图2.9）。识别缺损的最佳平面是肋下短轴切面，略将探头向左前斜方向旋转来探查[10,12,13]。此外，彩色多普勒很有助于查找右上肺静脉部分引流异常，它常与上腔静脉窦型房间隔缺损伴发。显示上腔静脉进入右心房的后长轴切面可见到右上肺静脉从右侧方引流入腔静脉（图2.10）。进一步讲，所有患房间隔缺损的病人在介入术或外科手术前均应排除任何部分型肺静脉的异常引流。在高位胸骨旁短轴证实的四条肺静脉正常引流不能排除额外左侧或右侧静脉的异常引流。单一或左侧两条肺静脉常见的异常引流部位是无名静脉。系统性探查部分型异常肺静脉引流应当包括检查所有

可能异常静脉连接的潜在部位（第十七章）。因为无名静脉很容易从胸骨上窝被识别，故在患房间隔缺损的儿童术前或介入术前诊断中彩色多普勒对于这条血管的探查不能省略。

表 2.1 在新生儿经房间隔右向左分流的鉴别诊断

危重肺动脉瓣狭窄
肺动脉瓣闭锁伴完整室间隔
三尖瓣闭锁
严重埃博斯坦畸形
新生儿持续性肺动脉高压
其他肺部疾病导致的严重肺动脉高压
疏忽的彩色多普勒标尺反转设置

第四节 脉冲波和连续波多普勒

房间隔缺损伴明显的左向右分流引起三尖瓣和肺动脉瓣血流速度增快。正常情况下，舒张期二尖瓣血流速度较三尖瓣血流速度为快（图2.14）。在心房水平存在明显分流时，比较二者舒张期血流速度，可见二尖瓣和三尖瓣血流速度相等（图2.14）。此外，大的房间隔缺损左向右分流引起肺动脉收缩期血流速度增快，可＞2 m/s（图2.15）。在这些患者，二维超声心动图须重点观察肺动脉瓣形态，在肺动脉瓣开放时，要排除真正的肺动脉瓣狭窄。

在患有房间隔缺损的病人，左向右分流的定量是基于测量主动脉瓣和肺动脉瓣面积及通过这些瓣膜各自的血流量[19]。在临床上应用该方程的

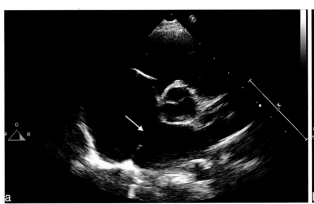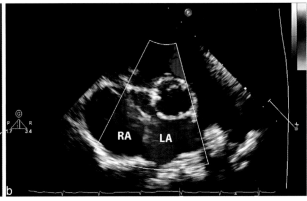

图 2.5 胸骨旁心脏底部短轴显示在主动脉根部后方大的房间隔缺损（a，箭头）；彩色多普勒显示经这个大的缺损存在左心房向右心房明显的分流（b）；LA：左心房，RA：右心房

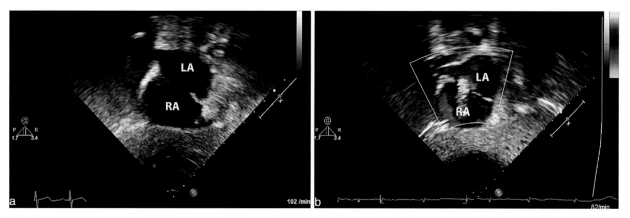

图 2.6 肋下心房的长轴切面显示一个大的房间隔缺损，延伸至右心房和左心房（a）；在同一个切面，彩色多普勒显示在中等大小缺损从左心房向右心房的分流（b）；RA：右心房，LA：左心房

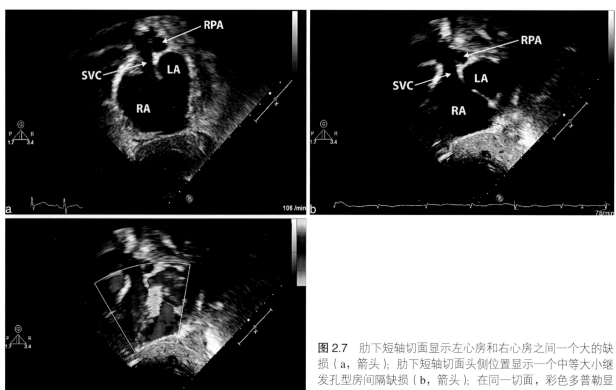

图 2.7 肋下短轴切面显示左心房和右心房之间一个大的缺损（a，箭头）；肋下短轴切面头侧位置显示一个中等大小继发孔型房间隔缺损（b，箭头）；在同一切面，彩色多普勒显示经过缺损有明显的分流（c）；SVC：上腔静脉，RPA：右肺动脉，RA：右心房，LA：左心房

局限性主要是因为需要计算主动脉瓣和肺动脉瓣的面积；测量主动脉瓣和肺动脉瓣直径大小，如存在微小误差，经方程中计算瓣口面积需要的平方后则可引起更大的误差结果[6]。目前，对介入或外科治疗房间隔缺损的决策很大程度上是基于右心房和右心室容量负荷的继发征象。因此，在术前或介入之前评价患有房间隔缺损的病人，多普勒对肺循环和体循环血流的定量分析在儿童心脏超声检查中已不再采用。

脉冲波多普勒检测卵圆窝缺损的最佳切面是肋下切面。当存在大的缺损时，左和右心房之间将无明显压差，分流速度减低。在患有限制型房间隔缺损或卵圆孔未闭的患者，分流速度依赖于左右心房之间的压差。在患有小缺损而无额外病理学的病人，左心房和右心房之间的压差较小，通过缺损的分流速度就会很低。可是，当左心房压力升高时，在小的房间隔缺损或受牵拉的卵圆孔未闭，可能会记录到明显的压差，血流速度接

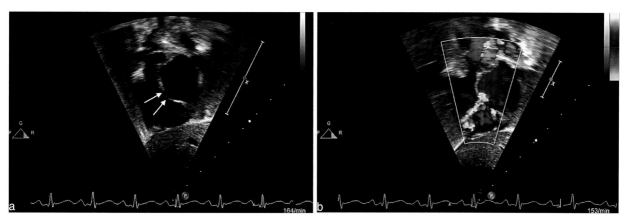

图 2.8　在患有卵圆孔未闭的新生儿，尽管第一房间隔成像很薄（a），但肋下短轴并没有显示房间隔缺损（箭头）；彩色多普勒显示在重叠的第一房间隔和第二房间隔之间存在左向右分流（b）

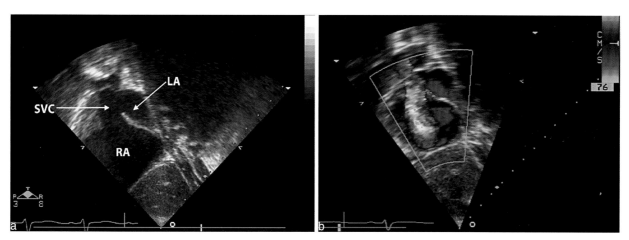

图 2.9　肋下短轴切面头侧方向显示静脉窦房间隔缺损，其位于上腔静脉正下方，使左心房和右心房之间存在连通（a）；彩色多普勒显示通过房间隔缺损的分流与来自上腔静脉的血流相混合（b）；SVC：上腔静脉，RA：右心房，LA：左心房

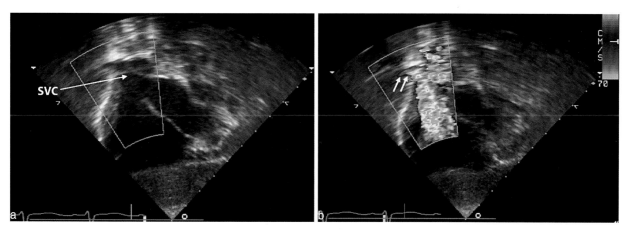

图 2.10　从肋下短轴切面，将探头一定程度逆时针旋转可展示更长的房间隔，证实上腔静脉骑跨在大的静脉窦缺损（a）；彩色多普勒显示通过缺损的分流及右上肺静脉（箭头）部分与上腔静脉异位连接（b）；SVC：上腔静脉

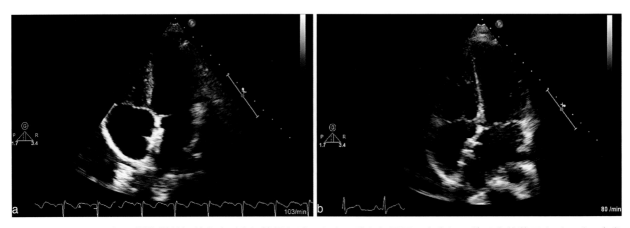

图 2.11　Amplatzer 间隔封堵器封闭继发孔型房间缺损之后，心尖四腔心切面显示在房间隔的双盘状装置（a）；对一个类似大小的房间隔缺损，可见 Gore 间隔封堵器术后的成像（b）

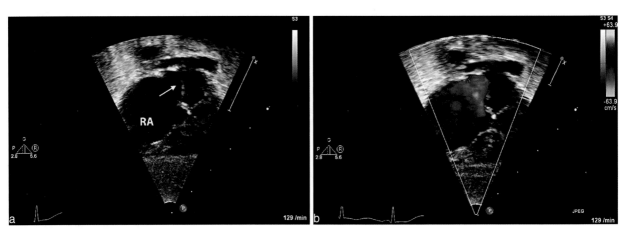

图 2.12　患完全型肺静脉畸形引流的新生儿，肋下冠状切面显示第一房间隔向左移位（a），可见右心房（RA）扩大；彩色多普勒显示通过伸展的卵圆孔存在明显的右向左分流（显示为蓝色血流）（b）

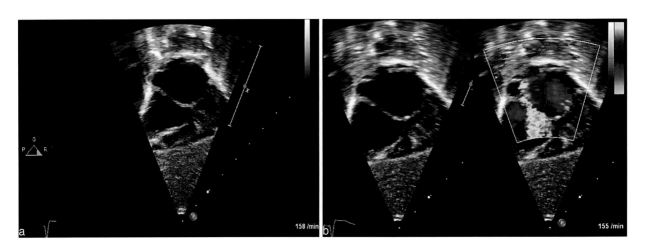

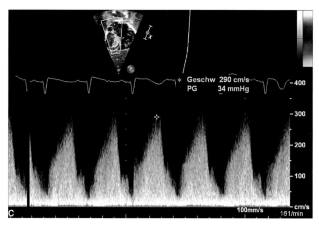

图 2.13　二例患有大的室间隔缺损婴儿，剑下心房长轴显示卵圆孔未闭（a）；尽管不存在真正的间隔缺损，由于经大的室间隔缺损再循环引起的左心房压力明显升高，彩色多普勒可显示通过卵圆孔未闭明显的分流（b）；连续波多普勒证实单一的左向右分流，最大流速 290 cm/s（c）

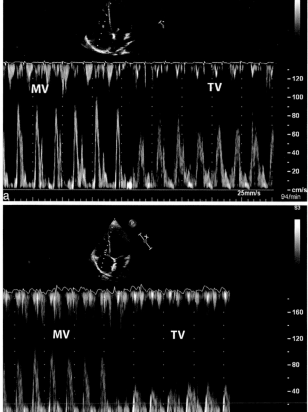

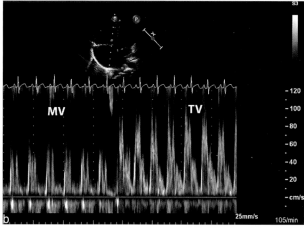

图 2.14　在患有中等大小的房间隔缺损，于心尖四腔心切面脉冲波多普勒可显示通过二尖瓣和三尖瓣舒张期流速（a）几乎相等；在一例患有大的房间隔缺损病人，通过三尖瓣的舒张期血流速度＞二尖瓣的速度（b）；在对一例中等大小缺损介入封堵术后，随访检查显示通过二组房室瓣的舒张期血流呈正常关系（c）；MV：二尖瓣，TV：三尖瓣

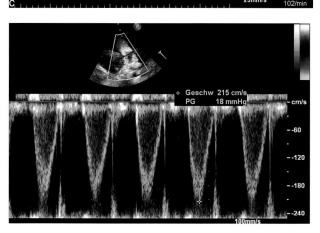

图 2.15　一例患有大的房间隔缺损病人，尽管不存在肺动脉瓣膜形态学上的狭窄，但是主肺动脉的脉冲波多普勒显示血流速度明显增快（2.18 m/s）

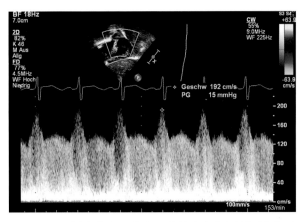

图 2.16 一例患有左心发育不良综合征和限制型卵圆孔的新生儿，连续波多普勒检查显示整个心动周期存在左向右分流，且速度明显增快

近或甚至超过 2 m/s（图 2.13），提示可能患有额外心血管异常：这适用于患有额外心血管异常的病人：像左心房容量升高一类先天性心脏病，如中等大小或大的室间隔缺损、大的动脉导管未闭、主 - 肺动脉窗或永存动脉干。此外，像左心房压力升高一类的先天性心脏病，如二尖瓣狭窄、主动脉狭窄或左心发育不良综合征等导致左心室充盈障碍的左心梗阻性病变。整个心动周期如表现为连续性左向右血流波形是左心房压力升高的明显征象（图 2.16）。虽然，在患有房间隔缺损的婴幼儿发生肺动脉高压罕见，但是应当采用脉冲波和连续波多普勒认真仔细检测三尖瓣或肺动脉瓣反流，以此无创伤性方法来定量评价右心室压力。

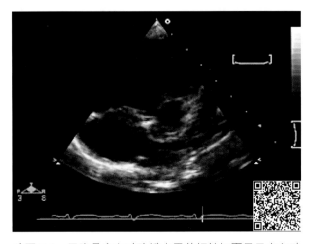

动图 2.1 于胸骨旁主动脉瓣水平的短轴切面显示在主动脉根部后方的继发孔型房间隔缺损

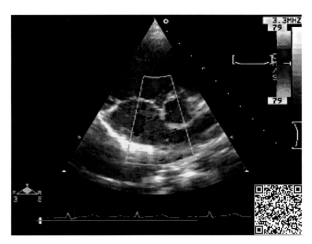

动图 2.2 于胸骨旁主动脉瓣水平短轴切面，彩色多普勒显示通过继发孔型房间隔缺损的左向右分流

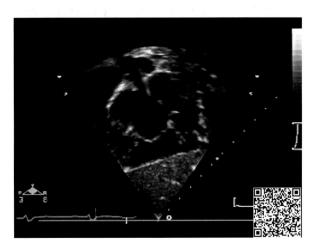

动图 2.3 于肋下短轴切面显示中等大小的继发孔型房间隔缺损

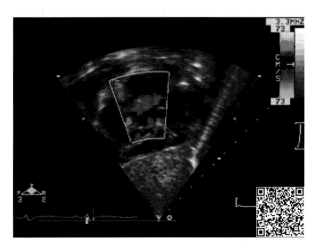

动图 2.4 于肋下冠状切面，彩色多普勒显示通过继发孔型房间隔缺损明显的左向右分流

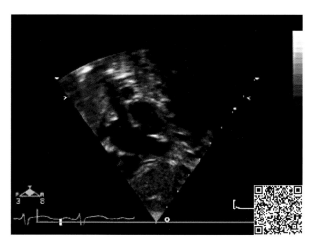

动图 2.5　肋下心房短轴切面显示原发隔和继发隔二者重叠的卵圆孔未闭

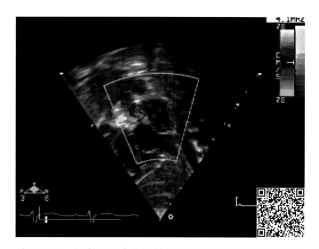

动图 2.6　在肋下主动脉短轴切面，彩色多普勒显示通过卵圆孔未闭微量的左向右分流（与动图 2.5 为同一例患者）

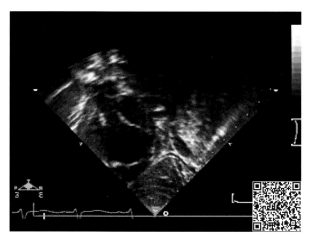

动图 2.7　一例静脉窦型房间隔缺损患者，肋下短轴切面显示刚好在上腔静脉下面左心房和右心房的连接

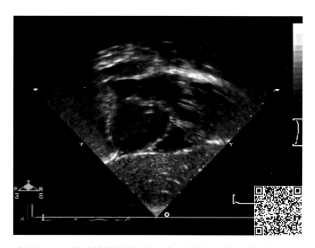

动图 2.8　逆时针将探头转向肋下长轴切面，延长了房间隔，显示上腔静脉骑跨在大的静脉窦缺损上（与动图 2.7 为同一例患者）

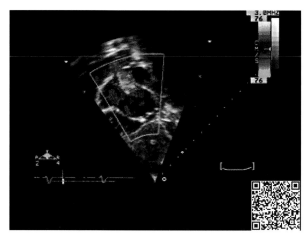

动图 2.9　在肋下短轴切面，彩色多普勒显示来自上腔静脉和房间隔缺损混合的血流（与动图 2.7 和动图 2.8 为同一例静脉窦型房间隔缺损患者）

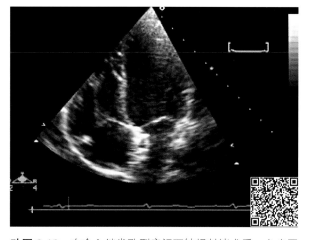

动图 2.10　在介入继发孔型房间隔缺损封堵术后，心尖四腔心切面显示 Amplater 间隔封堵器的双盘装置位置准确

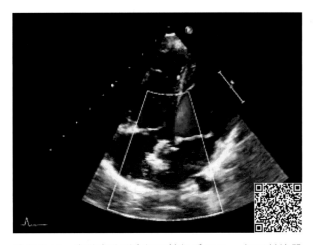

动图 2.11 在继发孔型房间隔缺损采用 Gore 间隔封堵器封堵之后的心尖四腔心切面

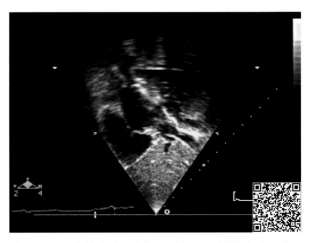

动图 2.12 在继发孔型房间隔缺损介入封堵术后，肋下心房短轴切面显示在卵圆窝区域的 Amplater 间隔封堵器的双盘状装置

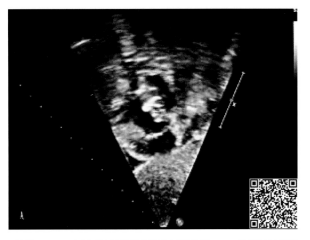

动图 2.13 在继发孔型房间隔缺损采用 Gore 间隔封堵器介入封堵之后，肋下心房短轴切面显示卵圆窝区域的装置

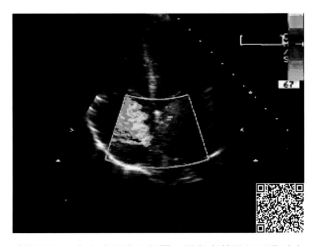

动图 2.14 在心尖四腔心切面，彩色多普勒显示通过中等大小继发孔型房间隔缺损明显的左向右分流

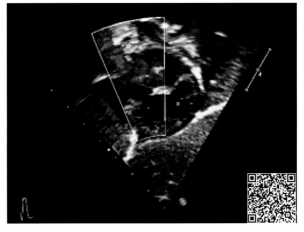

动图 2.15 在一例患有肺动脉闭锁而完整室间隔的患者，于肋下冠状切面彩色多普勒显示房间隔，可见通过拉长的卵圆孔出现右向左分流

（张全斌　译　　张彦　校）

第三章
室间隔缺损

第一节　解剖和血流动力学

室间隔是由几种不同部分组成的复杂结构。这些成分包括邻近房室瓣的流入道间隔（inlet septum），延伸至心室心尖部的肌小梁间隔，室间隔膜周部及分离主动脉和肺动脉的流出道间隔（outlet septum）。室间隔缺损（VSD）是按照其大小、位置及延伸在室间隔不同部分内而描述的。室间隔缺损的位置很重要，因为它涉及外科手术方式的抉择，而缺损的大小则决定其与血流动力学的相关性。

室间隔缺损是最常见的心脏畸形，据德国PAN的研究报道它占先天性心脏病的48.9%[1,2]，其中大约2/3的室间隔缺损是小的肌性缺损[1]。

室间隔缺损按照不同位置命名一直存在广泛的争议。先天性心脏外科命名和数据库专项研究曾对不同命名法进行综述[3]。按照缺损的位置，室间隔缺损可分为4种类型加罕见的Gerbode型缺损，后者是指左心室和右心房之间的直接交通[3]。前述4种类型缺损是动脉干下、膜周、流入道和肌性型（图3.1）。

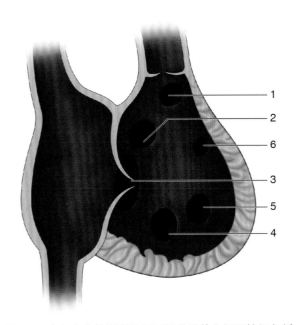

图3.1 右心室的前面观显示不同位置的室间隔缺损包括动脉干下缺损（1），膜周部缺损（2）和流入道缺损（3），肌性室间隔缺损位于后和下肌肉间隔（4），肌小梁部分（5）或流出道间隔（6）

- Ⅰ型，动脉干下型室间隔缺损（同义词有嵴上、圆锥或漏斗部室间隔缺损）是指位于半月瓣下圆锥或流出道间隔的缺损。它可进一步称为完全由肌肉围绕的圆锥或漏斗间隔内动脉干下缺损，即所谓圆锥肌缺损[3]。因其缺少上方心肌边界，未与半月瓣分开，又被称为动脉旁或双动脉瓣下室间隔缺损。

- Ⅱ型，膜周部室间隔缺损（同义词有膜旁，圆锥室间隔缺损）是指涉及膜部间隔和房室瓣边缘的缺损。这类型的室间隔缺损可延伸至间隔的流入道、肌小梁或流出道部分。累及室间隔流出道部分的膜周部缺损可合并圆锥间隔心肌非延续性或错位。这种错位排列结果就如同法洛四联症类型，它的圆锥间隔会向前移位，或像主动脉弓离断一样其盲端会向后移位（也可参考第十一章和第十二章）。

- Ⅲ型，流入道室间隔缺损或房室（AV）通道型室间隔缺损，累及紧接在房室瓣装置之下的右心室流入道间隔[3]。这型缺损可合并房室通道型缺损（AVSD）或单独发病。

- Ⅳ型，肌性室间隔缺损是指完全由心肌组织围绕的缺损。这些缺损按照其心肌间隔不同部分的位置可分成亚型。心肌流入道（同义词后部）型缺损位于室间隔的流入道部分，这部分心肌组织正常状态下会将左右心房室瓣分离。其他位置是在肌小梁部分的心肌肌小梁缺损和在间隔流出道部分的心肌流出道缺损。肌小梁缺损又进一步分成前、心尖和心室中部的缺损。心肌缺损可以是大的和融合性或多发性的。多发性的或瑞士奶酪（蜂窝乳酪）是指患有三个以上的肌性室间隔缺损[3]。

大的室间隔缺损可使体循环左心室的压力传递至右心室和肺血管床，因此患有缺损的病人从出生开始肺动脉高压就出现了。室间隔缺损的分流和临床症状的发展取决于肺循环血管和体循环血管阻力的关系。由于在新生儿期，生理学上肺血管阻力较高，即使患有大的缺损也只有少量的血液左向右分流。正因为如此，在出生后第一周内，孤立型室间隔缺损几乎不引起临床症状。当临床和超声心动图对患有室间隔缺损的新生儿评价时必须考虑这种生理和病理学特点：可能仅有微弱的收缩期杂音，但无充血性心力衰竭。由于无明显分流，或许很难应用彩色多普勒检测室间隔而探查到缺损。因此，超声心动图检查就须应用二维超声心动图重点认真观察室间隔。

通常在出生后第一周期间，肺血管阻力的生理下降，持续的左向右分流而致容量负荷不断加重，最终伴发充血性心力衰竭的临床征象。随着年龄的增大，肺血管床对血管收缩的反应引起肺血管阻力增加。肺血管阻力的增加导致左向右分流减少，患者充血性心力衰竭的临床征象将会有所改善。

中等大小的室间隔缺损，在出生后的第一年，不至于使左右心室压力得到平衡，因此这些患者不面临肺动脉高压和肺血管改变的风险。然而，中等大小的室间隔缺损足够大则引起明显的左向右分流，并可发生充血性心力衰竭和生长迟缓。

小缺损不能将收缩期压力传递至右心室：由于小缺损，仅有少量的左向右分流，其既对肺血管床没有改变作用，又不产生临床症状，只有收缩期杂音。在新生儿期肺血管高阻力，小缺损可能几乎没有分流，以致临床上听不到杂音。由于无分流，在出生后第一天，应用彩色多普勒可能难于探查到这些缺损。在出生后第二周和第三周，随着自然的肺血管阻力降低，高调的收缩期杂音便会出现，左向右分流的血液流速加快，采用彩色多普勒检测室间隔则很容易能探查到通过室间隔缺损的左向右分流。

室间隔缺损常常，并伴发额外的心血管畸形，如肺动脉瓣狭窄或主动脉缩窄，且它们可能是复杂性先天性心脏畸形的一个部分，像法洛四联症、肺动脉瓣闭锁、永存动脉干或右心室双出口。

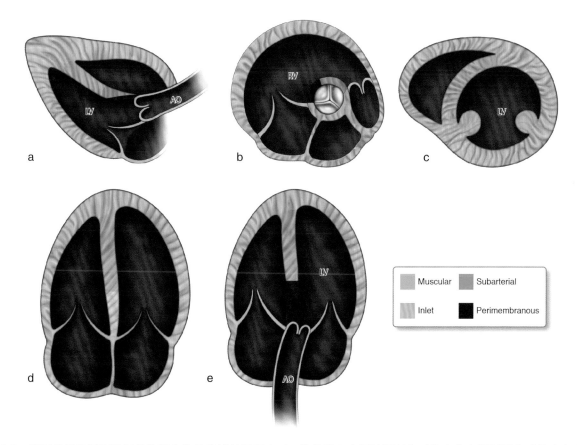

图 3.2 不同类型室间隔缺损的位置在胸骨旁长轴切面（a），胸骨旁心底短轴切面（b）和心室中部间隔（c）及在心尖四腔（d）和五腔心切面（e）。因为没有一个超声心动图平面可以显示整个室间隔，所以超声心动图检查心室间隔总是需要应用多个平面（经 Hansisches Verlagskontor GmbH 许可，根据 Deeg K.H., Singer H.E. 的 *Echokardiographische Diagnosedes* 对该图进行了修改）

第二节　二维超声心动图

二维超声心动图用于确定缺损的位置、扩展和大小，而且重要的是了解缺损与毗邻的关系，特别是与房室瓣和半月瓣的关系[4~7]。

在诊断过程中，值得注意的是多发性室间隔缺损在室间隔同一部位或不同部分均可发生。因为室间隔并非是一个线性结构，超声心动图对室间隔的检查需要应用各种不同的心前区和剑下切面观察。显示缺损的最佳平面在室间隔不同部分的缺损之间有明显不同（图 3.2）。

膜周部室间隔缺损刚好位于三尖瓣隔瓣下面，从左心室面观察，它们位于主动脉瓣下方。对这些缺损的描述应当包括有关其大小及缺损有可能扩展至室间隔的其他部分如流入道、肌小梁和流出道。探查这些缺损信息最丰富的平面是胸骨旁左心室流出道短轴。在该平面，膜周部室间隔缺损位于 9-11 点钟的部位（图 3.3，动图 3.1，动图 3.2，动图见本章末尾）。在心尖四腔心切面，向前倾斜探头，当出现心尖五腔心切面时可以观察膜周部室间隔缺损（图 3.4，动图 3.3，动图 3.4）。于此平面，略顺时针旋转探头可探查到左心室流出道，并能显示室间隔缺损至主动脉瓣的距离。如果存在纤维肌肉膜状的主动脉瓣下狭窄，这个切面也可发现。膜周部室间隔缺损可能会自然减小或甚至自然闭合[8]。这个自然愈合过程常常是由于附属的三尖瓣组织覆盖了缺损。超声心动图能够显示缺损变小及其机械性改变（图 3.4，动图 3.5，动图 3.6）。在胸骨旁长轴切面，膜周部室间隔缺损位于主动脉瓣下方（动图 3.7，动图 3.8）。可是于此平面，如果缺损位于扫描平面之外，大的缺损仍可能探查不到（图 3.5）。在肋下声窗，从左心室流出道的冠状切面可以识别膜周部室间隔缺损。与左心室血管造影相类似，在此切面的主动脉瓣下可以显示膜周部室间隔缺损（图 3.6）。真正的 Gerbode 缺损，直接将左心室与右心房连通，非常罕见。可是，在患有膜周部室间隔缺损的病人，探查到从左心室至右心房的分流并非少见[9, 10]：附属的三尖瓣组织可部分堵塞膜周部室间隔缺损并起到导流作用，它是形成从

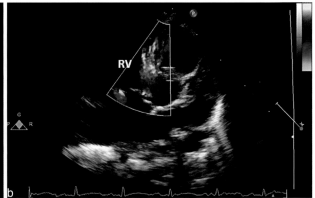

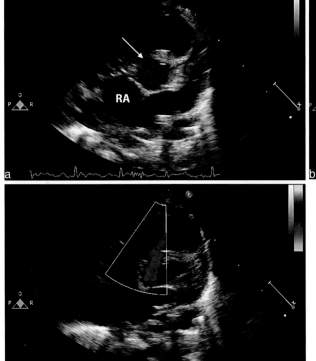

图 3.3　大的膜周部室间隔缺损（箭头）在胸骨旁短轴切面（a）彩色多普勒显示收缩期左向右分流（b）和舒张期有一些右向左分流（c）；RA：右心房，RV：右心室

左心室至右心房高速血流的直接原因（图3.7）。因为这束进入右心房的高速血流起源于左心室，其最大流速反映了左心室与右心房之间的压差。如果应用修正的伯努利方程计算右心室压力，这样将可导致明显的高估。

　　膜周部室间隔缺损延伸至流出道间隔，合并圆锥（流出道）间隔的错位排列，称之为错位排列的室间隔缺损。它可合并流出道间隔的向前或向后偏离。流出道间隔向前偏离的缺损是法洛四联症患者的典型表现，可在胸骨旁短轴得到充分的显示（图3.8，动图3.9）。流出道间隔是否可引起明显肺动脉瓣下梗阻取决于流出道间隔向前偏离的程度。胸骨旁短轴切面可显示室间隔缺损及偏离流出道间隔所引起的右心室流出道梗阻。在胸骨旁长轴切面，这些缺损直接位于主动脉瓣下（图3.9，动图3.10，动图3.11）。常常至少有不同程度的主动脉向右移位，导致骑跨在室间隔

缺损。在心尖四腔心切面，在后和中间平面的室间隔显示完整（图3.9）。观察向前错位排列的室间隔缺损需要将探头倾斜至前平面（动图3.12）。另一个可清晰显示这些与向前偏离的流出道间隔并存的室间隔缺损是肋下右前斜（RAO）切面（图3.10，动图3.13），在肋下矢状切面可充分显示流出道间隔的向前偏离（动图3.14）。

　　流出道间隔的向后偏离引起左心室流出道的梗阻，其在胸骨旁长轴很容易观察到（图3.11，动图3.15，动图3.16）。错位排列的室间隔缺损合并漏斗部间隔的向后偏离在主动脉弓梗阻的患者呈典型表现，特别是B型主动脉弓离断（IAA）[11, 12]。流出道间隔向后偏离在心尖五腔心切面也很明显（图3.11）。

　　应用二维超声观察肌性室间隔缺损有些受限，因为在心肌肌小梁间隔的许多肌小梁之间很难定位肌性缺损的右心室开口。超声心动图诊断，

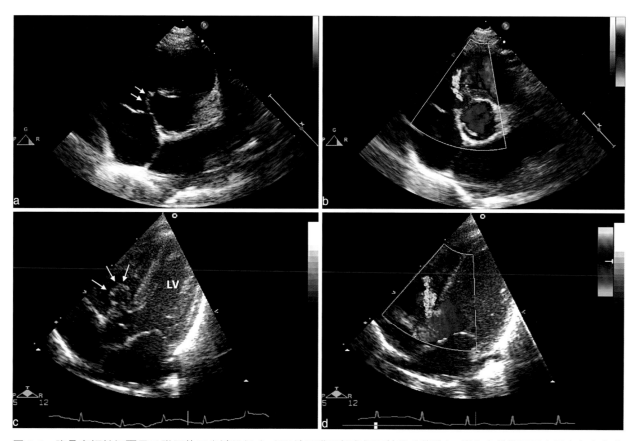

图3.4　胸骨旁短轴切面显示附属的三尖瓣组织（a）覆盖了膜周部室间隔缺损（箭头）；彩色多普勒可见少量左向右分流（b）；在心尖五腔心切面（c）可见三尖瓣组织呈瘤样结构（箭头）包绕膜周部室间隔缺损；彩色多普勒显示少量左向右分流（d）；LV：左心室，AO：主动脉

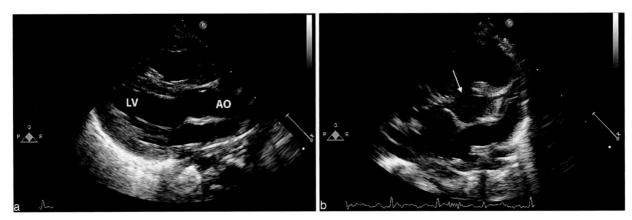

图 3.5 胸骨旁长轴切面未能显示大的室间隔缺损，因为检查的平面太偏向左侧（a）；在胸骨旁短轴切面（b）可见明显的缺损（箭头）；LV：左心室，AO：主动脉

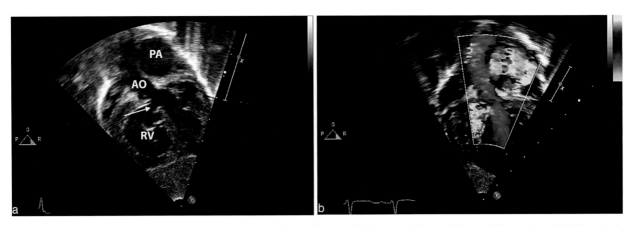

图 3.6 在肋下冠状切面（a）显示大的膜周部室间隔缺损（箭头），其接近主动脉瓣；彩色多普勒可见通过缺损的左向右分流（b）；PA：肺动脉，RV：右心室，AO：主动脉

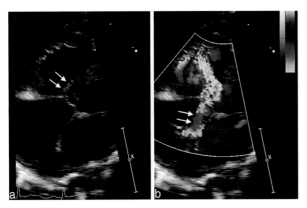

图 3.7 膜周部室间隔缺损（a），因附属的三尖瓣组织而致缺损变小（箭头）；三尖瓣组织（箭头）使通过室间隔缺损的高速血流部分转向到右心房，引起左心室至右心房的分流（b）

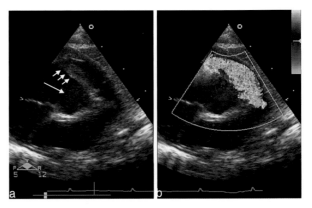

图 3.8 在胸骨旁短轴切面（a）可见大的错位排列的室间隔缺损，流出道间隔向前偏移（箭头）；彩色多普勒显示因流出道明显狭窄而致的血流加速（b）

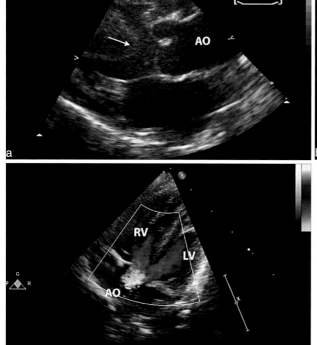

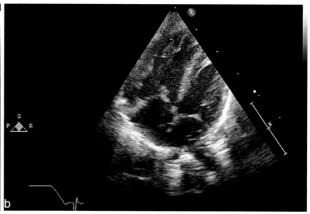

图 3.9　在患有错位排列的室间隔缺损和法洛四联症病人胸骨旁长轴（a）显示主动脉骑跨在室间隔上（箭头）；尽管错位排列的室间隔缺损较大，但在心尖四腔心切面未能明确显示（b）；在向前侧倾斜探头后，于心尖五腔心切面，彩色多普勒清晰见到血流从左右心室进入骑跨的主动脉（c）；AO：主动脉，LV：左心室，RV：右心室

特别是小的肌型缺损应是彩色多普勒超声心动图的应用领域[13]。因此关于肌性缺损的超声心动图诊断将在彩色多普勒章节阐述。

　　观察流入道缺损的最佳平面是心尖四腔心切面（图 3.12）。它们可以呈孤立性的缺损出现或在更复杂的房室间隔缺损背景下发生[3]。因为后者属于独立的病种，故这将在第四章讨论。流入道室间隔缺损与膜周部室间隔缺损比较位置靠后，可合并房室瓣膜下的腱索或乳头肌移位，并骑跨在任一个房室瓣上（图 3.12，动图 3.17）。

　　动脉干下（同义词有嵴上、圆锥或漏斗）室间隔缺损，其位于流出道（圆锥）间隔，可在胸骨旁左心室流出道短轴切面显示（图 3.13，动图 3.18，动图 3.19）。按照它在流出道间隔的位置，其可通过心肌缘与半月瓣隔开（圆锥肌动脉干下室间隔缺损），或缺损部位直接与半月瓣相毗邻，表现为动脉旁或双动脉瓣下室间隔缺损[3]。在后者的缺损，于主动脉瓣和肺动脉瓣之间有直接的连续性（图 3.13，动图 3.18，动图 3.19）。双动脉瓣下室间隔缺损在胸骨旁短轴切面位于 12-2 点钟，

在胸骨旁长轴切面，这些缺损可延伸至主动脉瓣，主动脉瓣的右冠状动脉瓣表示为缺损的上缘（图 3.13，图 3.14，动图 3.20，动图 3.21）。由于右冠状动脉瓣紧邻缺损部位，以致患有动脉干下室间隔缺损的病人存在造成主动脉瓣脱垂和连续不断瓣膜反流的高度风险[14~18]。因此，在这些患者需要于胸骨旁长和短轴仔细认真检查主动脉瓣，以

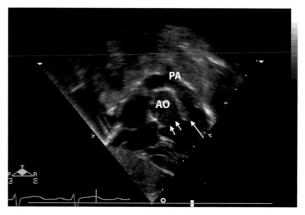

图 3.10　在患有错位排列缺损病人的肋下 RAO 切面可清晰显示大的缺损（小箭头）和流出道间隔的偏移（大箭头）；AO：主动脉，PA：肺动脉

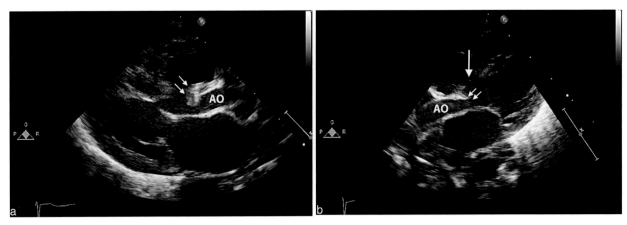

图 3.11 在患有错位排列室间隔缺损的胸骨旁长轴（a）显示流出道间隔（箭头）向后偏移堵塞了主动脉瓣下方的左心室流出道；在同一例患者的心尖五腔心切面（b），显示大的室间隔缺损（大箭头）和因流出道间隔（小箭头）所致的左心室流出道梗阻；AO：主动脉

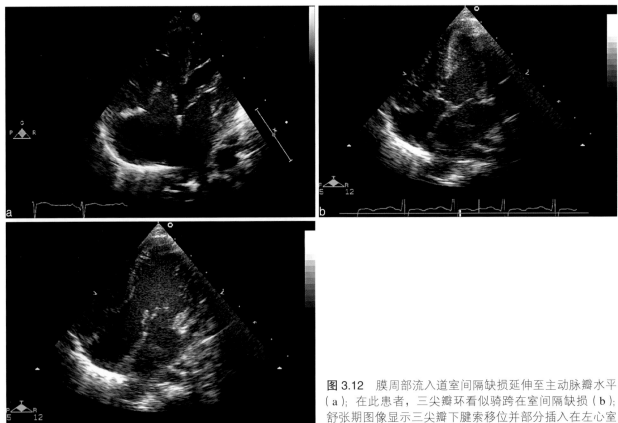

图 3.12 膜周部流入道室间隔缺损延伸至主动脉瓣水平（a）；在此患者，三尖瓣环看似骑跨在室间隔缺损（b）；舒张期图像显示三尖瓣下腱索移位并部分插入在左心室（c）

便探查到初期脱垂的早期征象[15, 16, 19, 20]。

不论室间隔的位置如何，评价左心室和左心房大小可提供缺损对血流动力学影响的某些信息。小的缺损，无明显血流动力学影响，心房和心室大小正常。伴有明显左向右分流的缺损，可导致肺动脉扩张，左心房和左心室扩大，因为再

循环的血流对肺循环和左心引起明显的容量负荷过重（图 3.15，动图 3.22）。这种表现同时也适用于中等或大的缺损，只要没有明显的肺血管阻力升高现象。随着肺血管阻力增加，左心室容量负荷减轻，由于右心室的压力负荷增加，就发生右心室肥厚和扩张（图 3.15）。

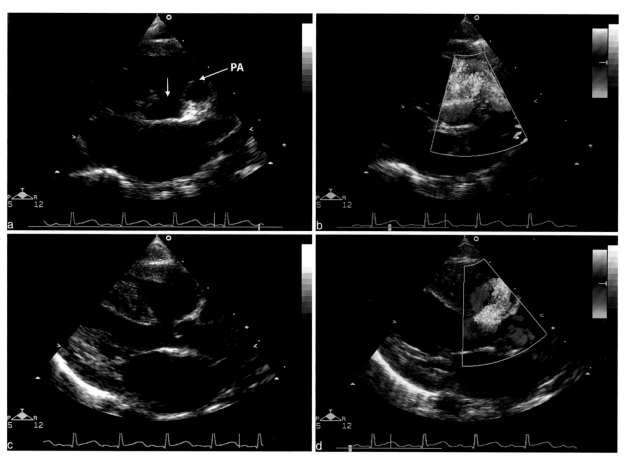

图 3.13　胸骨旁短轴切面（a）显示双动脉下室间隔缺损（箭头），向上延伸至肺动脉瓣，彩色多普勒显示明显的左向右分流（b）；在胸骨旁长轴切面，缺损位于主动脉瓣下（c），彩色多普勒显示左向右分流（d）；PA：肺动脉

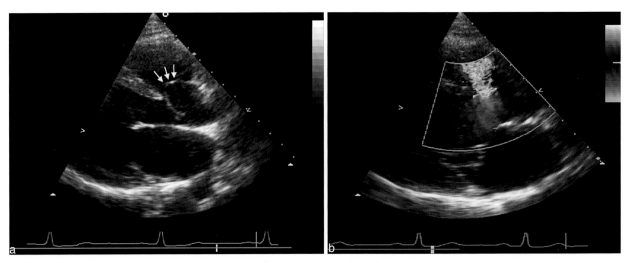

图 3.14　在患有小的双动脉下室间隔缺损病人，胸骨旁长轴切面显示主动脉右冠状动脉瓣脱垂（a，箭头）；彩色多普勒可见在主动脉瓣下通过缺损的左向右分流（b）

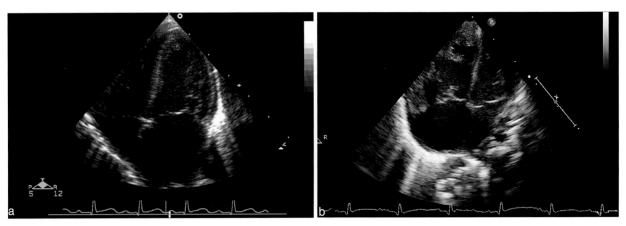

图 3.15　一例患有大的膜周部室间隔缺损和低肺血管阻力的病人，显示由于大量的左向右分流所致的左心房和左心室扩大（a）。在患有膜周部室间隔缺损和高肺血管阻力的病人，右心室肥厚并扩大（b）

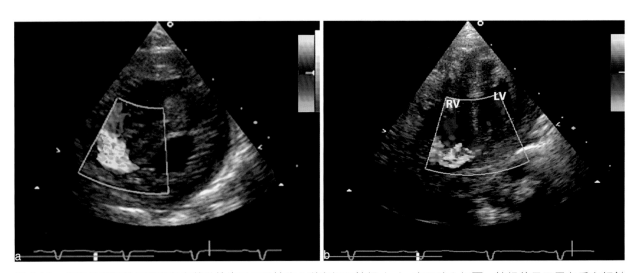

图 3.16　在胸骨旁短轴切面彩色多普勒检查显示肌性流入道室间隔缺损（a）；在四腔心切面，缺损的显示需向后方倾斜探头扫查（b）；LV：左心室，RV：右心室

第三节　彩色多普勒超声心动图

在探查和评价室间隔缺损方面，彩色多普勒检查起着至关重要作用。一方面，它可确认可疑缺损的存在和位置，这特别适用于室间隔肌性缺损，尤其是隐藏在室间隔有丰富肌小梁右心室面的小和中等大小缺损[13]。另一方面，彩色多普勒能确定高速血流的方向，可作为指导脉冲波或连续波多普勒超声精确测量高速血流的先决条件。

有关膜性、流入道和流出道间隔缺损的定位，在前述的段落已有讨论。胸骨旁短轴从心底至心尖部有不同的切面，在探查和描述肌部室间隔缺损时是很重要的。肌部流入道缺损位置靠后，可在胸骨旁短轴通过左心室的中部切面观察（图3.16，动图3.23），在此切面的肌部流入道缺损位于7-8点钟。确认流入道心肌缺损的另一个切面是心尖四腔心切面的靠后切面（图3.16，动图3.24）。观察靠前肌小梁缺损最有利的切面是胸骨旁室间隔中部的短轴（图3.17，动图3.25，动图3.26），其位于2-3点钟。在这个位置的缺损也可从肋下声窗的冠状切面显示。由于肌小梁间隔的靠前部分位置接近右心室流出道，观察这些缺损需要将探头尽量向前方向扫查。

心室中部缺损易于被探查到。在中部心室的胸骨旁短轴切面，其位于12点钟（动图3.27），在心尖四腔心切面，它们位于室间隔中部（图3.18，动图3.28，动图3.29）。而且，其可在

胸骨旁长轴的室间隔中部显示（图3.18，动图3.30）。心尖部肌部缺损最佳显示在心尖四腔心切面和胸骨旁心尖短轴（图3.19，动图3.31，动图3.32）。

不管室间隔缺损的位置如何，在新生儿期由于生理性肺动脉压力和阻力较高，常常表现有双向分流。彩色多普勒检测双向分流需要电影回放逐帧分析（图3.3，动图3.33）。在出生第一周后，由于肺血管阻力下降，双向分流通常消失。在新生儿期之后，几乎所有室间隔缺损均偏向或单独表现为左向右分流。持续性或再出现双向分流是肺动脉阻力升高的重要指证。

室间隔缺损的大小是关键因素，其大到一定程度可以使左右心室压力平衡，而小的缺损可限制分流量，将维持心室之间明显的压差。对这些压差的定量分析应属于脉冲波和连续波多普勒超声的应用领域。自然愈合是常见的，特别是小的肌部间隔缺损[8, 21, 22]，彩色多普勒是可选择的检查方法。彩色多普勒在跟踪随访膜周部室间隔缺损方面起着很重要的作用。虽然小的膜周部室间隔缺损暂不需要外科手术治疗，但病程演变可能导致并发症的出现。彩色多普勒可排除额外心血管畸形，在病程中可发生的病变有主动脉反流，由于异常肌束而形成的右心室双腔和主动脉瓣下狭窄[8]。

• 因膜周部室间隔缺损非常接近主动脉瓣膜，故室间隔缺损的高速血流可损伤瓣膜而引起右或

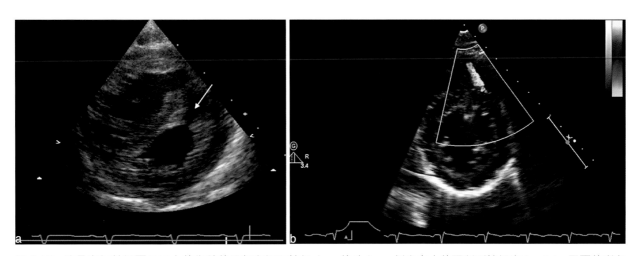

图3.17　胸骨旁短轴切面显示大的靠前的肌部室间隔缺损（a，箭头）；一例患有小的限制型缺损病人，同一平面的彩色多普勒可见左向右分流（b）

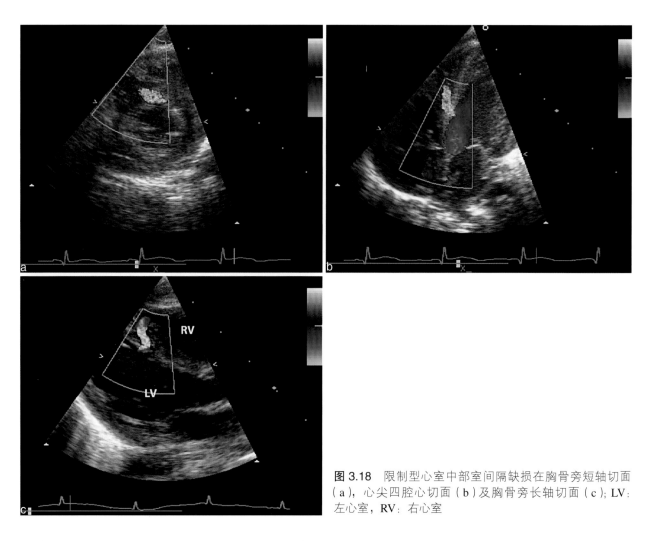

图 3.18 限制型心室中部室间隔缺损在胸骨旁短轴切面（a），心尖四腔心切面（b）及胸骨旁长轴切面（c）; LV: 左心室，RV: 右心室

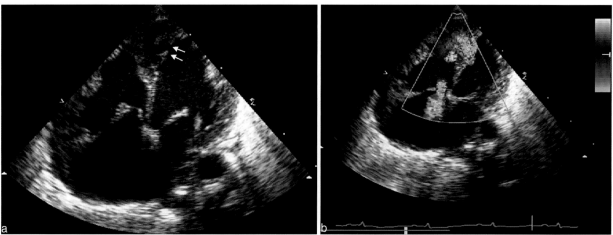

图 3.19 心尖四腔心切面（a）显示大的心尖部肌性室间隔缺损（箭头）; 彩色多普勒可见通过缺损的明显分流和三尖瓣反流（b）

无冠状动脉瓣脱垂伴连续的主动脉瓣反流[20]。一旦探查到主动脉瓣反流应考虑对缺损行外科手术闭合，以避免对瓣膜的进行损伤[20, 23]。这也适用于因血流动力学原因而不需手术闭合的小缺损。主动脉瓣脱垂甚至更常见于患动脉干下，双动脉干下室间隔缺损的患者[15, 16, 19]。然而，这些缺损在欧洲高加索人群中罕见（图3.14）。如果要探查主动脉瓣脱垂和主动脉反流，应当在所有患膜周部和动脉干下室间隔缺损的病人，于胸骨旁长轴和短轴切面仔细认真检查主动脉瓣膜。

• 由于异常肌束，瓣膜下右心室流出道梗阻可能发生，并引起进行的肺动脉瓣下狭窄（第七

章）。因这些肌束将右心室分成近端的高压腔和远端的低压腔，这种异常被称为"双腔右心室"[24~26]。彩色多普勒超声心动图在胸骨旁短轴和肋下右心室流出道切面可探查到湍流和加速的血流（图3.20）。

• 左心室流出道阻塞可能与主动脉瓣下进行性纤维肌层发育有关。尽管这种狭窄发生的确切性质还不清楚，但是流出道的异常血流动力学和湍流似乎起了重要的作用[25, 27]。在胸骨旁长轴和心尖五腔心切面，彩色多普勒超声心动图可显示主动脉瓣下区域湍流和加速的血流。采用二维超声心动图仔细认真检查主动脉瓣下区域可证实主动脉瓣下膜性结构的存在（第十九章）。

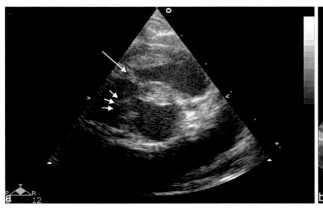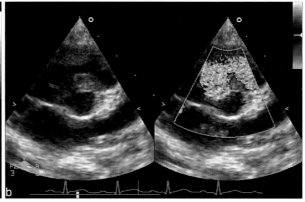

图3.20　胸骨旁心脏底部短轴切面显示膜周部室间隔缺损（a），其部分由附属的三尖瓣组织封闭（箭头）；此外，由于存在异常肌束（大箭头），显示右心室流出道梗阻；彩色多普勒可见通过缺损和流出道加速的血流（b）

第四节　脉冲波和连续波多普勒

在无创伤性评价室间隔缺损患者血流动力学方面，脉冲波和连续波多普勒超声是基本的工具，因为它们可定量分析通过缺损的分流方向、速度及期限。室间隔缺损表示两个充满血液的左右心室之间存在交通，而左右心室间的分流则主要与两个腔室之间的压差有关。左右心室的压力相等时，脉冲波多普勒超声可清晰显示通过缺损的低流速分流，这种情况见于患有大的缺损病人，缺损接近主动脉瓣口的直径。在新生儿期，生理性的肺血管阻力仍然较高，患大的缺损患者常常表现双向分流的模式（图3.21）。在出生第一周之后，随着肺血管阻力降低，分流模式变化为单独的左向右分流。如果室间隔缺损较大，逐渐

使左右心室压力平衡，通过缺损的血流速度就会保持在3 m/s以下（图3.21）。

中等和小的室间隔缺损不会使体循环左心室的压力传递至右心室，所以左右心室之间仍然保持一定的压力差，这个压差能使经过室间隔缺损的血流速度明显加速。＞3 m/s血流速度的测量需要应用连续波多普勒超声（图3.22）。左右心室之间的压差可依据通过室间隔缺损的最大流速，应用简化伯努利方程获得[28, 29]。

$$室间隔缺损的压差 = 4V^2$$

此外，这个方程可无创伤性评估收缩期右心室压力：如果无左心室流出道梗阻，收缩期血压（可无创伤性测量）等于左心室压。收缩期右心室压，可由收缩期左心室压减去通过室间隔缺损的压差而获得。

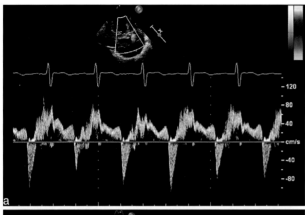

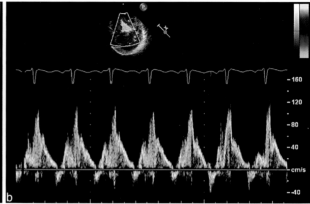

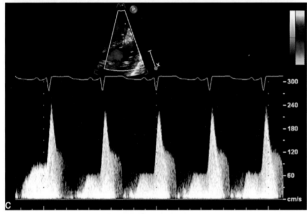

图 3.21　一例新生儿，一个大的肌性室间隔缺损（胸骨旁短轴）的脉冲波多普勒超声显示呈低流速的双向分流（a）；随着肺血管阻力降低，分流的类型变成左向右为主的（b）和之后为单独的左向右分流（c）

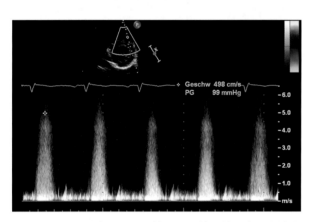

图 3.22　一例患有限制型肌性室间隔缺损的患者，连续波多普勒超声测量最大血流速度达 4.98 m/s；按照简化伯努利方程，这表示在左右心室之间的收缩期压差为 99 mmHg

收缩期右心室压 = 收缩期血压 - 室间隔缺损的分流压差

如果无右心室和肺动脉之间的压差，收缩期右心室压就等于收缩期肺动脉压。

这些计算的前提条件是可靠地测量通过室间隔缺损的最大流速。只要最佳校准多普勒声束与通过缺损血流方向的一致性就可测量。如果血流方向是偏心的，要想获得精确测量结果则需要了解血流方向。超声检测缺损应常与彩色多普勒超声心动图相结合完成，这样可选择最佳的平面校准多普勒声束与通过室间隔缺损的高速血流方向。

室间隔缺损可以自然减小或甚至闭合，这多见于肌性或膜周部缺损。在后者，常常是附属的三尖瓣组织逐步使室间隔缺损减小，这反映在血流速度增加，左右心室之间压差增大。一般来说，可以认为两个心室之间存在显著的压降，如果通过缺损的血流速度 > 4 m/s，则肺动脉高压不太可能发生（图 3.22）。

理论上，无创伤性计算肺循环与体循环血流的比值是可能的 [30~32]。其需要应用脉冲波多普勒超声定量分析肺动脉和主动脉的血流时间速度积分及测量各自血管的横断面积。可是，由于其不准确，在临床评价患室间隔缺损的儿童时，这种计算不能发挥明显的作用，这可能与精确测量主动脉和肺动脉的面积相当困难有关 [33]。

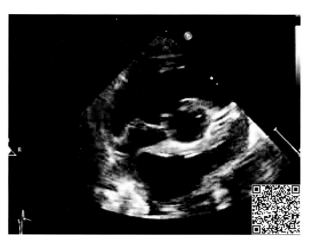

动图 3.1 在胸骨旁短轴切面显示大的膜周部 VSD，缺损位于靠近三尖瓣和主动脉瓣的近端

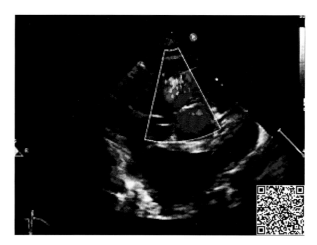

动图 3.2 在胸骨旁短轴切面，彩色多普勒显示通过这个大缺损的左向右分流（与动图 3.1 为同一例患者）

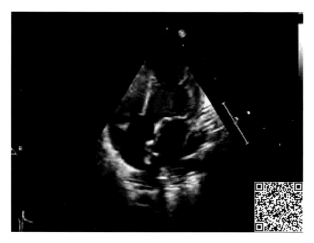

动图 3.3 在一例婴儿的心尖五腔心切面，显示刚好位于主动脉瓣下方的膜周部 VSD

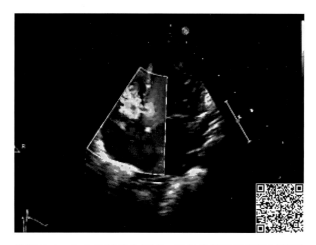

动图 3.4 在心尖五腔心切面，彩色多普勒显示通过膜周部 VSD 的左向右分流（与动图 3.3 为同一例患者）

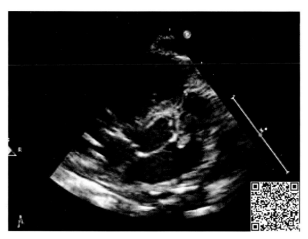

动图 3.5 在胸骨旁左心室流出道水平短轴切面，显示由于附属的三尖瓣组织而受限的膜周部 VSD

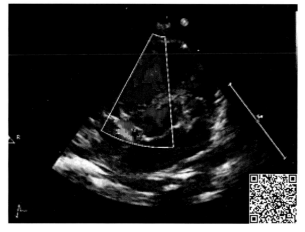

动图 3.6 尽管存在附属的三尖瓣组织，彩色多普勒证实有通过膜周部 VSD 的左向右分流（与动图 3.5 为同一例患者）

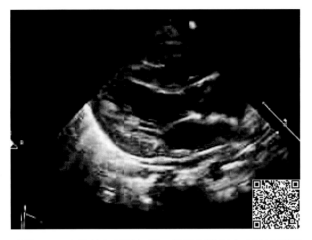

动图 3.7 在胸骨旁长轴切面，显示于刚好在主动脉瓣下方的膜周部 VSD

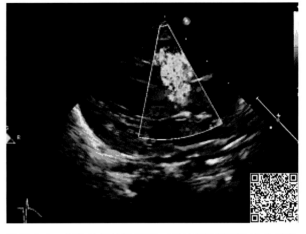

动图 3.8 在胸骨旁长轴切面，彩色多普勒证实在主动脉下有一个很大的膜周部 VSD（与动图 3.7 为同一例患者）

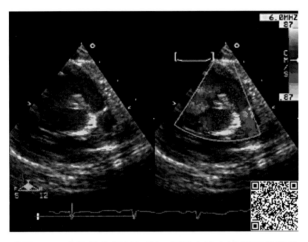

动图 3.9 在胸骨旁短轴切面，显示向流出道间隔偏移的大的室间隔缺损。彩色多普勒显示由于右心室流出道近心端明显狭窄而血流加速

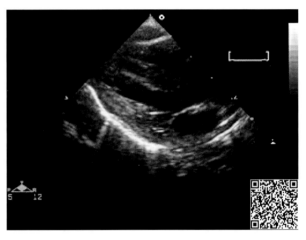

动图 3.10 在这例法洛四联症伴有室间隔移位的室间隔缺损患者，胸骨旁长轴切面显示主动脉骑跨在室间隔上

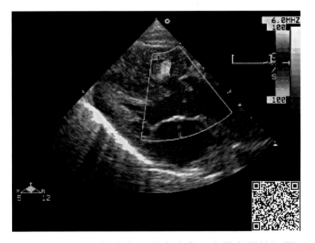

动图 3.11 在一例法洛四联症患者，胸骨旁长轴切面，彩色多普勒检测证实通过偏移室间隔缺损的血流信号（与动图 3.10 为同一例患者）

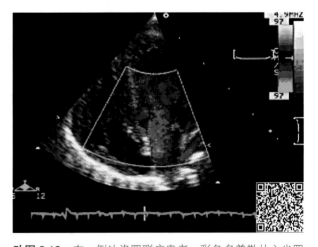

动图 3.12 在一例法洛四联症患者，彩色多普勒从心尖四腔心切面至心尖五腔心切面扫描，在心尖四腔心切面，无论大小如何，即使大而偏移的室间隔缺损显示也不明显。随着探头向前倾斜至心尖五腔心切面，室间隔缺损显示明显，并清晰地可见分流血流从双心室进入骑跨的主动脉

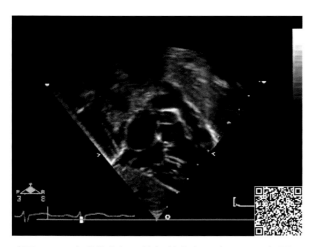

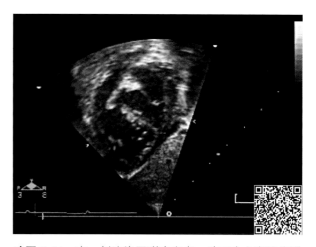

动图 3.13　在移位室间隔缺损的患者，肋下 RAO 切面可更好地显示大的缺损和向前偏移的流出道间隔

动图 3.14　在一例法洛四联症患者，肋下右心室流出道短轴切面显示由于流出道间隔向前偏移而致严重的右心室流出道梗阻

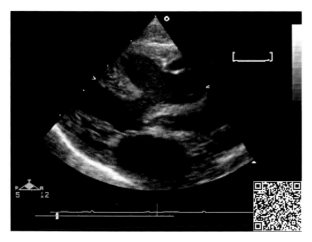

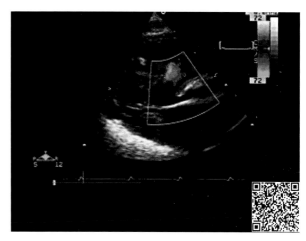

动图 3.15　在一例室间隔偏移伴膜周部 VSD 患者，胸骨旁长轴（A）显示流出道间隔向后偏移而导致严重的左心室流出道梗阻

动图 3.16　在一例室间隔偏移伴膜周部 VSD 患者，因流出道间隔向后移位而致左心室流出道梗阻，于胸骨旁长轴切面彩色多普勒未能显示流出道明显加速的血流信号（与动图 3.15 为同一例患者）

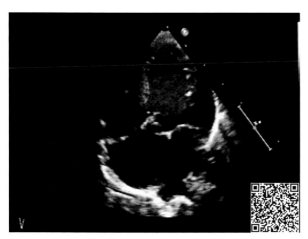

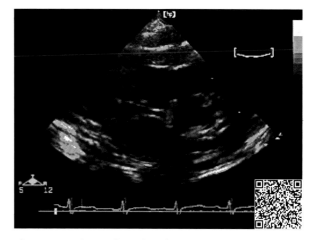

动图 3.17　膜周部流入道 VSD 延伸至房室瓣膜水平。流入道 VSD 伴有三尖瓣环跨越 VSD。而且由于瓣膜装置部分插入在左心室内，所以还存在三尖瓣的骑跨

动图 3.18　在胸骨旁主动脉瓣水平短轴切面，显示延伸至主动脉瓣和肺动脉瓣的双动脉瓣下 VSD

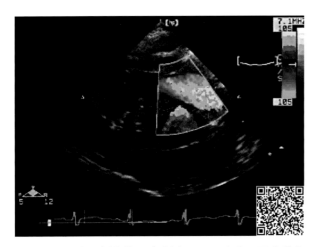

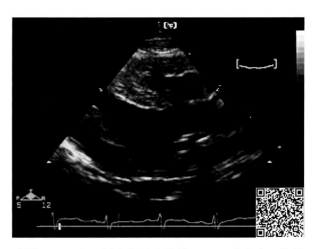

动图 3.19 在一例大的双动脉瓣下 VSD 患者，于胸骨旁长轴切面，彩色多普勒显示明显的左向右分流。在缺损和肺动脉瓣之间几乎无任何组织（与动图 3.18，动图 3.20，动图 3.21 为同一例患者）

动图 3.20 在一例患有双动脉瓣下 VSD 的患者，胸骨旁长轴切面显示延伸至主动脉瓣水平的缺损（与动图 3.18，动图 3.19，动图 3.21 为同一例患者）

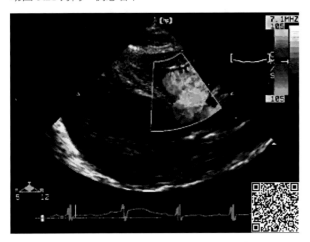

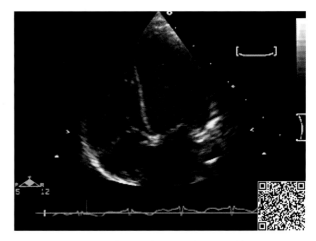

动图 3.21 在一例患有双动脉瓣下 VSD 的患者，于胸骨旁长轴切面，彩色多普勒显示通过大缺损明显的左向右分流（与动图 3.18，动图 3.19，动图 3.20 为同一例患者）

动图 3.22 一例 3 个月患有大膜周部 VSD 的婴儿心尖四腔心切面。在这个影像平面，未显示明显的缺损，但由于有明显的左向右分流，表现有显著扩大的左心房和左心室，提示存在与缺损相关的血流动力学改变

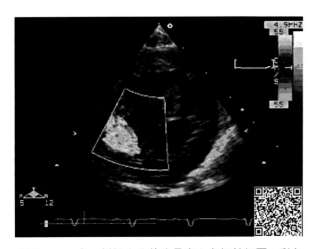

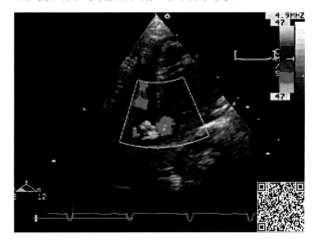

动图 3.23 在一例新生儿的胸骨旁心室短轴切面，彩色多普勒显示由于肌性流入道 VSD 所致的左向右分流。后方的缺损位于该切面 7-8 点钟的位置

动图 3.24 于心尖四腔心切面后切面，彩色多普勒显示同样的限制型肌性流入道 VSD（与动图 3.23，动图 3.25，动图 3.26 为同一例患者）

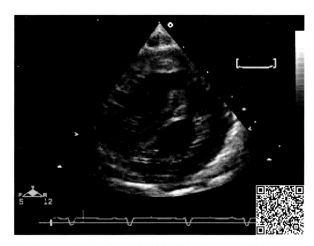

动图 3.25 胸骨旁心室短轴切面显示又一个肌性 VSD，就像前方肌小梁缺损为特征一样，其显示在 2-3 点钟的位置（与动图 3.23，动图 3.24，动图 3.26 为同一例患者）

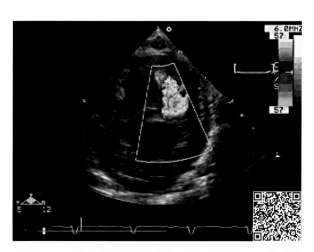

动图 3.26 在胸骨旁短轴切面，彩色多普勒显示通过该缺损明显的分流（与动图 3.23，动图 3.24，动图 3.25 为同一例患者）

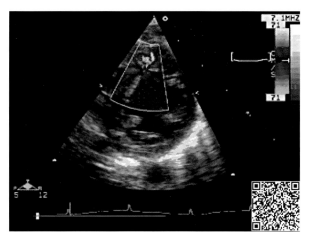

动图 3.27 在一例新生儿胸骨旁心室短轴切面，彩色多普勒超声心动图显示通过心室中部肌性 VSD 的左向右分流

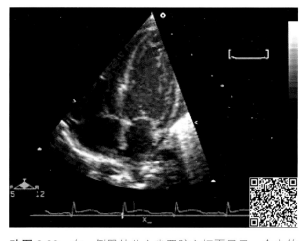

动图 3.28 在一例婴幼儿心尖四腔心切面显示一个小的心室中部肌性 VSD

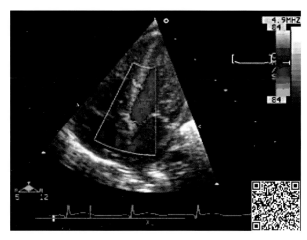

动图 3.29 在心尖四腔心切面，彩色多普勒超声心动图显示左向右分流，证实该例小的心室中部肌性 VSD 的限制型特征（与动图 3.28 为同一例患者）

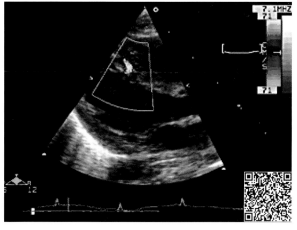

动图 3.30 在另一例婴儿，于胸骨旁长轴切面，彩色多普勒超声心动图显示一个小的限制型心室中部肌性 VSD

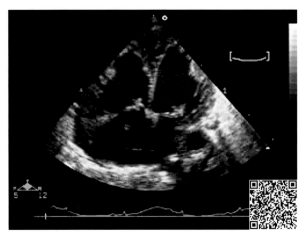 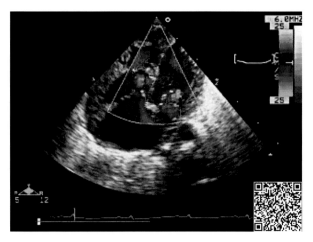

动图 3.31　在一例新生儿，心尖四腔心切面显示一个心尖部肌性 VSD，伴有右心房和右心室明显扩大。注意房间隔冗长的组织漂浮在右心房内（与动图 3.32 为同一例患者）

动图 3.32　在心尖四腔心切面，彩色多普勒显示通过心尖部 VSD 的双向分流，表明右心室内有体循环压力。也注意到三尖瓣反流（与动图 3.31 为同一例患者）

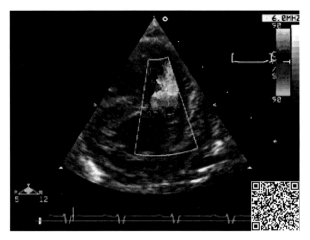

动图 3.33　在一例新生儿，于胸骨旁心室短轴切面，彩色多普勒超声心动图显示通过一个大的肌性 VSD 的双向，以右向左为主的分流。在该患者以右向左为主的分流表明有肺血管阻力增高

（张全斌　译　　张　彦　校）

第四章

房室间隔缺损

第一节　解剖和血流动力学

房室间隔缺损是指心脏中央缺损而导致共同房室间隔连接为特征的一组畸形[1]。在过去的几十年来，关于这些病变的术语一直存在广泛的争议。有些作者将这些缺损称为部分型、过渡型或完全型房室间隔通道[2]，而 Becker 和 Anderson 提议命名为房室间隔缺损（AVSD），因为这类无或缺乏膜性和肌性房室间隔的病变是其解剖学标志[3,4]。间隔缺损可以局限于房间隔的下部（所谓原发孔型 ASD），称之为部分型 AVSD（图 4.1）。患有完全型 AVSD 的患者，除原发孔型 ASD 的存在外，在室间隔流入道部分也有一个大的心室间交通。在患有过渡型（同义词"中间"）AVSD[2]的病人，可见由房室瓣下附属的组织封堵室间隔缺损，而引起部分闭合。在完全型 AVSD，缺损的心室成分大而呈非限制型，以致伴随之后心室间压力的平衡[4]。

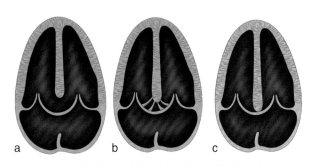

图 4.1　完全型（a）、中间型（b）和 部分型（c）AVSD。完全型 AVSD 患者在心房和心室水平，均存在一个非限制型的交通；中间型 AVSD 患者存在桥叶至室间隔嵴的牵拉，室间隔成分是限制型的；部分型 AVSD 患者有完整的室间隔，只在心房水平原发孔型 ASD 存在分流（承蒙允许按照原著插图[5]再次绘图）

由于这些缺损位于心脏中心的房室连接部，这种连续性中断和随后心房和心室间隔的缺损致使房室瓣在形态学上有所改变（图 4.2）。因此，在 AVSD，房室瓣常常异常，基本上形成一个共同房室瓣[3,6]：这个瓣由五个瓣叶组成，前后桥叶从右到左延伸横跨间隔缺损[3,6]。在前后桥叶连接之间常存在一个裂隙（所谓裂）。房室瓣的这个裂可引起明显的房室瓣反流，导致血流动力学上的改变，使这种先天性心脏病的临床表现更加严

重。伴有 AVSD 的患者，当上下桥叶由一个瓣组织桥连接时，可表现为两个不同的房室瓣口[3,6]。

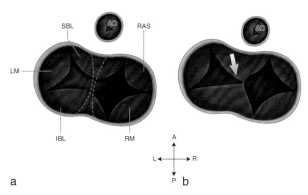

图 4.2　在 AVSD 患者，共同房室连接（从上看）是以伴有上（SBL）下（IBL）桥叶的共同房室瓣为特征；右前上叶（RAS）的大小与上桥叶的大小呈反向关系；室间隔的位置由虚线所示；RM：右壁叶，LM：左壁叶，AO：主动脉；在中间型或部分型 AVSD 患者，连接上和下桥叶的舌样组织将瓣膜分成两个独立的孔（b）；左侧房室瓣的所谓裂（箭头）是上下桥叶的并置区域（承蒙允许按照原著插图[5]再次绘图）

在血流动力学方面，完全型 AVSD，伴有室间隔一个大的缺损，引起左和右心室收缩压力平衡[1,4]。如果没有伴发右心室流出道梗阻（如肺动脉瓣下或瓣膜狭窄）保护肺血管床，这种解剖情况将使得肺动脉具有体循环的动脉血压（引起肺动脉高压）。在新生儿期，生理学上增加了肺血管阻力防止了通过 AVSD 过度的左向右（LR）分流。因此，在儿童生命的头几周，常常无症状。肺血管阻力的逐步降低导致 LR 分流的增加，特别是累及缺损的心室成分以致左右心室的容量负荷增加。如果持续较长时期，增高的肺动脉压和血流使肺动脉受损伤，则发展为肺血管梗阻性疾病。在患有过渡型（中间型）AVSD 的儿童，因附属的房室瓣组织可使缺损的心室成分自然减小，这样有利于右心室和肺动脉压逐渐降低及 LR 分流量逐渐减小。在患有大的无限制型心室缺损成分而导致肺动脉高压的病人，AVSD 则需要在出生后头 6 个月经外科手术来校正[7~9]。

部分型房室间隔缺损在房水平可有 LR 分流，并伴有右心房、右心室和肺动脉连续性的容量负荷增加。这些患者的血流动力学类似于房间隔缺损的病人。然而，这种情况可因瓣膜反流，特别

是左侧房室瓣反流及上述提到的共同房室瓣畸形而加重。

按照德国 PAN 研究的资料，房室间隔缺损占先天性心脏畸形的 2.5%[10, 11]。房室间隔缺损是患有 21–三体孩子伴发的最常见先天性心脏病，占这些心脏畸形患者的约 50%[12]。而且，房室间隔缺损在患有内脏异位综合征的儿童中也较常见[13, 14]。在内脏异位综合征情况下，AVSD 常常与复杂性先天性心脏病同时并存，包括体静脉或肺静脉异常引流、心脏圆锥动脉干畸形、体循环或肺血流梗阻性疾病。这些患者的心室形态学常常包括单侧心室腔发育不良或不全心室间隔缺如，以及并由此而导致的功能性单心室心脏[13, 14]。

第二节　二维超声心动图

诊断房室间隔缺损最具信息的切面是心尖四腔心切面[6, 15~20]。该切面显示了心脏中央的缺损包括原发孔型 ASD、伴有房室瓣异常的共同房室连接及是否存在流入道室间隔缺损（图 4.3，动图 4.1，动图见本章末尾）。所有房室间隔缺损的共同特征是缺乏房室瓣的完整性，这与正常的心脏解剖形态即三尖瓣隔瓣嵌入更靠近心尖部不同（图 4.4）。

房室间隔缺损几乎全部伴有原发孔型 ASD，这是房室间隔缺损的常见特征，并易于在心尖四腔心切面所识别（动图 4.1，动图 4.2）。房间隔也常常存在不同程度的错位排列，相对于室间隔产生一些偏移[15]。房间隔缺损的范围可以从几乎完全间隔缺如（导致共同心房）至接近房室瓣水平的小间隔缺损。在罕见情况下，可以没有原发孔型房间隔缺损[18, 19, 21, 22]（动图 4.3，动图 4.4）。房室瓣可表现有两个独立的房室瓣孔，或也可表现为一个共同房室瓣而仅有一个共同房室瓣孔（动图 4.3，动图 4.4）。前者的特征是上下桥叶存在瓣膜组织连接，因此将共同房室连接分成两个独立的房室瓣孔[1, 3]（动图 4.2）。

室间隔可以完整，这种情况称为部分型（不完全）AVSD。如果存在室间隔缺损，VSD 大小

范围可从大的、无限制的缺损至很小的限制型缺损（图 4.5，图 4.6）。在患有共同瓣膜孔的儿童，VSD 倾向于大的、无限制型缺损（动图 4.1）。在患有两个独立孔的病人，由于多个条索将上桥叶连接至室间隔嵴，VSD 常是小的和限制型的[3]。如评价 AVSD 室间隔成分的大小，需要不同平面的显像包括心尖四腔心切面、胸骨旁短轴切面及肋下切面。特别是在患有限制型室间隔缺损，彩色多普勒非常有助于确定 LR 分流的存在和分流量（图 4.5，图 4.6）。

心尖四腔心切面对于评估心房和心室的大小特别重要[6, 23, 24]。在该切面，左右心室均应当到达心尖部，左右心室大小相似，这种情况被称为平衡性的 AVSD[1]。右心室发育不良导致左心室占优势，左心室发育不良而右心室占优势（图 4.7，动图 4.5~ 动图 4.7）。左心室发育不良常常伴有左心房室瓣畸形、左心室流出道梗阻和（或）主动脉弓梗阻[25]。

另一个房室间隔缺损的特征是左心室流入道与流出道不成比例，这在胸骨旁长轴及左心室流出道的肋下冠状切面为明显[3, 6]。没有楔入在两个房室瓣之间的主动脉异常位置导致左心室流出道与流入道相比较而明显拉长（图 4.8，动图 4.8）。

胸骨旁短轴是识别左侧房室瓣所谓裂的最佳平面（图 4.9，图 4.10，动图 4.4，动图 4.9）。这个"裂"代表了上下桥叶的并置区域或接合点，"裂"的方向直接面向室间隔和右心室，以与所谓孤立的二尖瓣裂所区别，其面向左心室流出道[3, 6, 18, 19, 21, 22]。

在外科修补前，应当仔细检查左侧房室瓣，要澄清两个特征：

• 当左侧房室瓣的张力装置悬浮在单一的左侧乳头肌，这样就引起所谓伞状瓣膜。在这些患者中，左侧房室瓣小或甚至狭窄，使外科修补更加复杂化[1, 4, 25]。左侧房室瓣的乳头肌异常，常伴有左心室发育不良。

• 左侧房室瓣可具有两个孔，代表双孔二尖瓣[26-28]（动图 4.10）。双孔二尖瓣在完全型和部分型变异性房室间隔缺损均可见到。对于双孔仅少数患者需要外科修补[28]，但是在修补之前外科医师应当了解更加复杂的瓣膜解剖。

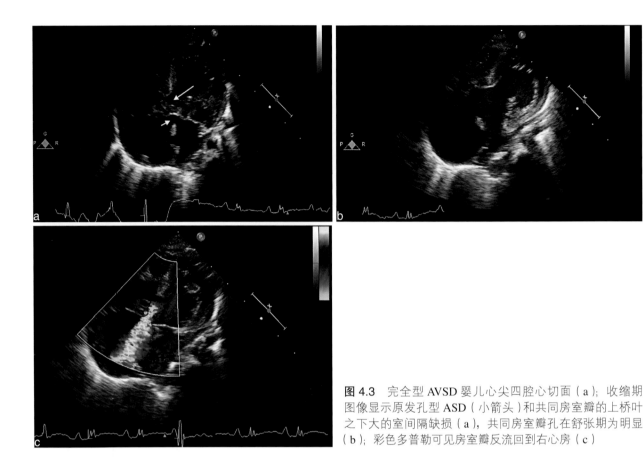

图 4.3 完全型 AVSD 婴儿心尖四腔心切面（a）；收缩期图像显示原发孔型 ASD（小箭头）和共同房室瓣的上桥叶之下大的室间隔缺损（a），共同房室瓣孔在舒张期为明显（b）；彩色多普勒可见房室瓣反流回到右心房（c）

图 4.4 在患有过渡型 AVSD 的婴儿，心尖四腔心切面舒张期图像显示原发孔型 ASD（箭头）和两个独立的房室瓣孔（a）；收缩期图像显示上桥叶附着（箭头）至室间隔嵴的腱索（b）；彩色多普勒显示经左侧房室瓣的明显反流，有两条独立的血流束反流至左和右心房（c）

探查伞状左心房室瓣及双孔左心房室瓣这两种畸形需要在胸骨旁短轴从心尖至心底低速扫查获取[25, 27]。

肋下切面可提供有关房室瓣形态的额外信息[2, 4, 6, 17, 19, 25]。在肋下冠状切面，可识别前后桥叶（图4.10，动图4.11）。将探头轻微顺时针旋转可证实被拉长的左心室流出道。进一步顺时针转位，可展示肋下LAO（左前斜）切面，显示为共同房室瓣的横切面，在此切面可观察到桥叶的形态学变化（图4.10，动图4.12）。

应用二维超声心动图可进一步探查与AVSD可能并存的其他心血管畸形。这些包括左心室流出道梗阻和主动脉弓梗阻及动脉导管未闭。漏斗部向前偏移可引起右心室流出道梗阻，从而保护肺血管床免受心室体循环动脉压的损伤。AVSD伴法洛四联症常见于患21－三体的患者[12, 29]。AVSD可与复杂性先天性心脏病包括心室双出口、功能性单心室（图4.11，动图4.13）、左心室和右心室流出道梗阻及大动脉畸形相并存，这也是患内脏异位综合征儿童的典型特征[13, 14]，而内脏异位综合征患者常伴有更复杂的如体静脉和（或）肺静脉引流异常（第十六章）。

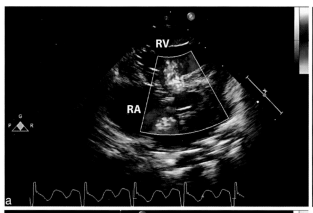
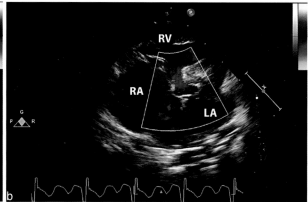
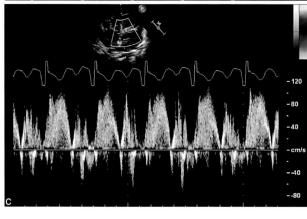

图4.5　一例完全型AVSD患者，彩色多普勒于胸骨旁短轴切面显示一个大的VSD，收缩期红色编码LR分流束（a）；在舒张早期，彩色多普勒显示通过VSD的部分蓝色编码RL分流束（b）；在左右心室压力相等时，脉冲波多普勒显示通过VSD的低流速血流（c）；RA：右心房，LA：左心房，RV：右心室

第三节　彩色多普勒超声心动图

彩色多普勒对AVSD患者的评价主要是探查和定量分析房室瓣反流、确定间隔缺损的位置和大小及检查流出道。房室瓣的反流很常见，它不依赖于瓣膜的基本形态学，不论其是单孔共同房室瓣或是桥叶之间存在组织桥将其分成的双孔瓣膜。彩色多普勒探查房室瓣的最佳部位是在心尖四腔心切面（图4.3，图4.4，动图4.14，动图4.15）。反流的严重程度可根据反流束的宽度和长度来判断。确定反流束来自左或右心室的起源对于解释其最大血流速度，以及无创伤性评估心室收缩压力很重要。此外，心尖四腔心切面识别通过原发孔型房间隔缺损的LR分流是有价值的（图4.7）。在上下桥叶之间的并置区域（所谓裂）常常是左侧房室瓣反流的起源部位（图4.9）。这个所

谓"裂"经外科部分或全部闭合修补术之后仍有可能存在不同程度的左心房室瓣反流。在胸骨旁短轴切面，可以定位起源于这个部位的反流。于这个平面10点钟可以识别所谓的裂。起源于这个并置区域的反流在心室收缩期变得明显。

彩色多普勒探查心室间隔对于心室之间存在交通和判断心室间分流方向都很重要。随着新生儿肺血管阻力的降低，患有大而无限制AVSD心室缺损的婴幼儿将表现明显的LR分流（图4.5）。在胸骨旁心底部短轴切面，彩色多普勒可以评价通过缺损的分流，因为这个切面分流平行于多普勒取样的声束（动图4.16）。肺血管阻力的升高使得通过缺损的彩色血流流速减低，最终表现为双向分流或以RL分流为主分流。在患有两个独立瓣膜的病人，AVSD的心室缺损可由瓣膜下附

属组织，特别是上桥叶附着在心室间隔嵴（动图4.19）的腱索部分或全部闭合（动图4.17，动图4.18）。彩色多普勒在胸骨旁短轴可显示通过限制型缺损分流的存在和分流量（图4.6）。确定分流束的方向对于连续波多普勒检查和定量心室之间的压差是重要的。

彩色多普勒在探查左右心室流出道的梗阻方面具有重要价值。患有AVSD与法洛四联症相并存的儿童可见右心室流出道梗阻。由于流出道间隔的向前偏移，彩色多普勒可显示加速的血流和湍流，胸骨旁心底部短轴切面是其观察的最佳切面（第十一章）。左心室流出道的梗阻，彩色多普勒可于胸骨旁长轴和左心室流出道的肋下冠状切面扫查观察（动图4.20，动图4.21）。

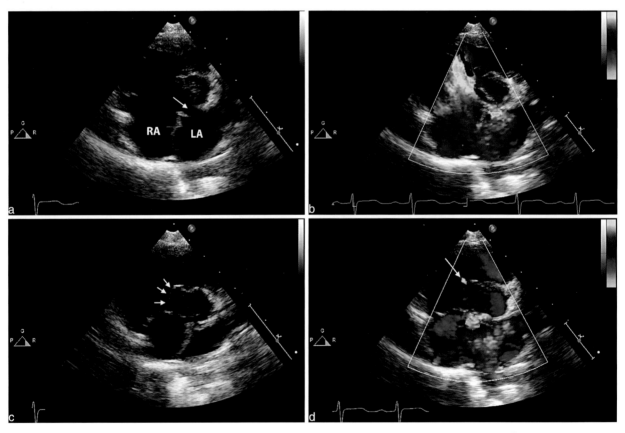

图4.6　在过渡型 AVSD 患者，胸骨旁短轴切面（a）显示一个小的 ASD（箭头），彩色多普勒于舒张期可见 LR 分流（b）；收缩期可见由于附属的瓣膜组织（箭头）几乎完全封堵了 VSD；彩色多普勒显示通过微小的残余缺损（d）存在少量的 LR 分流（箭头）；RA：右心房；LA：左心房

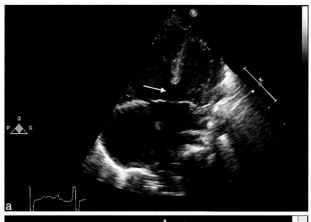

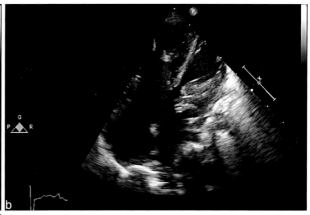

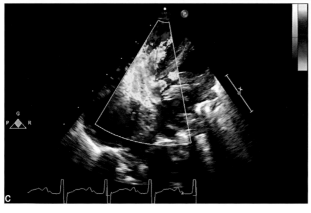

图 4.7 在完全型 AVSD 婴儿中，收缩期（a）心尖四腔心切面显示共同房室瓣和大的流入道 VSD（箭头）；在舒张期（b），存在一个小的左侧房室瓣，右心室为优势心室；彩色多普勒在舒张期可见血流主要进入右心室及通过大的原发孔型 ASD（c）有明显的 LR 分流

第四节 脉冲波和连续波多普勒

多普勒检查 AVSD 患者主要是评估右心室和肺动脉压力。其在这方面的生理学表现与孤立性室间隔缺损基本上是一样的（第一章和第三章）。左右心室之间的分流与缺损的大小、两个心腔之间的压差及肺循环的阻力有关。如果左右心室之间的压力相等，通过缺损的分流就表现为低流速，这可借助于脉冲波多普勒得到证实（图 4.5）。随着新生儿期肺血管阻力的生理性减低，LR 分流增加，分流速度可见中等程度增加。多普勒对 AVSD 心室之间交通的检查，最好是在胸骨旁心底部短轴完成，因为在这个平面，通过 VSD 的血流方向平行于多普勒声束（图 4.5）。在伴有大的无限制型心室之间交通而无右心室流出道梗阻的患者，多普勒检查显示 LR 分流，流速在 2~3 m/s 之间。随着肺血管阻力和肺动脉压力增加，LR 分流减少，以致通过 VSD 的血流速度逐渐减少。存在双向分流高度提示肺血管阻力升高。

在患 AVSD 限制型心室缺损（成分）的病人，

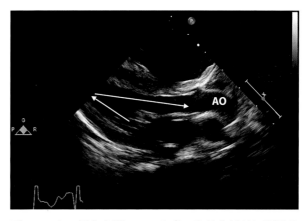

图 4.8 在一例完全型 AVSD 患者，胸骨旁长轴切面显示与左心室流入道（箭头）相比较而拉长的左心室流出道；AO：主动脉

右心室压力可以是正常的，或至少明显低于体循环的左心室压力，如此导致左右心室之间的压差，通过缺损的血流速度明显增快。血流速度＞ 2.5~3 m/s 的判断，需要连续波多普勒检测。根据通过缺损的最大血流速度，按照简化的伯努利方程可以计算左右心室之间的压力阶差：

$$通过\ VSD\ 的压差 = 4V^2$$

在无左心室流出道梗阻时，右心室收缩压力可由收缩期血压减去通过 VSD 的压差获得：

右心室收缩压 = 收缩期血压 - 通过 VSD 的压差

收缩期血压可通过无创伤性方法测量获得。只要无右心室流出道梗阻，右心室收缩压就等于收缩期肺动脉压。可是这些测量的重要前提条件是多普勒对通过缺损最大血流速度的可靠测量，这有赖于多普勒声束与通过 VSD 声速方向要有良好的一致性。

在患有限制型室间隔缺损或完整室间隔的病人，依据简化的伯努利方程，对右侧房室瓣反流的检测，可用无创伤性方法确定右心室压力。

右心室收缩压 = 右侧房室瓣反流压差 + 右心房平均压

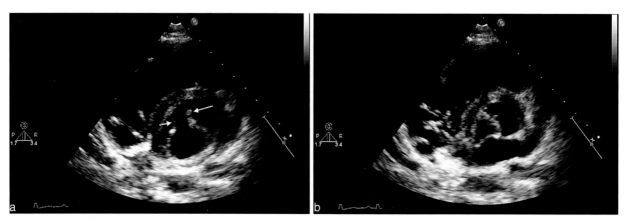

图 4.9　在部分型 AVSD 儿童胸骨旁短轴切面舒张期可见明显上（大箭头）和下桥叶（小箭头）同置区域的所谓裂（a）；在舒张期和收缩期（b），这个"裂"均面向右心室

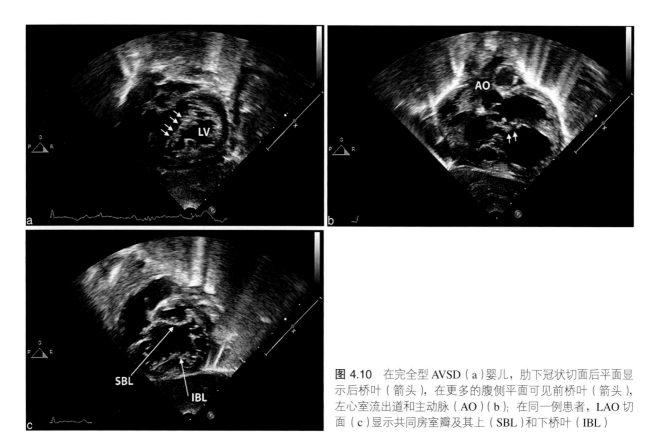

图 4.10　在完全型 AVSD（a）婴儿，肋下冠状切面后平面显示后桥叶（箭头），在更多的腹侧平面可见前桥叶（箭头），左心室流出道和主动脉（AO）（b）；在同一例患者，LAO 切面（c）显示共同房室瓣及其上（SBL）和下桥叶（IBL）

可是，在患有 AVSD 的儿童中，左侧房室瓣反流直接通过原发孔型 ASD 进入右心房并非少见。这种类型的反流速检测反映的是左心室与右心房的收缩期压差。如果将这种高速血流速度作为计算右心室压的基础，这将会导致对右心室和肺动脉压的明显高估。因此，可采用彩色多普勒超声心动图认真鉴别房室瓣反流的起源和方向来避免这种情况（图 4.4）。

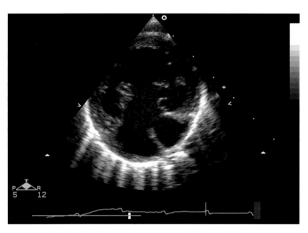

图 4.11　在内脏异位综合征的患者（右同形异构），心尖四腔心切面显示一个原发孔型 ASD 和共同房室瓣，后者连接至没有明显室间隔的单心室腔

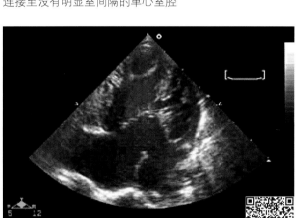

动图 4.1　患完全型 AVSD 婴儿心尖四腔心切面显示原发孔型 ASD 和在共同房室瓣上桥叶下大的 VSD

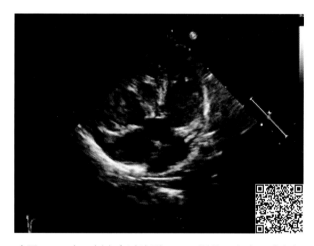

动图 4.2　在一例患有过渡型 AVSD 婴儿，心尖四腔心切面显示原发孔型 ASD 和二个独立的房室瓣口。房室瓣口的分离是由于腱索附着在上桥叶至室间隔脊上

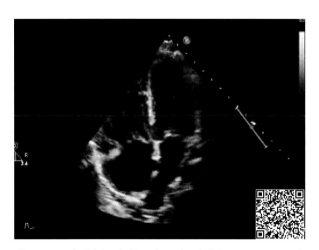

动图 4.3　在这例儿童的心尖四腔心切面，显示明显正常的房室连接；在房间隔中部，有一个从左凸向右的房间隔瘤（与动图 4.4 为同一例患者）

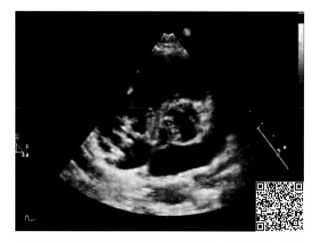

动图 4.4　在一例胸骨旁短轴切面显示一个"裂"，代表上下桥叶的附着区域。尽管患者既无原发孔型 ASD，又无流入道 VSD，但这个畸形属于 AVSD 的范畴。与孤立裂相反，在该患者，这个"裂"面向左心室流出道和右心室流入道（与动图 4.3 为同一例患者）

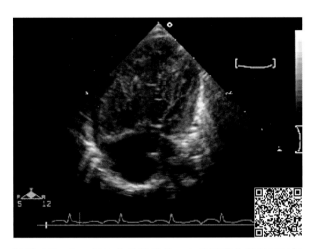

动图 4.5　在一例 3 个月的婴儿，心尖四腔心切面显示部分型 AVSD 伴有原发孔型 ASD 和右心室明显扩大（占优势）（与动图 4.6，动图 4.7 为同一例患者）

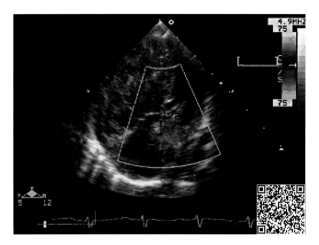

动图 4.6　在心尖四腔心切面，于心房水平彩色多普勒显示明显的左向右分流，证实左侧房室瓣和左心室发育不良（与动图 4.5，动图 4.7 为同一例患者）

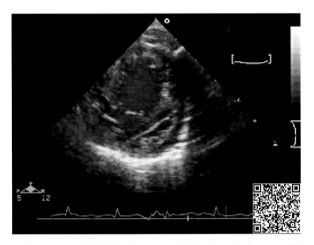

动图 4.7　在胸骨旁短轴切面，过度的右心室扩大（占优势）和左心室发育不良也很明显（与动图 4.5，动图 4.6 为同一例患者）

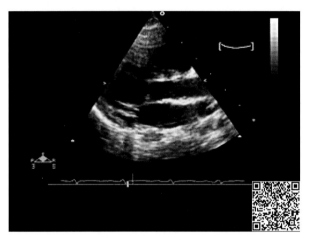

动图 4.8　在一例完全型 AVSD 婴儿，于胸骨旁长轴切面，显示与左心室流入道（inlet）部分比较，左心室流出道延长

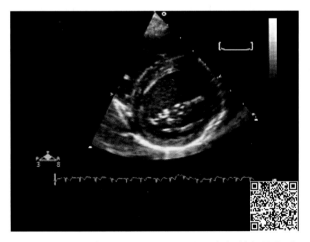

动图 4.9　在患有 AVSD 儿童，于胸骨旁短轴切面扫查显示左侧房室瓣"裂"，表示上下桥叶对合区。类似于动图 4.3，动图 4.4 上的患者，该患者在房、室间隔也无任何明显的缺损

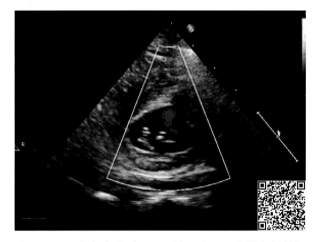

动图 4.10　在患完全型 AVSD 的婴儿，于胸骨旁短轴切面，彩色多普勒显示左侧房室瓣的二个口，代表所谓的双孔二尖瓣

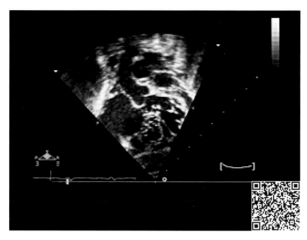

动图 4.11　在患完全型 AVSD 婴儿，肋下冠状切面前平面显示前桥叶和左心室流出道。在前桥叶的下面，可见一个大的 VSD

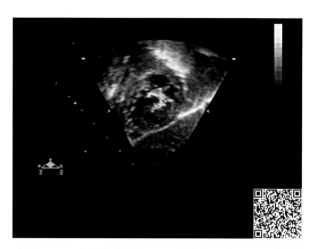

动图 4.12　在患完全型 AVSD 的婴儿，肋下 LAO 切面显示伴有上下桥叶的共同房室瓣

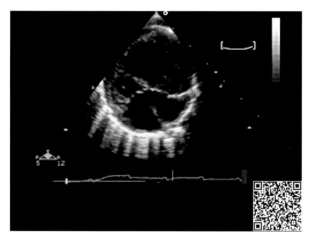

动图 4.13　在患内脏异位综合征的患者（右同形异构），心尖四腔心切面显示大的原发孔型 ASD 和共同房室瓣。共同房室瓣连接到一个无明显室间隔的单心室腔

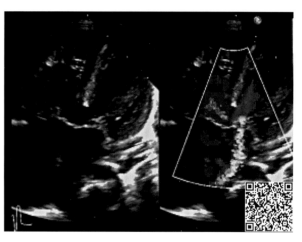

动图 4.14　在一例患有完全型 AVSD 的婴儿，于心尖四腔心切面，彩色多普勒显示共同房室瓣左侧明显的反流。注意在有小的左心房室瓣时，存在一定程度右心室优势

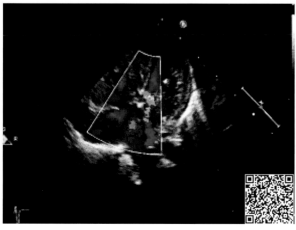

动图 4.15　在一例患有平衡良好的完全型 AVSD 婴儿，于心尖四腔心切面，彩色多普勒显示左侧房室瓣轻度的反流

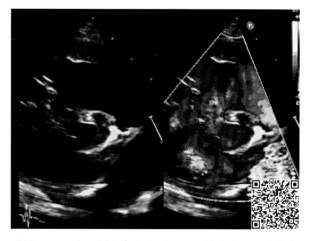

动图 4.16　在一例患有完全型 AVSD 的病人，于胸骨旁短轴切面，彩色多普勒显示大的 VSD 伴有明显的左向右红色分流

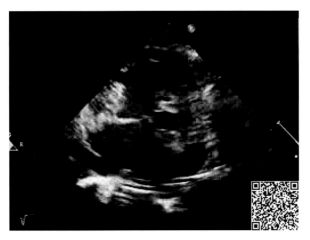

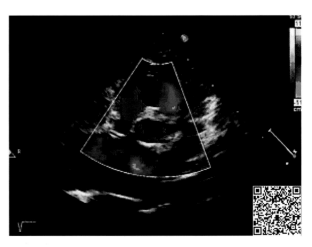

动图 4.17 在一例患有过渡型 AVSD 患者，胸骨旁短轴显示原发孔型 ASD。由于右侧房室瓣的附属组织和粘连，室间隔是完整的（与动图 4.18 为同一例患者）

动图 4.18 在胸骨旁短轴切面，彩色多普勒证实通过室间隔无分流信号（与动图 4.17 为同一例患者）

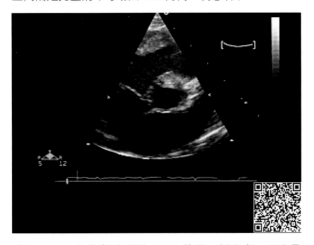

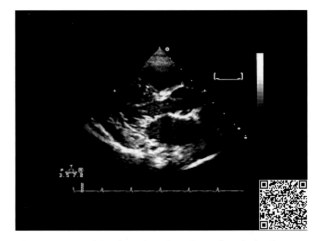

动图 4.19 在患有过渡型 AVSD 的另一例患者，于胸骨旁短轴切面显示一个小的原发孔型 ASD，在舒张期尤为明显。在舒张期，室间隔缺损易于被识别；而在收缩期，由于右侧房室瓣的附属组织和粘连，至少部分被闭合

动图 4.20 一例 4 岁儿童，在 5 个月时经完全型 AVSD 矫正外科手术，胸骨旁长轴切面显示由于主动脉瓣近端的纤维膜使左心室流出道梗阻（与动图 4.21 为同一例患者）

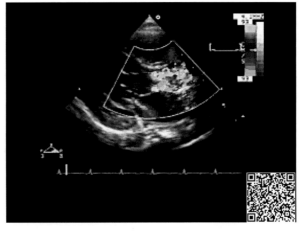

动图 4.21 在胸骨旁长轴切面，彩色多普勒证实左心室流出道梗阻，主动脉瓣近端血流加速。此外，彩色多普勒显示二尖瓣少量反流（与动图 4.20 为同一例患者）

（张全斌　徐　琨译　张　彦校）

第五章
动脉导管未闭

第一节 解剖和血流动力学

动脉导管是胎儿时期正常结构的残留，虽然是一种非常简单的畸形，但它可以表现为多种解剖变异中的一种，可以单发于正常心脏，也可与复杂先天性心脏病伴发。最常见的动脉导管未闭是左侧结构，其表现形式的多样化可以通过J.Edwards[1]提出的双侧主动脉弓的假设模型来解释。根据这种双侧主动脉弓模型，正常左位主动脉弓患者的动脉导管从左侧远端的第六主动脉弓发育而成（图5.1）。这种左位导管连接左锁骨下动脉起始处的主动脉远端与左肺动脉起始处上方紧邻的主肺动脉。根据这种主动脉弓模型，导管未闭还有三种可能性：在左位主动脉弓患者中，右侧远端第六主动脉弓的开放会发生右侧动脉导管，即无名动脉起始处的主动脉与右肺动脉相通（图5.2）；而在右位主动脉弓患者中，可与前者呈镜面图像，左侧动脉导管起自左侧无名动脉起始部，右侧动脉导管起自右侧主动脉弓下方（图5.2）。

在绝大多数情况下，左位主动脉弓患者动脉导管位于左侧。根据德国PAN研究，出生后的第一年检出的孤立性动脉导管的发生率占先天性心脏病的4.3%[3, 4]。上述提到的动脉导管的解剖变异较罕见，且常与其他复杂先天心脏病合并发

生，患双侧动脉导管未闭的患者也是如此。这些情况下，两侧肺动脉常分别由左、右两条动脉导管灌注，而无肺动脉分叉[5~8]。

动脉导管是胎儿血液循环的重要血管结构。尽管胎儿心输出量的60%是由右心室射出到主肺动脉，但只有8%经过肺，其余血液则直接由肺动脉经动脉导管流入降主动脉。在心脏结构正常的胎儿，如果动脉导管过早关闭会导致右心室后负荷的大大增加。这种情况下，胎儿会出现右心室明显增大、三尖瓣反流、胎儿水肿，且常发生死胎[9]。

先天性动脉导管缺如经常合并发复杂类型的先天性心脏病，如法洛四联症、肺动脉闭锁、室间隔缺损伴发主-肺动脉侧支动脉旁路肺灌注、无肺动脉瓣缺如综合征或永存动脉干。先天性动脉导管缺如或胎儿时期导管提前闭合并不会影响患者胎儿时期的血液循环，因为这些先天性心脏病胎儿都合并一个大的室间隔缺损，保证胎儿时期右心室血液能够进入体循环。

综上所述，动脉导管对心脏结构正常的胎儿来说是至关重要的。因胎儿出生后血流动力学发生了显著变化，引起动脉导管闭合。胎儿出生后肺即刻膨胀，肺血管阻力急剧下降而肺血流量急剧增加，导致动脉导管的右向左分流立即减少。

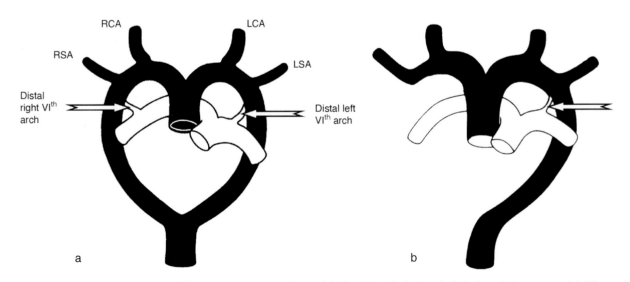

图5.1 Edwards 假设双主动脉弓模型方案（a）；右主动脉远端根部退化，发育为正常的左位主动脉弓（b）；右侧第六主动脉弓远端消失，左侧第六主动脉弓远端部分发育为左位动脉导管，起源于主动脉弓的内侧凹面（箭头）；RSA：右锁骨下动脉，LSA：左锁骨下动脉，RCA：右颈总动脉，LCA：左颈总动脉（依据 *Neonatal heart disease* 教科书的第四十三章内容修改，主编 Freedom，Benson，Smallhorn，Springer Verlag 1992[2]）

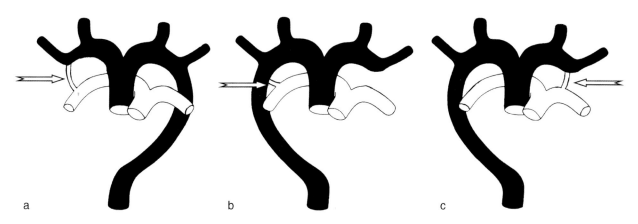

图 5.2　一例左位主动脉弓患者的右侧第六主动脉弓远端的持续存在导致右位动脉导管（箭头），连接右无名动脉的根部和右肺动脉（a）；在右位主动脉弓患者中，右侧第六主动脉弓远端的持续存在导致动脉导管起源于主动脉弓的下方（b）；右位主动脉弓的左位动脉导管的发育起源于左侧无名动脉根部，是左侧第六主动脉弓远端持续存在的结果（c）；右、左位主动脉弓患者均可发生双侧导管未闭（依据 *Neonatal heart disease* 教科书的第四十三章内容修改，主编 Freedom，Benson，Smallhorn，Springer Verlag 1992 [2]）

由于氧分压升高，前列腺素和促肾上腺皮质激素的水平降低，血管活性物质增加，动脉导管在出生后不久就会闭合 [9]。正常情况下，动脉导管会在出生后的几天内完全型功能性闭合，在出生后几周内发生解剖性关闭。在健康的新生儿中，动脉导管在出生后 4 天内闭合，超过 4 天则为异常 [10]。动脉导管的开放取决于刺激导管开放或关闭的因素，导致动脉导管未闭的因素包括血管舒张、前列腺素和一氧化碳，出生后由于 PO_2 显著增加可导致动脉导管关闭。

　　动脉导管持续开放可能在以下 3 种情况下发生：

- 足月新生儿动脉导管未闭
- 早产儿动脉导管未闭
- 先天性心脏病患儿动脉导管未闭
  右心梗阻性病变
  左心梗阻性病变

　　1. 动脉导管未闭对足月新生儿的血流动力学影响取决于导管大小、体循环阻力，以及肺血管阻力。粗大的动脉导管未闭时，肺血管床持续承受体循环血流的压力，肺血流量显著增加。粗大的动脉导管能平衡主动脉和肺动脉之间的压力，肺动脉压力升高与肺血流量增加使肺动脉血管床受到更大的切应力，导致肺血管损伤逐渐加重。在足月新生儿中，粗大的动脉导管未闭是指最小管径＞ 3 mm 的导管。管径 2~3 mm 的中等大小导

管不能平衡主动脉和肺动脉之间的压力，仍会存在明显的左向右分流。由动脉导管未闭引起的左向右分流导致肺动脉、左心房和左心室的容量负荷显著增加。管径＜ 2 mm 的小导管既不会引起肺动脉压力升高，也不会引起明显的左向右分流。

　　2. 动脉导管未闭在心脏结构正常的早产儿中较常见 [11]。然而，在采用超声心动图及其多普勒模式对这些儿童进行常规评估之前，动脉导管未闭的真实发生率是未知的。在孕 30~37 周的健康早产儿中，导管关闭的时间和足月新生儿是一样的，都是在出生后的 4 天内 [12]。在这些患者中，即使呼吸窘迫综合征也不会显著增加动脉导管未闭的发病率 [10]。这与极低出生体重儿完全不一样。尤其是在妊娠 26 周前出生的婴儿中，动脉导管未闭发病率高达 65% [13]。在这些儿童中，动脉导管未闭会引起显著的呼吸道并发症的发生，通过损害肺功能和促使慢性肺疾病的发展而进一步加重呼吸窘迫综合征。此外，粗大导管会引起大量的左向右分流，以及舒张期体循环动脉血液减少，导致导管后器官灌注减少，包括胃肠道和肾脏 [14, 15]。胃肠道低灌注引起的缺血是坏死性小肠结肠炎的重要危险因素 [16]。此外，早产儿动脉导管未闭与心室内出血的高发生率有关，进而导致脑血流的改变。然而，二者之间的因果关系仍然存在争议 [17~20]。

　　3. 在先天性心脏病合并右心梗阻性病变和肺

血流量减少的情况下，动脉导管可以起到增加肺侧支血流的作用。这些畸形包括室间隔完整的肺动脉闭锁、重度肺动脉瓣狭窄、法洛四联症和合并室间隔缺损的肺动脉闭锁、合并肺动脉狭窄的三尖瓣闭锁综合征等及伴有肺血流量重度减少的其他类型复杂先天性心脏病。如果畸形与胎儿期肺血流量的显著减少有关，那么导管通常是长而迂曲的，以锐角起源于主动脉弓，表明胎儿期早已发生左向右分流[21]。新生儿期动脉导管自发闭合，导致肺侧支血流量明显减少，可引起致命的低氧血症。可以通过使用前列腺素 E_1 使动脉导管重新开放以恢复肺循环血流量，这是一种导管依赖性先天性心脏病的根本性治疗方法[9]。在左心血流危重梗阻的患者中，动脉导管可成为胎儿期的左心旁路，右心室通过主肺动脉和导管来输出所有血容量，从而维持体循环[22,23]。出生后动脉导管的进行性狭窄使体循环灌注失去来源，随着导管的逐渐收缩，心排出量逐渐减少，随后发生早期休克和酸中毒。在导管危重缩窄患者中，由于导管收缩导致下半身灌注减少，使用前列腺素 E_1 已经成为一种非常有效的紧急治疗手段。对于肺循环和体循环都依赖于动脉导管而需要动脉导管长期开放的患者，推荐采用心内介入性导管支架术[24,25]。

最后要强调一下，综上所述，动脉导管未闭可与其他类型先天性心脏畸形并存。比如室缺和房室间隔缺损时，经动脉导管的额外分流可能会加重心内缺损所引起的血流动力学改变。

第二节　二维超声心动图

二维超声心动图可观察到动脉导管未闭左向右分流引起的间接征象[26]。对于中等大小以上的动脉导管未闭患者，心尖四腔心切面能显示明显增大的左心房和左心室（图 5.3，动图 5.1，动图见本章末尾）。胸骨旁左心室长轴切面的 M 型超声心动图可测量增大的左心房大小（图 5.4），正常情况下，此切面主动脉根部内径与主动脉后方的左心房内径均等。如果左心房与主动脉的比值 > 1.4:1，说明左心房明显增大[26]。

二维超声心动图可以观察到导管的总长度。但需要注意的是，如果不进行彩色多普勒成像，超声心动图会漏掉特别小的导管。对于左位主动脉弓时正常左侧动脉导管未闭的观察和评估，需要进行多个切面成像。在胸骨上窝主动脉弓长轴切面通常可以显示粗大的导管（图 5.5），可观察到导管连接在主动脉弓的下面（图 5.6）。在胸骨旁短轴切面略高于肺动脉分叉水平可观察到动脉导管（动图 5.2）。新生儿粗大导管管径与左、右肺动脉内径相似，显示为从分叉处发出的第三支血管，并连接至降主动脉（图 5.7，动图 5.3）。较小的导管就需要借助彩色多普勒超声心动图显示（图 5.8）。

对导管的观察和评估，最有价值的切面是胸骨旁左侧矢状切面，即所谓的"导管切面"，将探头放在左侧第二肋间，切面上可显示主动脉弓远端向降主动脉（主动脉峡部）延伸，动脉导管

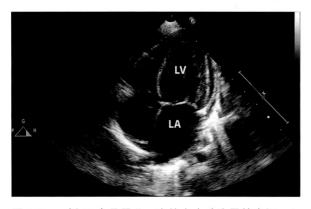

图 5.3　一例 12 个月婴儿，中等大小动脉导管未闭，心尖四腔心切面显示大量的左向右分流引起左心房和左心室中度扩大

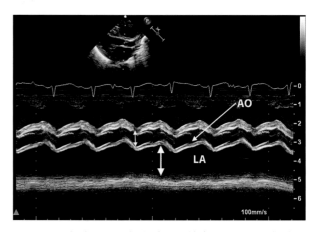

图 5.4　一例小婴儿，粗大动脉导管未闭，胸骨旁长轴切面 M 型超声心动图显示与主动脉根部（AO，细箭头）相比，左心房明显扩大（LA，粗箭头）；LA:AO 为 1.8:1

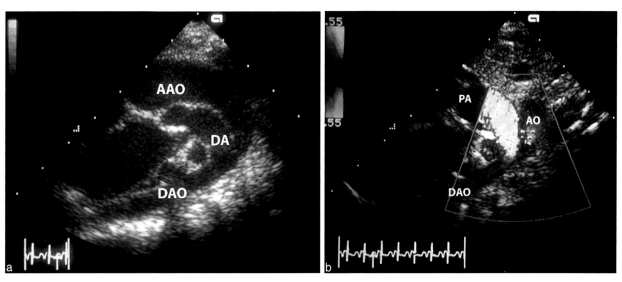

图 5.5　一例 6 周婴儿，胸骨上窝长轴切面显示粗大动脉导管（a）；导管切面的彩色多普勒超声心动图显示舒张期导管的大量左向右分流（b）；AAO：升主动脉，DAO：降主动脉，DA：动脉导管，PA：肺动脉

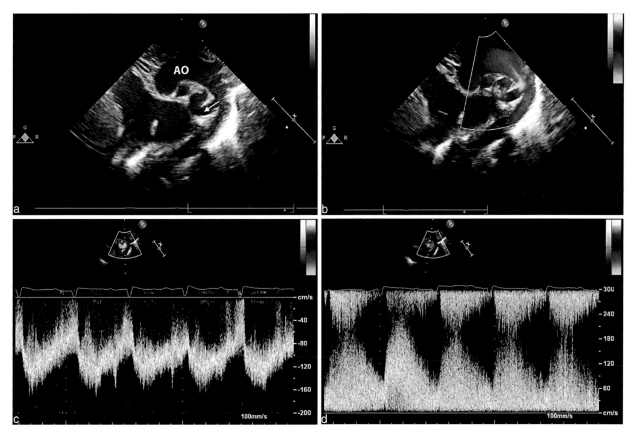

图 5.6　一例发绀型先天性心脏病的新生儿，胸骨上窝长轴切面（a）显示动脉导管（箭头），起源于主动脉弓（AO）下方；虽然为持续性的左向右分流，但由于导管走行纡曲，彩色多普勒显示不同方向的血流（b）；脉冲波多普勒进一步证实了取样位置不同，血流方向不同（c，d）

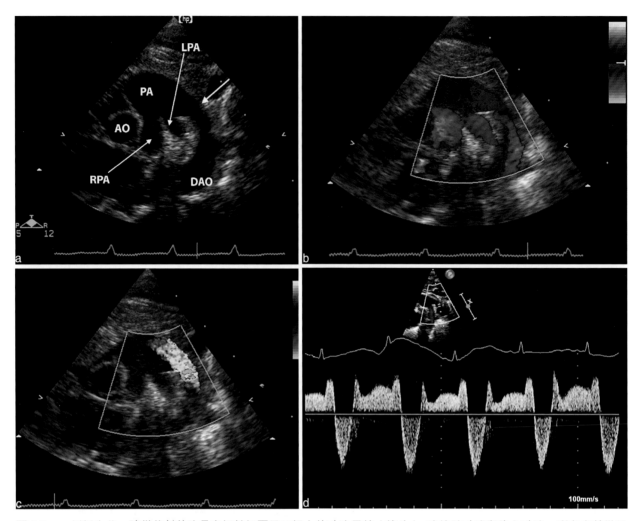

图 5.7 一例新生儿，略微偏斜的胸骨旁短轴切面显示粗大的动脉导管（箭头），连接肺动脉和降主动脉；彩色多普勒显示双向分流，收缩期右向左分流（b），舒张期左向右分流（c）；经脉冲波多普勒证实为双向分流（d）；AO：升主动脉，RPA：右肺动脉，LPA：左肺动脉；PA，肺动脉，DAO：降主动脉

未闭时，左肺动脉和主动脉之间的区域即为动脉导管所在处[27, 28]。在大多数情况下，这一切面可以显示动脉导管未闭的总长度（图 5.9，动图 5.4，动图 5.5）。对动脉导管总长度的评估非常重要，因为在大多数情况下，导管并不是管状结构，而是有一个缩窄端，通常位于肺动脉侧[29]（动图5.6）。且"导管切面"是在导管通过可视化设备情况下进行介入性封堵（动图 5.7）或维持导管通畅（动图 5.8，动图 5.9）的理想观察切面（图5.10）[30]。虽然在肋下切面可借助彩色多普勒技术探测到大、中型导管的存在，但这些切面在导管的二维评估中不起重要作用。

第三节　彩色多普勒超声心动图

彩色多普勒超声心动图是诊断婴幼儿动脉导管未闭最敏感、最特异的影像学检查方法[9]。在大多数病例中，动脉导管是左侧结构，连接主动脉弓下面与起源于肺动脉分叉的左肺动脉根部。通过彩色多普勒观察导管的最敏感的切面是"导管切面"。因为这个切面显示主动脉弓远端和左肺动脉处于平行的位置，两条血管里的正常血流背离探头，显示为蓝色（图 5.10），而动脉导管未闭的血流是朝向探头的，显示为红色（动图 5.4，动图 5.5）。由于导管内的血流方向与肺动脉内正常的血流方向完全不同，因此在此切面上进行彩

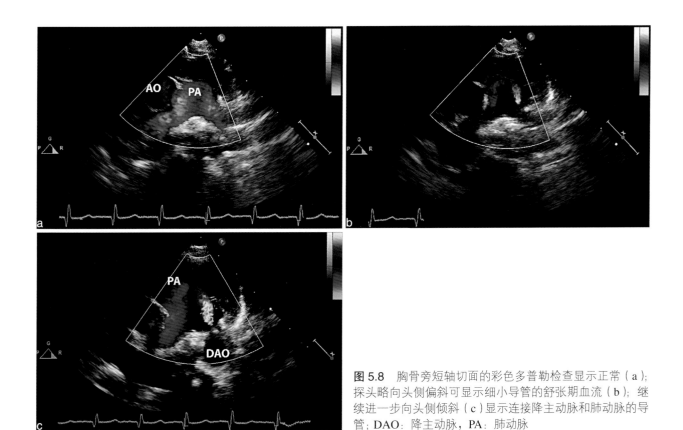

图 5.8　胸骨旁短轴切面的彩色多普勒检查显示正常（a）；探头略向头侧偏斜可显示细小导管的舒张期血流（b）；继续进一步向头侧倾斜（c）显示连接降主动脉和肺动脉的导管；DAO：降主动脉，PA：肺动脉

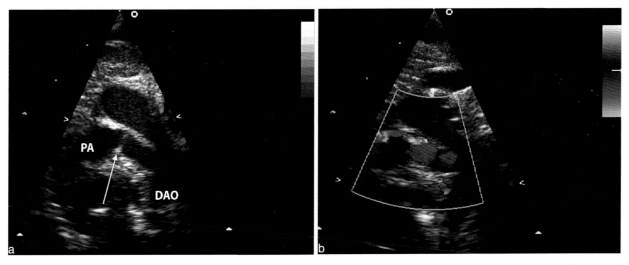

图 5.9　一例新生儿，导管切面显示了连接肺动脉和降主动脉的粗大导管，导管被肺动脉末端的膜状物部分阻挡（a，箭头），这由彩色多普勒成像所证实，其分流局限于导管的头侧部分（b）；DAO：降主动脉，PA：肺动脉

色多普勒检查是极其敏感的，甚至会发现一个微小（"隐匿"）动脉导管的细小分流（图 5.11）。"隐匿导管"由于太小，听诊时并不会产生典型的心脏杂音[31,32]。

在新生儿期，肺动脉阻力持续升高，彩色多普勒超声可显示导管的双向分流：收缩期右向左分流，舒张期左向右分流（图 5.7，动图 5.3）。随着肺血管阻力的降低，右向左分流的速度和持续时间下降，最终导致持续的左向右分流，后者是孤立性动脉导管婴儿出生后一周内的正常血流模式。随着新生儿期肺动脉压力升高，导管分流的流速就会降低，这就需要明显降低彩色多普勒量

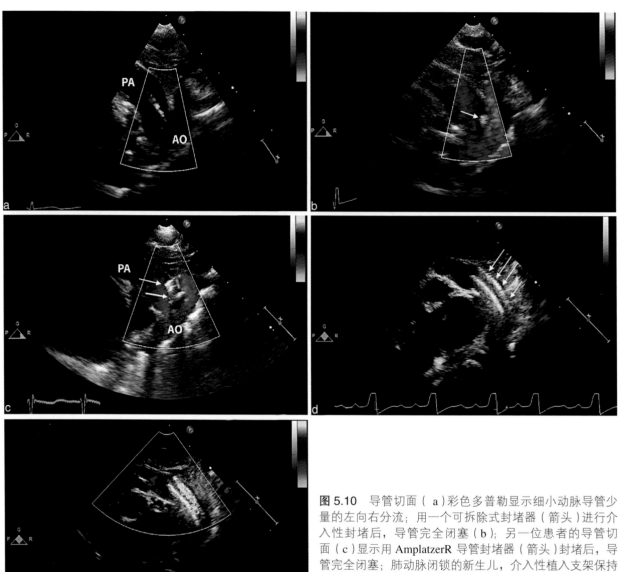

图 5.10 导管切面（a）彩色多普勒显示细小动脉导管少量的左向右分流；用一个可拆除式封堵器（箭头）进行介入性封堵后，导管完全闭塞（b）；另一位患者的导管切面（c）显示用 AmplatzerR 导管封堵器（箭头）封堵后，导管完全闭塞；肺动脉闭锁的新生儿，介入性植入支架保持肺动脉闭锁的新生儿导管的通畅，导管位置可见支架（箭头），彩色多普勒证实其内血流通畅（e）；AO：主动脉，PA：肺动脉

程（脉冲重复频率）。肺动脉压力和阻力降低时，左向右分流速度增加，引起湍流和混叠（图 5.5）。

另一个可以很好地显示左位导管的切面是高位胸骨旁短轴切面。在稍高于肺动脉分叉的切面上，导管可显示为第三支血管，连接肺动脉分叉与降主动脉（图 5.7，图 5.8，动图 5.2，动图 5.3）。

导管的分流量可以通过进入肺动脉的彩色血流束宽度来估测。粗大导管时，左向右分流的血液逆行进入主肺动脉可达肺动脉瓣下水平。细小导管时，分流就像肺动脉分叉处的一束小火焰，不会持续整个心动周期（图 5.11）。

在导管切面仔细观察，可以进行以下鉴别诊断：

1. 冠状动脉瘘可开口于肺动脉主干，彩色多普勒显示血流由其开口处进入肺动脉（图 5.11）。鉴别要点是冠状动脉瘘的血管结构不与降主动脉相通（动图 5.10）。

2. 小的主 - 肺动脉侧支血管可能起源于降主动脉，并连接到肺动脉主干或周边。因其血流并没有在肺动脉分叉处直接流入肺动脉，可与细小的动脉导管进行区分（图 5.11，动图 5.11）。

3. 肺动脉瓣狭窄（尤其是轻度狭窄）可引起

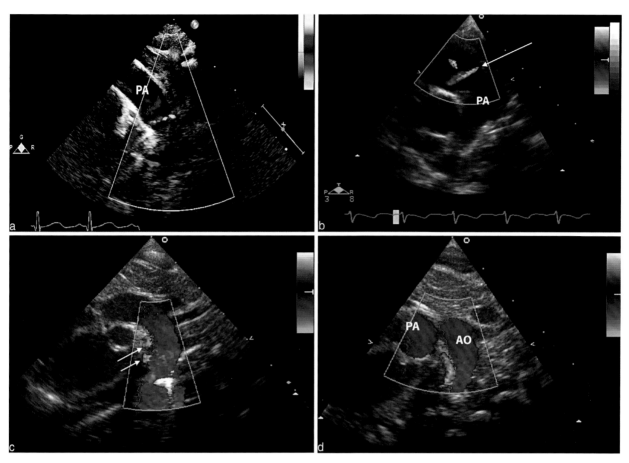

图 5.11　导管切面彩色多普勒图像（a）显示动脉导管非常细小（"隐匿性"），引起舒张期肺动脉内偏心的非常少量的左向右分流；胸骨旁短轴切面显示由主肺动脉侧壁（箭头）流入肺动脉的舒张期血流，起源于一个小的冠状动脉瘘（b）；胸骨上窝主动脉弓长轴切面显示出两支起自主动脉弓下面的小血管，为主 - 肺动脉的侧支动脉（c），在导管切面可与微小的导管鉴别，因其不会产生流入肺动脉主干的血流（d）；PA：肺动脉，AO：主动脉

肺动脉主干内湍流。在胸骨旁短轴切面显示为肺动脉主干内主动脉侧的逆流血流。

　　在右位主动脉弓患者，动脉导管可能以右位导管的形式出现，起源于主动脉弓下面。在大多数情况下，这种解剖变异发生在复杂先天性心脏病的患者中。在胸骨上窝主动脉弓长轴切面检测右位主动脉弓时，能很好地显示这种右位导管。

　　另一种变异是动脉导管未闭起源于无名动脉的基底部，通常表现为右位主动脉弓时存在左位导管（图 5.2）。在这些病例中，通过对无名动脉的检查可以很好地显示导管：在无名动脉的长轴切面上，除了显示锁骨下动脉和颈动脉的正常分支外，还显示出第三个血管分支，朝向足侧（图

5.12）。胸骨旁长轴和短轴切面可显示此血管的末端与肺动脉相连接（图 5.12）。需要引起注意的是，与此导管相连处的肺动脉可能不与肺动脉分叉相通，而完全依赖于导管供血（图 5.13）。导管的自发闭合会导致肺动脉离断或肺动脉单侧缺如[33, 34]。

　　后一种情况经常发生在有双侧导管的患者[5~8]。在这些患者中，一个导管起源于主动脉弓下面，而对侧导管则起源于无名动脉的根部（图 5.2）。高位胸骨旁短轴切面彩色多普勒超声显示双侧导管连接于肺门部肺动脉（图 5.12）。在这种情况下肺动脉分叉通常缺如。在大多数儿童中，双侧导管灌注肺动脉可能与复杂先天性心脏病同时并存[5~8]。

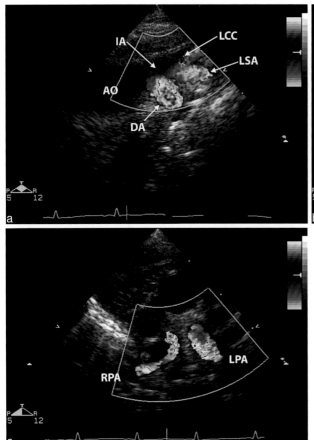

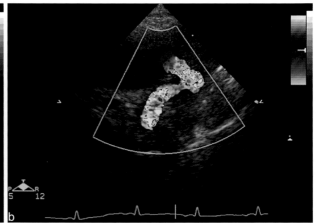

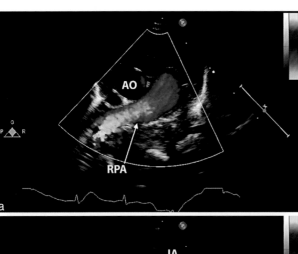

图 5.12　单心室右位主动脉弓患者，高位胸骨旁短轴切面（a）显示左无名动脉发出左锁骨下动脉和左颈总动脉分支；彩色多普勒显示左位导管起源于无名动脉的根部；探头略向足侧倾斜显示导管走向左侧肺门处（b）；进一步向足侧倾斜显示（c），肺动脉分叉消失，左侧肺动脉由左位导管灌注，右侧肺动脉起源于右位主动脉弓下面的右位导管灌注（在此切面上未显示）；IA：无名动脉，LSA：左锁骨下动脉，LCC：左颈总动脉，DA：左位导管，LPA：左侧肺动脉，RPA：右肺动脉

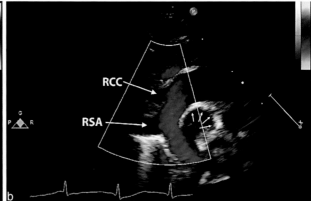

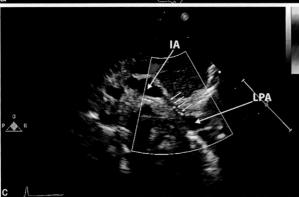

图 5.13　一例新生儿，高位胸骨旁短轴切面显示主动脉后方右肺动脉正常，左肺动脉缺如（a）；胸骨上窝长轴切面（b）显示右位主动脉弓，发出右颈总动脉和右锁骨下动脉；主动脉弓下面较大的囊腔是右位导管（箭头）的残余部分（多个箭头）；高位胸骨旁短轴切面（c）显示左侧动脉导管几乎完全闭合（箭头），连接无名动脉的根部和肺门部的左肺动脉；RCC：右颈总动脉，RSA：右锁骨下动脉，IA：无名动脉，LPA：左肺动脉

第四节　脉冲波和连续波多普勒

新生儿期脉冲波多普勒是检测导管分流的方向及持续时间的最佳方法。由于肺血管阻力升高，导管内血流速度低，采用脉冲波多普勒可以很好地显示导管。根据不同的血流动力学改变，新生儿期可能会出现3种不同的血流模式。

1. 在肺动脉高压和肺血管阻力显著升高的患者中，由于肺动脉压力在收缩期和舒张期均高于主动脉压力，导管呈持续的右向左分流。这种血流模式只出现在极少数情况下，都是病理性的，需要立即明确其潜在的病理机制[35]。可能潜在原因包括：新生儿持续性肺动脉高压、儿童膈疝引起的肺动脉高压、肺静脉狭窄或完全型肺静脉异位引流合并肺静脉阻塞。新生儿左心发育不良综合征或重度主动脉缩窄合并的缩窄的动脉导管时，也可发生持续的右向左分流。

2. 在先天性心脏病及肺动脉高压患者中，导管呈双向分流模式[35, 36, 22, 23]：收缩期为从肺动脉到主动脉的右向左分流，而在舒张期由于肺动脉压力较低，导致左向右分流（图5.7）。在不合并先天性心脏畸形或心外疾病的新生儿中，这种血流模式仅会在极短的时间内持续，然后逐步过渡到持续的左向右分流[26, 35, 36]。

3. 如果动脉导管在新生儿期仍保持开放，且无心脏畸形或心外疾病时，肺血管阻力的迅速下降就会引起导管在全心动周期持续的左向右分流，并且在收缩期达到最大流速（图5.14）[35]。

由于动脉导管是主动脉与肺动脉之间的交通，所以血流速度可以用来评估两个循环之间的收缩压差。通过测量导管的最大流速，可以根据简化的伯努利方程计算体循环和肺循环之间的收缩压差[37, 38]。

$$主动脉/肺动脉收缩压差 = 4V^2$$

根据循环压差及血压计测量的患者血压，可以无创评估肺动脉压力：

$$收缩期血压 - 收缩压差 = 肺动脉收缩压$$

粗大导管可导致肺动脉高压、体肺循环之间的压差降低，导管内流速相对较低。一般根据经

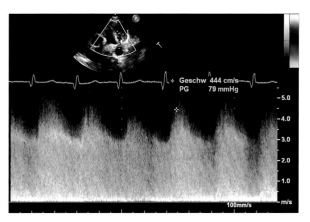

图5.14　中等大小动脉导管患儿，连续波多普勒检查显示持续的左向右分流。依据收缩压差为79 mmHg，推算肺动脉收缩压没有升高。

验来说，8周以上儿童的导管血流速度超过4 m/s时，不提示肺动脉高压。反之，导管流速在3 m/s以下时，高度怀疑肺动脉压力增高。对这些患者应进行仔细评估，动脉导管的大小及肺支气管发育不良或上呼吸道梗阻其他可能引起肺血管病变的疾病，均可与肺动脉压升高有关。

大、中型导管可导致明显的左向右分流，引起体循环动脉血流的显著变化：

动脉导管分流使主动脉峡部在收缩期和舒张期血流量增加，收缩期流速大大超过2 m/s（图5.15）。这类患者需应用二维超声心动图对主动脉弓和峡部进行仔细检查，从而排除主动脉峡部缩窄。

动脉导管远端降主动脉的多普勒检测提示源自体循环的舒张期逆向血流（图5.15）。这种血流流型与伴有主动脉瓣反流、主动脉肺动脉窗、永存动脉干的血流类似，但是导管的血流只局限于降主动脉，并未累及主动脉弓。

舒张期主动脉血流的分流导致体循环舒张期血流减少（图5.15）。在新生儿和小婴儿中，通过颅内动脉和腹部动脉的多普勒检查可以证实这种改变。通过评估舒张期血流可以对动脉导管引起的血流动力学改变进行半定量评估[15]：舒张期如为正向血流，说明动脉导管未闭引起的血流动力学改变不大；而舒张期没有血流或逆向血流，表示动脉导管未闭已引起明显的血流动力学改变（第二十五章）。

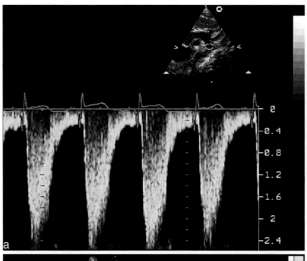

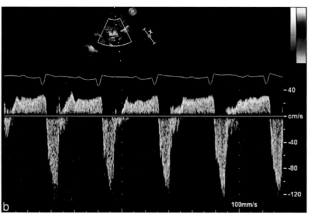

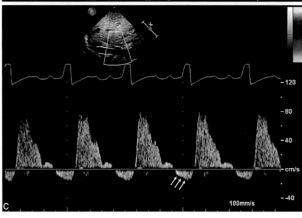

图 5.15　一例具有大动脉导管的患儿，主动脉弓处脉冲波多普勒显示，虽无主动脉梗阻（缩窄），但收缩期流速（2.4 m/s）和舒张期流速仍明显升高，这可以用血流量大量增加来解释（a）；脉冲波多普勒显示由于舒张期血流经导管流入肺动脉引起的降主动脉远端到粗大导管的舒张期反向血流（b）；舒张期分流的血流动力学改变可由腹腔动脉检测到的舒张期负向血流（箭头）进一步得到证实（c）

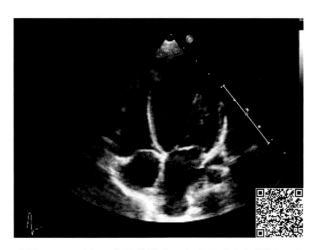

动图 5.1　一例 12 个月的婴儿，心尖四腔心切面显示左心房和左心室中等程度扩张，这是由于中等大小导管引起明显左向右分流所致

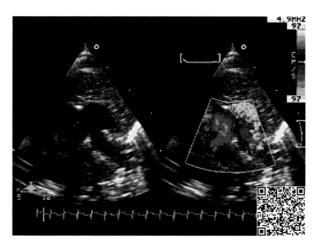

动图 5.2　这例婴儿彩色多普勒扫查，从胸骨旁肺动脉分叉短轴切面开始，探头向头侧倾斜显示从一个未闭的动脉导管流向肺动脉的血流信号；进一步向头侧倾斜可见导管与上部的降主动脉相连接

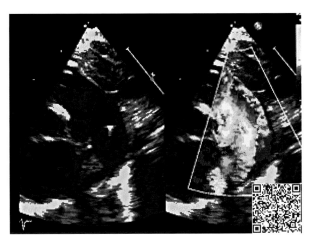

动图 5.3　一例新生儿的略微倾斜的高位胸骨旁短轴切面显示主动脉横断面和肺动脉分叉；一个大的导管将肺动脉与降主动脉相连接；彩色多普勒显示通过动脉导管的双向分流（在收缩期右向左分流，舒张期为左向右分流）

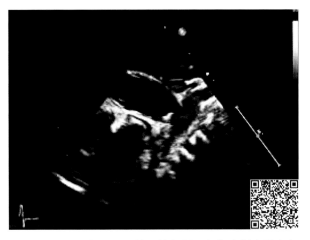

动图 5.4　在一例新生儿的导管切面（高位左侧胸骨旁矢状切面），显示一个大的动脉导管将肺动脉连接至降主动脉；主动脉峡部没有梗阻

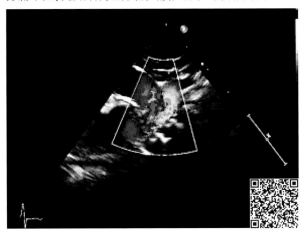

动图 5.5　在导管切面，彩色多普勒显示通过导管明显的左向右分流（与动图 5.4 为同一例患者）

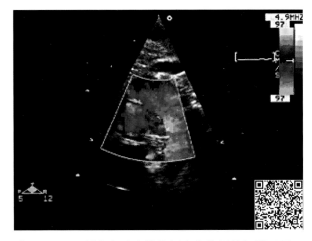

动图 5.6　一例患大动脉转位新生儿的导管切面可见一条大的动脉导管将主动脉和肺动脉相连；可是，彩色多普勒显示在导管的肺动脉端有一纤维膜限制了通过动脉导管的分流，明显缩小了导管的直径

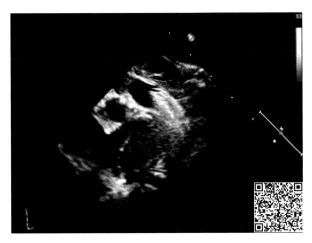

动图 5.7　一例 3 岁儿童，导管切面显示采用 Amplater 导管封堵器完全堵塞了之前中等大小的导管。封堵器略向肺动脉顶部凸起，但对位于封堵器尾部的左肺动脉起始部未造成梗阻

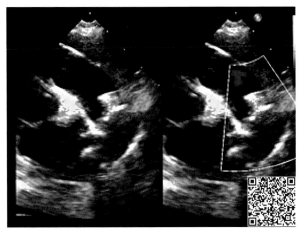

动图 5.8　在一例患肺动脉闭锁和具有完整室间隔的新生儿，导管切面显示动脉导管在介入支架术后所见；导管支架很易于被识别，其从主动脉峡部至肺动脉分叉覆盖整个长度的动脉导管

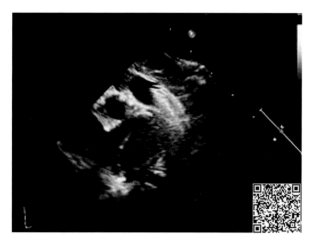

动图 5.9 在导管切面，彩色多普勒显示置入支架的动脉导管被开放（与动图 5.8 为同一例患者）

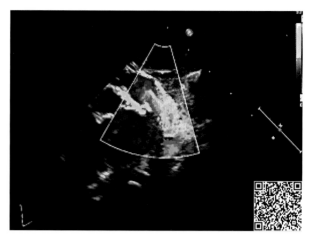

动图 5.10 一例婴儿胸骨旁短轴显示舒张期血流从主肺动脉侧壁流入；由于此血管血流未进入肺动脉分叉部，其不代表为动脉导管未闭；最可能的是这个血流是由一个小的冠状动脉瘘所致（这由之后的血管造影所证实）

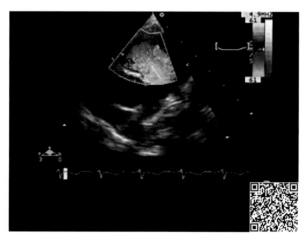

动图 5.11 一例婴儿的导管切面显示一条小的血管起源于降主动脉，它的血流流向肺动脉；这条小的血管可以与小的动脉导管未闭相鉴别，因为其血流没有进入肺动脉腔内；因此，表示该血管是一条主、肺动脉的侧支动脉

（冷晓萍 译 张全斌 校）

第六章

主-肺动脉窗

第一节　解剖和血流动力学

主 - 肺动脉窗（APW）是一种罕见的先天性心脏畸形，其特征是升主动脉与主肺动脉之间相连通[1, 2]。APW 不同于共同动脉干（第十三章），它具有两条独立的心室流出道和半月瓣，而后者是以共同的动脉干瓣膜为特征[3]。据文献报道，APW 的发病率占先天性心脏病的 0.59%[3, 4]，其分类是按照缺损位于主肺动脉内距半月瓣和肺动脉分叉的位置而定的[2]。近端缺损距离半月瓣仅有很小的边缘（图 6.1）。中间型缺损位于肺动脉瓣与肺动脉分叉之间的中央。远端型缺损扩展至肺动脉分叉右肺动脉起始处。这种类型也可伴有发自升主动脉的右肺动脉起源异常。融合型一直扩展至整个主肺动脉的长度，没有发育良好的上下端边缘。有作者认为 APW 的胚胎学发育是胚胎期主、肺动脉孔闭合障碍所致[1, 5]。

在血流动力学方面，APW 引起大动脉水平的左向右分流，以致肺动脉、左心房和左心室容量负荷加重。而且，大的缺损因持续的肺动脉高压，引起体循环和肺循环压力平衡。在绝大多数病例，APW 伴有其他明显的先天性心脏畸形[2, 4, 6-8]。这些畸形包括主动脉离断（12%~13%），主动脉缩窄（10%），右位主动脉弓（9%~10%），法洛四联症（5%~6%）及起自肺动脉的冠状动脉起源异常（5%），而最常见的是室间隔缺损（17%）、房间隔缺损和动脉导管未闭（36%~38%）。在一些罕见病例中，APW 伴发肺动脉闭锁和 VSD，法洛四联症、主动脉闭锁、三尖瓣闭锁及大动脉转位[4, 7, 9, 10]。远端主 - 肺动脉窗伴发主动脉的右肺动脉起源异常、动脉导管未闭及主动脉弓离断被称为"Berry 综合征"[10, 11]。当 APW 与其他明显的先天性心脏病相伴发时，则有重要的诊断意义。因为在这种情况下，如果不进行系统检查而多集中在有明显异常的结构探查方面，APW 则很容易被漏诊[9]。如在大的室间隔缺损伴有 APW 时就是如此，因为这时更明显的所见是室间隔的交通[9, 10]。

APW 的预后取决于不可逆肺血管损害发生之前及时得到检查并进行外科手术[7]。大的缺损，需要在出生的头 3 个月内采用手术闭合。

如果记住几个通用法则，则易于诊断 APW：

1. APW 属于合并严重左心房和左心室容量负荷过重畸形，此种情况下应当注意与大的 VSD 和大的动脉导管未闭鉴别诊断。

2. APW 特征是具有明显舒张期主动脉分流现象，同时具有这类特征的疾病包括大的动脉导管，共同动脉干，大的动静脉瘘，主动脉左心室通道，明显的主动脉瓣反流及主动脉窦瘤破裂，应对此进行鉴别诊断。

3. APW 常伴发主动脉弓异常包括主动脉弓离断，主动脉缩窄及右位主动脉弓。

4. 患有 A 型主动脉弓离断而有完整室间隔的

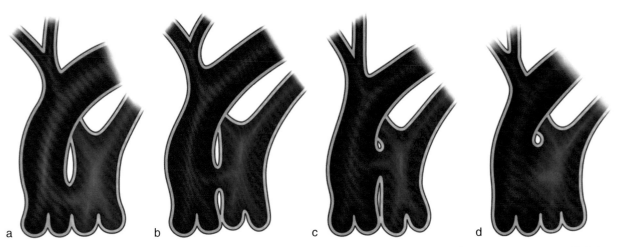

图 6.1　不同类型的主 - 肺动脉窗包括近端（a）、中段（b）和远端（c）；融合型，整个肺动脉干均受累（d）（承蒙允许于原图基础上[2]再次绘图）

患者，其血流状态很类似于 APW 的患者。

5. 发自肺动脉的冠状动脉起源异常伴大的 APW，患者早期并无明显临床症状，ECG 也无变化。如果没有排除冠状动脉起源异常就进行 APW 的修补术将会给患者带来致命威胁。

第二节　二维超声心动图

在患大的 APW 婴幼儿中，左心房和左心室明显扩张（动图 6.1，动图 6.2，动图见本章末尾）。显示左心房和左心室增大的最佳切面是心尖四腔心切面（图 6.2）。采用二维超声心动图即可识别 APW[12]。胸骨旁大动脉短轴往往是最佳显示切面（动图 6.3）。存在大的 APW 时，主动脉和肺动脉

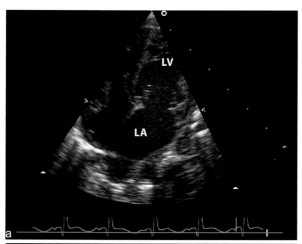

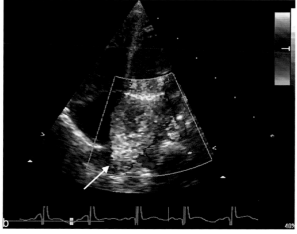

图 6.2　一例 4 周的患儿，伴有明显的一个大的主 - 肺动脉窗（a）；四腔心切面显示左心房和左心室明显扩大；彩色多普勒显示肺静脉扩张（箭头），指示血流进入左心房（b）；AP：主 - 肺动脉；LA：左心房；LV：左心室

不能显示两条独立的结构，而表现为类似的水平状 "8" 字形（图 6.3，动图 6.4）。二维超声图像常常有一个因缺损上下边缘回声增强现象，而称其为 "T" 字形伪影[12]。在这个切面，彩色多普勒成像可用于证实通过缺损的分流，并排除回声脱落的伪像（图 6.4，动图 6.5，动图 6.6）。

值得注意的是，大的 APW 同样可以被漏诊，如缺损位于腹侧，而探查时胸骨旁短轴的回声平面方位太靠后，大的 APW 则可造成漏诊（图 6.5）[6]。特别要注意的是，当 APW 向远端的扩展时，超声图像要充分显示其与右肺动脉的起源关系。

远端和融合型缺损可扩展至肺动脉分叉右肺动脉的起源处（图 6.6），形成右肺动脉起源于升主动脉右侧[10, 11]。肋下冠状切面和 RAO 切面有助于确定缺损的下缘并可清晰显示其至主动脉和肺动脉瓣水平的距离（图 6.7，动图 6.8）。

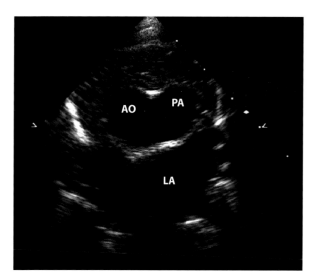

图 6.3　胸骨旁短轴（a）显示在主动脉和肺动脉之间有一个大的 APW；AO：主动脉，PA：肺动脉，LA：左心房

第三节　彩色多普勒超声心动图

虽然 APW 的诊断主要依赖于二维超声心动图，但彩色多普勒对于确定通过缺损的分流很重要[6, 13]。彩色多普勒扫查缺损最好是在胸骨旁短轴，也可在肋下 RAO 切面完成（图 6.4，图 6.6，动图 6.5，动图 6.6，动图 6.8）。尽管这些平面可显

示主 - 肺动脉窗的分流，但并非是多普勒探查的适宜角度，其不能够进行精确计算分流的最大速度。通过主 - 肺动脉窗的分流依赖于缺损的大小及体循环和肺循环的阻力。当肺血管阻力升高时，分流速度较低，此时彩色多普勒不利于确定或排除可疑的缺损。存在小的限制型 APW 时，彩色多普勒就易于探查。因为这些情况下，有明显的体循环和肺循环压力差，彩色多普勒可探查到高速的湍流和从主动脉至肺动脉加速的血流信号。

因为大或中等大小的 APW 导致明显的从主动脉至肺动脉的舒张期血流，对大 APW 患者，彩色多普勒扫查主动脉弓和降主动脉，在舒张期

可发现面向升主动脉明显的逆向血流（图 6.9，动图 6.9）。另一方面，如果在主动脉弓探查到分流，那么收缩期的前向血流速度就会增快（图 6.9）。因此，采用二维超声心动图要认真检查主动脉峡部并需要排除解剖上的狭窄。

APW 可伴有异常起源于肺动脉的冠状动脉[7]。主动脉根部的彩色多普勒检查有助于确定正常起源的左右侧冠状动脉（图 6.10）。

此外，彩色多普勒在诊断和确认所伴有的心血管畸形方面具有重要作用。这些畸形包括房间隔缺损、室间隔缺损、主动脉缩窄、主动脉弓离断、头颈部血管异常及动脉导管未闭（图 6.11）。

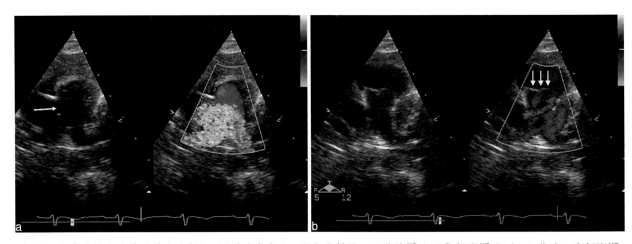

图 6.4 患有中等大小的肺动脉中段主 - 肺动脉窗病人，彩色多普勒显示收缩期（a）和舒张期（b）LR 分流；在舒张期，显示关闭的肺动脉瓣下的分流束（箭头）

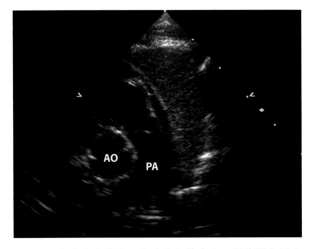

图 6.5 在患有大的主 - 肺动脉窗的病人，探头面向后方扫查获取主动脉根部胸骨旁短轴，清晰显示正常肺动脉，未发现缺损；AO：主动脉，PA：肺动脉

第四节 脉冲波和连续波多普勒

在诊断大的 APW 方面，脉冲波多普勒和连续波多普勒无明显作用。患有大的 APW 儿童，经窗口的血液分流在主肺动脉及其分支形成湍流信号。因大的缺损导致体循环和肺循环压力平衡，LR 分流则缺乏明显的压差，血流速度在 1~2 m/s。在这个范围的血流速度，可应用脉冲波多普勒检查。连续波多普勒可用于些那些罕见的小的限制型 APW，这些患者体循环和肺循环之间有一定的压差，因而伴有明显分流速度升高现象。

在患有限制型主 - 肺动脉窗的病人，肺动脉压可无创伤性地按照以下公式计算：

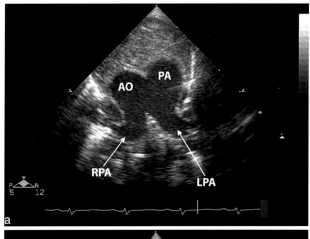

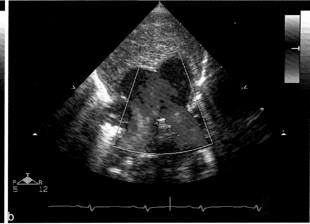

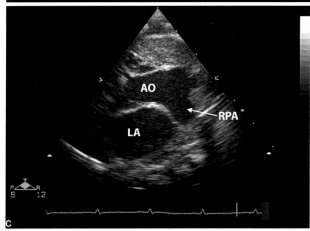

图 6.6　在胸骨旁肺动脉分叉（a）水平短轴切面显示一个大的远端主 - 肺动脉窗，右侧肺动脉起源于主动脉，左肺动脉发自肺动脉，彩色多普勒显示通过缺损的低流速血流（b）；胸骨旁长轴（c）显示升主动脉与右肺动脉直接沟通；AP：主 - 肺动脉，RPA：右肺动脉，AO：主动脉，LPA：左肺动脉，PA：肺动脉

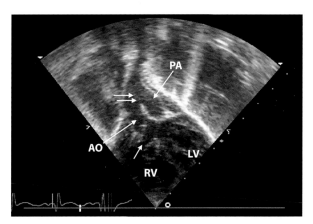

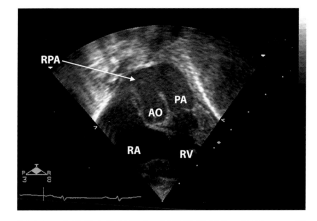

图 6.7　在患有大的远端主 - 肺动脉窗的婴儿，肋下冠状切面（a）显示在主动脉和肺动脉之间有大的缺损（小箭头）；此外，婴儿还有一个膜周部 VSD（单箭头）；AP：主 - 肺动脉，AO：主动脉，PA：肺动脉，RV：右心室，LV：左心室

图 6.8　在患有大的远端主 - 肺动脉窗病人，肋下 RAO 切面显示缺损扩展进入分叉部，造成近端右肺动脉与主动脉后壁相通；AP：主 - 肺动脉，RPA：右肺动脉，RA：右心房，RV：右心室，AO：主动脉，PA：肺动脉

　　肺动脉收缩压＝收缩血压 –APW 的压差

　　如果能确切地检测 APW 的最大速度，那么这种无创伤性定量评价肺动脉收缩压的方法比较可靠。前提条件是多普勒的取样角度与通过缺损的血流方向相一致。

　　应用脉冲波多普勒可探查体循环动脉舒张期血流状况，这对于判断 LR 分流疾病的血流动力学改变很有价值。在有大的 APW 时，检测降主动脉的血流可显示舒张期有反流，这类似于伴有明显主动脉反流的患者（图 6.9）。该种舒张期反

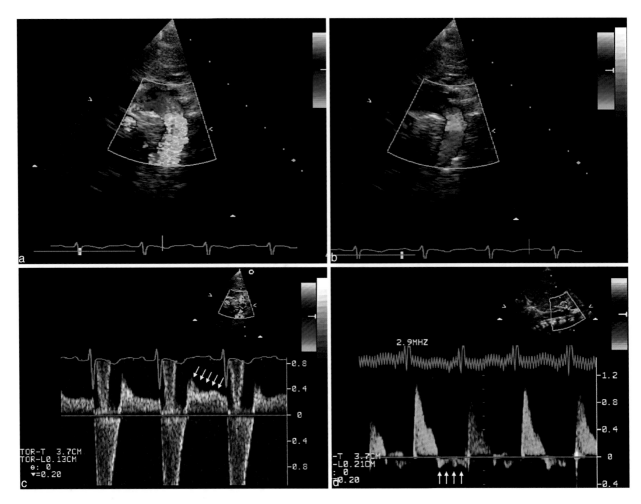

图 6.9　在患有大的主 - 肺动脉窗病人，彩色多普勒于胸骨上窝长轴可显示收缩期主动脉峡部高速的湍流血流信号，尽管无主动脉缩窄存在（a），因存在升主动脉血流分流，于舒张期显示明显的反流血流信号（b）；脉冲波多普勒检测降主动脉（c）可见明显的舒张期逆向血流。脉冲波多普勒检测腹腔动脉（d）也显示明显的舒张期逆向血流（箭头）

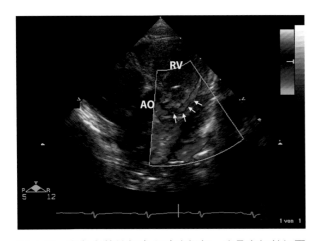

图 6.10　彩色多普勒扫查主动脉根部，胸骨旁短轴切面显示正常起源的左冠状动脉（箭头）；AO：主动脉，RV：右心室

流表现在新生儿期属于正常现象，随着肺血管床阻力的生理性下降，LR 分流会持续增加。在患有大的 APW，主动脉舒张期的血液分流至肺动脉明显，应用多普勒检查体循环动脉便可得知：当主动脉前向血流明显"丢失"或分流，主动脉波呈现"风箱"迹象，即主动脉脉冲波多普勒显示收缩期波下降段迟缓以至于舒张期显示逆向波。严重病例甚至在腹主动脉（如腹腔动脉）或脑动脉（如前脑动脉）可见舒张期血流减少或甚至呈逆向血流波（图 6.9）。

在患有大的 APW 儿童，通常不用多普勒检测三尖瓣反流来确定右心室压升高，因为在大的

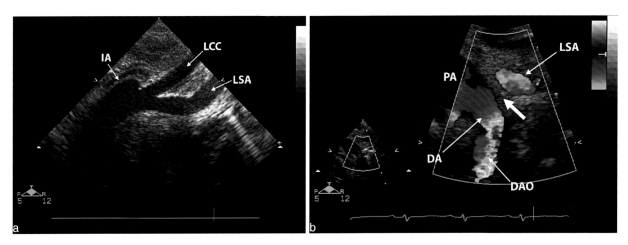

图 6.11　在患有大的主 - 肺动脉窗的新生儿，在胸骨上窝长轴显示左锁骨下动脉远端（a）主动脉弓离断（IAA A 型）；在导管切面，彩色多普勒显示降主动脉导管灌注，证实远端主动脉弓与左锁骨下动脉离断（b，大箭头）；AP：主 - 肺动脉，IA：无名动脉，LCC：左颈总动脉，LSA：左锁骨下动脉，DA：动脉导管，DAO：降主动脉

缺损时总是伴有肺动脉高压，但在伴有中等大小限制型缺损时，如果对右心室或肺动脉压不确定时，就有应用价值了。脉冲波或连续波多普勒检测三尖瓣反流需要血流速度强度足以产生可接受的信号（第一章）。无创伤性确定肺动脉收缩压的另外一种可能性就是当存在动脉导管未闭，通过导管的压差，按照上述的同样公式可计算肺动脉收缩压（第五章）。

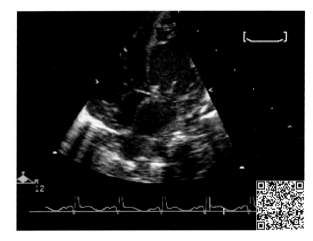

动图 6.1　一例 4 周的患儿，心尖四腔心切面显示由于存在一个大的主 - 肺动脉窗而引起明显的分流，以致左心房和左心室明显扩大。注意房间隔从左凸向右

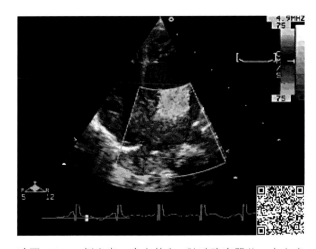

动图 6.2　一例患有一个大的主 - 肺动脉窗婴儿，在心尖四腔心切面，彩色多普勒显示肺静脉扩张，回到左心房（B）的血流增加（与动图 6.1 为同一例患者）

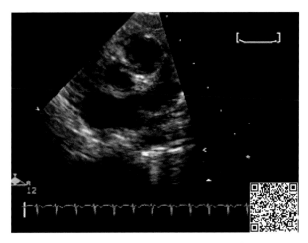

动图 6.3　一例患有中等大小主 - 肺动脉窗的 7 周婴儿，胸骨旁短轴扫描显示缺损头侧位于主动脉瓣水平和分叉近端

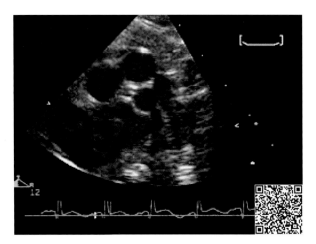

动图 6.4 胸骨旁短轴，在主动脉瓣头侧的一个平面，显示主动脉与肺动脉之间存在一个大的主 - 肺动脉窗

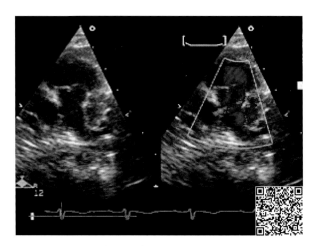

动图 6.5 在胸骨旁短轴切面，彩色多普勒显示通过一个中等大小主 - 肺动脉窗的左向右分流；在收缩期和舒张期分流都很明显；在舒张期，射流（高速血流）向下延伸到肺动脉瓣水平（与动图 6.3，动图 6.6，动图 6.8 为同一例患者）

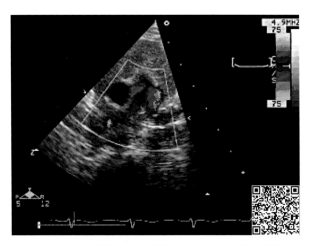

动图 6.6 在胸骨旁短轴切面分叉水平，彩色多普勒证实在分叉近端主 - 肺动脉窗的位置（与动图 6.3，动图 6.5，动图 6.8 为同一例患者）

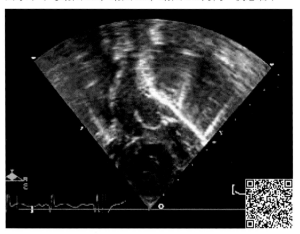

动图 6.7 在该例婴儿患有大的远端型主 - 肺动脉窗，肋下冠状平面显示主动脉和肺动脉之间存在大的缺损。此外，这个婴儿还有一个膜周部 VSD，位于主动脉瓣下方

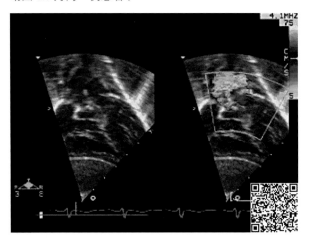

动图 6.8 在肋下冠状切面的前平面，彩色多普勒显示一个中等大小主 - 肺动脉窗将主肺动脉和主动脉相连接（与动图 6.3，动图 6.6 为同一例患者）

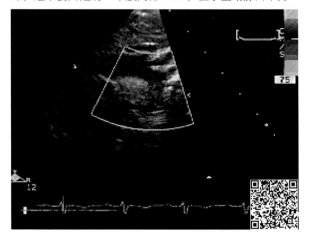

动图 6.9 一例患有大的主 - 肺动脉窗病人，胸骨上窝长轴切面的彩色多普勒监测；在主动脉弓远端和主动脉峡部，尽管无缩窄，但是收缩期血流加速，呈湍流；由于舒张期升主动脉血流流至肺动脉，以致在主动脉弓出现明显的逆向血流信号

（张全斌　刘学兵　译　张彦　校）

第七章

肺动脉狭窄

第一节　解剖和血流动力学

右心室流出道和肺动脉梗阻可出现在瓣膜、瓣下或瓣上水平（图 7.1）。肺动脉瓣狭窄是到目前为止最常见的梗阻形式[1]。在大多数情况下，瓣膜狭窄是由于瓣叶联合处的融合造成的瓣口减小引起的。尽管二叶式肺动脉瓣狭窄也有被报道，但在大多数情况下，肺动脉瓣是三叶瓣[1, 2]。大量胎儿超声心动图检查已经证实肺动脉瓣狭窄可能在宫内逐渐发生，狭窄程度也可能在分娩前有所进展[3]。第二种不太常见的发病机制是瓣叶的发育不良和增厚[1]，由于这种瓣膜不表现为瓣叶联合处的融合，因此不太适合交界切开术或球囊血管成形术等治疗[4]。这类瓣膜狭窄常常与窦管连接处的瓣上狭窄同时存在。由瓣叶发育不良引起的肺动脉瓣狭窄常在努南综合征（Noonan syndrome）的儿童中发现[5~8]。肺动脉狭窄的发病

率占所有先天性心脏病的 6.1%[9, 10]。

肺动脉瓣狭窄常伴随心房水平的交通，可表现为卵圆孔未闭或继发孔型房间隔缺损。肺动脉瓣狭窄也可能是更复杂病变的一个组成部分，比如法洛四联症或右心室双出口。

右心室收缩压随着瓣膜狭窄的严重程度加重而升高，并导致右心室向心性肥大。在严重肺动脉狭窄的儿童中，胎儿期通过右心室的前向血流减少可能会导致右心室中度甚至重度发育不良[1]，这些患者右心室的形态可能与室间隔完整的肺动脉闭锁患者相似，表现为心尖部变薄和轻至中度三尖瓣发育不全[1]。长期严重的肺动脉瓣狭窄可导致继发性的肺动脉瓣下漏斗部狭窄，这须与固定的漏斗部狭窄区分：在有效解除瓣膜梗阻后，继发性漏斗部狭窄会恢复，而固定狭窄保持不变并需通过手术进行处理[11]。孤立性漏斗部狭窄罕见，其发生可能与纤维肌性梗阻或肥厚性心肌

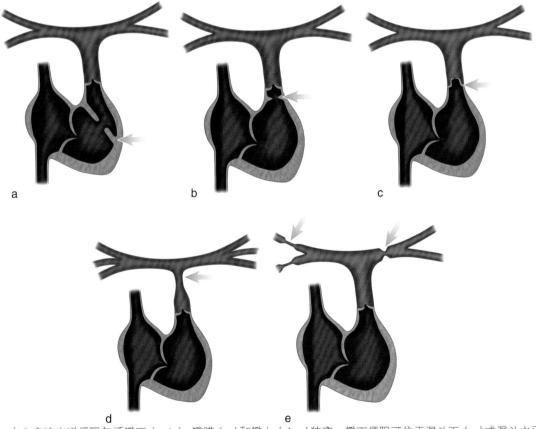

a　　　　　　　　　　b　　　　　　　　　　c

d　　　　　　　　　　e

图 7.1　右心室流出道梗阻包括瓣下（a,b），瓣膜（c）和瓣上（d,e）狭窄；瓣下梗阻可位于漏斗下（a）或漏斗水平（b）；瓣下梗阻可影响主肺动脉（d）和中央或周围肺动脉（e）

病有关。由漏斗间隔向前移位引起的漏斗部梗阻，是法洛四联症的一个基本组成部分（第十一章）。此外，由漏斗间隔移位引起的瓣下梗阻可在其他圆锥动脉干畸形中见到，比如右心室双出口（DORV）（第十四章）[12]。

双腔右心室（DCRV）患者瓣下狭窄的发病机制是不同的。在这些患者中，异常的肌束将右心室分为流入道的高压腔和漏斗部的低压腔[13-16]。在大多数病例（75%~80%）中，双腔右心室与膜周部室间隔缺损同时存在[16,17]，这种情况下的室间隔缺损常是限制型的并可能自动愈合。超声心动图可在婴儿早期就发现还未引起梗阻的异常肌束，这些肌束渐进性的肥厚会导致右心室腔内压差的增大。此外，DCRV 可伴有主动脉瓣下纤维肌性狭窄[18,19]。

肺动脉分叉、中央和周围肺动脉狭窄的发生率要远低于瓣膜水平狭窄。左肺动脉起始处的肺动脉分叉部狭窄常常是由于动脉导管插入肺动脉处的组织缩窄所致。因此，这种类型的狭窄被称为近导管旁肺动脉缩窄[20-22]。这在复杂的发绀型先天性心脏病患者中很常见，包括伴有动脉导管依赖性肺循环的法洛四联症、伴有动脉导管依赖性肺循环的肺动脉闭锁合并室间隔缺损[20-22]。在右位动脉导管连接右肺动脉的患者中，梗阻部位可位于右肺动脉起始处。导管旁肺动脉缩窄可能进展到闭锁，导致与相应的肺动脉离断[20-22]。

周围肺动脉狭窄，经常与两条中央肺动脉发育不良伴发，是 Williams-Beuren 综合征患者的典型特征之一[23,24]。这种综合征的其他心血管表现包括主动脉瓣上狭窄、主动脉缩窄和降主动脉发育不良[25,26]。这种综合征是由 7q22 染色体上的微缺失引起的，包括典型的面部外观（elfin 相）和不同程度的智力发育迟缓[24,25]。非综合征患者的类似心血管表现是由弹性蛋白基因突变引起的，这个基因位于 Williams-Beuren 综合征患者基因微缺失的区域内[27,28]。周围肺动脉狭窄也可使 Alagille 综合征（动脉-肝发育不良）更复杂，后者与 JAG1 和 NOTCH2 的突变有关[29]。但是，这类患儿的临床表现通常是以肝脏的病理学改变为主的。

肺动脉分叉的真正狭窄必须与早产儿和足月新生儿的肺动脉分叉生理性变窄（"狭窄"）相鉴别[30,31]。新生儿肺动脉分叉生理性狭窄的特征是相对较大的肺动脉主干连接于相对较小但形态上正常的中央肺动脉所造成的不匹配，这会导致肺动脉分支内血流速度的增加和功能性杂音，后者通常在5~6个月月龄时消退[30,31]。

尽管肺动脉瓣反流被认为是一种常与肺动脉狭窄伴发的原发性畸形，但在大多数患者中，它是外科手术解除严重瓣膜狭窄后的伴发结果[32,33]，尤其是需用经瓣环补片扩大主肺动脉者。大多数肺动脉瓣反流的患者都曾接受过法洛四联症或右心室双出口伴肺动脉狭窄的外科治疗[34]。在不太常见的情况下，严重的肺动脉瓣反流也可能是肺动脉瓣球囊扩张所致。肺动脉瓣反流可导致右心室容量增加、持续性扩张和功能减退，在长期随访中可能需要更换肺动脉瓣[33-35]。

第二节　二维超声心动图

根据肺动脉瓣狭窄的严重程度，心尖四腔心切面可显示不同程度的右心室肥厚（图7.2，动图7.1，动图7.2，动图见本章末尾）。对于患有轻到中度狭窄的大龄儿童，右心室可能看起来几乎正常。但是在严重狭窄的新生儿中，右心室表现为严重肥厚、心尖部分变薄（动图7.1）。右心室的评估应包括功能评估及三尖瓣瓣环的测量。严重的肺动脉狭窄可以使右心室压等于或>体循环压，从而导致室间隔向左心室侧膨隆，这可以在胸骨旁长轴和短轴切面上观察到（图7.3）。胸骨旁右心室流出道长轴和短轴切面是观察肺动脉瓣和明确狭窄原因的最佳切面（图7.4，动图7.3~动图7.5）。肺动脉瓣狭窄时可观察到瓣叶增厚、开放受限（所谓的凸起）。严重狭窄时，如不应用彩色多普勒，即使逐帧播放图像观察肺动脉瓣，也可能无法区分严重狭窄和完全闭锁。在严重狭窄的新生儿中，瓣叶增厚可能相当明显，以致很难鉴别狭窄原因是瓣叶联合处融合还是真正瓣膜发育不良（图7.5），不过后者可伴有窦管连接水平的狭窄，而舒张期乏氏窦扩张的现象消失[4]（动图7.6，动图7.7）。

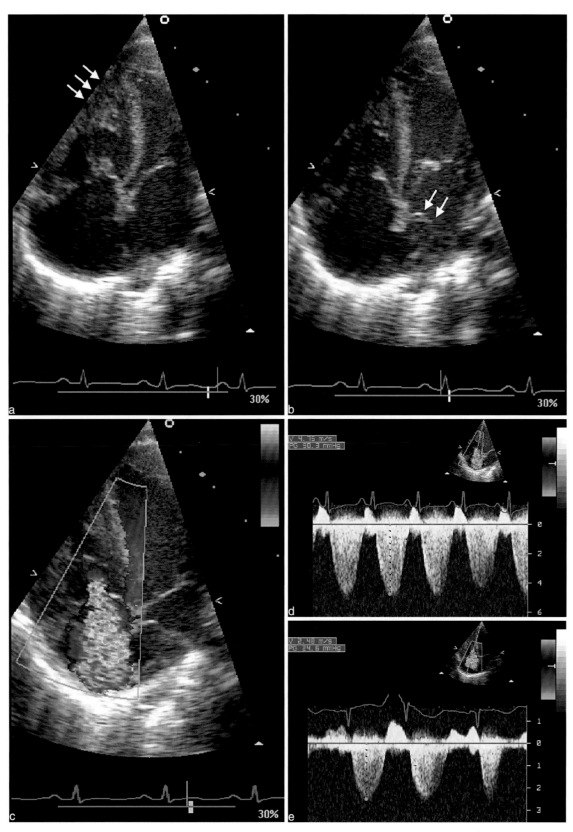

图 7.2　患危重肺动脉狭窄伴右心室心尖部明显肥厚（箭头）新生儿的心尖四腔心切面（a）；舒张期图像显示房间隔自右向左膨出（b）；彩色多普勒显示重度三尖瓣反流，连续波多普勒测得反流最大流速 4.75 m/s，提示超体循环的右心室压（d）；球囊瓣膜成形术后，三尖瓣反流速度下降至 2.48 m/s，相当于 24.6 mmHg 的压差（e）

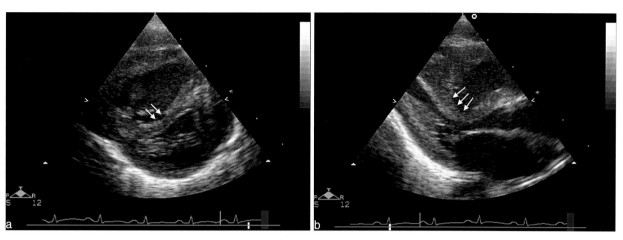

图 7.3　患危重肺动脉狭窄伴超体循环右心室压新生儿的胸骨旁短轴切面显示室间隔自右向左膨出（a，箭头），室间隔的膨出在胸骨旁长轴切面显示的更明显（b，箭头）

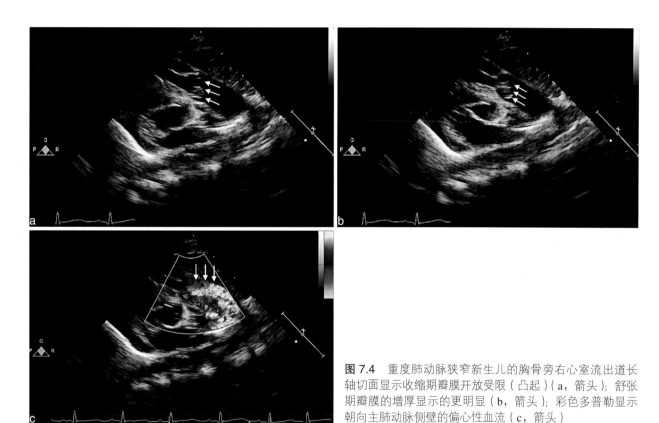

图 7.4　重度肺动脉狭窄新生儿的胸骨旁右心室流出道长轴切面显示收缩期瓣膜开放受限（凸起）(a，箭头)；舒张期瓣膜的增厚显示的更明显（b，箭头）；彩色多普勒显示朝向主肺动脉侧壁的偏心性血流（c，箭头）

　　瓣膜的评估包括在心室 - 动脉连接处（所谓的瓣环）测量其直径及测量窦管连接处的直径。球囊瓣膜成形术的施行与这两个测量结果有关。瓣膜狭窄的儿童常出现主肺动脉的狭窄后扩张，这种现象在瓣下狭窄患者中不会出现（图 7.6）。狭窄后扩张的程度与瓣膜狭窄的严重程度无关；即使是非常轻的瓣膜狭窄也可出现非常严重的主肺动脉扩张。

　　在胸骨旁右心室流出道长轴切面将探头旋转90°，即可能在左胸骨旁声窗直接显示新生儿和婴儿的肺动脉瓣横断面（图 7.7，动图 7.8，动图 7.9）[3, 12, 36]。剑下切面也可以显示右心室流出道、肺动脉瓣和主肺动脉（图 7.8）。胸骨旁短轴切面可发现瓣下狭窄，表现为漏斗部变窄或漏斗部近端的异常肌束（图 7.9）。固定的漏斗部狭窄必须与常出现在严重瓣膜狭窄患者中的反应性漏

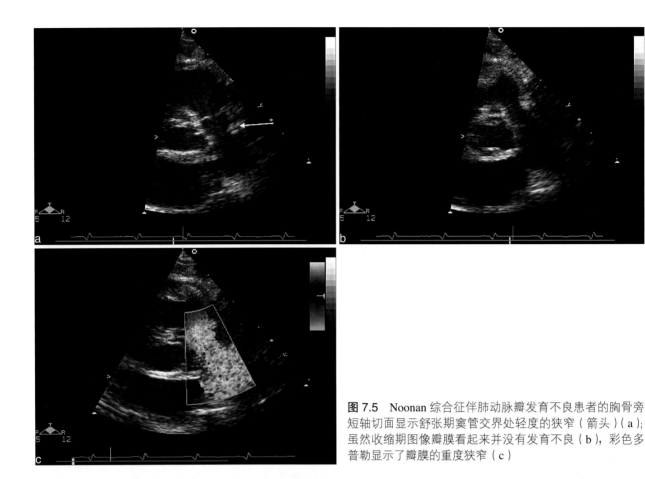

图 7.5　Noonan 综合征伴肺动脉瓣发育不良患者的胸骨旁短轴切面显示舒张期窦管交界处轻度的狭窄（箭头）（a）；虽然收缩期图像瓣膜看起来并没有发育不良（b），彩色多普勒显示了瓣膜的重度狭窄（c）

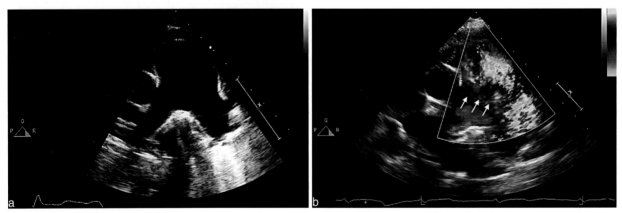

图 7.6　轻度肺动脉瓣狭窄的患儿（胸骨旁短轴切面）显示重度的主肺动脉狭窄后扩张（a）；彩色多普勒显示肺动脉内湍流（b）和肺动脉中部的部分反向血流（箭头）

斗部狭窄区别，后者表现为漏斗部明显扩大，在舒张期能达到正常直径，而前者在整个心动周期内都表现为一定程度的狭窄。胸骨旁短轴切面可以发现侵入右心室腔的异常肌束（图 7.9，动图 7.10，动图 7.11）。剑下切面对判定婴儿双腔右心室非常有帮助[12]。由漏斗部近端异常肌束引起的梗阻可以很好地在剑下右心室流出道的冠状切面、矢状切面和右前斜切面上显示（图 7.10，动图 7.12）。

胸骨旁短轴切面是显示瓣上狭窄最好的切面，其特别适用于发现由肺动脉端动脉导管组织缩窄而致的所谓近导管旁肺动脉缩窄[20~22]。这种病例通常可探查到从动脉导管插入左肺动脉起始处延伸出的纤维膜性结构（图 7.11，动图 7.13）。

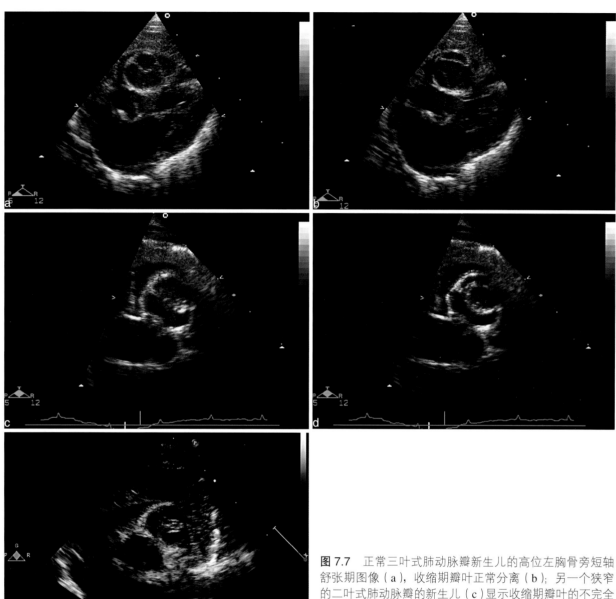

图 7.7 正常三叶式肺动脉瓣新生儿的高位左胸骨旁短轴舒张期图像（a），收缩期瓣叶正常分离（b）；另一个狭窄的二叶式肺动脉瓣的新生儿（c）显示收缩期瓣叶的不完全分离（d）；严重狭窄的三叶式肺动脉瓣新生儿的瓣叶明显增厚（e）

此外，导管切面可以很好地显示左肺动脉起始部的狭窄（图 7.12），这个切面也为左肺动脉的多普勒检查提供了一个合理的角度。

Williams-Beuren 综合征或 Allagille 综合征患者常有两条中央肺动脉的整体发育不良伴中央或周围肺动脉的狭窄。主肺动脉可以是正常大小，但两条中央肺动脉的直径从分叉处开始就有明显减小（图 7.13，动图 7.14）。分叉水平以上的狭窄需要通过其他影像技术如胸部 CT、心脏核磁共振或心脏导管介入术和血管造影术来明确诊断[37]。

对于生理性分叉处狭窄的新生儿，通过二维超声仔细观察左、右肺动脉的起源以与解剖性狭窄相鉴别非常重要（图 7.14）。应用脉冲波多普勒及连续波多普勒也可能进一步鉴别[30, 31]：新生儿生理性分叉处狭窄的流速通常不超过 2.5 m/s，并在 6 个月前恢复到正常水平。

第三节 彩色多普勒超声心动图

在肺动脉瓣狭窄患者的评估中，彩色多普勒超声心动图有助于明确几个重要问题：确定瓣膜

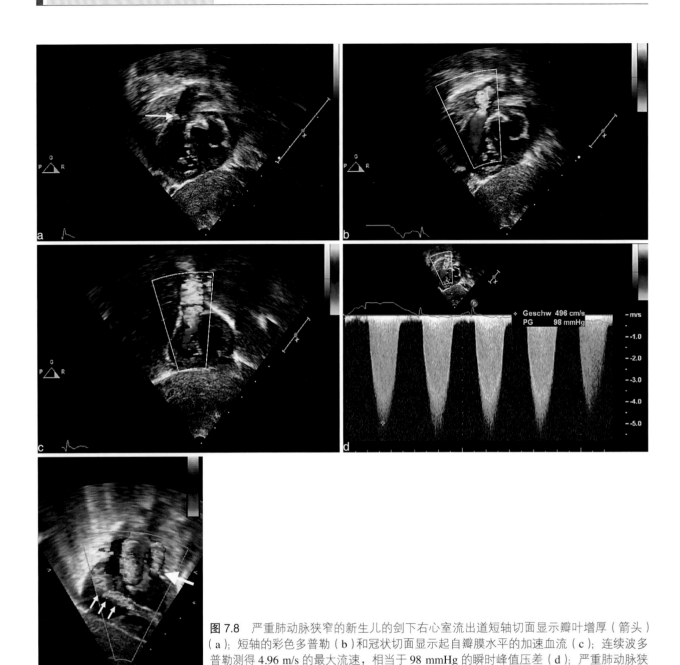

图 7.8 严重肺动脉狭窄的新生儿的剑下右心室流出道短轴切面显示瓣叶增厚（箭头）（a）；短轴的彩色多普勒（b）和冠状切面显示起自瓣膜水平的加速血流（c）；连续波多普勒测得 4.96 m/s 的最大流速，相当于 98 mmHg 的瞬时峰值压差（d）；严重肺动脉狭窄的新生儿的剑下右前斜切面显示瓣膜水平的梗阻（箭头）和三尖瓣反流（e，小箭头）

的通畅性、判断有无瓣下梗阻及识别血流方向。严重肺动脉狭窄的患者表现为从右心室进入主肺动脉的高速血流，而肺动脉闭锁患者则只有动脉导管的逆向血流（图 7.4）。可以在胸骨旁右心室流出道短轴切面、长轴切面及剑下切面对肺动脉瓣和右心室流出道进行彩色多普勒探查（图 7.4，图 7.8，动图 7.4，动图 7.5，动图 7.15）。如果在瓣下水平观察到加速血流，则可推测瓣下狭窄的存在（图 7.10）。彩色多普勒可以观察血流，对于有偏心性血流的患者（图 7.4），调整脉冲波和

连续波多普勒取样角度对量化多普勒压差及避免血流速度的低估是非常重要的。彩色多普勒超声心动图可用于探查及半定量评估肺动脉瓣反流严重程度。少量肺动脉瓣反流常见于正常儿童，不代表病理结果（图 7.15，动图 7.16）。17% 的正常婴儿中可出现[38]，成年人中的发生率更高，达 40%~78%[39]。病理性肺动脉瓣反流的量化是根据反流束的宽度和长度来进行的[40,41]。反流束宽度占右心室流出道 50%~65% 以上提示严重的肺动脉瓣反流[40,41]（动图 7.17）。尽管多次尝试建立

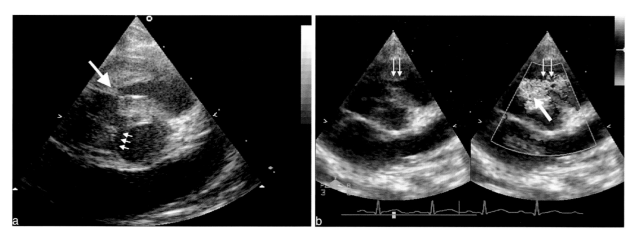

图 7.9　双腔右心室和膜周部室间隔缺损患儿的胸骨旁短轴切面（a）显示异常的肌束（大箭头）；室间隔缺损被三尖瓣组织部分覆盖（小箭头）；彩色多普勒超声心动图显示由异常肌束引起的加速血流（箭头）和室间隔缺损处的左向右分流（b，大箭头）

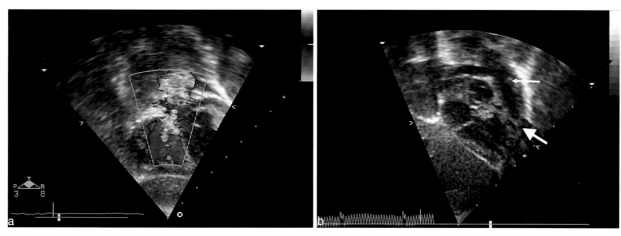

图 7.10　双腔右心室患儿剑下冠状切面显示肺动脉瓣下异常肌束引起的严重狭窄（a）；剑下右前斜切面很好地显示肌束（大箭头）和肺动脉瓣（小箭头）之间的距离（b）

客观的参数，彩色多普勒超声心动图对肺动脉瓣反流的量化仍然是半定量的并需谨慎解释。彩色多普勒在肺动脉内检测到反向血流（图 7.15，动图 7.18）对于提示严重的肺动脉瓣反流有高度特异性[40,41]。

中央肺动脉狭窄时，彩色多普勒在胸骨旁短轴切面检测肺动脉分叉时可显示肺动脉分支内的加速血流和湍流（图 7.11~图 7.13）。重度肺动脉瓣狭窄的新生儿依赖来自动脉导管的侧支血流。因此，必须仔细观察肺动脉分叉以明确是否有来自动脉导管的左向右分流（图 7.11）。从胸骨上窝或右胸骨旁声窗观察主动脉弓时可显示起源于弓下方的导管和连续性的左向右分流（第八章）。

彩色多普勒评估三尖瓣是必要的，可发现三尖瓣反流的存在并根据反流束的长度和宽度估测其严重程度（图 7.2，动图 7.2）。准确描记反流束是运用脉冲波多普勒和连续波多普勒进行无创测定右心室压力的前提条件。

重度肺动脉瓣狭窄的新生儿几乎都有心房水平的交通，在大多数情况下是卵圆孔未闭。彩色多普勒评估卵圆孔处的血液分流可以提供有价值的血流动力学信息：危重性肺动脉狭窄患者最初表现为心房水平的右向左分流（图 7.16）。在成功的球囊扩张术后，由于右心室肥厚、僵硬度增加，右向左分流可能会持续几天甚至几周，直到逐渐转变为左向右分流。

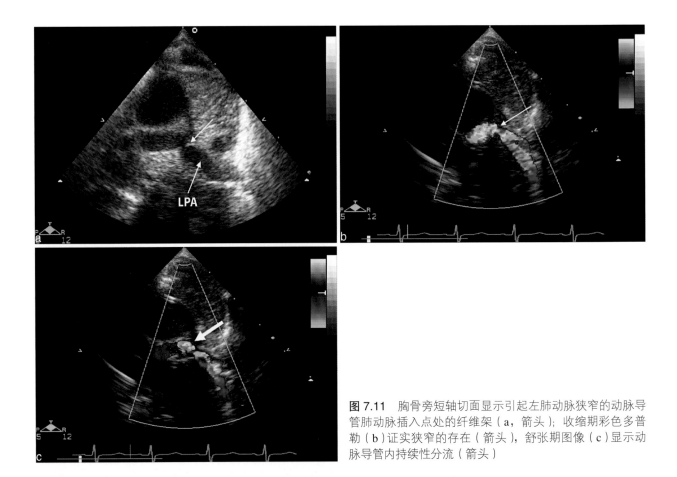

图 7.11　胸骨旁短轴切面显示引起左肺动脉狭窄的动脉导管肺动脉插入点处的纤维架（a，箭头）；收缩期彩色多普勒（b）证实狭窄的存在（箭头），舒张期图像（c）显示动脉导管内持续性分流（箭头）

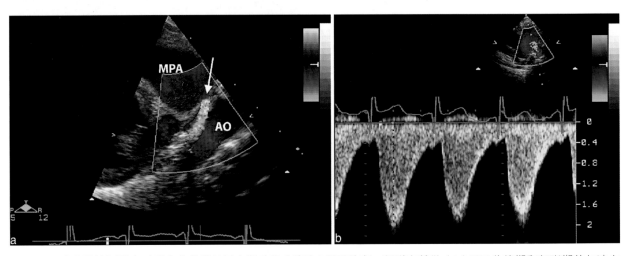

图 7.12　动脉导管切面（a）彩色多普勒显示左肺动脉（箭头）严重狭窄；频谱多普勒（b）显示收缩期和舒张期的加速血流和湍流；MPA：主肺动脉，AO：降主动脉

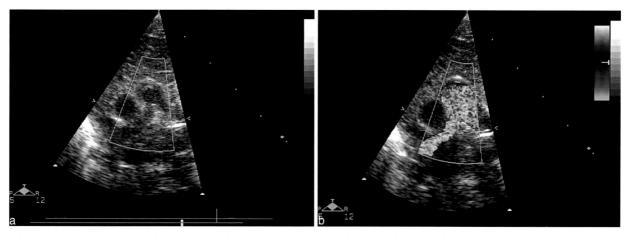

图 7.13 Williams-Beuren 综合征患儿胸骨旁短轴切面显示左肺动脉和右肺动脉弥漫性狭窄（a）；彩色多普勒证实主肺动脉和右肺动脉内的加速血流（b）

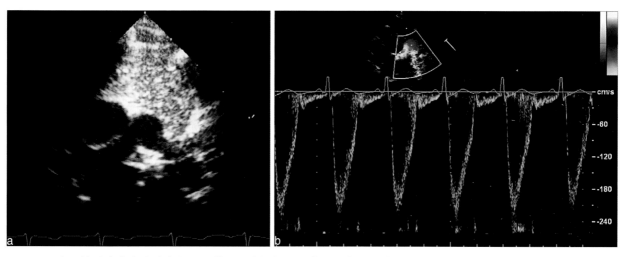

图 7.14 生理性肺动脉分支狭窄新生儿的胸骨旁短轴切面未显示有局限性狭窄（a）；频谱多普勒测得左肺动脉最大流速 2 m/s（b）

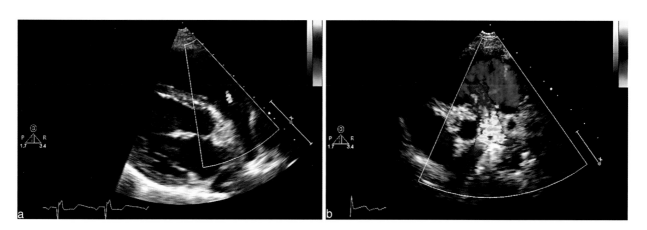

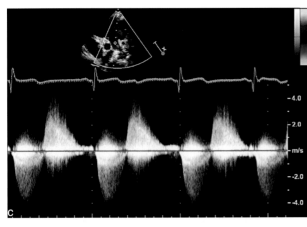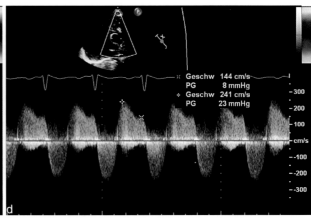

图 7.15　4 岁儿童的胸骨旁右心室流出道长轴切面显示微量的生理性肺动脉瓣反流（a）；重度肺动脉瓣反流的 3 岁儿童的胸骨旁短轴切面显示主肺动脉和肺动脉分叉处的反向血流（b）；由于分叉处的两支肺动脉狭窄，连续波多普勒显示收缩期的加速血流和舒张期以快速减速为特点的严重反流（c）；一例新生儿的连续多普勒显示舒张期肺动脉瓣最大反流速度为 2.41m/s，23 mmHg 的舒张期压差加上 10 mmHg 的中心静脉压，提示平均肺动脉压升高至 33 mmHg，并经心导管术证实（d）

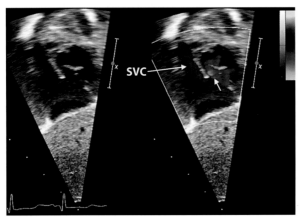

图 7.16　一例患危重肺动脉狭窄的新生儿右心房肋下矢状切面，彩色多普勒显示通过卵圆孔的右向左分流（箭头）；SVC：上腔静脉

第四节　脉冲波和连续波多普勒

肺动脉狭窄患者多普勒评价的目的是确定右心室和肺动脉之间的峰值瞬时压差并估测右心室收缩压[42~44]。

肺动脉瓣狭窄患者的胸骨旁右心室流出道短轴切面和长轴切面是检测过瓣血流束和测定压差的最佳切面。应用彩色多普勒探查，血流束可能过度偏心，此时调整多普勒的取样方向是很有必要的（图 7.4）[12]。此外，可用于多普勒检查右心室流出道和肺动脉瓣更进一步的切面有右心室流出道剑下短轴切面与剑下右前斜（RAO）切面[12]。剑下切面在瓣下狭窄的多普勒评估中尤其重要。这特别适

用于双腔右心室的患者：相对于多普勒角度不佳的心前区切面，剑下切面多普勒声束能与血流束平行。通过右心室流出道的峰值瞬时压差可由简化伯努利方程来计算。但是建议评估平均压差，因为与侵入性心导管介入术时通过测量峰值之间的压差相比，峰值瞬时压差可能有 25%~40% 的高估[42~44]。

对于由异常肌束引起的瓣下狭窄的患者，彩色多普勒检测非常重要，可避免将伴发的室间隔缺损的分流束（图 7.9）误认为是流出道梗阻的血流束[45]。由具有收缩力的肌束引起的右心室流出道瓣膜下狭窄，可观察到一种特殊的多普勒血流频谱：它具有延迟但在收缩期血流速度持续性增加的特点，而不是单纯瓣膜狭窄患者的收缩初期血流速度快速增加（图 7.17）。同时有瓣下和瓣膜梗阻的患者，连续波多普勒频谱可以显示两种血流信号的叠加（图 7.17），这常见于法洛四联症的婴儿（第十一章）。

估测右心室收缩压需要通过轻度或中度的三尖瓣反流，这在肺动脉狭窄的患者中很常见（图 7.2）。根据反流束的速度，右心室和右心房之间的压差可以根据简化的伯努利方程计算。为了获得右心室收缩压，必须加上估测的右心房压（5 mmHg）或侵入性检查（例如中心静脉置管）测量的右心房压：

右心室收缩压 = 4 × 三尖瓣反流速度^2+ 右心房平均压

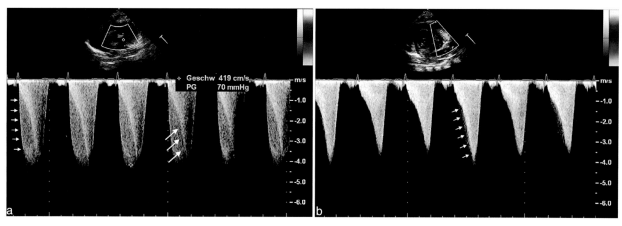

图 7.17　法洛四联症患儿右心室流出道连续波多普勒检测显示肺动脉瓣下和瓣膜的狭窄；在胸骨旁短轴，血流频谱为由严重瓣膜狭窄引起的收缩期快速上升（小箭头）频谱，最大流速 419 cm/s（a）；多普勒频谱包含一个叠加的血流曲线，这是通过选择一个可获取单独的漏斗部血流的声束角度而显示的（b）；由于收缩期漏斗部的收缩和进展性的狭窄，这一血流频谱是以较慢、持续性的加速为特点

存在相关肺动脉狭窄时，多普勒评估三尖瓣反流束需要使用连续波多普勒，因为速度会超过脉冲波多普勒的测量范围（图 7.2）。新生儿患危重的肺动脉狭窄也可能有较低的跨肺动脉瓣压差：尽管有严重的瓣膜狭窄，但仍可能出现低压差。这可以用新生儿肺动脉高阻力引起的肺动脉高压来解释。因此，评估新生儿肺动脉狭窄不能完全依靠压差，也必须包括其他因素，包括右心室大小、肥厚程度和功能，还有瓣膜的形态，过瓣的血流和动脉导管的通畅性。

肺动脉瓣反流可以用脉冲或连续波多普勒记录（图 7.15），但是目前还没有临床上公认的用脉冲或连续波多普勒进行量化的方法[39, 40]。轻度反流时反流速减速慢，重度反流时反流速减速快，因为在后一种情况下，肺动脉和右心室舒张压快速达到平衡[40, 46~48]。因此，肺动脉瓣反流的压差减半时间已被应用于成年人检查中，以发现严重关闭不全的病例[39, 40, 48]。对于肺动脉瓣反流患者，压差减半时间 < 100 ms 对提示严重反流有很好地敏感性和特异性[49]。但是，压差减半时间不仅受到肺动脉瓣反流严重程度的影响，也受舒张期肺动脉压与右心室舒张末期压力的影响[40]。

经验表明，根据简化的伯努利方程可测定肺动脉反流舒张峰值压差，其反映平均肺动脉压[47]，并可为可疑的儿童肺动脉高压提供重要信息（图 7.15）。无创估测平均肺动脉压，是将中心静脉压或右心房压的估计值（如 5 mmHg，相当于右心室舒张末期压力）加上肺动脉反流的压差得出的[47]。肺动脉舒张压的计算对于临床不那么重要，它可以由舒张末期肺动脉反流速度的测量得出。根据简化的伯努利方程，可计算肺动脉和右心室舒张末期的压差。舒张末期右心室压力（可估计为 5~10 mmHg）加上这个压差就得到舒张期肺动脉压[46, 47]。

多普勒检查危重肺动脉狭窄婴儿时，动脉导管内可出现单向的左向右分流。在新生儿期，因为生理性肺血管高阻力，导管两侧的压差和通过导管的流速都会很低。对有危重肺动脉狭窄的新生儿进行多普勒检查对于评估心房水平分流的时间和方向非常重要。当有严重的肺动脉狭窄存在时，明显的右向左分流可能会在介入术或手术后持续几天甚至几周，并会导致全身氧饱和度的下降。

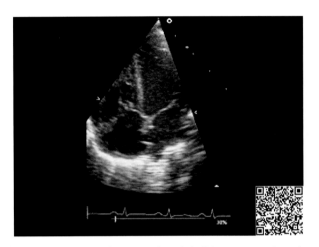

动图 7.1 一例患有危重肺动脉狭窄的新生儿,心尖四腔心切面显示明显的右心室心尖部肥厚。在舒张期,房间隔从右凸向左

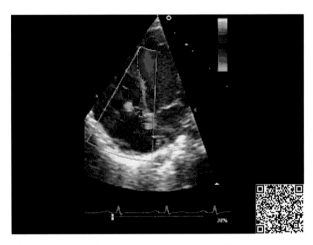

动图 7.2 于心尖四腔心切面,彩色多普勒显示严重的三尖瓣反流(与动图 7.1 为同一例患者)

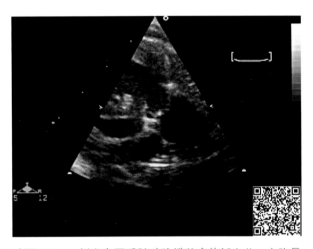

动图 7.3 一例患有严重肺动脉瓣狭窄的新生儿,在胸骨旁右心室流出道长轴切面,显示收缩期瓣膜分离受限(凸起或圆顶状)

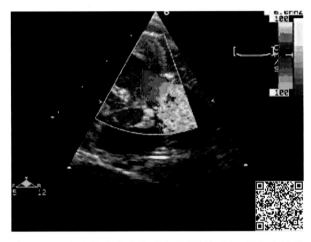

动图 7.4 在胸骨旁右心室流出道长轴切面,彩色多普勒显示收缩期血流加速和舒张期肺动脉瓣微量反流(与动图 7.3 为同一例患者)

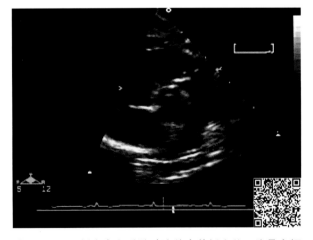

动图 7.5 一例患有危重肺动脉狭窄的新生儿,胸骨旁短轴切面显示肺动脉瓣叶明显增厚,导致瓣膜严重开放受限

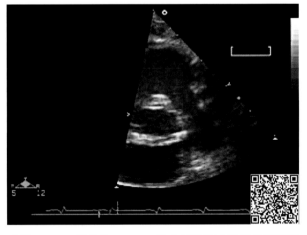

动图 7.6 一例患有 Noonan 综合征和肺动脉瓣发育不良的患者,胸骨旁短轴切面显示窦管连接部狭窄。虽然瓣膜发育不良和增厚(心血管造影提示),但是这种表现并没有由超声心动图所发现

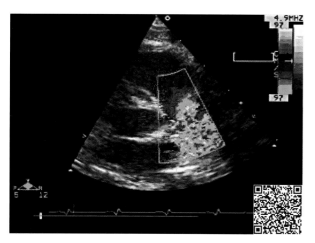

动图 7.7　在胸骨旁短轴切面，彩色多普勒显示湍流，在瓣膜水平开始血流明显加速（与动图 7.6 为同一例患者）

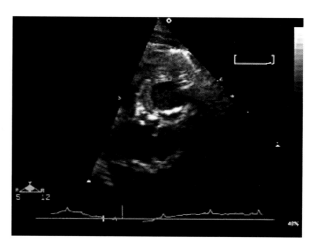

动图 7.8　在一例患有二瓣化肺动脉瓣狭窄的新生儿，高位胸骨旁短轴显示瓣叶增厚和不全分离

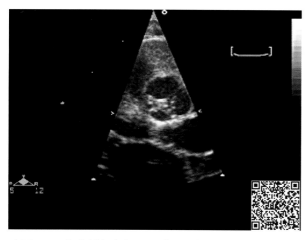

动图 7.9　在该例患有危重肺动脉狭窄的新生儿，肺动脉瓣为三个瓣，瓣叶都明显增厚

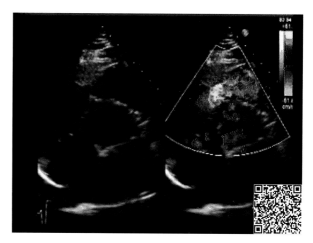

动图 7.10　一例患有双腔右心室的儿童，在胸骨旁短轴切面，刚好在主动脉瓣下方水平，彩色多普勒显示肺动脉瓣下有异常肌束导致梗阻

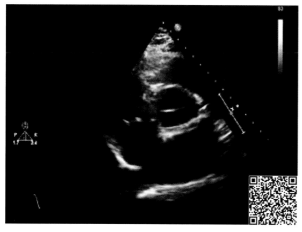

动图 7.11　一例患有双腔右心室的青少年，在胸骨旁短轴切面，于主动脉瓣水平显示引起梗阻的异常肌束（与动图 7.10 为同一病例）

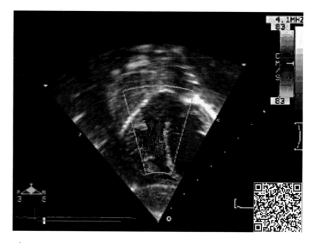

动图 7.12　在该例患有双腔右心室的儿童，于肋下冠状切面，彩色多普勒显示刚好在肺动脉瓣下的异常肌束造成明显梗阻

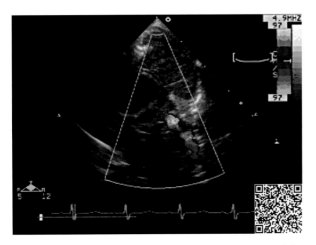

动图 7.13　一例患有法洛四联症的新生儿，在胸骨旁短轴切面，于肺动脉分叉水平，彩色多普勒显示由于导管组织的缩窄而致的左肺动脉起始部的严重狭窄

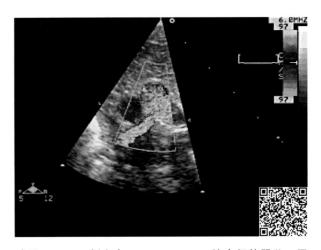

动图 7.14　一例患有 Williams-Beuren 综合征的婴儿，于胸骨旁短轴切面，彩色多普勒显示由于肺动脉分叉狭窄，右肺动脉呈湍流信号和血流加速

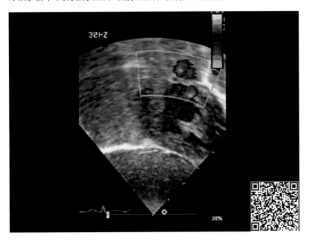

动图 7.15　一例患有危重肺动脉狭窄的新生儿，在右心室流出道肋下冠状切面，彩色多普勒显示在瓣膜水平明显梗阻和血流加速

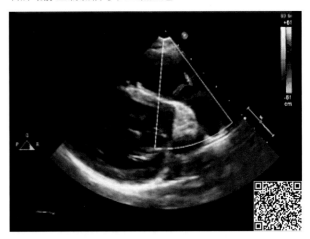

动图 7.16　一例 4 岁儿童，心血管所见正常；在胸骨旁右心室流出道长轴切面，彩色多普勒显示微量的生理性肺动脉反流

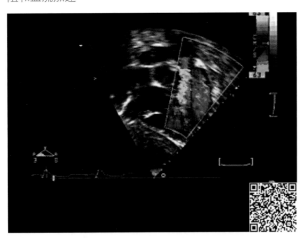

动图 7.17　一例患有肺动脉狭窄伴反流的儿童，在肋下 RAO 切面，彩色多普勒显示由于瓣膜水平梗阻而致收缩期血流加速和舒张期面向探头方向明显的肺动脉反流；注意扩张的中央肺动脉

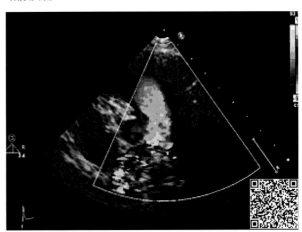

动图 7.18　一例 3 岁的儿童，在法洛四联症修补术后，于胸骨旁肺动脉分叉短轴切面，彩色多普勒显示主肺动脉和中央肺动脉反转血流，表明有严重的肺动脉反流。在这种情况下的肺动脉反流，可能是由于采用跨瓣环补片外科矫正手术所致

（邓学东　潘琦　译　徐琨　校）

第八章
室间隔完整型
肺动脉闭锁

第一节 解剖和血流动力学

室间隔完整型肺动脉闭锁（pulmonary atresia with intact ventricular septum, PAiVS）不仅是一种简单的结构畸形，事实上 PAiVS 代指具有多种相似解剖结构异常和临床症状的疾病谱。其主要病理特征是肺动脉瓣闭锁，而室间隔的连续性良好，区别于室间隔缺损型肺动脉闭锁（第十二章）。室间隔完整型肺动脉闭锁可认为是肺动脉瓣狭窄的终极形式，室间隔缺损型肺动脉闭锁可认为是法洛四联症的终极形式。PAiVS 的发病率占所有先天性心脏病的 0.3%~0.7%[1, 2]。

由于右心室射向肺动脉的前向血流中断，所以在心房水平必然存在通过卵圆孔或房间隔缺损的右向左分流，导致体静脉和肺静脉的血流在左心房和左心室腔内完全混合，最终导致中心性发绀。绝大多数 PAiVS 患儿的肺动脉由持续开放的动脉导管供血[1]，少数病例由主 - 肺动脉侧支血管供血[3]。新生儿期动脉导管的闭合可导致严重的缺氧症状，临床上常用前列腺素 E_1 维持动脉导管的开放。

PAiVS 并不是单一病变，而是包括从右心室腔缩小、右心室壁心肌显著肥厚和三尖瓣发育不良到右心室显著扩大、重度三尖瓣关闭不全的一系列畸形所形成的疾病谱[1, 3, 4]。某些患者的右心室因缺少主要解剖结构而导致右心室严重发育不良。为了更好地描述 PAiVS，根据右心室的三个解剖组成部分，有学者提出了右心室发育不良的分型方法[5]。正常右心室由流入道、小梁部和流出道三个部分组成（图 8.1）。流入道指三尖瓣为主的部分，小梁部指向心尖部延伸的部分，而流出道指位于肺动脉瓣下的漏斗部[1, 5]。右心室的流入道、小梁部和流出道均存在称为三组分右心室，只有流入道和流出道称为双组分右心室，而仅有流入道称为单组分右心室。研究表明，右心室的三组分是否完整与三尖瓣的瓣环大小、右心室腔的大小具有高度相关性[3, 5]。三尖瓣的瓣环大小和右心室三个组分的发育情况是能否进行双心室矫治的重要决定因素[4, 6-10]。三尖瓣瓣环的大小采用 Z 值进行评价[11]，Z 值 < −3 的患儿如果仅开放肺动脉瓣进行右心室减压，而不建立主 - 肺动脉分流通道的话，很难实现姑息减症的目的[9]。

如果右心室严重发育不良，无法实现双心室矫治，按照 Fontan 手术思路分离体循环和肺循环，最终实现单心室循环也是一种姑息治疗的选择[4, 6, 7]（第十六章）。

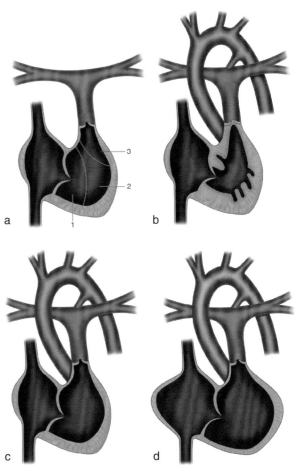

图 8.1 右心室的三个组成部分示意图（a），包括三尖瓣的右心室流入道 1，向心尖部延伸的小梁部 2 和位于流出道肺动脉瓣下的肌性漏斗部 3。PAiVS 患者可合并发育不良的右心室和三尖瓣（b），发育尚可的右心室和三尖瓣（c），以及重度三尖瓣反流时的右心房、右心室扩大（d）

对于右心室发育严重不良的患儿，右心室只有流入道构成，右心室压等于或高于体循环压力。通常情况下，这类患儿三尖瓣关闭不全仅为轻度，右心室与冠状动脉常存在直接交通[1, 5, 12-14]。由于右心室收缩压超过体循环收缩压，所以收缩期右心室向冠状动脉分流。PAiVS 疾病谱的另一个极端情形是三尖瓣极重度反流，右心房和右心室显著扩大[15]。这种情况下，重度三尖瓣反流有助于右心室减压，右心室压常低于左心室压，故这类患儿的右心室与冠状动脉没有直接交通。但另一方面，心脏的显著扩大可挤压肺脏空间，故临床上这类新生儿患儿常表现为充血性心衰和呼吸困难[1,15]。

PAiVS 新生儿患者的治疗目标是通过开放肺动脉瓣实现右心室减压，常用方法是外科的瓣膜切开术或膜性闭锁时采用球囊扩张术的介入方法[4,6,7,16,17]。但依赖右心室处于高压状态维持冠状动脉灌注的患儿不能行右心室减压[1,7]。血管造影是确诊右心室依赖型冠状动脉循环的金标准[1]。对于右心室腔足够大的患者，可在其年龄大一些的时候关闭房水平分流，实现双心室矫治。右心室发育不良的 PAiVS 新生儿除了开放肺动脉瓣以外，还需要增加肺动脉的血流。常用方法是外科手术建立主 - 肺动脉分流管道或介入科在动脉导管内置入支架[6,9,15,18]。

第二节　二维超声心动图

PAiVS 新生儿在心尖四腔心切面上表现为左心室增大，右心室发育不良，右心室壁显著增厚（图 8.2，动图 8.1，动图 8.2，动图见本章末尾）。三尖瓣的瓣环发育不良，需要仔细探查瓣叶质量并评估舒张期瓣叶开放幅度。于心尖四腔心测得的三尖瓣瓣环大小是后期能否进行双心室矫治的重要预测指标[6,9,18]。胸骨旁左心室长轴切面显示右心室显著肥厚呈桃形，并完美显示左心室流出道的大小（图 8.3）。如果右心室压＞体循环压力，室间隔凸向左侧，可能导致左心室流出道出现梗阻（图 8.3）。胸骨旁短轴切面可更好的显示右心室壁肥厚和右心室腔发育不良（图 8.4）。约 75%的肺动脉闭锁仅局限于肺动脉瓣[7]。但肺动脉瓣是重度狭窄还是闭锁，有时候即使对图像逐帧分析也很难区分（图 8.4，动图 8.3，动图 8.4）。剩下 25% 的闭锁是发生在右心室漏斗部的肌性闭锁[3]。胸骨旁短轴切面还可清晰显示发育正常的肺动脉主干和左右分支[19,20]。

由于右心室射入肺动脉的前向血流中断，肺动脉需要旁路血管供血。大多数情况下，肺动脉依赖起源于主动脉弓的动脉导管逆向供血[1,20]。

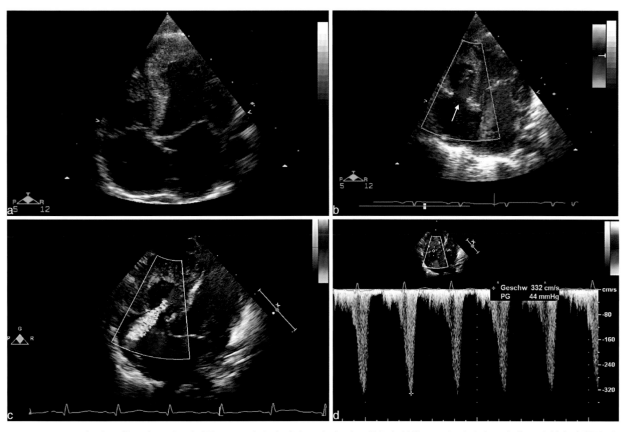

图 8.2　PAiVS 新生儿的心尖四腔心切面可显示右心室发育不良（a）；彩色多普勒显示经过发育不良的三尖瓣舒张期血流（b，箭头），收缩期三尖瓣反流（c），连续波多普勒测得反流压差 44 mmHg（d）

胸骨旁或胸骨上窝主动脉弓长轴切面可显示动脉导管的走行（图8.5，动图8.5，动图8.6）。右心室发育不良时，动脉导管走行纡曲，且路径较长，呈锐角汇入降主动脉[14, 20]（动图8.6）。右心室发育良好时，动脉导管解剖形态正常，呈钝角汇入降主动脉（动图8.5）。这也解释了PAiVS合并右心室发育不良的胎儿可出现动脉导管内的逆向灌注，而右心室发育良好的胎儿，肺动脉闭锁可能是肺动脉瓣开放不完全后逐渐进展到孕晚期的结果。孕早期动脉导管内的正常右向左分流，促使动脉导管的解剖形态接近正常[3, 14, 21]。

部分右心室发育不良PAiVS患儿的右心室呈高压状态，与冠状动脉之间存在直接交通。正常情况下可于胸骨旁切面显示冠状动脉起源于主动脉根部。当这个切面显示冠状动脉内径明显增宽时，需考虑受累冠状动脉与右心室之间存在直接交通的可能（动图8.7），可通过频谱和彩色多普勒的征象进行验证。

当合并中 - 重度三尖瓣反流时，四腔心切面

显示右心室壁轻度增厚，右心室腔大小正常或显著扩大（图8.7，动图8.8，动图8.9）。三尖瓣反流程度不同，右心房扩大的程度也不同[1, 15]（动图8.10，动图8.11）。虽然胸骨旁切面可很好地显示肺动脉瓣闭锁，但合并重度三尖瓣反流时，右心室呈低压状态，此时很难区分肺动脉瓣的闭锁是器质性还是功能性。当右心室腔不能射出足够的前向血流打开肺动脉瓣时，肺动脉瓣出现功能性闭锁[22, 23]。二维超声可表现为收缩期肺动脉瓣没有打开，尽管在解剖学上瓣膜质量是正常的[20~22]。彩色多普勒有助于鉴别闭锁是器质性还是功能性。

剑突下切面对显示房水平的分流非常重要：由于右心室射入肺动脉的前向血流中断，心房水平必然存在右向左分流。这与右心室腔的大小和是否存在三尖瓣反流无关。大多数情况下，剑突下冠状或矢状切面可显示开放良好的卵圆孔，少数是继发孔型房间隔缺损。在重度肺动脉瓣狭窄的患儿中也有类似的发现（图7.16）。

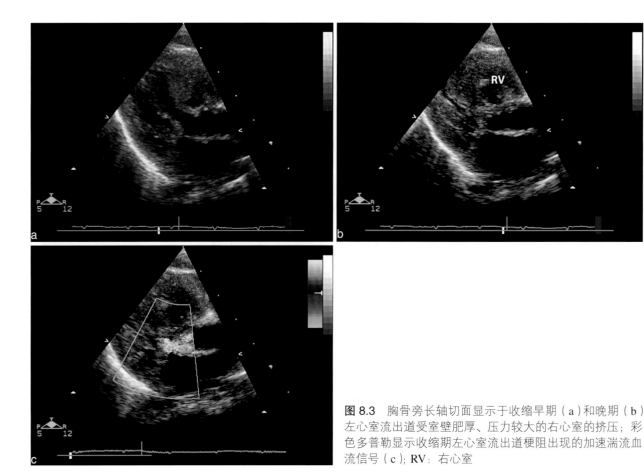

图8.3 胸骨旁长轴切面显示于收缩早期（a）和晚期（b）左心室流出道受室壁肥厚、压力较大的右心室的挤压；彩色多普勒显示收缩期左心室流出道梗阻出现的加速湍流血流信号（c）；RV：右心室

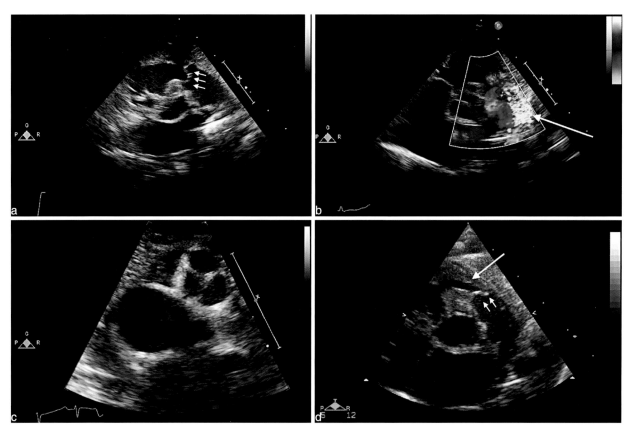

图 8.4　右心室发育良好的 PAiVS 新生儿于胸骨旁短轴切面（a，箭头）显示右心室流出道至肺动脉瓣水平的管道通畅（箭头）；彩色多普勒显示动脉导管至主肺动脉的逆向灌注血流信号（b，箭头）；从左侧高位胸骨旁获得肺动脉瓣短轴切面显示肺动脉瓣闭锁，而三尖瓣发育良好（c）；另一新生儿患者的胸骨旁短轴切面显示发育不良的右心室漏斗部（大箭头）靠近闭锁的肺动脉瓣（d，小箭头）

第三节　彩色多普勒超声心动图

　　彩色多普勒非常有助于探查三尖瓣口前向血流，鉴别是否存在三尖瓣闭锁，尤其是对右心室发育不良和右心室高压的患儿（图 8.2，动图 8.1，动图 8.2）。右心室发育不良患儿常只伴有轻度三尖瓣反流。彩色多普勒于胸骨旁大动脉短轴切面有助于鉴别肺动脉瓣是危重度狭窄还是闭锁：危重度肺动脉瓣狭窄可在肺动脉瓣口探及高速射流，而肺动脉瓣闭锁仅可于动脉导管内探及逆向血流信号（图 8.4，动图 8.4，动图 8.12）。当合并重度三尖瓣反流时，右心室内血流量减少和肺血管阻力升高可导致右心室射入肺动脉的前向血流中断，肺动脉瓣表现为功能性闭锁，尽管解剖学上肺动脉瓣是正常的[22~24]。对彩色图像进行逐帧分析有助于探及细微的肺动脉瓣反流，提示肺动脉瓣是能够开放的。器质性与功能性肺动脉瓣闭锁的鉴别对临床非常重要，因为器质性闭锁需要

外科或介入方法开放肺动脉瓣，而功能性闭锁的治疗重点在降低肺循环阻力和提高右心室收缩功能[20, 21]。

　　当右心室腔正常或扩大时，彩色多普勒可于心尖四腔心切面清晰显示三尖瓣反流[15]。还能通过测量反流束的长度和缩流颈宽度评估反流的严重程度（图 8.2，图 8.7，动图 8.9，动图 8.11）。少数右心室发育不良的 PAiVS 患儿存在右心室与冠状动脉的直接交通，验证的方法是彩色多普勒[21, 24, 25]。显示这些异常的交通血管需要将血流量程调整至低速水平（尼奎斯特极限）（图 8.6，动图 8.13，动图 8.14）。常用的显示切面是心尖四腔心切面、胸骨旁短轴切面和剑突下切面[8, 13, 23]。由于右心室处于高压状态，冠状动脉瘘口血流方向：收缩期自右心室流向冠状动脉，而舒张期自冠状动脉流向右心室。彩色多普勒可于胸骨旁短轴切面确认冠状动脉内的红蓝交替血流信号：舒张期为主动脉向冠脉的前向血流，而收缩期为右

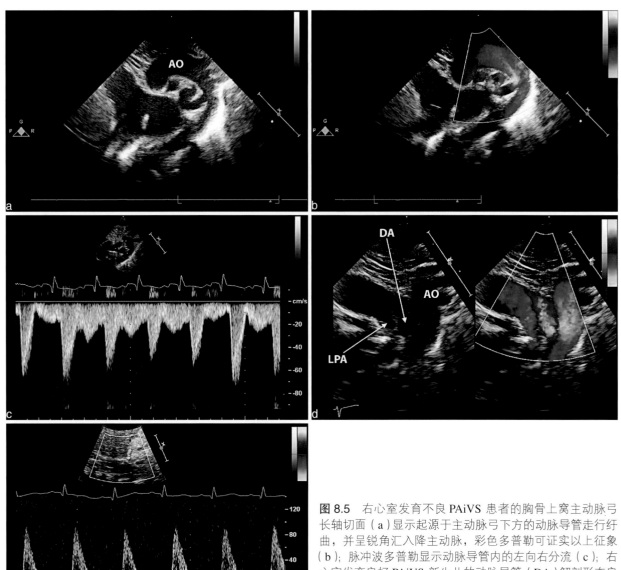

图8.5 右心室发育不良PAiVS患者的胸骨上窝主动脉弓长轴切面（a）显示起源于主动脉弓下方的动脉导管走行纡曲，并呈锐角汇入降主动脉，彩色多普勒可证实以上征象（b）；脉冲波多普勒显示动脉导管内的左向右分流（c）；右心室发育良好PAiVS新生儿的动脉导管（DA）解剖形态良好，与正常新生儿的动脉导管接近（d）；腹腔动脉干的舒张晚期反向频谱特征（箭头）提示动脉导管舒张期血流缺失（e）；LPA：左肺动脉，DA：动脉导管

心室向冠状动脉的逆向血流（图8.6，动图8.7）。

探查动脉导管向肺动脉的逆向血流也离不开彩色多普勒。胸骨上窝或右侧胸骨旁主动脉弓长轴切面可显示动脉导管起源于主动脉弓下方，其内为左向右分流的持续性分流（图8.5，动图8.5，动图8.6）。彩色血流信号出现混叠和湍流提示局部为动脉导管的收缩区域。

彩色多普勒还可于剑突下长轴和短轴切面探查房间隔和房水平的分流。PAiVS患儿必然存在房水平右向左分流，剑突下切面表现为远离探头的蓝色血流信号。非限制型分流为层流，限制型分流为加速的湍流。

第四节　脉冲波和连续波多普勒

频谱多普勒可通过三尖瓣反流估测右心室压。根据简化伯努利方程，右心室收缩压取决于反流压差：

右心室收缩压 = 三尖瓣反流压差 + 右心房平均压

脉冲波多普勒用于测量反流速度较低的三尖瓣反流，测得的右心室压力相对较低。连续波多普勒用于测量右心室压力较高的情况（图8.2）。右心室发育不良的患儿往往仅有少量的三尖瓣反流，很难测得大量的反流信号。

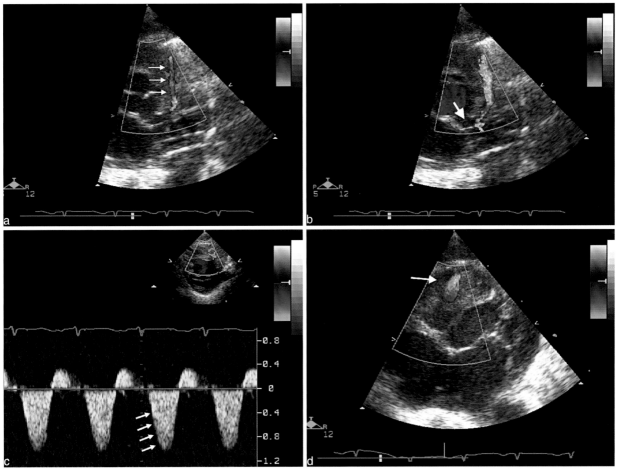

图 8.6　一例患 PAiVS 和右心室发育不良新生儿（a），彩色多普勒于胸骨旁主动脉根部短轴切面显示舒张期左冠状动脉内前向血流（箭头）；由于右心室与冠状动脉之间存在直接交通，收缩期冠状动脉血流呈逆向灌注（b）；注意主动脉根部的冠状动脉内径明显增宽（箭头）；脉冲波多普勒（c）显示冠状动脉双向血流，收缩期为朝向主动脉的逆向血流（箭头）；胸骨旁右心室短轴切面显示舒张期自冠状动脉流向右心室的血流信号（d）

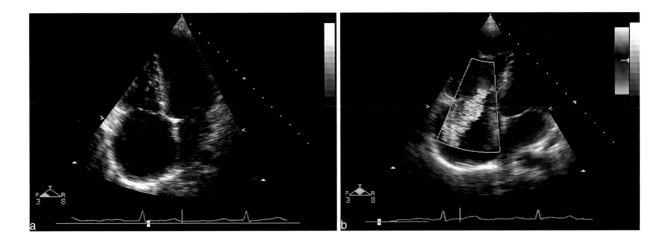

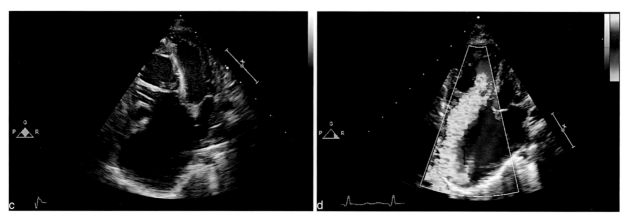

图 8.7 右心室发育良好的 PAiVS 新生儿心尖四腔心切面显示发育尚可的右心房、右心室和三尖瓣（a）；彩色多普勒显示中度三尖瓣反流（b）；三尖瓣发育不良的 PAiVS 新生儿右心房显著扩大（c），彩色多普勒显示重度三尖瓣反流（d）

频谱多普勒可于 PAiVS 新生儿的动脉导管内测得连续的双期左向右分流信号（图 8.5）。根据简化伯努利方程，动脉导管的收缩期峰值流速可用于无创伤性估测肺动脉收缩压：

肺动脉收缩压 = 肱动脉收缩压 – 收缩期跨导管压差

新生儿的肺动脉压和肺血管阻力仍然较高，跨导管压差较低。随着肺血管阻力于数周内逐渐下降，动脉导管的峰值流速随之升高。因此，动脉导管峰值流速的升高并不一定意味着导管内径变细。新生儿可通过静脉注射前列腺素 E_1 维持动脉导管的持续开放。用药期间，需要通过二维和彩色多普勒超声仔细评估动脉导管收缩情况。脉冲波多普勒可通过检测体循环动脉（图 8.5）的频谱，如腹腔动脉（第二十五章）等，有助于监测动脉导管的血流动力学改变。

对于右心室与冠状动脉直接交通的患者，冠状动脉的脉冲或连续波多普勒频谱可显示收缩期自右心室至冠状动脉的血流，舒张期来自主动脉的反向血流（图 8.6）。

脉冲波多普勒还可于剑突下切面确诊房水平分流方向并测量分流时间。继发孔型房间隔缺损和非限制型卵圆孔未闭的患者，脉冲波多普勒表现为时相性频谱，分流速度 < 1 m/s。而限制型分流者的频谱没有时相性，表现为持续性右向左分流。

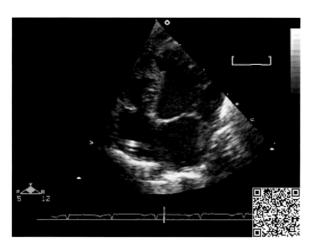

动图 8.1 一例患 PAiVS 和严重右心室及三尖瓣发育不良新生儿的心尖四腔心切面所见

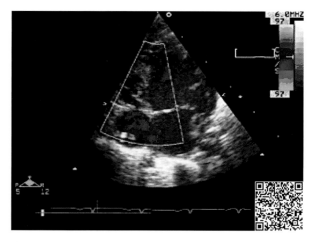

动图 8.2 在心尖四腔心切面（与动图 8.1 为同一病例），彩色多普勒显示舒张期前向血流（编码为红色）证实发育不全的三尖瓣开放

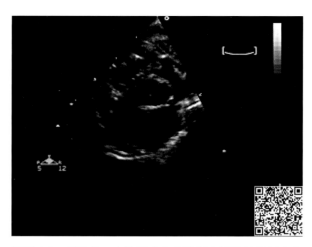

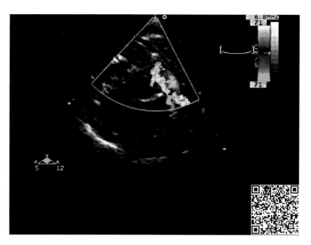

动图 8.3 新生儿，在胸骨旁主动脉瓣水平短轴显示右心室流出道开放直到闭锁的肺动脉瓣水平

动图 8.4 在胸骨旁短轴切面（与动图 8.4 为同一病例），彩色多普勒显示主肺动脉逆向血流，起源于未闭的动脉导管

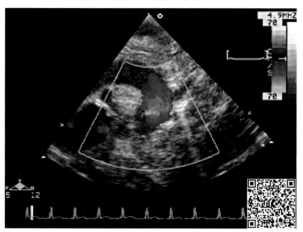

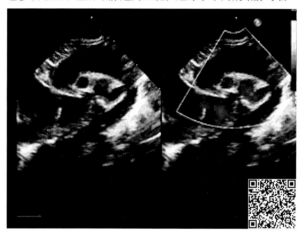

动图 8.5 一例患有 PAiVS 的新生儿，彩色多普勒从胸骨上窝扫描，良好形成的右心室三部分从主动脉弓的长轴切面开始。探头向左侧倾斜可见一条大的动脉导管连接到肺动脉分叉

动图 8.6 一例患有 PAiVS 和单腔的（unipartite）、右心室发育不全患者，胸骨上窝主动脉弓长轴切面显示纡曲的动脉导管，以锐角起源于主动脉弓下面

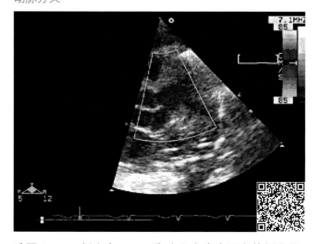

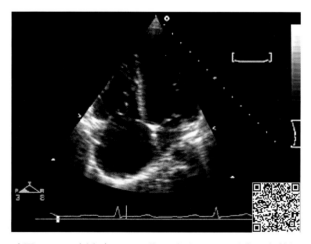

动图 8.7 一例患有 PAiVS 和右心室发育不全的新生儿，在胸骨旁主动脉根部短轴切面，彩色多普勒显示左冠状动脉。注意起源于主动脉的冠状动脉明显扩张。由于右心室冠状动脉连接，在收缩期可见左冠状动脉逆向流向主动脉（显示为蓝色血流），而在舒张期则有规则的前向冠状动脉血流（显示为红色血流）

动图 8.8 一例患有 PAiVS 和三腔（tripartite）右心室的新生儿，心尖四腔心切面显示扩大的右心房和相应大小的右心室以及三尖瓣

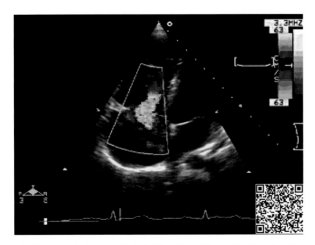

动图 8.9　在心尖四腔心切面（与动图 8.8 为同一病例），彩色多普勒显示正常大小的三尖瓣伴有中度反流

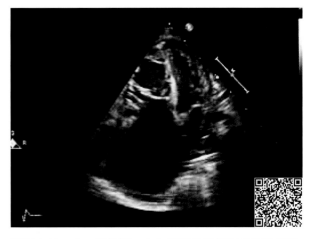

动图 8.10　在一例患有 PAiVS 和三尖瓣发育不良的患者，右心房明显扩大

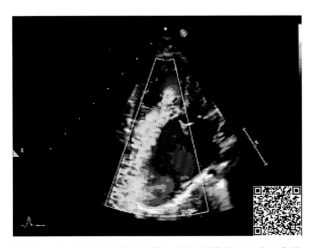

动图 8.11　于心尖四腔心切面，彩色多普勒显示右心房扩大，可能归因于严重三尖瓣反流所致

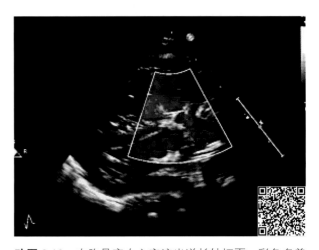

动图 8.12　在胸骨旁右心室流出道长轴切面，彩色多普勒显示主肺动脉内的血流面向闭锁的肺动脉逆向流动

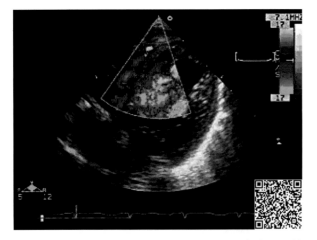

动图 8.13　在一例患有 PAiVS 和中度右心室发育不全的新生儿，于倾斜的心尖四腔心切面，彩色多普勒显示由于心室 - 冠状动脉交通，心尖部存在进出的血流信号

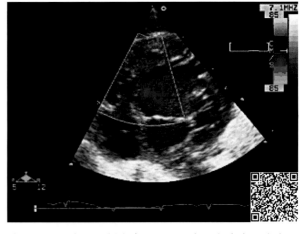

动图 8.14　在另一例患有 PAiVS、右心室发育不全和心室 - 冠状动脉交通的新生儿，于倾斜的胸骨旁短轴切面，右心室进出的血流信号也是明显的

（邓学东　苟中山　译　　徐　琨　校）

第九章

三尖瓣闭锁

第一节　解剖和血流动力学

三尖瓣闭锁，与其他由于缺乏右心室或左心室基本结构而无法进行双心室修复的心脏畸形类似，属于功能性单心室心脏畸形的范畴[1]。这些患者在分离肺循环和体循环的手术治疗时必须遵循 Fontan 原则[2]。在三尖瓣闭锁的患者中，右心房和右心室之间没有直接的通道，大多数情况下为三尖瓣缺如，少数为瓣膜无孔[2~6]（图 9.1）。三尖瓣闭锁是一种罕见的先天性心脏畸形，占所有先天性心脏畸形中的 1.2%[2]。

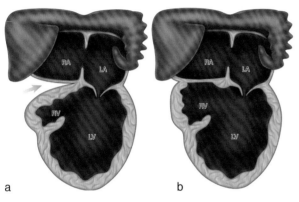

图 9.1　三尖瓣闭锁示意图显示连接缺失（a）和无孔瓣膜（b）之间的差异；大多数三尖瓣闭锁患者在右心房和右心室之间没有真正的空间连接（箭头），只有少数患者表现为无孔三尖瓣（依据 *Neonatal heart disease* 修改，主编 Freedom, Benson, Smallhorn, Springer Verlag 1992）

按照 Edwards 和 Burchell 三尖瓣闭锁分类法，主要依据大动脉的关系和肺血流是否存在梗阻进行分类[7, 8]。大多数患者（69%）心室与动脉连接关系一致，肺动脉起源于发育不全的右心室[9]（图 9.2）。在这些患者中，室间隔缺损的存在与否和大小决定了是否有肺血流量受限或不受限制问题[2, 10]。存在大的、血流不限制的室间隔缺损及不伴肺动脉瓣狭窄的患者（此为三尖瓣闭锁 Ic 型），其肺动脉接受体循环的血流压力，同时肺血流量增加。具有这种解剖结构的新生儿可能仅出现轻度发绀，并在出生后几周出现充血性心力衰竭。更常见的是存在中度受限的室间隔缺损（三尖瓣闭锁型 Ib）的情况，这些患者在新生儿期可能具有平衡的血流动力学状况，伴有轻度至中度发绀和足够的肺血流量。由于室

间隔缺损的逐渐缩小，大多数在婴儿早期发绀逐渐加重[2, 10]。对于三尖瓣闭锁伴中度受限室间隔缺损新生儿的评估，必须考虑动脉导管开放是否有助于增加肺灌注。在这些患儿中，动脉导管的迟发性自发闭合可能会显著加重发绀的程度。在极少数情况下，室间隔可能是完整的，伴有严重发育不良的右心室、肺动脉闭锁和动脉导管依赖性肺循环（Ⅰa 型三尖瓣闭锁）。

三尖瓣闭锁和大动脉转位（Ⅱ型）的患者，主动脉起源于发育不全的右心室，而肺动脉起源于左心室[7~9]。其中大多数患儿左心室血流无梗阻的流向肺动脉（Ⅱc 型），这导致肺血流量增加和肺动脉压升高。由于肺血流量的增加，三尖瓣闭锁伴发室间隔缺损和大动脉转位的患儿，在新生儿期可能仅表现为轻度的发绀。然而，流向主动脉的血流量则取决于通过室间隔缺损从左心室到右心室的分流量。受限的小的室间隔缺损会导致功能性主动脉瓣下梗阻[2, 10, 11]。三尖瓣闭锁伴室间隔缺损和大动脉转位的患者，新生儿期若出现体循环分流进入右心室的血流量受限，则伴有主动脉弓梗阻的风险明显增加[2]。后者可能表现为弥漫性缩窄或主动脉横弓发育不良。伴有严重主动

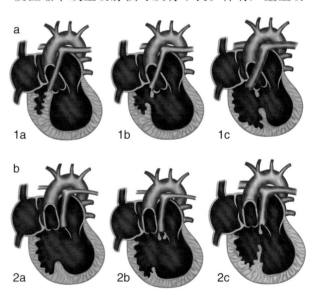

图 9.2　根据 Edwards 和 Burchell 的三尖瓣闭锁分类法：Ⅰ型：大动脉起源正常，心室动脉连接一致（a）；Ⅱ型：大动脉转位，心室动脉连接不一致（b）；根据肺动脉闭锁（Ⅰa 和 Ⅱa 型）或肺动脉狭窄（Ⅰb 和 Ⅱb 型）对肺动脉血流的限制进行进一步细分；Ic 型和 Ⅱc 型患者肺血流不受限 [依据 *Pediatric Cardiology for Practitioners*（第四版）允许绘制，主编 M.K. Park，莫斯比圣路易斯 2002]

脉弓梗阻的患者必然存在导管依赖性体循环。随着动脉导管自发闭合后，通过主动脉弓的前向血流将不足以维持降主动脉的充分灌注。因此，对于三尖瓣闭锁伴室间隔缺损和大动脉转位的患儿，需要仔细评估主动脉横弓和主动脉峡部，并且应该最大程度地警惕可能存在的主动脉弓梗阻。

所有三尖瓣闭锁的患儿都依赖于心房水平的右到左分流。这通常依赖于大的未闭的卵圆孔来完成，少数情况下是通过房间隔缺损完成。大的房间隔组织瘤样凸向左心房侧并不少见，这须与由于卵圆孔狭窄所致的血流动力学相关梗阻区分开，后者在新生儿期较少见[12]。然而，必须认真地对患儿进行随访，因为随着时间的推移，房间隔梗阻会逐渐加重。这个问题可以通过房间隔开窗术解决，手术可以在新生儿期作为姑息性治疗时进行，或与双向 Glenn 手术一起完成。

第二节 二维超声心动图

三尖瓣闭锁的诊断可以在心尖四腔心切面确立[2, 5, 6, 13~15]。右侧房室连接缺如的患者在三尖瓣位置没有闭锁的瓣膜结构残基[16, 17]。因此，右心房和右心室被增厚的等回声纤维脂肪组织结构广泛的分隔开（图 9.3，动图 9.1，动图 9.2，动图见本章末尾）。房间隔通常从右心房凸向左心房，并且在心动周期中可显示出相当大的活动性。因为体循环和肺静脉的静脉血液都回流到了左心室（图 9.3），导致左心室扩大。存在大的室间隔缺损和肺血流无受限的患者中，左心室的扩大特别突出。右心室发育不全，但是它的大小可能会有所不同，主要取决于室间隔缺损的大小。室间隔缺损通常位于室间隔肌部。胸骨旁长轴切面的扫查可以判断大动脉的起源。在大动脉连接正常的患者（三尖瓣闭锁Ⅰ型）中，主动脉起源于左心室（图 9.4，动图 9.3）。探头在朝向左肩的长轴两侧斜扫可以观察大动脉正常交叉关系；探头顺时针旋转可显示右心室流出道（图 9.5）。肺动脉瓣可能闭锁，但这是极端罕见的（Ⅰa 型），也可以是狭窄或形态正常的（三尖瓣闭锁Ⅰb 型）。在患有三尖瓣闭锁和大的室间隔缺损（Ⅰc 型）新生儿中，

肺动脉瓣和肺动脉主干可以扩张。左心室流出道水平的胸骨旁短轴切面可以显示右心房和右心室之间没有瓣膜（图 9.5）。小的右心室环绕在主动脉根部和左心室流出道周围，血流来自室间隔缺损并流向右心室流出道和肺动脉瓣口（图 9.5，动图 9.4，动图 9.5）。此切面非常有助于检测左心室和主肺动脉之间潜在的梗阻部位。梗阻可位于室间隔缺损水平，发育不良的右心室内或肺动脉瓣水平。在大多数Ⅰb 型三尖瓣闭锁患者中，梗阻或位于受限的室间隔缺损水平，或位于发育不良的右心室内，而肺动脉瓣通常较小但形态正常。

三尖瓣闭锁伴大动脉转位（Ⅱ型，心室与大动脉连接不一致）的患者，四腔心切面所见与Ⅰ型类似，显示右心房和右心室之间连接的缺如。探头向前倾斜可以显示心尖五腔心切面，可见肺动脉起源于左心室（图 9.6，动图 9.6，动图 9.7）。在胸骨旁长轴切面显示位于前方的主动脉起源于右心室，后方的肺动脉起源于左心室从而确立大动脉转位的诊断（图 9.6，图 9.8）。肺血流通常不受限制，伴主肺动脉和中央肺动脉的显著扩张。这些患者的主动脉瓣和升主动脉通常＜肺动脉，特别是存在受限的室间隔缺损情况下。对于三尖瓣闭锁和心室动脉连接不一致的患者，必须仔细观察主动脉弓和主动脉峡部，因为主动脉弓部梗阻和缩窄在该亚型中较为常见（图 9.7，动图 9.9，动图 9.10）。

剑下切面对于明确心房间血流交通的定位和大小是很重要的，必须仔细观察，因为三尖瓣闭锁患者依赖于心房水平的右向左分流。要明确非受限的分流需要包含多普勒超声检查（第八章）。新生儿期剑下切面对于观察通过心室与大动脉连接的一致或不一致来区分三尖瓣闭锁Ⅰ型和Ⅱ型也是非常有帮助的。在心室与大动脉连接一致的患儿中，剑下短轴切面可以显示室间隔缺损、发育不良的右心室、右心室流出道和主肺动脉（图 9.8，动图 9.11，动图 9.12）。该切面对于采用多普勒超声检测右心室腔内、右心室流出道和肺动脉瓣口可能的梗阻也有帮助（动图 9.13）。在心室与大动脉连接不一致的新生儿中，剑下短轴切面可以观察起源于右心室的主动脉和与其平行走行的肺动脉（图 9.9，动图 9.14）。

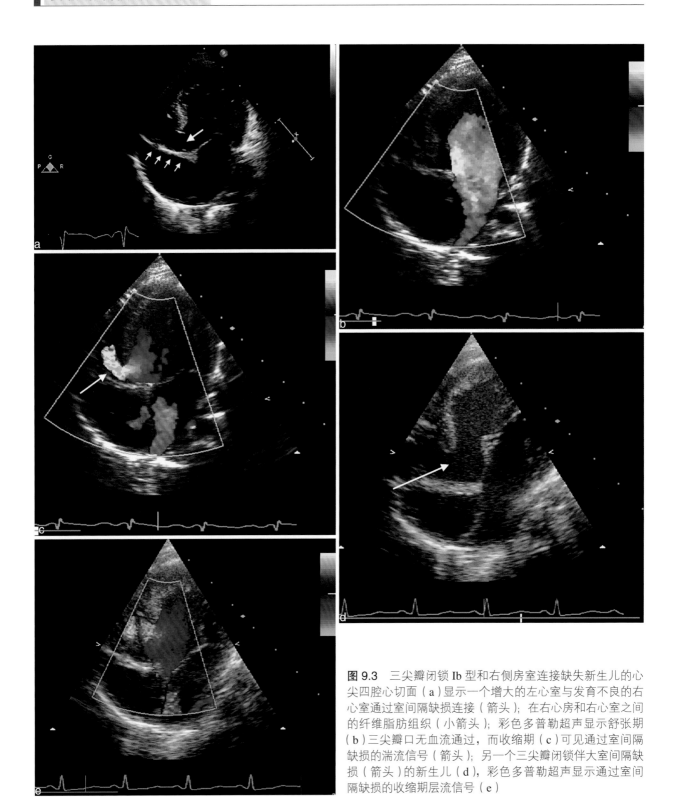

图 9.3 三尖瓣闭锁 Ib 型和右侧房室连接缺失新生儿的心尖四腔心切面（a）显示一个增大的左心室与发育不良的右心室通过室间隔缺损连接（箭头）；在右心房和右心室之间的纤维脂肪组织（小箭头）；彩色多普勒超声显示舒张期（b）三尖瓣口无血流通过，而收缩期（c）可见通过室间隔缺损的湍流信号（箭头）；另一个三尖瓣闭锁伴大室间隔缺损（箭头）的新生儿（d），彩色多普勒超声显示通过室间隔缺损的收缩期层流信号（e）

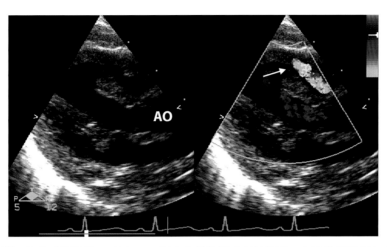

图 9.4 患有三尖瓣闭锁、心室动脉连接一致及 VSD 新生儿的胸骨旁长轴切面；主动脉起源于左心室，彩色多普勒超声显示穿过肌性 VSD 的限制型血流（箭头）；AO：主动脉

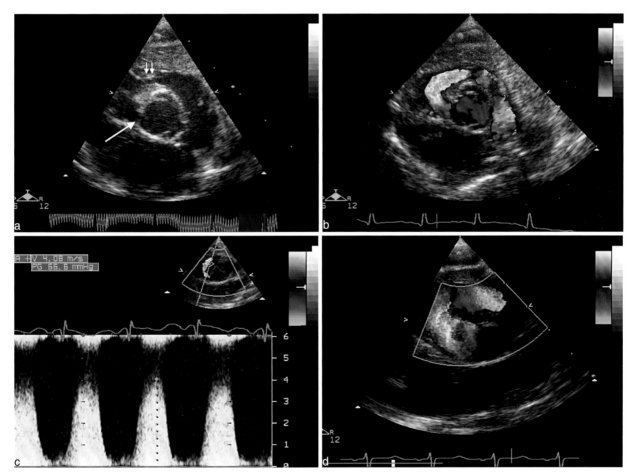

图 9.5 三尖瓣闭锁 I 型患者胸骨旁心底短轴切面显示小的室间隔缺损（大箭头）和在发育不良右心室（a）存在中部梗阻（小箭头），可由彩色多普勒超声所证实（b）；连续波多普勒超声获取室间隔缺损处高速血流频谱（c）；三尖瓣闭锁 Ic 型新生儿彩色多普勒显示大的室间隔缺损处非限制型血流无混叠或湍流现象（d）

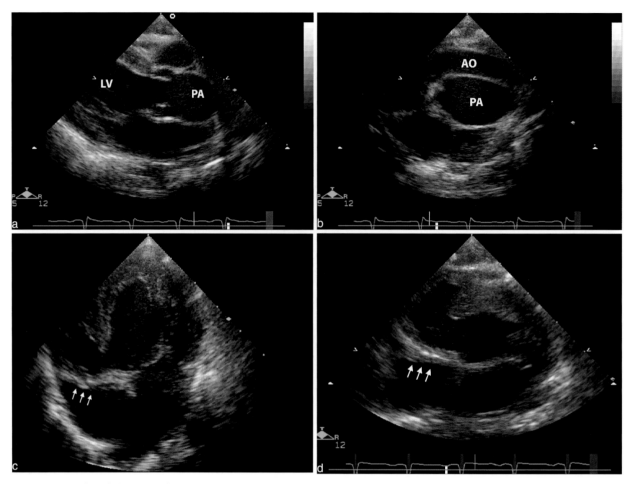

图 9.6 三尖瓣闭锁伴心室与动脉连接不一致（Ⅱc 型）的新生儿其胸骨旁长轴（a）切面显示起源于左心室（LV）的肺动脉（PA）；探头稍微往头侧偏转可以显示平行走行而显著扩张并位于后方的肺动脉和位于前方的主动脉（AO）（b）；右侧房室连接缺失的三尖瓣闭锁（小箭头）和大 VSD 在心尖四腔心切面（c）和胸骨旁短轴切面（d）均清晰显示

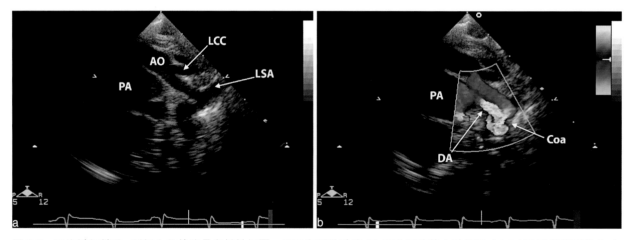

图 9.7 三尖瓣闭锁Ⅱc 型新生儿的胸骨旁长轴切面，显示左颈总动脉（LCC）远端的主动脉弓（AO）明显发育不良（a）；彩色多普勒显示通过缩窄的主动脉峡部（Coa）和受限的动脉导管（DA）湍流信号（b）；PA：肺动脉，LSA：左锁骨下动脉

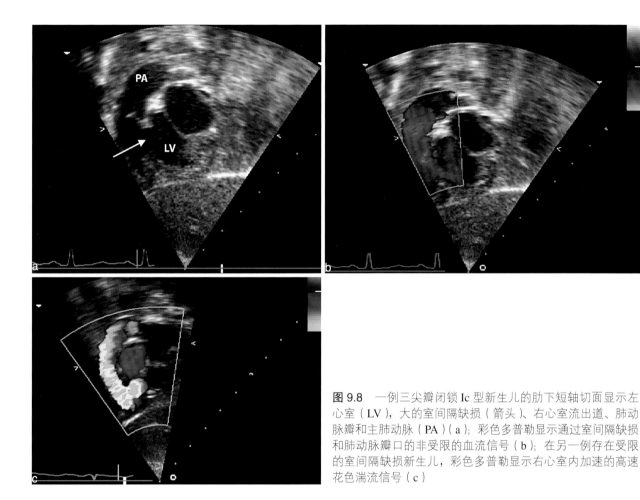

图 9.8 一例三尖瓣闭锁 Ic 型新生儿的肋下短轴切面显示左心室（LV），大的室间隔缺损（箭头）、右心室流出道、肺动脉瓣和主肺动脉（PA）（a）；彩色多普勒显示通过室间隔缺损和肺动脉瓣口的非受限的血流信号（b）；在另一例存在受限的室间隔缺损新生儿，彩色多普勒显示右心室内加速的高速花色湍流信号（c）

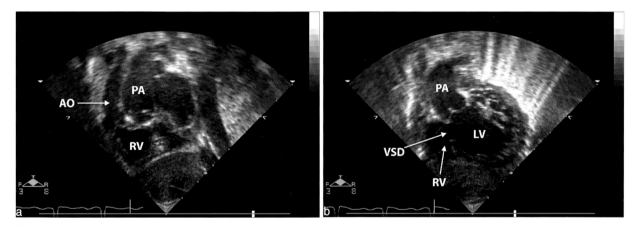

图 9.9 三尖瓣闭锁伴心室与大动脉连接不一致的新生儿，剑下短轴切面显示主动脉（AO）起源于发育不良的右心室（RV），以及平行走行的主动脉和扩张的肺动脉（PA）（a）；剑下冠状切面清晰显示起源于左心室（LV）的肺动脉（PA）及大的室间隔缺损（箭头）（b）

第三节　彩色多普勒超声心动图

彩色多普勒超声心动图对鉴别三尖瓣闭锁患者的几个重要病变是所必需的。四腔心切面，有助于检测室间隔缺损的位置。因室间隔缺损的大小而异，彩色多普勒可以显示较小室间隔缺损的加速血流信号和较大室间隔缺损不受限的血流信号（图9.3~图9.5，动图9.2）。

因大动脉的连接关系不同，室间隔缺损的大小具有完全不同的含义：在大动脉连接正常的患者（肺动脉起源于发育不良的右心室），受限的室间隔缺损血流将影响肺血流量。大动脉连接正常的新生儿，胸骨旁短轴切面是观察限制型室间隔缺损、右心室梗阻性肌束或肺动脉瓣水平处可能存在梗阻的最佳平面（图9.5，动图9.5）。然而，压差的定量仍然是脉冲波和连续波多普勒应用的主要领域（图9.5）。三尖瓣闭锁伴大动脉转位的患者，受限的室间隔缺损减少了流向主动脉的血流量。由于这些儿童中大血管的平行走行关系，胸骨旁长轴切面可以更好地观察主动脉瓣下区域（图9.6）。

评估右心室水平可能存在的梗阻也可以通过剑下声窗进行：剑下矢状切面可以观察发育不良的右心室整个长轴及其流出道（图9.8，图9.9，动图9.12，动图9.13）。因此，该平面也适用于脉冲波或连续波多普勒评估右心室血流及其心室与大动脉的连接关系。

所有三尖瓣闭锁的患者均存在心房水平右向左分流，剑下切面是观察房水平分流的最佳切面（动图9.15）。剑下矢状面和冠状切面彩色多普勒检查能够显示从前方右心房到后方左心房的血流，血流背向探头，因此编码为蓝色（第八章）。虽然彩色多普勒可以估计心房间血流束的大小，但应进一步采用脉冲波多普勒检查来评估分流的速度和血流模式。

三尖瓣闭锁新生儿的评估应包括对动脉导管的仔细检查。绝大多数三尖瓣闭锁患者存在左位主动脉弓和起源自主动脉弓下面的左位动脉导管（图9.10）。左位主动脉弓可通过观察无名动脉是否为主动脉第一个头侧分支并向右侧分支为右锁骨下动脉和右颈总动脉来确定。

如果室间隔缺损很小或不伴室间隔缺损，三尖瓣闭锁伴正常心室与大动脉连接（Ⅰ型）的患儿肺血流量取决于动脉导管是否通畅。彩色多普勒超声心动图可以评估动脉导管的通畅性和用于前列腺素 E_1 治疗的监测。三尖瓣闭锁伴心室大动脉连接不一致（Ⅱ型）的患者常伴发主动脉弓发育不全和（或）峡部缩窄（动图9.10）。三尖瓣闭锁伴大动脉转位的新生儿超声检查必须包括对远端主动脉弓进行仔细的彩色多普勒超声心动图评估（第二十一章）。在主动脉弓梗阻的情况下，于新生儿期需要保持动脉导管的通畅方能在手术前维持降主动脉的充分灌注。

第四节　脉冲波和连续波多普勒

三尖瓣闭锁伴大动脉正常起源的新生儿（Ⅰ型，心室大动脉连接一致型），通过对室间隔缺损和右心室流出道的多普勒检查可以对可能存在的肺血流受限进行定量分析。理想的状态是一定程度的肺血流受限既可以有效保护肺血管床免受体循环的压力，同时又允许有足够的肺血流量以防止发生严重的发绀。彩色多普勒检查对于指导频谱多普勒检测的取样定位至关重要；胸骨旁短轴切面是评估肺动脉血流的理想切面（图9.5）。检查重点应观察室间隔缺损和右心室流出道，这个切面允许在合理的角度范围内进行多普勒检测（图9.5）。另一个切面是剑下右心室短轴切面，因为该平面可以检查右心室的整个长轴及其流出道。

在非受限的、大的室间隔缺损患者，多普勒速度通常在 1~2.5 m/s 范围内。存在受限室间隔缺损的情况下流速增加，需要应用连续波多普勒进行检测。基于室间隔缺损的最大跨隔流速，可以使用简化伯努利方程进行收缩期肺动脉压的无创评估。

肺动脉收缩压 ＝ 体循环收缩压 － 室间隔缺损与右心室流出道之间的压差

在出生后最初几天，由于新生儿肺血管阻力较高，即使存在限制型室间隔缺损，室间隔缺损与右心室流出道的压差也很低。存在受限室间

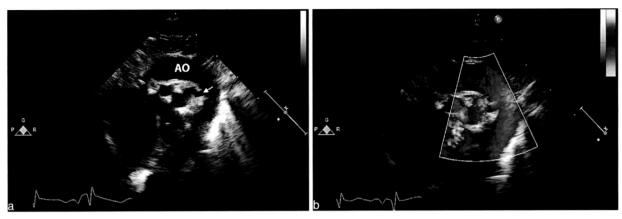

图 9.10 一例三尖瓣闭锁和肺血流明显梗阻（Ib型）的新生儿，胸骨上窝主动脉弓长轴切面可显示起源于主动脉弓（AO）下方纡曲走行的动脉导管（箭头）（a）；彩色多普勒超声心动图显示的不同血流方向进一步证实纡曲走行的动脉导管（b）

隔缺损的情况下，压差在出生后第一周增加，与肺动脉压的生理学降低一致。因此，在出生后最初几周内，室间隔缺损与右心室流出道之间的压差增加并不一定代表肺血流梗阻程度加重。未闭的动脉导管可提供额外的肺血流供应。动脉导管的多普勒血流速度反映的临床信息与其他类型的复杂性发绀型先天性心脏病如伴完整室间隔的肺动脉闭锁，或肺动脉闭锁伴室间隔缺损的动脉导管血流速度所代表的意义是相同的（第八章和第十二章）。通过对动脉导管最大流速的测量可以通过简化伯努利方程来无创评估收缩期肺动脉压。

肺动脉收缩压 = 体循环收缩压 – 动脉导管处的压差

三尖瓣闭锁伴心室与大动脉连接不一致的患者，由于主动脉起源于右心室，室间隔缺损水平的血流受限将阻碍血流进入主动脉。因此，室间隔缺损的多普勒检查对于检测可能存在的主动脉瓣下狭窄至关重要。可以在胸骨旁长轴切面和短轴切面完成。所有三尖瓣闭锁伴心室大动脉连接不一致的儿童都应仔细检查是否伴发主动脉缩窄。在动脉导管闭合的情况下，应仔细检查主动脉峡部，以确定是否存在主动脉缩窄（第二十一章）。

仅基于二维超声，可能难以或无法确定排除房间隔水平的血流受限。由于所有三尖瓣闭锁患者都依赖于无受限心房水平的右向左分流，因此仔细的彩色多普勒和脉冲波多普勒检查对评估房间隔的血流非常重要。脉冲波多普勒检查显示血流流向左心房。不受限制心房水平的分流表现为流速<1 m/s，并呈现与心动周期相关的时相性流速变化。

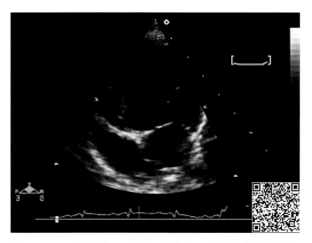

动图 9.1　一例患有三尖瓣闭锁和右心房室连接缺失的新生儿，心尖四腔心切面显示在右心房和右心室连接之间插入纤维脂肪组织；一个 VSD 将大的左心室和发育不全的右心室相连接

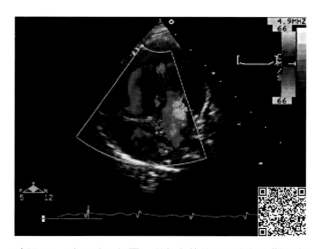

动图 9.2　在四腔心切面，彩色多普勒显示在舒张期没有血流通过三尖瓣；而在收缩期，可见湍流血流通过 VSD 从左心室到右心室（与动图 9.1 为同一例患者）

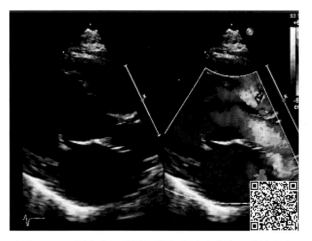

动图 9.3　一例患有三尖瓣闭锁和大动脉连接正常的患者，胸骨旁长轴切面显示主动脉起源于左心室；发育不全的右心室通过一个大的 VSD 与左心室相连

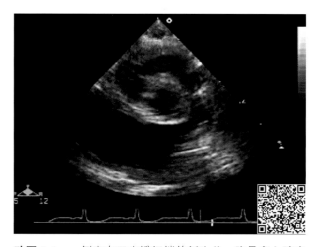

动图 9.4　一例患有三尖瓣闭锁的新生儿，胸骨旁心脏底部短轴切面显示右心房和右心室连接缺失；发育不全的右心室与肺动脉相连接

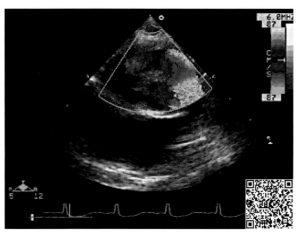

动图 9.5　在胸骨旁心脏底部短轴切面，彩色多普勒显示由于小的限制型 VSD，血流加速和在发育不全右心室的中部，血流梗阻；注意存在一个大的动脉导管，主肺动脉内有连续的血流信号（与动图 9.4 为同一例患者）

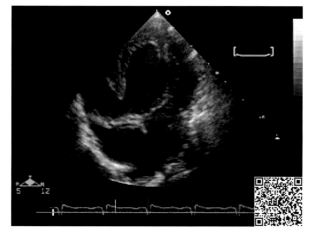

动图 9.6　在一例患有三尖瓣闭锁、大动脉正常连接和大的非限制型 VSD 的新生儿，心尖四腔心切面显示右侧房室连接缺失；由于过度的肺血流量，左心房和左心室明显扩大

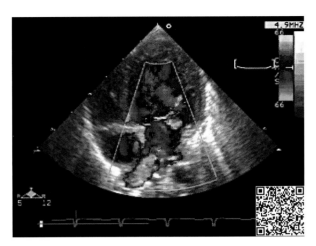

动图 9.7　在心尖四腔心切面，彩色多普勒显示肺静脉左心房内血流明显增加，证实有过度的肺血流量（与动图 9.6 为同一例患者）

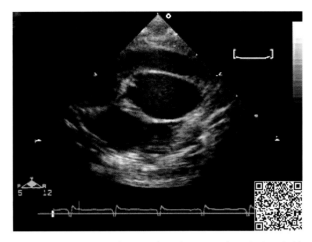

动图 9.8　在一例患有三尖瓣闭锁和心室动脉连接异常的新生儿，胸骨旁长轴切面显示大的肺动脉血流来自左心室，而较小的主动脉起源于前方的右心室（与动图 9.9，动图 9.10 为同一例患者）

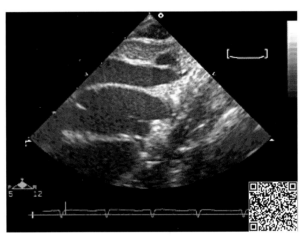

动图 9.9　在更偏向头侧位置扫描，显示前面的升主动脉转变至发育不全的主动脉弓；肺动脉和主动脉由一个大的动脉导管相连接（与动图 9.8，动图 9.10 为同一例患者）

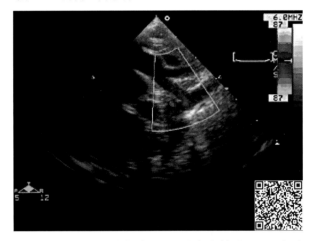

动图 9.10　在胸骨旁长轴切面，彩色多普勒显示无名动脉远端的主动脉弓发育不全；在左锁骨下动脉远端，发现某些加速的血流信号；此时，动脉导管是小的和限制型的（与动图 9.8，动图 9.9 为同一例患者）

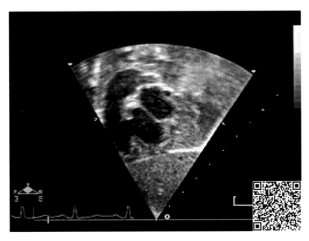

动图 9.11　在一例患有三尖瓣闭锁的新生儿，肋下短轴切面显示未梗阻的肺动脉起源于右心室，后者通过一个大的 VSD 与左心室相连接

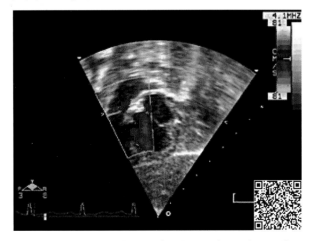

动图 9.12　在一例患有三尖瓣闭锁和大动脉正常连接的患者，于肋下短轴切面，彩色多普勒证实通过大的 VSD 的未梗阻血流和右心室流出道（与动图 9.11 为同一例患者）

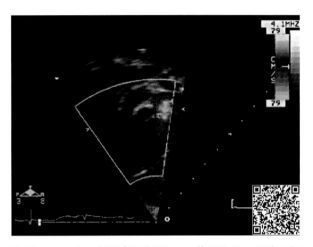

动图 9.13 在一例患有限制型 VSD 的新生儿，于肋下短轴切面，彩色多普勒显示通过 VSD 和发育不全右心室内的加速和湍流血流信号

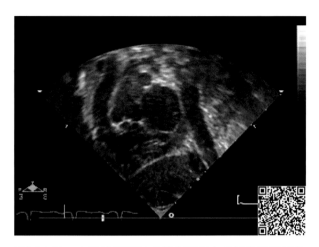

动图 9.14 在该例患有三尖瓣闭锁和心室动脉连接异常的新生儿，肋下短轴切面显示主动脉起源于右心室，以及平行走行的主动脉和扩张的肺动脉

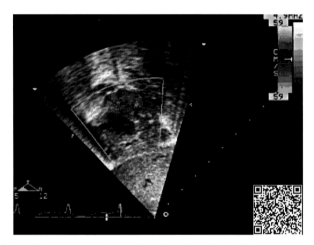

动图 9.15 在一例患有三尖瓣闭锁的新生儿，于肋下心房短轴切面，彩色多普勒显示通过卵圆孔，存在右向左分流；从上腔静脉回流的正常血流进入右心房（面向探头），显示为红色

（赵博文　楼海亚　译　　徐　琨　校）

第十章
Ebstein 畸形

第一节　解剖和血流动力学

Ebstein 畸形（埃勃斯坦畸形，亦称三尖瓣下移畸形）以三尖瓣叶移位和发育不良为特征，是一种罕见的畸形，在患结构性先天性心脏病患者中，患病率约为 0.5%[1~3]。大多数 Ebstein 畸形发生在心脏位置、房室连接及心室大动脉连接正常的情况下。然而，也有关于 Ebstein 畸形发生在心脏双重连接异常患者中的报道，其特点是心室转位，解剖右心室起到了主动脉瓣下心室的作用，因此，这些儿童的 Ebstein 畸形会影响到左侧房室瓣膜[4]。

Ebstein 畸形瓣膜移位通常局限于隔叶和后叶，前叶附着在房室交界处的正常位置（图10.1）。移位程度从轻微到严重不等。根据前叶的形态及隔叶和后叶的移位情况，Carpentier 对

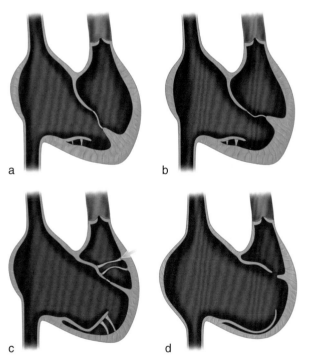

图 10.1　根据 Carpentier 等的 Ebstein 畸形的解剖学分型[5]（Carpentier 等 1988 年）；A 型：轻度后叶和隔叶移位，前叶较大且具有良好的活动度；B 型：后叶和隔叶的明显移位，导致增大的房化右心室；C 型：前叶瓣叶附壁粘连（箭头），活动受限；D 型：后叶和隔叶移位最大，功能性右心室非常小，房化右心室严重扩张（本示意图承蒙允许改编绘制 Abb. 16.1 Kapitel 16. In Schumacher, Hess, Bühlmeyer: *Klinische Kinderkardiologie*. 4. Auflage. Springer Verlag Heidelberg. 2008）

Ebstein 畸形进行分类，分为 4 种解剖类型[5]。瓣叶的移位和附着于右心室壁可能导致三尖瓣梗阻甚至闭锁[1,6]。

另外一种情况是严重的三尖瓣叶发育不良，即使存在不太明显的瓣膜移位，也可能导致严重的反流，以及右心房和右心室的明显扩大[7~12]。重度三尖瓣反流时，由于缺乏右心室至肺动脉的前向血流，而导致功能性肺动脉闭锁，这种功能性肺动脉闭锁须与肺动脉瓣解剖结构的梗阻相鉴别。肺动脉狭窄和肺动脉闭锁在 Ebstein 畸形患者中并不少见，其与预后不良相关[7,8,11,13,14]，由于肺血流量减少和心房水平的右向左分流（穿过卵圆孔或房间隔缺损）[1,4,15]，这些患者在新生儿期就出现明显的发绀，在这种情况下，肺血流依赖于未闭的动脉导管侧支灌注（逆灌）。

三尖瓣向心尖移位导致右心室部分房化（房化右心室），功能性右心室必然减小[7~9,16~18]。Ebstein 畸形的血流动力学结果取决于瓣叶向心尖移位的程度和功能性右心室的大小及是否存在三尖瓣梗阻和三尖瓣反流量[1,5]。新生儿期，肺血管阻力的生理性升高加重了这种血流动力学改变，出生后几周，随着肺血管阻力的下降通常会使右心室到肺动脉的前向血流显著改善，从而减少三尖瓣反流和心房水平的右向左分流[9,15]。这个过程可以通过使用肺血管扩张剂来维持。

与 Ebstein 畸形相关的心血管异常，除了常见的房间隔水平的异常（包括卵圆孔、继发孔型房间隔缺损）外，还包括肺动脉瓣狭窄或肺动脉闭锁、室间隔缺损、二尖瓣脱垂和主动脉缩窄[1,9]。

第二节　二维超声心动图

Ebstein 畸形诊断主要依靠超声心动图，在心尖四腔心切面中可以得到很好地显示（图 10.2，图 10.3，动图 10.1，动图 10.2，动图见本章末尾），此切面可见三尖瓣隔叶从房室交界处向心尖部移位[16,17]。三尖瓣隔叶向心尖部或向下移位超过 8 mm/m² （通过体表面积标化后），为 Ebstein 畸形的诊断标准[19,20]。在极端情况下，房室交界处几乎看不到任何瓣膜组织（动图 10.1，动图 10.2）。

右心房和房化右心室的面积与残余右心室、左心房和左心室的组合面积相比的比值，已被用于量化新生儿畸形的严重程度[7,8]。

　　1级（轻度）比值＜0.5；2级比值0.5~0.99；3级为重度，比值为1~1.49；4级为极重度，比值≥1.5。尽管内外科治疗在过去20年内显著改善了Ebstein畸形患者的预后[11,13,21~23]，但是Ebstein畸形在新生儿期伴发右心房和房化右心室重度扩张者（代表Celermajer分级的3级和4级）发病率和死亡率仍然较高[7,8,10,14]（动图10.3，动图10.4）。极端类型称为"wall-to-wall heart"这一术语，并常常与室间隔完整的肺动脉狭窄或肺动脉闭锁有关[10]。

　　胸骨旁右心室流入道长轴切面可以很好地观察三尖瓣后叶的移位（图10.4，动图10.5~动图10.7）。从这个角度看，三尖瓣后叶的附着点通常位于靠近冠状静脉窦的位置。Ebstein畸形的患者后叶的附着点从房室交界处向心尖有不同程度的

移位（图10.4）。剑下切面特别有助于观察后叶的移位[16,17,24]。此外，此切面还可以评估右心室流出道的梗阻情况（动图10.8，动图10.9）。

　　胸骨旁短轴切面能够进一步证实三尖瓣隔瓣室间隔的附着点向心尖移位（图10.6），另外，此切面可以显示冗长的前叶，但前叶基本不发生移位（图10.6）。此切面尚可以观察右心室流出道是否存在梗阻（图10.7，动图10.10，动图10.11）。梗阻可由三尖瓣前叶远端插入右心室前壁（所谓的"局灶性或线性附着"）或由于肺动脉瓣病变所致[5,6,17,18]。依据二维超声心动图对肺动脉瓣进行评估可能不足以确定肺动脉瓣是否正常开放、存在狭窄或闭锁（图10.8）。即使肺动脉瓣在形态学上正常且可以开放，但是在出现严重三尖瓣反流时，因从右心室到肺动脉的前向血流可能缺乏，以致发生功能性肺动脉瓣闭锁，此时就是逐帧分析肺动脉瓣的活动情况，也可能无法显示收缩期瓣叶的开放状态（图10.9）。

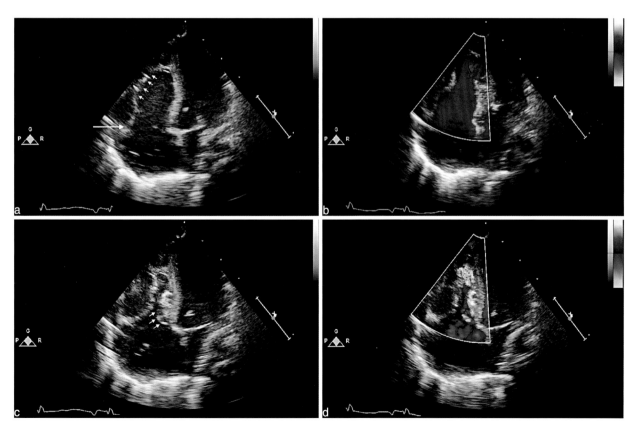

图 10.2　Ebstein 畸形新生儿的心尖四腔心切面（a）显示大的前叶（小箭头）起源于房室交界处（大箭头），舒张期（b）有效的三尖瓣口平面并不能良好的显示；收缩期显示增厚和发育不良的隔叶（箭头）附着在室间隔（c）；彩色多普勒超声心动图显示轻度三尖瓣反流，源于位于向心尖（d）附近移位的有效三尖瓣口平面

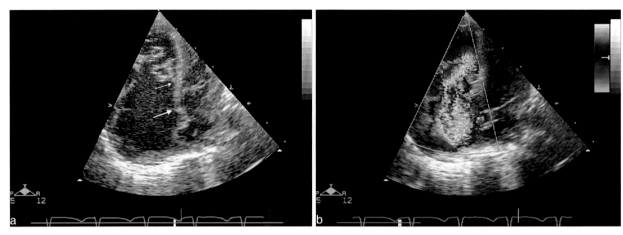

图 10.3 在一例新生儿的心尖四腔心切面（a）显示隔瓣的附着处（小箭头）从房室交界处（大箭头）向心尖明显移位，彩色多普勒显示重度三尖瓣反流

第三节 彩色多普勒超声心动图

彩色多普勒尤其在新生儿 Ebstein 畸形的诊断中起着非常重要的作用，可以检测通过三尖瓣的前向血流，定位有效的三尖瓣口，描述三尖瓣反流的程度，验证右心室流出道内前向血流是否存在，确定动脉导管内血流模式，并验证通过房间隔的分流。

对于严重的三尖瓣下移畸形，仅凭二维超声心动图很难定位瓣膜的功能平面（动图 10.1），反流束能更清晰显示瓣膜口的真实平面（图 10.2），根据反流束的宽度和反流束的长度定量三尖瓣反流的程度。严重三尖瓣发育不良的患者可能在新生儿期就出现重度三尖瓣反流，反流束可延伸至扩张的右心房后壁（动图 10.4）。

在胸骨旁短轴和长轴切面，应用彩色多普勒对肺动脉瓣的评估非常有帮助（图 10.8，图 10.9），需要逐帧分析来识别收缩期真正通过瓣膜的前向血流。在动脉导管未闭的情况下，动脉导管血流可逆灌进入主肺动脉，在功能性肺动脉闭锁患者中，彩色多普勒可显示从主肺动脉到右心室流出道的间歇性逆向血流，提示瓣膜是开放的[26,27]（图 10.9）。

对于 Ebstein 畸形新生儿，可能非常有必要通过前列腺素 E_1 维持动脉导管的长期通畅，直到肺血管阻力下降，右心室向肺动脉进行前向灌注增多[15]。在此情况下，彩色多普勒超声心动图有助于评估动脉导管的通畅性及动脉导管灌注肺血流的情况。绝大多数 Ebstein 畸形患者为正常左位主动脉弓，在胸骨上窝扫查主动脉弓，显示动脉导管走行于主动脉弓下方，并可探及持续的左向右分流。必须进行剑下切面扫查，观察房间隔水平血流分流方向。瓣膜移位明显、右心室流出道梗阻或严重三尖瓣反流的新生儿将显示典型或明显的经过卵圆孔或继发孔型 ASD 的右向左分流（图 10.10）。随着肺血管阻力的降低和右心室向肺动脉前向血流的增加，右向左分流量逐渐减少，并逐渐被左向右分流所取代。

第四节 脉冲波和连续波多普勒

特别是在新生儿期，多普勒超声提供了有关 Ebstein 畸形患者血流动力学的重要信息，可以用来解决以下问题：

- 通过测量三尖瓣反流评价右心室收缩压
- 确定右心室流出道前向血流和测定右心室流出道压差
- 通过测量动脉导管最大流速无创估测肺动脉收缩压
- 确认房间隔水平的分流

使用简化的伯努利方程，通过测量三尖瓣反流的峰值速度来确定右心室收缩压（图 10.6）。

右心室收缩压 = 4 ×（三尖瓣反流峰值流速）² + 右心房平均压

138

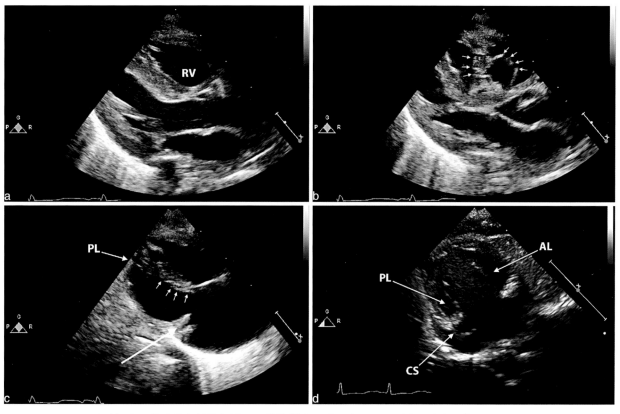

图 10.4 Ebstein 畸形新生儿的胸骨旁长轴切面显示收缩期（a）右心室（RV）增大，在舒张期（b）更明显；由于向心尖移位，在舒张期三尖瓣瓣叶（小箭头）可以清晰显示；胸骨旁右心室流入道长轴切面（c）显示后叶（PL）从房室连接处和冠状静脉窦处（箭头）向心尖严重移位；正常新生儿（d）的后叶（PL）起源于靠近冠状窦（CS）的房室交界处；AL：前叶

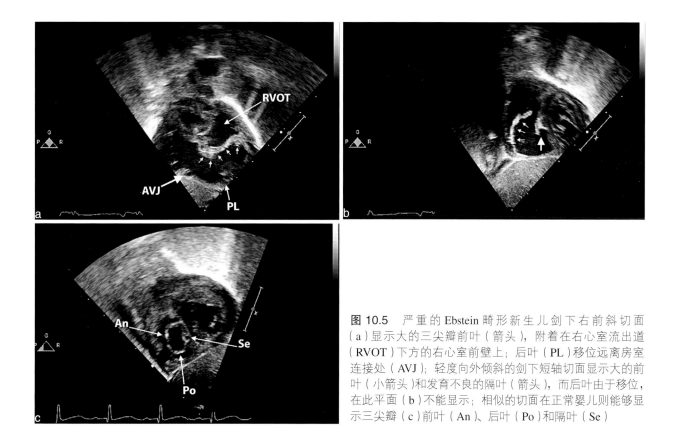

图 10.5 严重的 Ebstein 畸形新生儿剑下右前斜切面（a）显示大的三尖瓣前叶（箭头），附着在右心室流出道（RVOT）下方的右心室前壁上；后叶（PL）移位远离房室连接处（AVJ）；轻度向外倾斜的剑下短轴切面显示大的前叶（小箭头）和发育不良的隔叶（箭头），而后叶由于移位，在此平面（b）不能显示；相似的切面在正常婴儿则能够显示三尖瓣（c）前叶（An）、后叶（Po）和隔叶（Se）

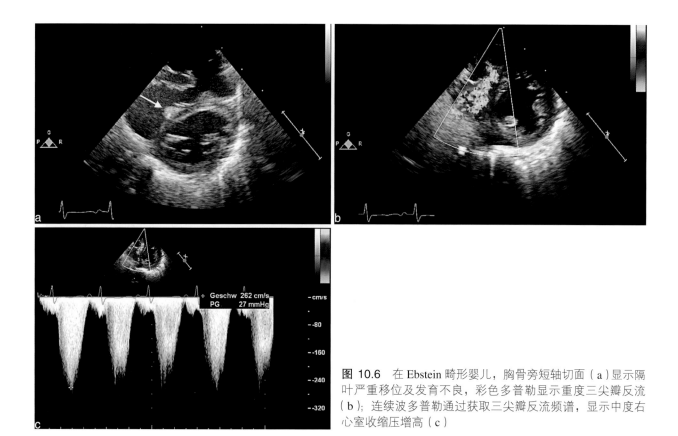

图 10.6 在 Ebstein 畸形婴儿，胸骨旁短轴切面（a）显示隔叶严重移位及发育不良，彩色多普勒显示重度三尖瓣反流（b）；连续波多普勒通过获取三尖瓣反流频谱，显示中度右心室收缩压增高（c）

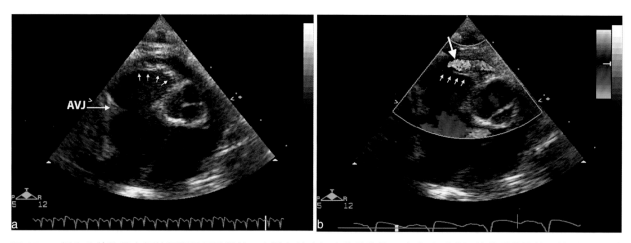

图 10.7 新生儿的胸骨旁短轴切面显示冗长的三尖瓣大前叶与小的移位的隔叶（a）形成闭锁的膜状结构（箭头）；因瓣膜闭锁（小箭头），彩色多普勒超声心动图显示收缩期无三尖瓣反流，而右心室流出道的前向血流（大箭头）来源于肌部 VSD（b）的左向右分流；AVJ：房室连接

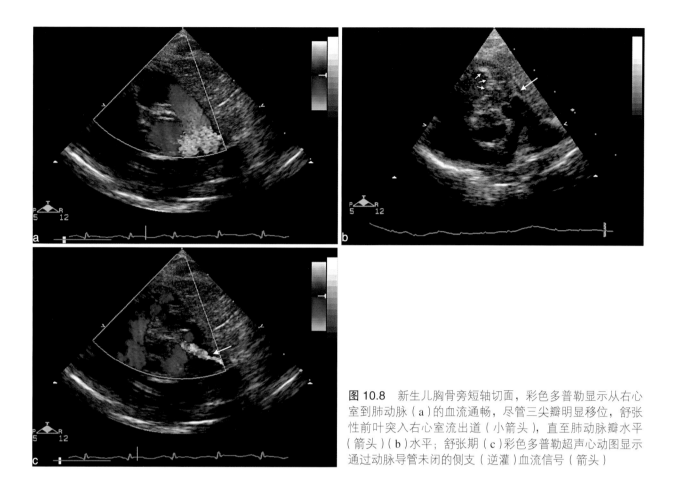

图 10.8 新生儿胸骨旁短轴切面，彩色多普勒显示从右心室到肺动脉（a）的血流通畅，尽管三尖瓣明显移位，舒张性前叶突入右心室流出道（小箭头），直至肺动脉瓣水平（箭头）（b）水平；舒张期（c）彩色多普勒超声心动图显示通过动脉导管未闭的侧支（逆灌）血流信号（箭头）

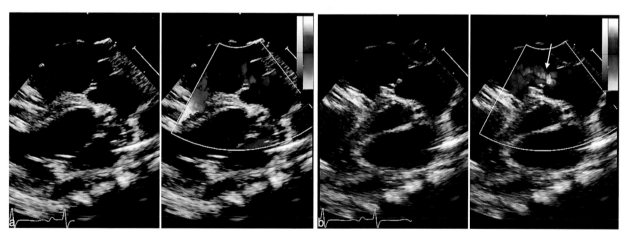

图 10.9 Ebstein 畸形新生儿胸骨旁长轴切面显示右心室流出道功能性肺动脉闭锁，瓣叶未分离，收缩期无血流（a）；舒张期显示轻微肺动脉瓣反流（箭头），提示瓣膜是开放的（b）

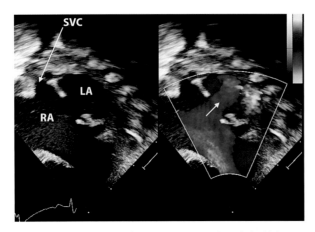

图 10.10 在 Ebstein 畸形新生儿剑下右心房短轴切面，彩色多普勒超声心动图显示右心房明显扩张及房间隔水平右向左分流信号（箭头）；LA：左心房，SVC：上腔静脉；RA：右心房

在刚出生几天，当右心室压力仍因肺血管阻力高而升高时，需要采用连续波多普勒测量三尖瓣反流的高速血流。随着肺血管阻力的降低和右心室压力的降低，三尖瓣反流速度随之降低，可以用脉冲波多普勒来测量。脉冲波多普勒可用于

检测和评价右心室流出道和主肺动脉内前向血流。大多数患者不伴肺动脉瓣狭窄，尽管肺动脉瓣并未闭锁且形态正常，但当存在大量的三尖瓣反流时，因为右心室射入肺动脉的前向血流明显减少，进而导致功能性肺动脉瓣闭锁。在这种情况下，如果脉冲波多普勒在右心室流出道检测到少量的肺动脉瓣反流，提示肺动脉瓣是开放的 [25~27]。

动脉导管血流频谱显示持续左向右分流，通过评估导管的最大收缩压差可以估计肺动脉收缩压。

肺动脉收缩压 = 体循环动脉收缩压 – 收缩期动脉导管压差

流速和无创测定的压差随肺血管阻力的下降而增加。剑下切面可以很好地显示房间隔水平的分流。在瓣膜移位明显、右心室流出道严重梗阻或严重三尖瓣反流的新生儿中，出现经卵圆孔或继发孔型 ASD 的右向左分流，随着肺血管阻力的降低和右心室向肺动脉前向血流增多，右向左分流量减少，随后双向分流，最后被左向右分流所取代。

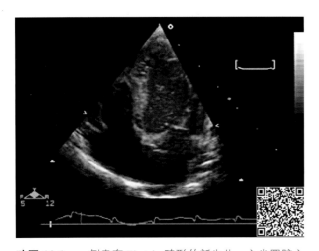

动图 10.1 一例患有 Ebstein 畸形的新生儿，心尖四腔心切面显示从房室交界的平面看，存在严重的三尖瓣移位；在心尖四腔心切面，未显示有效的三尖瓣口平面；中心线漂浮在右心房，房间隔膨胀瘤凸向左心房

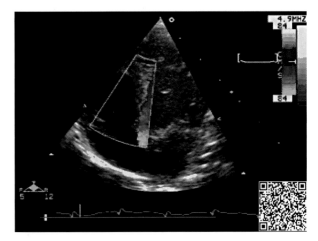

动图 10.2 在心尖四腔心切面，彩色多普勒显示通过三尖瓣的流入血流；在此切面，三尖瓣反流不明显，但是不能肯定评价，因为三尖瓣向心尖移位，三尖瓣口不能被显示（与动图 10.1 为同一例患者）

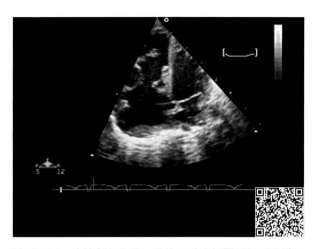

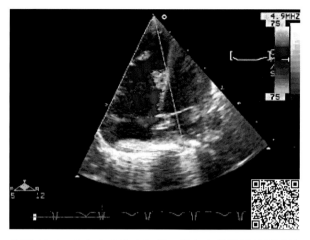

动图 10.3　在该例新生儿，心尖四腔心切面显示三尖瓣隔叶严重发育不良，向心尖黏附和移位；三尖瓣前叶大，由于与壁附着，限制了其运动；右心房和右心室扩大

动图 10.4　在心尖四腔心切面，彩色多普勒显示严重的三尖瓣反流（与动图 10.3，动图 10.5 为同一例患者）

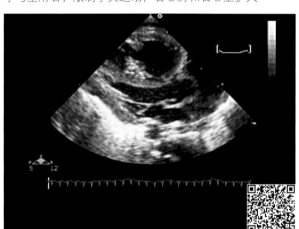

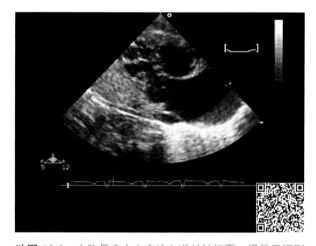

动图 10.5　于胸骨旁长轴切面扫查，在左心室流出道平面，显示严重的右心室扩张。探头向右倾斜至胸骨旁右心室流入道长轴切面，可见三尖瓣后叶从房室交界明显移位，冠状静脉窦面向右心室心尖部（与动图 10.3，动图 10.4，动图 10.6 为同一例患者）

动图 10.6　在胸骨旁右心室流入道长轴切面，很易于识别三尖瓣后叶的明显移位。这是评价三尖瓣后叶最重要的平面（与动图 10.3~ 动图 10.5，动图 10.7 为同一例患者）

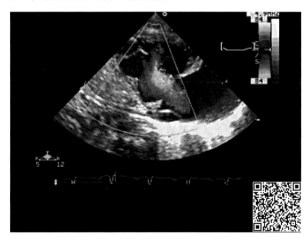

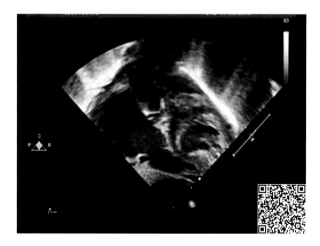

动图 10.7　在胸骨旁右心室流入道长轴切面，彩色多普勒证实有效的三尖瓣口向心尖部移位，并显示中度三尖瓣反流（与动图 10.3~ 动图 10.6 为同一例患者）

动图 10.8　一例患有严重 Ebstein 畸形的新生儿，在肋下冠状切面可见三尖瓣后叶从三尖瓣环向心尖部明显移位

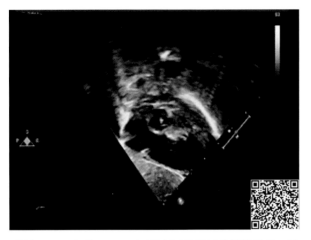

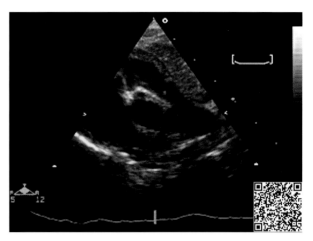

动图 10.9 在肋下 RAO 切面也可见明显的瓣膜移位。该平面也可显示大的三尖瓣前叶（与动图 10.8 为同一例患者）

动图 10.10 在该例患有 Ebstein 畸形的新生儿，胸骨旁短轴切面显示一个大的三尖瓣前叶附着到右心室的前壁

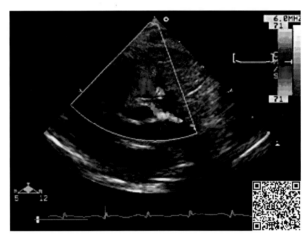

动图 10.11 在胸骨旁短轴切面，彩色多普勒显示尽管舒张期三尖瓣前叶凸进右心室流出道，但从右心室进入肺动脉的血流并未受到梗阻；注意舒张期血流通过一条小的限制型未闭的动脉导管进入肺动脉（与动图 10.10 为同一例患者）

（赵博文 潘 美 译 徐 琨 校）

第十一章

法洛四联症

第一节　解剖和血流动力学

法洛四联症是最常见的发绀型先天性心脏畸形，占先天性心脏病患者 2.5% [1, 20~23]。法洛四联症的各种解剖学特征可以用漏斗部间隔向前上方偏移来解释 [3~5]。由于这种向前移位，漏斗部间隔无法与其余室间隔相连接，导致大的膜周部室间隔缺损形成（图 11.1）。此外，漏斗状间隔偏移导致主动脉向右侧移位，并骑跨于大的室间隔缺损之上。只有在非常罕见的情况下，室间隔缺损可能是限制型的，如由于三尖瓣附属结构的阻塞 [6, 7]，这种情况可导致明显的右心室压力增高和过度右心室肥大。

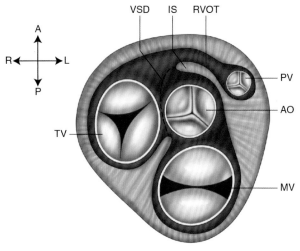

图 11.1　超声心动图胸骨旁短轴切面显示法洛四联症患者的漏斗部 / 流出道出口间隔（IS）示意图：漏斗部间隔向前偏移导致的瓣下右心室流出道（RVOT）狭窄，主动脉右侧移位和主动脉下方错位的巨大室间隔缺损 VSD（虚线）；在胎儿期，由于血流优先流向主动脉，故主动脉瓣膜＞肺动脉瓣膜（PV）；TV，MV：三尖瓣，二尖瓣（引自教科书 Congenital Heart Disease，心血管病教科书，第一卷，主编 Freedom, Mawson, Yoo, Benson, Futura 出版公司，1997）

骑跨程度差别较大，两条动脉可均发自右心室 [3, 8]。依据心室大动脉的连接关系，后种情况应该归类为右心室双出口。偏移的漏斗部室间隔导致右心室流出道狭窄是肺动脉瓣下狭窄发生的基本原因 [4, 5]。这种解剖学特点导致主动脉较粗而主肺动脉相对较细，心室的血液优先流入主动脉这种解剖学特点导致血液优先流向较粗的主动

脉而主肺动脉相对较细，两条大动脉内径明显存在差异，这种现象在胎儿期就已经明显存在。在很多患者中，异常的右心室流出道肌束、肺动脉瓣环发育不全、肺动脉瓣狭窄、主肺动脉和中央肺动脉发育不全进一步加剧漏斗部梗阻 [3]。

在新生儿期，大多数法洛四联症患者存在右心室流出道中度梗阻，室间隔缺损以左向右分流为主。因此，80% 的新生患儿无发绀，但在婴儿和儿童的成长过程中逐渐出现发绀。先天性心脏病的诊断是基于胸骨左缘上部的喷射性杂音，这是由右心室流出道的湍流血流产生的。随着新生儿期肺血管阻力的下降，肺部血流量增加，右心室和肺动脉之间压差也增加。出生前几天，通过右心室流出道的流速增加并不一定反映右心室流出道阻塞的严重程度在增加。由于偏移的漏斗部室间隔为肌肉结构，其往往在大多数法洛四联症患儿中逐渐肥大，导致瓣下右心室流出道的梗阻程度加重。此外，在运动和压力负荷增加时，漏斗部梗阻程度会加重。

法洛四联症患儿中，约有 20% 由于严重的右心室流出道梗阻，在新生儿期就已经出现发绀症状，梗阻位置可能位于瓣膜水平或瓣下水平。一旦新生儿动脉导管开始缩窄，右心室流出道严重梗阻的患儿发绀就会变得明显。这些患儿可以用前列腺素 E_1 治疗缓解症状并在新生儿期接受手术治疗。新生儿期患儿的临床表现差异很大，从轻度右心室流出道梗阻伴肺动脉血流增加的新生儿，到室间隔缺损型肺动脉闭锁的患儿，发绀的进展是不同的（第十二章）。

肺动脉通常较细，甚至发育不良。中央肺动脉狭细的患儿，由较大的主 - 肺动脉侧支动脉（MAPCAs）供应肺血流 [9]，左或右肺动脉可能中断，一支肺动脉可以直接起源于升主动脉，或通过导管与主动脉弓相通，或来自无名动脉基底部 [3, 10]。

法洛四联症可伴发房室间隔缺损。在大多数情况下，伴发房室间隔缺损的法洛四联症患儿往往伴发 21—三体综合征或其他染色体异常 [11~13]。

法洛四联症伴肺动脉瓣缺如是一种罕见畸形。它的特点是没有肺动脉瓣叶结构，是由残迹

结节所代替。由于肺动脉瓣功能障碍，此类患者同时存在肺动脉狭窄和反流导致中央肺动脉瘤样扩张。患有此畸形的新生儿发病和死亡的原因是由于扩张的中央肺动脉压迫支气管导致严重的呼吸窘迫[8,14,15]。

法洛四联症患者中有30%伴右位主动脉弓[3,12]。大多数法洛四联症患儿动脉导管起源于主动脉弓的内侧。少数起源于无名动脉基底部。

法洛四联症属于圆锥动脉干畸形，通常与22q11.2微缺失综合征有关。据报道，法洛四联症不伴发肺动脉瓣闭锁的患儿，单倍体22q11.2发生率为6%~23%[12,16~18]。然而，其发生率低于伴有肺动脉闭锁和室间隔缺损者，尤其是那些通过较大的主 - 肺动脉侧支动脉供应肺血流的患儿。

在法洛四联症患儿中，13%病例会出现主动脉弓对侧的锁骨下动脉异常，包括异常起源于降主动脉，孤立性锁骨下动脉，导管远端起自肺动脉或颈侧起自颈动脉[12]。

由于在染色体22q11.2缺失的患儿中更容易出现锁骨下动脉异常，因此出现该类异常时应高度警惕以上染色体微缺失的可能[12,17~19]。

第二节　二维超声心动图

二维超声心动图诊断法洛四联症并不困难。在胸骨旁左心室长轴切面易于显示大的室间隔缺损（图11.2，动图11.1，动图见本章末尾）。虽然二尖瓣前叶与主动脉根部后壁之间仍相连续，但主动脉却骑跨在对位错位的大的膜周部室间隔缺损之上。将探头朝向左肩方向稍调整角度即可获取胸骨旁右心室流出道长轴切面，该切面显示由于漏斗部室间隔前向移位而导致的右心室流出道梗阻（图11.2，动图11.2~ 动图11.4）。

在患法洛四联症的新生儿中，其心尖四腔心切面显示的心房和心室大小基本正常。随着年龄的增长，右心室壁肥厚开始明显。在大多数病例中，房室瓣结构基本正常（图11.3），因此在心尖四腔心切面上很容易漏诊室间隔缺损。在四腔心切面的基础上向前调整探头方向将获取五腔心切

面，该切面可清楚地显示大的室间隔缺损及主动脉骑跨（图11.3，动图11.5）。在同时患有法洛四联症和房室间隔缺损罕见病例中，心尖四腔心切面可显示共同房室瓣、原发性房间隔缺损及流入道的室间隔缺损（图11.3）。

胸骨旁心底短轴切面是显示法洛四联症基本病理改变的最佳切面：该切面显示邻近三尖瓣大的室间隔缺损，以及漏斗部室间隔前向移位（图11.4，动图11.6）。仔细评估右心室流出道切面有助于辨别瓣下型及瓣膜型流出道梗阻（动图11.7~动图11.9）。

准确测量肺动脉环及主肺动脉内径至关重要，其决定了外科矫正手术是否要跨瓣环扩张右心室流出道。评估右心室流出道梗阻患儿的瓣膜下结构对其治疗管理具有非常重要的临床意义（图11.4）。由于肌性梗阻在压力负荷和儿茶酚胺刺激下可能加重，因此存在严重漏斗部梗阻的婴儿比瓣膜狭窄为主的婴儿缺氧的风险更高。

在限制型室间隔缺损的罕见病例中，三尖瓣附属的过多组织阻塞室间隔缺损口可在胸骨旁长轴切面，心尖五腔心切面和胸骨旁短轴切面进行显示（图11.5，动图11.10）。

稍向头侧方向偏转探头获得肺动脉分叉水平的短轴切面（图11.6，动图11.11）对于显示左右肺动脉主干内径，以及寻找靠近动脉导管连接处的左肺动脉存在的梗阻十分重要[20~22]。中央肺动脉的分支可不相连续，一支肺动脉可以直接起源于降主动脉，或经开放的动脉导管起自主动脉弓，或来自无名动脉基底部[3,10]。

由于30%的法洛四联症患者同时合并右位主动脉弓，因此需要常规评估主动脉弓以确定其是左位或右位。以高位胸骨旁或胸骨上窝短轴切面的升主动脉的横截面为起点，逆时针旋转探头即可显示正常的左主动脉弓。在右位主动脉弓患者中，应顺时针旋转探头以获取主动脉弓长轴切面（图11.7，动图11.12）。正常的左位主动脉弓的特征是无名动脉作为第一分支直接起自升主动脉并向右走行，随后分为右颈总动脉和右锁骨下动脉。在右位主动脉弓的患者中，无名动脉作为第一分支以镜像模式起自升主动脉并向左走行，随

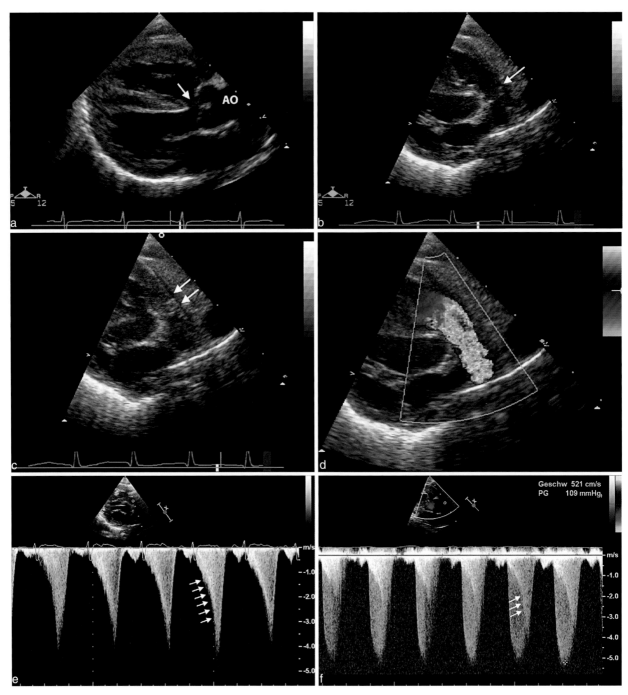

图 11.2 法洛四联症患儿胸骨旁左心室长轴切面（a），显示大的膜周部对位错位的室间隔缺损（箭头）及主动脉骑跨；胸骨旁右心室流出道长轴切面（b），显示相对较细的主肺动脉及肺动脉瓣发育不良（箭头）收缩晚期明显的重度瓣下梗阻（c）；彩色多普勒显示漏斗部水平开始的血流速度增加（d）；连续波多普勒在漏斗部水平探测到收缩期持续加速的高速血流（e），体现了动力性肌性梗阻的特征（箭头）；肺动脉瓣水平的多普勒血流显示相互重叠的两条不同的血流频谱（箭头），表明在该瓣膜水平也存在梗阻（f）

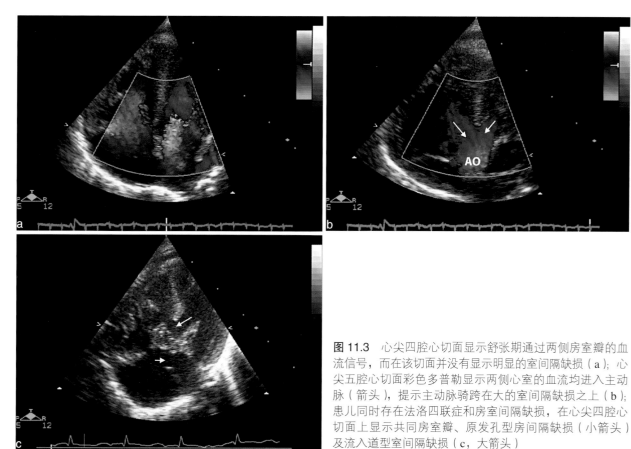

图 11.3 心尖四腔心切面显示舒张期通过两侧房室瓣的血流信号，而在该切面并没有显示明显的室间隔缺损（a）；心尖五腔心切面彩色多普勒显示两侧心室的血流均进入主动脉（箭头），提示主动脉骑跨在大的室间隔缺损之上（b）；患儿同时存在法洛四联症和房室间隔缺损，在心尖四腔心切面上显示共同房室瓣、原发孔型房间隔缺损（小箭头）及流入道型室间隔缺损（c，大箭头）

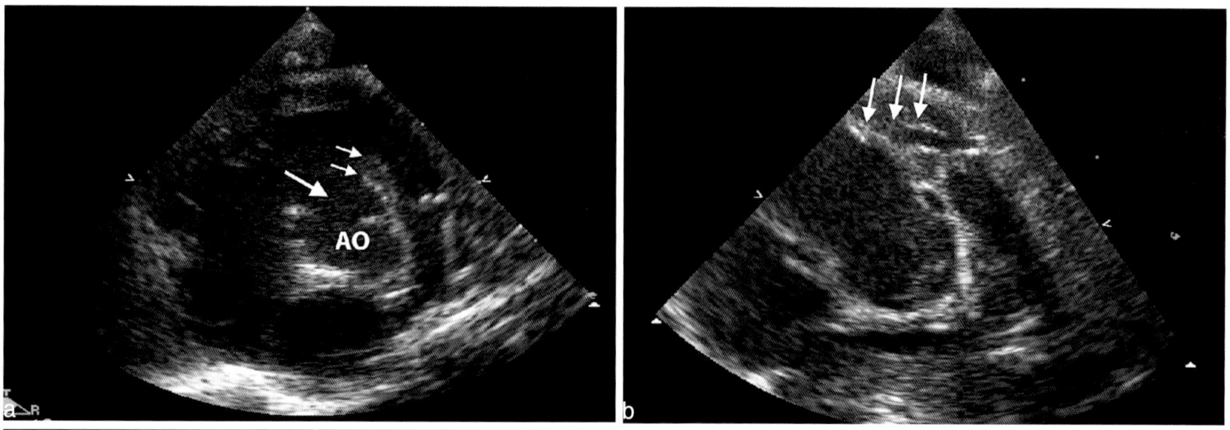

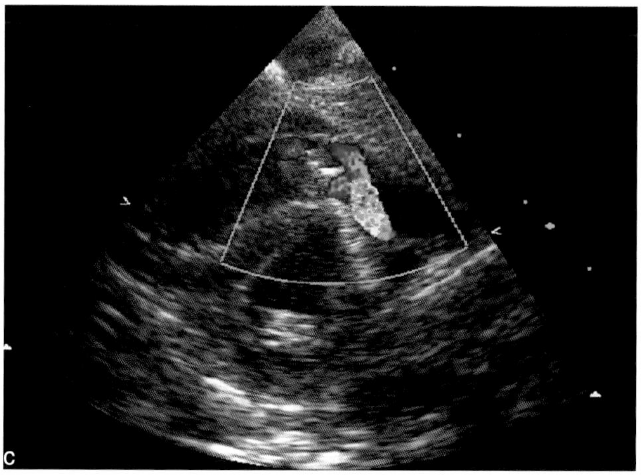

图 11.4 胸骨旁短轴切面显示漏斗部室间隔向前移位（小箭头），室间隔缺损（a，大箭头）；另一例新生儿流出道室间隔重度向前移位，从而导致严重的右心室流出道梗阻（b，箭头），彩色多普勒显示收缩期该处血流束细窄，进一步确认存在流出道梗阻（c）

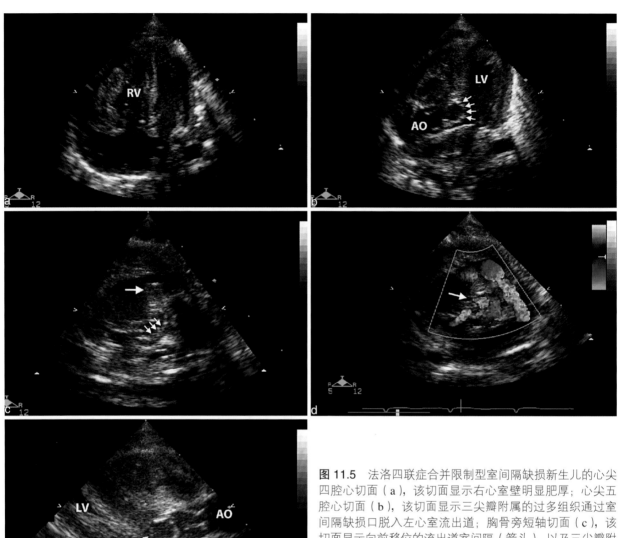

图11.5 法洛四联症合并限制型室间隔缺损新生儿的心尖四腔心切面（a），该切面显示右心室壁明显肥厚；心尖五腔心切面（b），该切面显示三尖瓣附属的过多组织通过室间隔缺损口脱入左心室流出道；胸骨旁短轴切面（c），该切面显示向前移位的流出道室间隔（箭头），以及三尖瓣附属的过多组织阻塞巨大室间隔缺损口；彩色多普勒显示了右心室流出道梗阻及室间隔缺损处（箭头）血流受阻的高速彩色血流信号（d）；胸骨旁长轴切面（e），进一步确认三尖瓣附属的过多组织脱入左心室流出道；由于右心室压力超过体循环导致左心室被挤压

后分为左颈总动脉和左锁骨下动脉。彩色多普勒超声心动图有助于右位主动脉弓及左位无名动脉的识别（图11.7，动图11.13）。动脉导管可以起自主动脉弓的下方（动图11.14，动图11.15）或起自无名动脉的基底部。

剑下切面可提供右心室流出道梗阻的相关重要信息[5, 6, 23, 24]。漏斗部室间隔的前向移位所造成的肺动脉瓣下狭窄，可在剑突下短轴切面及剑突下右前斜切面进行观察。另外，剑下右前斜切面能够观察大的膜周部室间隔缺损。剑突下冠状切面也能够显示大的室间隔缺损和主动脉骑跨（图

11.8，动图11.8）。

在法洛四联症合并肺动脉瓣缺如的患者中，胸骨旁长轴、短轴及心尖四腔心切面均能显示法洛四联症的典型特征，包括大的膜周室间隔缺损、主动脉右移并骑跨室间隔，以及漏斗部间隔前向移位。胸骨旁右心室流出道短轴切面显示肺动脉瓣环狭窄及主肺动脉、中央肺动脉的明显扩张（图11.9，动图11.19，动图11.20）。这种肺动脉的显著扩张与典型法洛四联症患者完全相反，后者肺动脉明显缩窄或发育不全（图11.9，图11.10）。

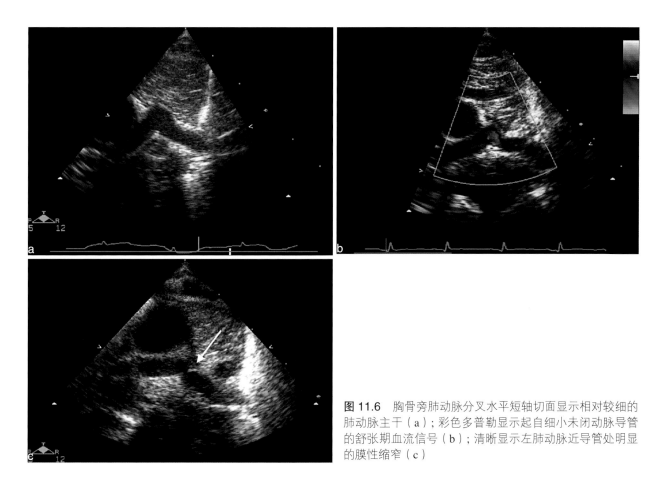

图 11.6　胸骨旁肺动脉分叉水平短轴切面显示相对较细的肺动脉主干（a）；彩色多普勒显示起自细小未闭动脉导管的舒张期血流信号（b）；清晰显示左肺动脉近导管处明显的膜性缩窄（c）

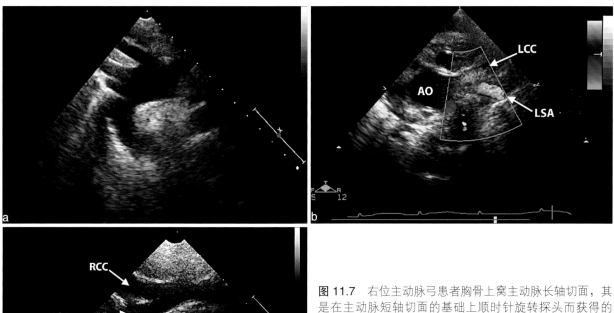

图 11.7　右位主动脉弓患者胸骨上窝主动脉长轴切面，其是在主动脉短轴切面的基础上顺时针旋转探头而获得的（a）；第一分支为头臂干，其长轴切面，彩色多普勒显示左无名动脉分支为左颈总动脉和左锁骨下动脉（b）；正常左位主动脉弓患者，其主动脉弓的第一分支头臂干为右无名动脉分支为右锁骨下动脉和右颈总动脉（c）；LCC：左颈总动脉，RCC：右颈总动脉，LSA：左锁骨下动脉，RSA：右锁骨下动脉

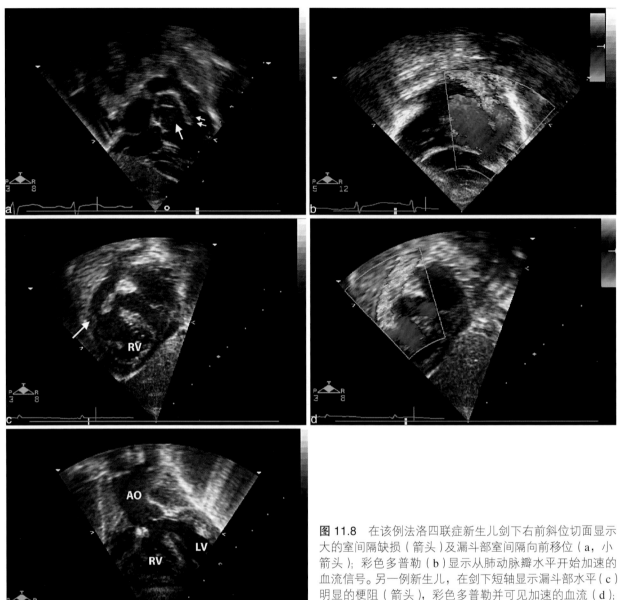

图 11.8 在该例法洛四联症新生儿剑下右前斜位切面显示大的室间隔缺损（箭头）及漏斗部室间隔向前移位（a，小箭头）；彩色多普勒（b）显示从肺动脉瓣水平开始加速的血流信号。另一例新生儿，在剑下短轴显示漏斗部水平（c）明显的梗阻（箭头），彩色多普勒并可见加速的血流（d）；剑下长轴切面（e）显示大的室间隔缺损和主动脉（AO）骑跨；RV：右心室，LV：左心室

第三节　彩色多普勒超声心动图

在胸骨旁长轴切面及心尖四腔心切面，应用彩色多普勒超声可以清晰显示巨大室间隔缺损的血流特征，由于主动脉骑跨在巨大的膜周部室间隔缺损之上，彩色多普勒显示左右心室均向主动脉射血（图 11.13）。在新生儿期，大多数患者的室间隔缺损以左到右分流为主，此特征可以在胸骨旁短轴切面进行观察。在彩色多普勒模式下仔细扫查整个室间隔，以排除其他的肌部室间隔缺损。法洛四联症患者大的膜周室间隔缺损使得左右心室收缩压均衡。由于左右心室压差消失，肌部室间隔缺损表现为低速分流信号。为了显示这些低速分流束，需要调低彩色多普勒标尺（脉冲重复频率），显示速度一般调至 20~40 cm/s。筛查肌部室间隔缺损需在胸骨旁短轴切面自心底向心尖，在心尖四腔心切面从后至前进行缓慢扫查和仔细观察。在罕见的限制型膜周部室间隔缺损病例中，彩色多普勒则显示右向左分流的加速血流信号（图 11.5）。

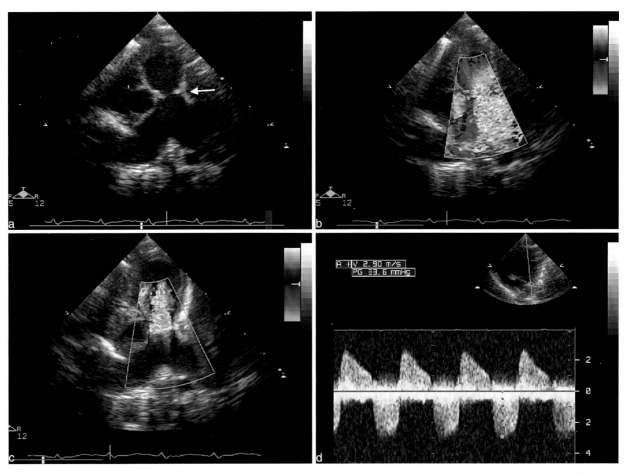

图 11.9 法洛四联症合并肺动脉瓣缺如患儿胸骨旁短轴切面显示肺动脉瓣环水平发育不良的纤维结节状残迹（箭头）和主肺动脉、中央肺动脉的严重病理性扩张（a）；彩色多普勒显示收缩期的肺动脉内向前湍流信号（b）；彩色多普勒显示舒张期的重度肺动脉反流信号（c）；连续多普勒明确显示这种血流往反流动（来回穿梭）的模式（d）

彩色多普勒在评估右心室流出道切面时，通过观察层流信号转为加速的湍流信号的变化点以帮助定位梗阻的起始部位（图 11.2，图 11.4，动图 11.9，动图 11.21）。在新生儿中，阻塞通常主要位于瓣膜水平。随着年龄的增长，大多数患者将伴发漏斗部梗阻，梗阻的部位常位于漏斗部间隔前向移位的顶端靠近右心室前壁处（图 11.2，图 11.4，动图 11.21）。

应仔细检查高位胸骨旁肺动脉分叉水平短轴切面，以确保两条肺动脉均存在并与肺动脉干延续。动脉导管未闭时，彩色多普勒可探测到近肺动脉分叉处进入肺动脉的血流信号。由于法洛四联症患儿的动脉导管经常纤曲走行，通过彩色多普勒观察血流信号的突然加速点，帮助识别动脉导管局部缩窄的区域。此外，彩色多普勒有助于显示动脉导管血流的全程，从而识别其起源部位是主动脉弓的下方还是无名动脉的基底部（图 11.10，动图 11.14，动图 11.15）。

在前一节和第二十三章中我们提到，彩色多普勒以同样的方式辅助识别主动脉弓的走行方向（图 11.7，动图 11.12）。如果无法显示无名动脉的正常分支，则病人同时患锁骨下动脉的异常，包括锁骨下动脉异常起源于降主动脉或颈动脉颈侧，孤立性锁骨下动脉，或通过动脉导管起源于肺动脉。彩色多普勒对于锁骨下动脉异常的亚类划分发挥着重要作用（第二十三章）。

对所有法洛四联症患者都应仔细检查其降主动脉，以寻找主-肺动脉的主要侧支（MAPCAs），尤其是存在中央肺动脉发育不良时[9]。

主-肺动脉主要侧支通常位于主动脉峡部以远，很少同时合并动脉导管未闭。在胸骨上窝主动脉弓长轴切面，高位胸骨旁短轴切面和剑下主动脉矢状切面，彩色多普勒均可显示降主动脉。此外主-肺动脉主要侧支也可起源自锁骨下动脉或腹主动脉。由于主-肺动脉主要侧支更容易出现在肺动脉闭锁的患者中，因此第十二章对此展开了深入讨论。

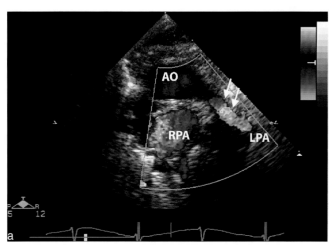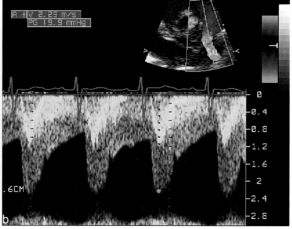

图 11.10　在一例患法洛四联症合并肺动脉瓣缺如的新生儿，调整胸骨旁短轴切面（a）；仅右肺动脉由右心室发出且管径扩张，而左肺动脉与起源于主动脉弓（AO）下方的动脉导管（箭头）相连接；脉冲波多普勒检测左肺动脉内血流显示由于动脉导管缩窄（b）而造成收缩期及舒张期的血流速度加快

第四节　脉冲波和连续波多普勒

脉冲波多普勒超声在胸骨旁短轴切面上能够很好地显示流经膜周部室间隔缺损的血流信息。由于法洛四联症患者的室间隔缺损通常较大且为非限制型，脉冲波多普勒超声能显示 1~2 m/s 范围内的血流，可用于确定分流束的分流方向。

脉冲波多普勒及连续波多普勒是定量评估右心室流出道梗阻的重要方法。通过从漏斗部的近端向肺动脉瓣方向逐步移动脉冲波多普勒取样框，可以确定右心室流出道梗阻部位。梗阻部位通常表现为血流突然加速。此外，脉冲波多普勒及连续波多普勒超声能探及漏斗部右心室流出道的动态梗阻征象：收缩期由于心室肌肉收缩而导致的漏斗部梗阻通常表现为收缩期血流速度的持续增加，从而形成特征性的多普勒频谱（图 11.2）。

然而，在采用多普勒超声定量右心室流出道速度时需要注意的是，婴儿刚出生时，肺血管阻力仍较高，收缩期右心室和肺动脉之间的几乎没有压力差。因此，在婴儿出生后的几天内，由于右心室与主肺动脉之间的压力差很小，即使在存在严重梗阻的情况下，右心室流出道的流速也相当低。在此期间采用多普勒流速评估右心室流出道梗阻的严重程度不可靠，必须依赖于二维超声对右心室流出道解剖形态的评估（图 11.4）。婴儿出生后的几天内，肺血管阻力的生理性降低导致右心室和肺动脉之间的压差增加，右流出道流速的增加反映了这一点。新生儿期，法洛四联症患儿右心室流出道流速的增加体现了正常的生理过程，并不能机械地理解为梗阻程度的加重。在这段时间内需仔细评估右心室流出道和瓣膜的解剖形态，将实际的梗阻加重情况与肺血管阻力的生理性减低加以区分。新生儿时期过后，右心室流出道增高的血流速度需采用连续波多普勒确定最大流速。

根据简化的伯努利方程可以无创地确定收缩期的肺动脉压（由于右心室流出道的严重梗阻，法洛四联症患儿的肺动脉收缩压应该是正常的）：由于巨大的室间隔缺损使得两侧心室压力基本相当，右心室收缩压与左心室收缩压、主动脉收缩期压基本相同。主动脉收缩压可以通过测量血压明确，肺动脉收缩压可根据以下公式估算：

肺动脉收缩压＝收缩期血压－右心室流出道压差

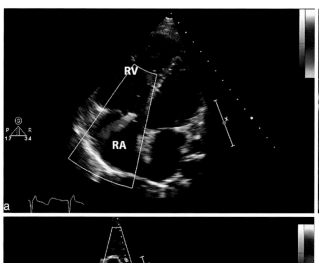

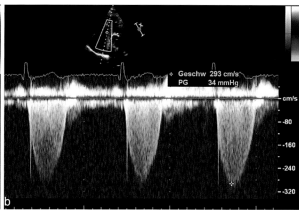

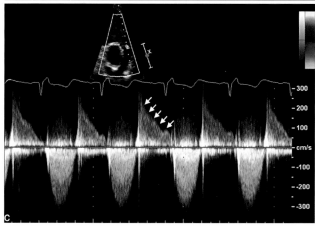

图 11.11　一例 14 岁法洛四联症且接受过治疗的患者的心尖四腔心切面显示右心房右心室扩大，彩色多普勒超声显示轻度三尖瓣反流（a）；连续波多普勒定量三尖瓣反流的最大流速为 2.93 m/s，对应的压差为 34 mmHg，表明右心室收缩压大约为 40 mmHg(b)；连续波多普勒探查右心室流出道时显示收缩期血流速度略加快，舒张期反向血流（箭头）为肺动脉反流（c）

右心室流出道的连续波多普勒频谱常表现为两个血流频谱的叠加（图 11.2）：狭窄的肺动脉瓣口的流速通常在收缩早期快速上升。另一方面，随着收缩期漏斗部室间隔的收缩，右心室流出道漏斗部的梗阻常动态性加重。因此，收缩期漏斗部的压差持续增加直到收缩末期，形成缓慢却持续上升的收缩期特征性频谱（图 11.2）。如果能在某一切面上仅获取通过漏斗部的血流信号，则可以通过连续波多普勒显示该处的血流模式，并得到漏斗部压差（图 11.2）。

如果动脉导管仍未关闭，可明确脉冲波多普勒动脉导管处左向右的分流信号，主要通过突然增加的血流速度确定缩窄导管的位置。然而在临床实践中，常使用彩色多普勒识别动脉导管部位。随着肺血管阻力的降低，动脉导管流速明显

增加，需要采用连续波多普勒来定量评估压差。无创伤性评估肺动脉收缩压及定量评估动脉导管压差时，可以采用于评估单纯性动脉导管未闭患者同样的计算方程：

收缩期血压 – 动脉导管处压差 = 肺动脉收缩压

脉冲波多普勒及连续波多普勒超声在法洛四联症患者的术后评估中也起着重要的作用[25~30]。此时可以通过定量三尖瓣反流速度或室间隔缺损残余分流速度无创伤性评估右心室收缩压（图11.11）。此外，需使用多普勒超声检测可能存在的残余右心室流出道梗阻和肺动脉反流（图11.11）。能够采用多普勒超声检测右心室流出道的平面包括胸骨旁短轴切面，剑下短轴切面和剑下右前斜切面（第一章和第七章）。

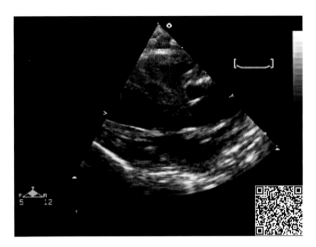

动图 11.1 在一例患有法洛四联症的婴儿，胸骨旁长轴切面显示大的膜周部移位的 VSD 和主动脉骑跨

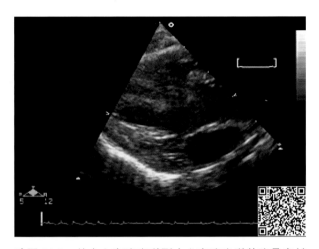

动图 11.2 从左心室流出道到右心室流出道的胸骨旁长轴切面扫查显示流出道室间隔前移导致肺动脉瓣下右心室流出道梗阻（与动图 11.1 为同一例患者）

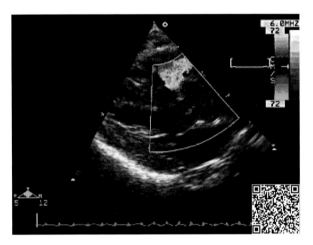

动图 11.3 从左心室流出道到右心室流出道的胸骨旁长轴切面彩色多普勒显示起始于肺动脉瓣下的加速血流（与动图 11.1，动图 11.2 为同一例患者）

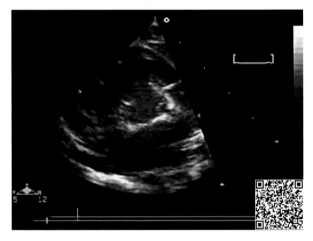

动图 11.4 法洛四联症患儿的胸骨旁短轴切面很好地显示了膜周部巨大室间隔缺损、流出道室间隔前移及其引起的肺动脉瓣下右心室流出道梗阻（与动图 11.1~ 动图 11.3 为同一例患者）

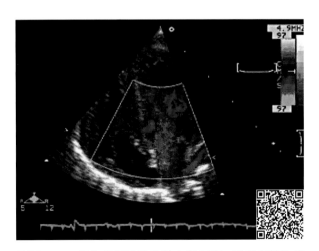

动图 11.5 于心尖四腔房室瓣水平切面，彩色多普勒显示完整的室间隔。探头向前扫查显示巨大的室间隔缺损及主动脉骑跨，主动脉同时接收来自右心室和左心室的血流

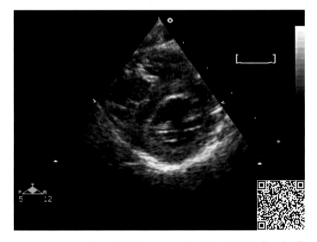

动图 11.6 法洛四联症新生患儿胸骨旁短轴扫查：扫查开始于乳头肌水平，探头向头测倾斜显示巨大膜周部室间隔缺损、流出道室间隔前移及右心室流出道漏斗部狭窄

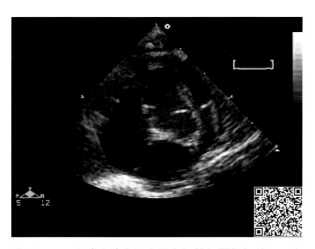

动图 11.7　主动脉瓣水平胸骨旁短轴切面很好地显示由流出道室间隔前移引起的漏斗部梗阻

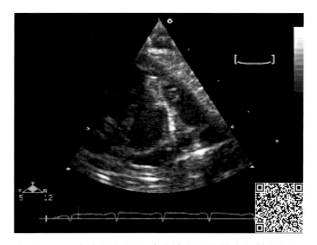

动图 11.8　在该新生儿主动脉瓣水平胸骨旁短轴切面显示出由流出道室间隔前移引起的严重的漏斗部梗阻，同时肺动脉瓣严重狭窄

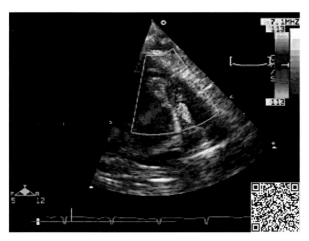

动图 11.9　胸骨旁短轴切面彩色多普勒显示仅有很少的前向血流通过肺动脉瓣（与动图 11.8 为同一例患者）

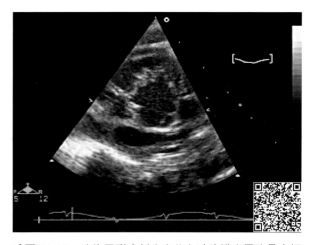

动图 11.10　法洛四联症新生患儿主动脉瓣水平胸骨旁短轴切面显示由过多三尖瓣附属组织导致的限制型室间隔缺损

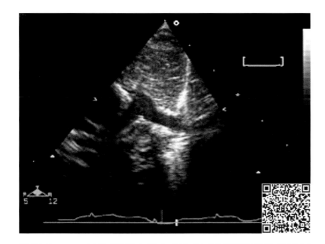

动图 11.11　法洛四联症新生儿胸骨旁短轴肺动脉分叉切面显示细小中央肺动脉

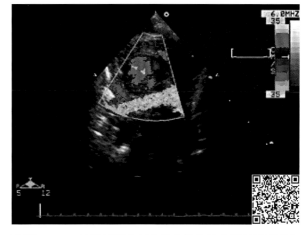

动图 11.12　法洛四联症新生儿高位胸骨旁短轴切面彩色多普勒：探头向头侧倾斜显示无名静脉走行于主动脉头侧，与上腔静脉相接。探头顺时针旋转显示患者右位主动脉弓

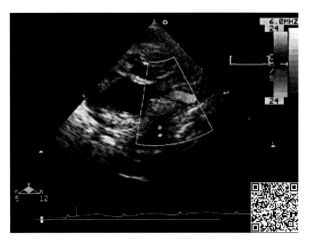

动图 11.13　一例法洛四联症合并右位主动脉弓患者高位胸骨旁短轴切面彩色多普勒显示走行于左侧的第一支头臂血管即左无名动脉，它又发出左颈总动脉和左锁骨下动脉（与动图 11.12 为同一例患者）

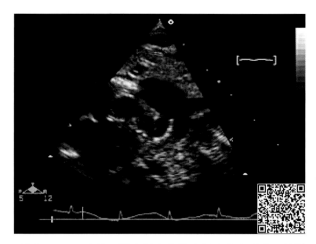

动图 11.14　法洛四联症新生儿的胸骨上窝主动脉弓长轴切面显示一条长而扭曲的动脉导管起源于主动脉弓下方

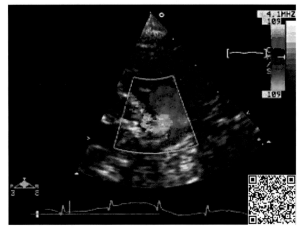

动图 11.15　彩色多普勒探查动脉导管肺动脉端有加速血流，从而证实有通过导管的左向右分流（与动图 11.14 为同一例患者）

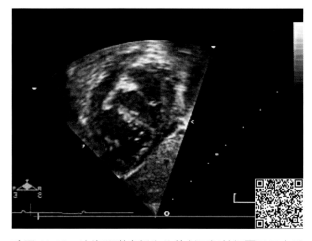

动图 11.16　法洛四联症新生儿的剑下短轴切面显示由于流出道室间隔前移引起的漏斗部显著梗阻

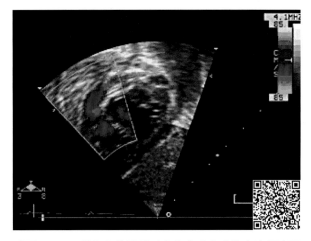

动图 11.17　彩色多普勒通过右心室流出道的高速湍流证实梗阻存在（与动图 11.16 为同一例患者）

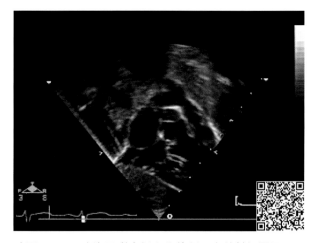

动图 11.18　法洛四联症新生儿的剑下右前斜切面显示巨大室间隔缺损和漏斗部室间隔前移，但这例患者前移的室间隔并未引起瓣下梗阻

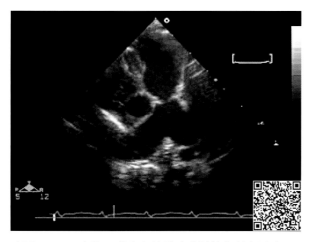

动图 11.19　法洛四联症合并肺动脉瓣缺如的新生患儿，其肺动脉主干及分支水平胸骨旁短轴切面显示发育不良的残迹结节取代了正常肺动脉瓣。注意肺动脉主干及中央肺动脉呈病理性显著扩张

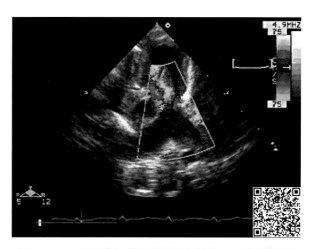

动图 11.20　胸骨旁短轴切面彩色多普勒显示收缩期前向加速湍流及舒张期重度肺动脉瓣反流（与动图 11.19 为同一例患者）

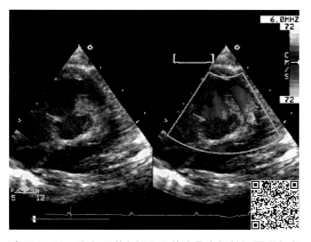

动图 11.21　法洛四联症新生儿的胸骨旁短轴切面彩色多普勒证实显著高速血流起自漏斗部水平，即右心室流出道室间隔前移接近右心室前壁的位置。注意通过巨大室间隔缺损的血流为层流

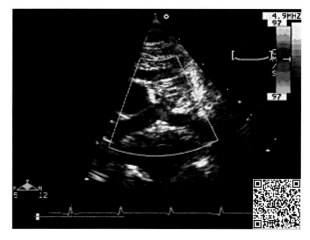

动图 11.22　2 个月龄法洛四联症婴儿胸骨旁短轴切面彩色多普勒显示稍细小的中央肺动脉在分叉处没有梗阻。近左肺动脉起始处可见来自一个小导管的持续分流

（赵博文　陈　舟　译　　徐　琨　校）

第
十
一
章

第十二章
室间隔缺损型
肺动脉闭锁

第一节　解剖和血流动力学

室间隔缺损型肺动脉闭锁（pulmonary atresia and ventricular septal defect，PA-VSD）是法洛四联症疾病谱中的严重亚型，除了右心室与肺动脉的连接是闭锁而不是狭窄外，心脏解剖与法洛四联症患者相似。闭锁通常累及漏斗部和肺动脉瓣，也可累及主肺动脉近端[1~3]，严重者主肺动脉和左、右肺动脉均没有发育，导致缺乏中央肺动脉系统[3~5]。

由于缺乏右心室到肺动脉的前向血流，所有 PA-VSD 新生儿肺循环都依赖于侧支血流（图12.1）。大多数情况，肺血流的来源由动脉导管提供，也可由来自降主动脉或体循环的侧支血管提供，例如头臂动脉[2,3,6]。后者表述为大的主 - 肺动脉间侧支血管（major aortopulmonary collateral arteries，MAPCAs）和体 - 肺动脉间侧支血管（systemic-pulmonary collateral arteries，SYPCAs）。极少数情况，冠状动脉瘘或主 - 肺动脉窗可能是肺血流的主要来源[7]。

侧支肺灌注的来源对 PA-VSD 患者的临床表现、治疗及预后有重要影响。肺灌注来源于动脉导管的患者通常中央肺动脉发育相对较好[3,8,9]。如果动脉导管在出生后几天内关闭，可导致新生儿严重的发绀和低氧血症。前列腺素 E$_1$ 可维持动脉导管开放。由于中央肺动脉发育相对较好，本组患者预后良好[2,10,11]。患儿中大部分可在新生儿期接受初次外科矫治，包括关闭室间隔缺损、重建右心室流出道或放置导管建立右心室与肺动脉的连接[11]。而肺动脉发育不良的患儿，仍需通过主 - 肺动脉分流术进行姑息治疗。一种是通过改良的 Blalock-Taussing 分流术来实现，该分流术通过 PTFE 管道连接锁骨下动脉和肺动脉；另一种是通过 PTFE 管道连接升主动脉和肺动脉分叉处建立中心分流。

合并有 MAPCAs 患者情况复杂[3,4,6,9,10,12]，患者之间的 MAPCAs 数量存在很大差异（图12.1，图12.2）。通常患者有多支 MAPCAs，平均2~4 支[4,6,13]。较好的情况是所有 MAPCAs 都连接到中央肺动脉，称为"单灶性肺血供"[3,4,6]。较差情况是并非所有肺血管段都与中央肺动脉连接（图12.2），部分肺血管段由 MAPCAs 单独灌注，这种情况称为"多灶性肺血供"[3,4,6]。最差情况是 PA-VSD 患者伴中央肺动脉缺如[4,14]。由于中央肺动脉缺如，两侧肺大小不同分别由 MAPCAs 独立灌注（图12.2）。许多患者因 MAPCAs 和周围肺动脉的狭窄，解剖结构变得更复杂[3,4,13,15,16]。

新生儿期，动脉导管和 MAPCAs 侧支肺灌注的鉴别对患者的治疗至关重要，因为 MAPCAs

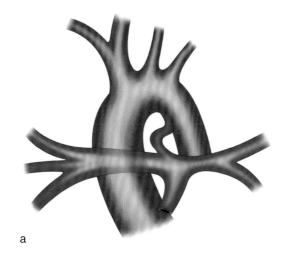
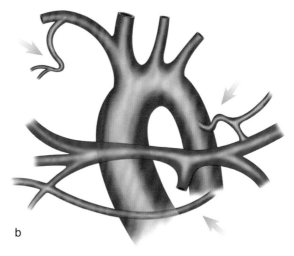

a

b

图 12.1　大多数 PA-VSD 患者，侧支肺灌注可来源于主动脉弓的动脉导管（a）或 MAPCAs（b）；合并 MAPCAs 的大部分患者，有多个侧支血管（箭头），可起源于降主动脉、头颈部血管或腹部动脉

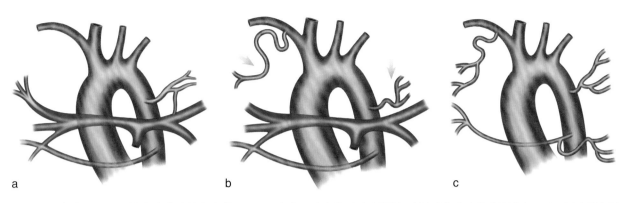

图 12.2　合并 MAPCAs 侧支肺灌注的大多数 PA-VSD 患者，中央肺动脉（阴影区域）或多或少发育不良（a,b）；最有利（但很少见）的情况，所有周围肺动脉段都直接或通过肺内吻合连接到中央肺动脉（a）；次要情况是，肺部多灶性血流灌注，部分周围肺动脉段连接中央肺动脉，其他部分（箭头）由 MAPCAs 灌注（b）；最差情况是，中央肺动脉缺如（c）[19]

既不像动脉导管那样会收缩闭合，也不受前列腺素 E₁ 的影响。合并有 MAPCAs 患者不会受到侧支血管突然关闭的危险，往往只表现为轻度发绀。然而，随着时间推移，MAPCAs 的狭窄可进一步加重，导致肺血流量缓慢并持续减少[12, 15]。合并有 MAPCAs 的 PA-VSD 患者临床表现可各不相同。侧支血管细小者可出现严重发绀；而动脉氧饱和度几乎正常的新生儿却有严重的充血性心力衰竭，这是由于存在粗大的非限制型侧支血管使肺血流量明显增加所致。由于肺动脉发育情况不同，MAPCAs 患儿往往需要在婴儿早期进行心导管检查，以明确侧支肺灌注和肺血管发育情况[2, 4, 6]。

由于肺动脉发育不良或中央肺动脉缺如，以及肺内动脉狭窄的存在，合并 MAPCAs 的 PA-VSD 患儿手术要比合并动脉导管患儿困难得多。手术方案必须个体化，并基于所有 MAPCAs 选择性血管造影检查结果。如果大量肺动脉段未与中央肺动脉连接或中央肺动脉缺如，则需要建立合适的中央肺动脉和尽可能多的周围肺动脉段连接到中央肺动脉[14, 17, 18]。周围肺动脉狭窄可通过球囊介入成形术或放置支架治疗。通常，这部分患者需要一系列介入和外科手术治疗。

第二节　二维超声心动图

PA-VSD 患者心脏解剖与法洛四联症非常相似。大多数 PA-VSD 患者有足够大小的双心室和正常的房室瓣（图 12.3，动图 12.1，动图见本章末尾）。胸骨旁长轴和短轴切面、心尖五腔心切面、肋下冠状切面均可显示大的膜周部室间隔缺损（图 12.3，动图 12.2~ 动图 12.5）。主动脉右移，可表现为正常起自左心室到大部分起自右心室。胸骨旁短轴切面，无法显示右心室和肺动脉主干的连接（图 12.4，动图 12.6）。

最重要的是要弄清肺动脉及其起自体循环的侧支血管问题。首要问题为是否存在中央肺动脉—左、右肺动脉通过分叉处连接。如果存在中央肺动脉及分叉，可通过升主动脉在新生儿高位胸骨旁短轴切面显示（图 12.4，动图 12.6~ 动图 12.8）。如果存在动脉导管，一般连接到肺动脉分叉处。在大多数肺血流由动脉导管灌注的新生儿中，中央肺动脉发育尚可（动图 12.6）。新生儿合并 MAPCAs 时，中央肺动脉可细小、未汇合甚至缺如（图 12.4，动图 12.7，动图 12.8）。如果存在残余主肺动脉，通常指向闭锁的右心室流出道（图 12.4）。存在动脉导管的患者，需在动脉导管连接处仔细探查左肺动脉起源部（第十一章），因这些患儿中，导管组织延伸到左肺动脉壁导致分叉处进行性梗阻很常见[20, 21]。

PA-VSD 合并右位主动脉弓时，无名静脉（左头臂静脉）于主动脉弓下走行并不少见，而不是走行于主动脉弓和头臂血管前[22, 23]。在这些患者中，不要将无名静脉误认为右肺动脉（图 12.5）。可通过追踪无名静脉与上腔静脉连接及多普勒显示无名静脉血流情况来鉴别。

在类似法洛四联症患者中，必须明确主动脉弓位置及侧支肺灌注情况，排除锁骨下动脉异常。彩色多普勒检查有助于这些问题的解决，下文将具体讨论。

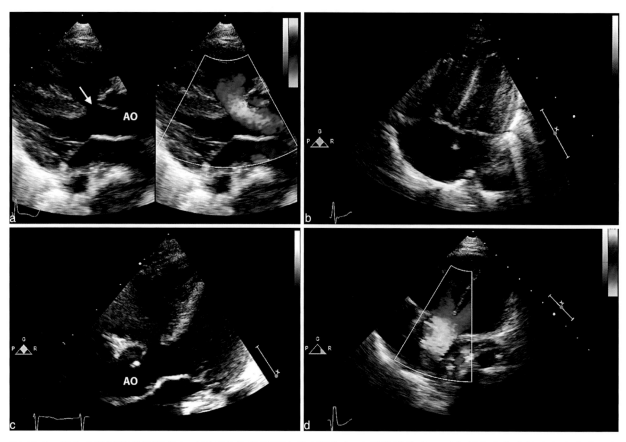

图 12.3　新生儿胸骨旁长轴切面（a）显示大的室间隔缺损（箭头）、主动脉骑跨（AO）和起自右心室的右向左分流；大的室间隔缺损在心尖四腔心切面不明显（b）；心尖五腔心切面（c）显示大的室间隔缺损、主动脉骑跨（AO）和来自两心室的血流（d）

第三节　彩色多普勒超声心动图

PA-VSD 患者心脏彩色多普勒超声检测与法洛四联症患者相似。彩色多普勒可显示血流从两心室进入骑跨的主动脉（图 12.3，动图 12.1，动图 12.3，动图 12.4）。因室间隔缺损较大及对位不良，血流不受限制，两心室进入主动脉的血流无明显增快。由于左、右心室间压力基本相等，通过肌部室间隔缺损的分流速度较低，需结合彩色多普勒检查，将脉冲重复频率降低到 30~40 cm/s，于心室短轴切面从心底向心尖缓慢扫查，以排除肌部室间隔缺损。

胸骨旁短轴切面结合彩色多普勒检查，有助于发现右心室流出道和肺动脉间的细小血流，以鉴别 PA-VSD 与重型法洛四联症。

对于 PA-VSD 新生儿的管理，最重要的是明确肺的侧支灌注来源，肺灌注是来源于动脉导管还是 MAPCAs，二者鉴别主要依靠彩色多普勒检查[3]。由于侧支肺灌注可以来源于主动脉的不同部位，系统的超声心动图检查需从确定主动脉弓的位置开始。PA-VSD 患者中有 30% 合并右位主动脉弓，特别是在 MAPCAs 患者中更常见[2, 9]。

第十一章和第二十三章已描述如何通过彩色多普勒来帮助识别主动脉弓位置。左位主动脉弓可通过主动脉弓第一个分支无名动脉向右走行并发出右锁骨下动脉和右颈总动脉来识别。这个方法，同样适用于镜像右位主动脉弓。如果无法确定无名动脉的正常分支，患者可能合并有锁骨下动脉的异常。锁骨下动脉可能异常起源于降主动脉、颈动脉，单独或和动脉导管一起起源于肺动

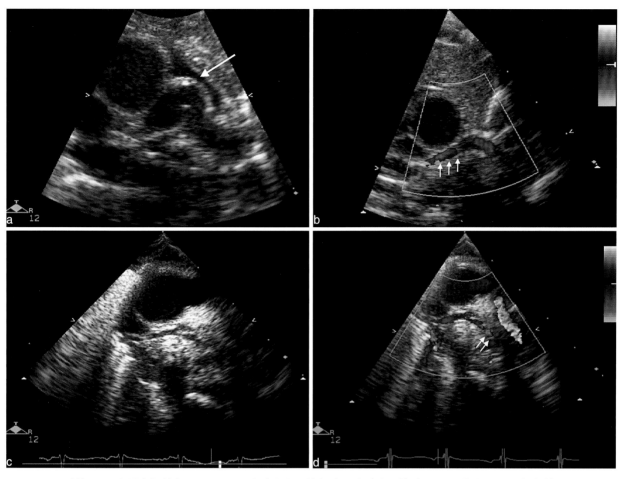

图 12.4 一例新生儿胸骨旁短轴切面（a）显示肺动脉分叉伴盲端主肺动脉（箭头）；另一例新生儿彩色多普勒（b）显示中央肺动脉发育不良伴右肺动脉内逆向血流，这是由于右肺门的 MAPCA 侧支肺灌注所致。本例新生儿合并 MAPCAs 侧支肺灌注（c），胸骨旁短轴切面（d）彩色多普勒显示极度发育不良的中央肺动脉伴左肺动脉逆向灌注（箭头）

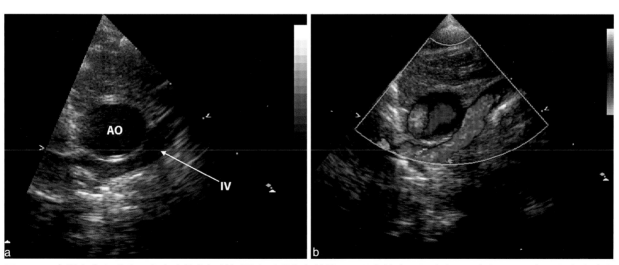

图 12.5 合并右位主动脉弓患者胸骨旁短轴切面（a）彩色多普勒显示无名静脉于主动脉弓下走行（b），容易与右肺动脉混淆；AO：主动脉

脉 [24, 25]。锁骨下动脉异常的识别至关重要，不仅关乎手术，而且锁骨下动脉异常可能是 22q11.2 缺失综合征的一个指标 [24~28]。

未闭的动脉导管可能起源于主动脉弓内侧（动图 12.9，动图 12.10）或无名动脉起始处 [8, 29, 30]（动图 12.11）。大部分 PA-VSD 患者的动脉导管走行纡曲，可通过彩色多普勒检查追踪血流走行更易于显示（图 12.6，动图 12.9~ 动图 12.11）。肺血流来源于主动脉，因此彩色多普勒显示左向右分流。动脉导管可因局部血流速度增快而发现。由于新生儿肺血管阻力下降，导管内血流速度可在出生后几天内增加。导管依赖性肺灌注 PA-VSD 患者，姑息性或矫治手术前，详细检查非常必要，可监测前列腺素 E_1 治疗下导管通畅性。动脉导管未闭肺灌注患者的中央肺动脉发育较好，可在胸骨旁高位短轴切面，应用彩色多普勒血流检测显示（动图 12.11）。

如果在正常位置未探及动脉导管，患者可能存在 MAPCAs 侧支肺灌注。于主动脉弓胸骨上窝切面或右侧胸骨旁长轴切面及高位胸骨旁短轴切面，可探及 MAPCAs 起源于降主动脉上部（图 12.7，动图 12.12~ 动图 12.14）。如果 MAPCAs 起源于降主动脉的位置较高，则很难与未闭动脉导管区分。MAPCAs 与动脉导管的鉴别，前者在肺动脉分叉处与中央肺动脉没有连接并存在多个侧支血管（在同一患者，很少动脉导管和 MAPCAs 同时存在）[8, 29, 30]。此外，MAPCAs 比动脉导管走行更纡曲，并可出现分支，而合并动脉导管者无此情况（图 12.7，动图 12.14）。合并 MAPCAs 患者中，中央肺动脉的发育通常要比合并动脉导管者细小，或严重发育不良、无汇合甚至超声检测不到 [8, 29]（动图 12.7，动图 12.8）。

MAPCAs 有可能起源于锁骨下动脉，因此对左右锁骨下动脉进行彩色多普勒检查是必要的，同时还应包括肋下矢状切面胸降主动脉的扫查（图 12.8，动图 12.15）。此外，腹主动脉也应扫查，以发现直接起源于主动脉或腹部血管的侧支血管，如腹腔动脉或肾动脉。

罕见 MAPCAs 起源于冠状动脉，胸骨旁短轴切面可显示相应冠状动脉明显扩张，彩色多普勒显示其内血流明显增加（图 12.9，动图 12.16，动图 12.17）。

第四节　脉冲波和连续波多普勒

除了矫治手术前，PA-VSD 患者不需要对右心室流出道进行多普勒检查外，脉冲波多普勒和连续波多普勒对心内血流动力学的评估与法洛四联症患者没有区别。由于对位不良的膜周部较大室间隔缺损为非限制型，胸骨旁短轴切面脉冲波多普勒检查显示左、右心室间为低速血流。

依赖动脉导管肺灌注的患者，脉冲波和连续波多普勒是监测动脉导管的重要手段，可以评估

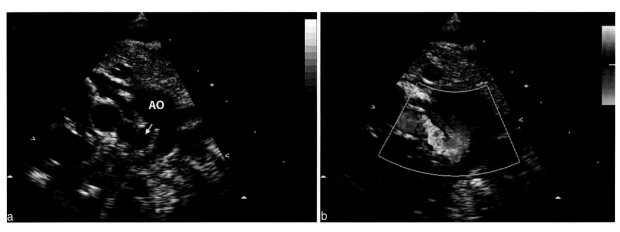

图 12.6　PA-VSD 患者胸骨上窝长轴切面显示侧支肺灌注由起自主动脉弓内侧下方的动脉导管供应（a）；彩色多普勒显示纡曲动脉导管（b）；AO：主动脉

前列腺素 E₁ 的治疗效果。在新生儿最初几天，肺血管阻力和肺动脉压较高，导管两侧压差很小，因此血流速度较慢（1~2 m/s），可用脉冲波多普勒检测。导管内血流显示左向右连续性分流，收缩期血流达到最大值。脉冲波多普勒有助于根据局部血流速度的增快来检测导管收缩区域。新生儿期后，由于肺血管阻力降低，导管内流速可增快到 3~4 m/s，此时需要连续波多普勒检测导管内

流速。根据简化努伯利方程，可无创计算肺动脉压力：

肱动脉收缩压 – 收缩期跨动脉导管压差 = 肺动脉收缩压

虽然许多合并动脉导管患者的治疗主要通过手术矫治，包括关闭室间隔缺损和建立右心室与肺动脉之间连接在内的初级外科矫正，但一些肺动脉发育不良患者仍需接受姑息性主动脉-肺动

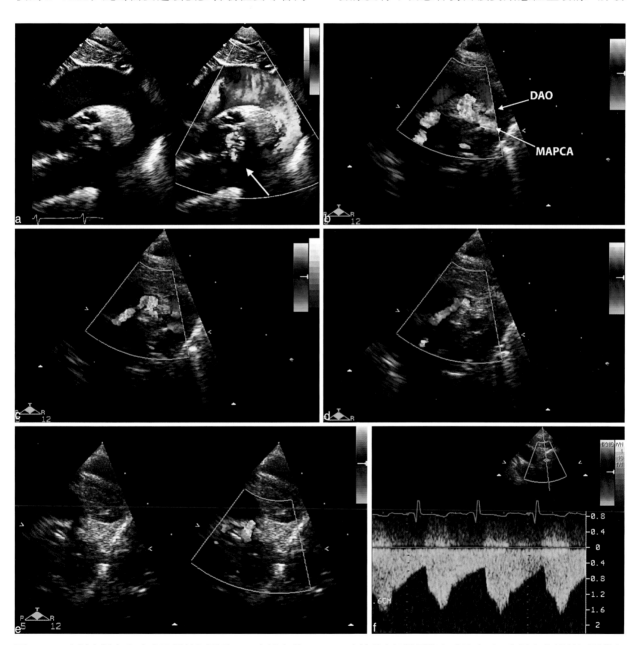

图 12.7 右侧胸骨旁主动脉弓长轴切面显示一支粗大的 MAPCA（箭头）起源于降主动脉（a）；胸骨上窝长轴切面彩色多普勒（b）显示一支粗大的 MAPCA（箭头）起源于降主动脉上部（DAO）；倾斜探头可显示 MAPCA 向右肺门纡曲走行（c、d）；同一患者高位左侧胸骨旁短轴切面显示另一支 MAPCA，不同于动脉导管未闭（e）；脉冲波多普勒显示血流呈连续波形，收缩期达最大流速（f）

脉分流术。姑息性分流术包括改良 Blalock-Taussig 分流术，通过植入 3~4 mm Goretex 管道连接同侧肺动脉与锁骨下动脉。另一种方法是通过连接升主动脉和主肺动脉以形成中心主动脉 - 肺动脉分流。新生儿期后，应用多普勒检查显示，这些分流与动脉导管未闭的血流相似，存在连续性左向右分流[31]。可进行无创肺动脉压力计算，据报道基于分流压差无创测量肺动脉收缩压和心导管有

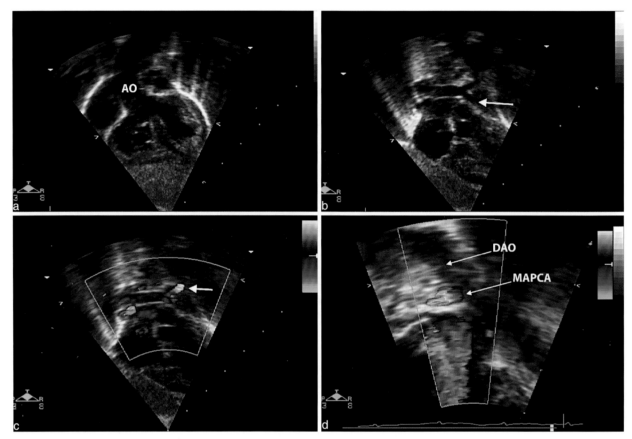

图 12.8 婴儿肋下长轴切面（a）显示左、右心室，大的室间隔缺损和主动脉骑跨（AO）；肋下右前斜切面（b）显示中央肺动脉汇合伴主肺动脉细小发育不良（箭头）；由于肺门处的左肺动脉是由一支 MAPCA 灌注，彩色多普勒显示朝向探头的左肺动脉内逆向血流（c，箭头）；肋下降主动脉（DAO）短轴切面（矢状面）显示一支粗大的 MAPCA 起源于胸主动脉（d）

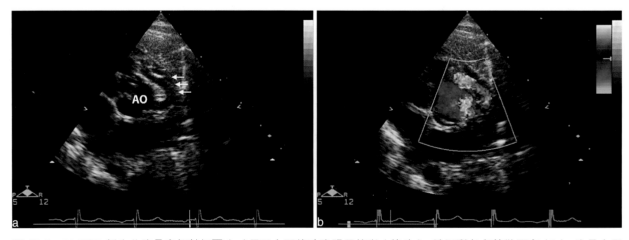

图 12.9 PA-VSD 新生儿胸骨旁短轴切面（a）显示左冠状动脉明显扩张（箭头），并经彩色多普勒证实（b），这是由于灌注左肺的 MAPCA 起源于左冠状动脉所造成

创测量肺动脉收缩压之间有良好相关性[31]。

MAPCAs 表现为动脉血流和连续的左向右分流（图 12.7）。随着新生儿肺血管阻力的下降，MAPCAs 血流速度增加。合并 MAPCAs 的患者可以应用脉冲波和连续波多普勒来定量压力阶差，从而无创评估周围肺动脉压。但这些测量数据应谨慎应用，因为 MAPCAs 经常合并远端狭窄，可能不适合多普勒检测。因此，在没有明显梗阻的 MAPCA 情况下，单一 MAPCA 血流速度缓慢，可能是由于血管远端狭窄，也可能是由于肺动脉段压力较高造成。无狭窄的 MAPCAs 患者存在发生肺血管疾病的风险，因此，所有患者在婴儿早期均应通过心导管检查明确确切的血流动力学情况。

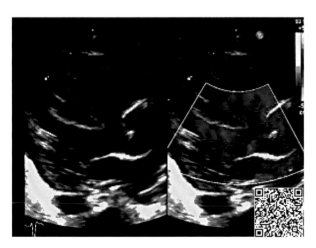

动图 12.1　法洛四联症合并肺动脉闭锁的新生儿心尖四腔心切面彩色多普勒：在房室瓣水平显示完整的室间隔。探头向前扫查显示巨大室间隔缺损和主动脉骑跨，主动脉同时接收来自左心室和右心室血流

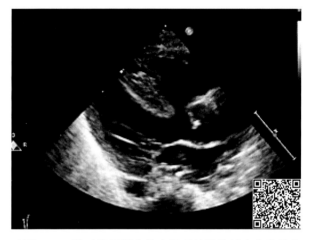

动图 12.2　肺动脉闭锁合并室间隔缺损的新生儿胸骨旁长轴切面显示巨大膜周部室间隔缺损和主动脉骑跨

动图 12.3　胸骨旁长轴切面彩色多普勒很好地显示右心室和左心室的血流同时进入主动脉（与动图 12.2 为同一例患者）

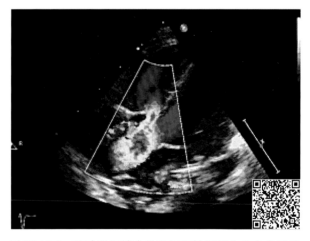

动图 12.4　肺动脉闭锁合并室间隔缺损新生儿心尖五腔心切面彩色多普勒显示巨大膜周部室间隔缺损及左右心室血流同时进入主动脉

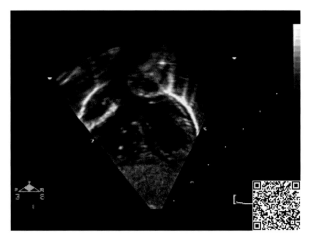

动图 12.5 肺动脉闭锁合并室间隔缺损新生儿在剑下冠状切面也能显示巨大膜周部室间隔缺损和主动脉骑跨

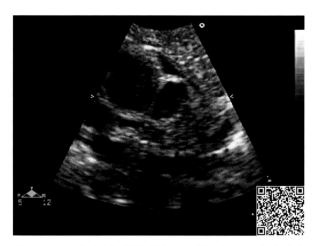

动图 12.6 肺动脉闭锁合并室间隔缺损新生儿在肺动脉分叉水平胸骨旁短轴切面显示与肺动脉分叉相连的主肺动脉侧为盲端

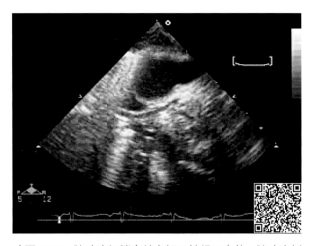

动图 12.7 肺动脉闭锁合并室间隔缺损且有体 - 肺动脉侧支循环进行肺灌注的新生儿，在高位胸骨旁短轴切面，于升主动脉横断面的后方可见发育极端不全的中央肺动脉

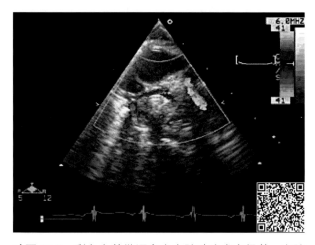

动图 12.8 彩色多普勒证实中央肺动脉发育极差。左肺动脉内的逆行血流是由于体 - 肺循环侧支在左肺门处与左肺动脉相接（与动图 12.7 为同一例患者）

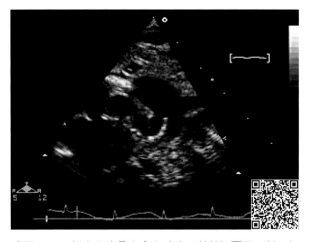

动图 12.9 新生儿胸骨上窝主动脉弓长轴切面显示长而扭曲的动脉导管起源于主动脉弓下方。动脉导管扭曲走行是心脏发育早期肺动脉血流梗阻的典型表现

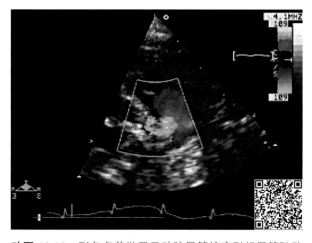

动图 12.10 彩色多普勒显示动脉导管缩窄引起导管肺动脉端的血流加速，从而证实有通过动脉导管的左向右分流（与动图 12.9 为同一例患者）

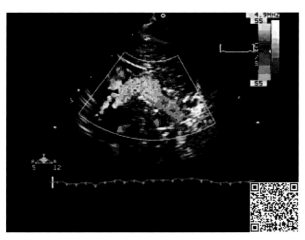

动图 12.11　肺动脉闭锁合并室间隔缺损、右位主动脉弓、动脉导管位于左侧起源于左无名动脉基底部，该新生儿彩色多普勒扫查起始于高位胸骨旁短轴肺动脉分叉切面，显示发育良好的中央肺动脉；探头向头侧倾斜显示位于左侧的长而扭曲的动脉导管与肺动脉分叉相连。探头继续向头侧倾斜显示导管起源于左无名动脉，也证实右位主动脉弓的存在

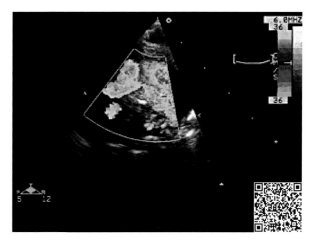

动图 12.12　肺动脉闭锁合并室间隔缺损且有体 - 肺动脉侧支循环进行肺灌注的新生儿，在胸骨上窝主动脉弓长轴切面，彩色多普勒扫查显示一支纡曲的体 - 肺循环侧支起源于降主动脉上方行至右肺；另一支体 - 肺循环侧支起源略偏降主动脉尾部（与动图 12.13，动图 12.14 为同一例患者）

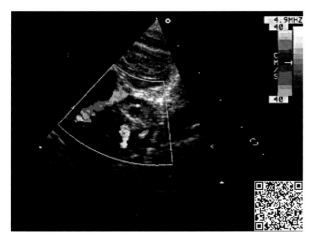

动图 12.13　胸骨上窝短轴切面彩色多普勒探查可以追踪体 - 肺循环侧支至右肺（远端）（与动图 12.12，动图 12.14 为同一例患者）

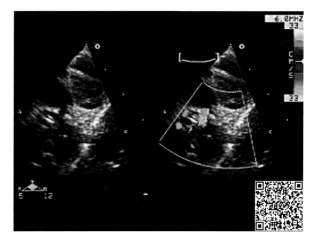

动图 12.14　胸骨上短轴切面彩色多普勒显示另一支体 - 肺循环侧支，清晰分为两个分支（与动图 12.12，动图 12.13 为同一例患者）

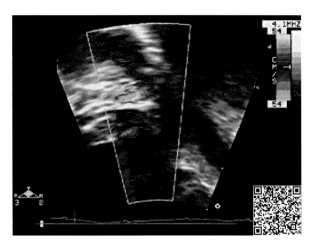

动图 12.15 降主动脉短轴剑下切面彩色多普勒显示一支起源于降主动脉中部的粗大体 - 肺循环侧支，正好位于左心房上方

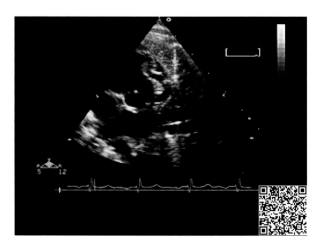

动图 12.16 肺动脉闭锁合并室间隔缺损且有体 - 肺动脉侧支循环的新生儿，胸骨旁主动脉根部短轴切面显示明显扩张的左冠状动脉向右心室流出道扭曲走行

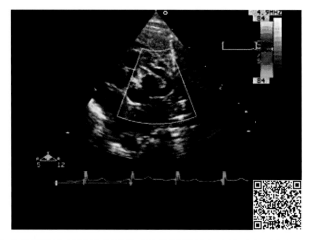

动图 12.17 彩色多普勒证实扩张的左冠状动脉收缩期前向血流（与动图 12.16 为同一例患者）

（邓学东 马建芳 译 徐 琨 校）

第十三章
永存动脉干

第一节 解剖和血流动力学

永存动脉干是一种罕见且复杂的心脏畸形，大部分病例合并双心室，大的膜周部室间隔缺损及共同动脉干骑跨于室间隔缺损之上。单一动脉干发出冠状动脉、肺动脉及主动脉和体循环动脉。根据肺动脉在共同动脉干的起源部位，永存动脉干分为不同的类型。Collett 和 Edwards 以及 Richard 和 Stella Van Praagh 提出了 2 种类似的分型方法描述不同的解剖类型[1~3]。因为 Collett 和 Edwards 分型中的第Ⅳ型现归类于合并室间隔缺损的肺动脉闭锁，所以目前推荐使用 Van Praagh 分型[4]。Van Praagh 分型分为 4 种不同的类型[3, 4]：A1 型，短小的肺动脉主干起自共同动脉干，并发出两支肺动脉（图 13.1）；A2 型，没有肺动脉主干，两支肺动脉均起自共同动脉干；A3 型，非常罕见，该型一侧肺动脉起自共同动脉干，而对侧肺组织由动脉导管或者大的主 - 肺侧支动脉供血[3~5]；A4 型，永存动脉干合并主动脉弓部梗阻，在该类患儿中肺动脉占共同动脉干的大部分，因为该型也被称为"粗大肺动脉型永存动脉干"或"肺动脉主导型永存动脉干"[6, 7]。大部分 A4 型永存动脉干患儿合并主动脉弓离断而非主动脉弓缩窄，同时降主动脉由动脉导管供血[6, 8]。Van Praagh 分型将存在上述畸形，但不合并室间隔缺损的患者归为 B1，B2，B3 和 B4 型。因为室间隔完整的永存动脉干患者极为罕见，所以 B 型永存动脉干临床意义不大。

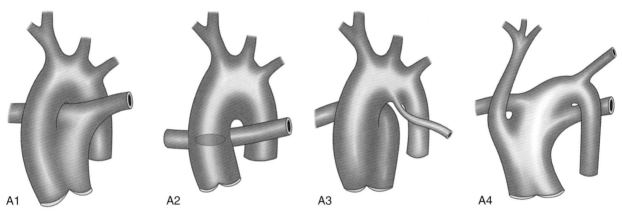

图 13.1 Van Praagh 分型方法永存动脉干的解剖学分型示意图[3]；如果主肺动脉未充分发育，A1 型和 A2 型永存动脉干通过超声心动图可能很难区分；A3 型，一支肺动脉由动脉导管或者粗大主肺侧支动脉供血，而 A4 型患者，主动脉弓离断，降主动脉由动脉导管供血。在该示意图中，左锁骨下动脉起自降主动脉代表 B 型主动脉弓离断（转载经过教科书 G. Ziemer 和 A. *Haverich Herzchirurgie*，3. Auflage Springer Verlag Berlin Heidelberg 2010 的许可）

共同动脉干的瓣膜可为两叶、三叶、四叶甚至更多叶[9, 10]。共同动脉干瓣膜的功能对患者的长期预后具有重要的意义。共同动脉干瓣尖通常增厚并且发育异常，导致不同程度瓣膜反流，严重的瓣膜狭窄相对少见。

由于存在较大 VSD，两个心室之间的收缩压相等。永存动脉干患者肺动脉起始部可能存在狭窄但并非绝对的。因此，肺动脉需要承受体循环压力。随着新生儿期肺血管阻力的生理性下降，无论是收缩期还是舒张期肺血流量显著增加。一方面会导致肺高压，另一方面明显的舒张期血流失导致体循环包括冠状动脉血流灌注减少。

除极少数例外情况，A1 型和 A2 型患儿不合并动脉导管未闭[11]。A3 型患者中，一支肺动脉起源于共同动脉干，而另一支肺动脉通过动脉导管或者大的主 - 肺侧支动脉（MAPCAs）起源于主动脉远端。A4 型患者由于主动脉弓部离断或者严重缩窄，降主动脉的血供取决于动脉导管的通畅程度[12, 13]。

永存动脉干是一种罕见的心脏畸形，占先天性心脏病的 0.46%[14, 15]。合并的心脏畸形包括继发孔型房间隔缺损、冠状动脉起源异常、右位主动脉弓和锁骨下动脉异常。永存动脉干属于圆锥动脉干畸形，常与 22q11.2 缺失综合征有关，其中包括 DiGeorge 综合征和 Shprintzen Goldberg 综合征 [16~18]。22q11.2 缺失综合征可能的标志是主动脉弓对侧锁骨下动脉的畸形。这些畸形包括异常起源于降主动脉、分离、起源于肺动脉远端或者起源于颈动脉 [16,17,19]。

第二节　二维超声心动图

心前区二维超声心动图能够很好显示永存动脉干的细节 [20~22]。胸骨旁长轴切面显示大的 VSD 并且大动脉骑跨于缺损之上（图 13.2，动图 13.1，动图 13.2，动图见本章末尾）。大动脉骑跨的程度不定，可以大部分位于右心室或者左心室。动脉干的瓣尖通常增厚或者发育不良（图 13.2）。在心尖切面观察 VSD 需要向前倾斜探头获得心尖五腔心切面（图 13.3，动图 13.3）。在心尖四腔心切面，右心室壁出现肥厚（动图 13.4）。由于肺血流量大，新生儿在出生后的前几周表现为左心房和左心室快速扩大。在动脉干瓣膜存在明显反流时，左心室的容量负荷也进一步增加。右心室流出道和主肺动脉不连续及共同动脉干瓣膜的形态在胸骨旁短轴切面能够很好地显示（图 13.4，动图 13.5，动图 13.6）。在该切面，可以辨认动脉干瓣膜的数目及观察冠状动脉的起源。向动脉干瓣膜头侧扫查，如果存在的话能够显示短的肺动脉干（A1 型）或者两支肺动脉独立起源（A2 型）。

左肺动脉通常开口于右肺动脉开口的稍上方（图 13.5，动图 13.6，动图 13.7）。A3 型患者中，只有一支肺动脉与动脉干连接（动图 13.8）。另一只肺动脉通过动脉导管起源于主动脉远端或经主-肺侧支动脉起源于主动脉（图 13.6，动图 13.9）。

永存动脉干患儿中 31% 合并右位主动脉弓 [23]。高位右侧锁骨下短轴切面或者胸骨上窝短轴切面可判断主动脉弓的朝向。逆时针旋转探头能够显示正常的左位主动脉弓，而显示右位主动脉弓需要顺时针旋转探头（动图 13.10）。头臂动脉分支情况及锁骨下动脉异常的扫查方法详见第二十三章。在胸骨上窝主动脉弓长轴切面，向动脉干根部倾斜探头，在动脉干瓣膜的上方通常能够显示右肺动脉的起源（图 13.7，动图 13.11）。

A4 型永存动脉干是一种相对特殊的类型 [6,12]。胸骨旁长轴切面显示肺动脉在共同动脉干中占优势，而升主动脉相对细小（动图 13.12）。胸骨旁短轴切面也能够显示该特点（图 13.8，动图 13.13，动图 13.14）。肺动脉分叉通过动脉导管与降主动脉相连（动图 13.15）。需要在高位胸骨旁短轴切面及胸骨上窝切面仔细扫查来确定主动脉弓的形态。大部分 A4 型永存动脉干新生儿合并主动脉弓离断而非主动脉弓部缩窄（第二十二章）。升主动脉发出头臂动脉。根据离断的部位不同，主动脉弓离断的位置可以位于左锁骨下动脉远端（A 型离断）或位于左颈总动脉远端（B 型离断）。需仔细区分动脉导管弓（连接于降主动

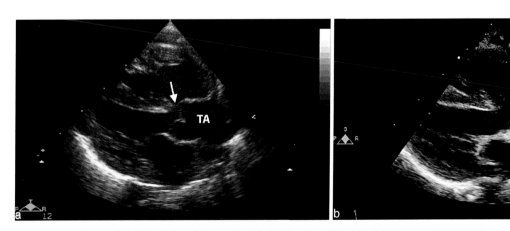

图 13.2　一例新生儿胸骨旁长轴切面（a）显示室间隔缺损（箭头）及动脉干（TA）轻度骑跨；该患者动脉干瓣膜骑跨于室间隔更明显，同时合并瓣膜增厚（b）

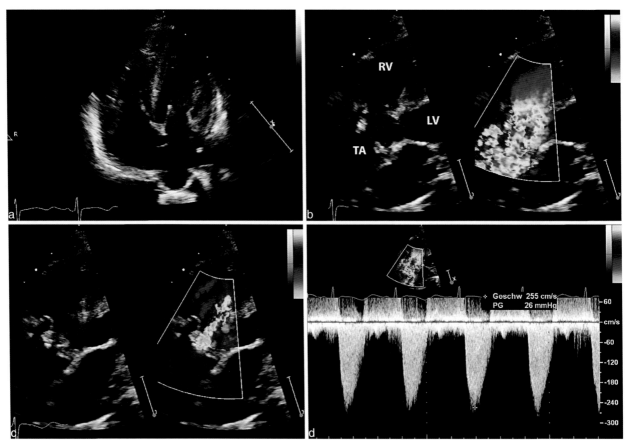

图 13.3 心尖四腔心切面显示右心室壁肥厚，但大的室间隔缺损在该切面并不明显（a）；心尖五腔心切面显示室间隔缺损及动脉干瓣膜（TA）骑跨，由于瓣叶增厚，彩色多普勒显示收缩期瓣口血流加速（b），舒张期显示动脉干瓣膜反流（c）；连续波多普勒测量收缩期加速血流，峰值流速为 2.55 m/s（d）；RV：右心室；LV：左心室

与肺动脉分叉部）和主动脉弓。

剑突下切面能够很好地显示共同动脉干起源于两个心室。共同动脉干骑跨于大的 VSD 上也能够很好地在剑突下长轴切面显示（图 13.9，动图 13.16，动图 13.17）。向瓣上扫查，动脉干分为升主动脉和肺动脉（动图 13.18）。

第三节　彩色多普勒超声心动图

由于两个心室收缩压相当，大的 VSD 处彩色多普勒显示为层流。应从动脉干瓣膜水平向心尖行彩色多普勒扫查来排除合并的肌部室间隔缺损（图 13.4）。

多普勒对检测动脉干跨瓣血流，尤其是评估瓣膜反流具有重要的意义。这可以在心尖五腔心

切面、胸骨旁长轴和短轴切面及剑突下左心室流出道冠状切面实现（图 13.3，图 13.9，动图 13.2，动图 13.17）。大部分永存动脉干患者至少合并轻度的瓣口血流加速及部分反流，主要表现为收缩期湍流及舒张期反流信号（图 13.3，图 13.9）。舒张期反流可以直接反流入左心室或者右心室。彩色多普勒通过反流束近端的宽度以及反流束反流入心室的长度来定量其严重程度。评估瓣膜狭窄时，彩色多普勒能够定位射流的方向，引导连续波多普勒的探查。

此外，彩色多普勒还有助于显示肺动脉在动脉干的起源（动图 13.7，动图 13.8，动图 13.12）。由于血流量增加，即使不存在解剖梗阻的情况下，彩色多普勒也可以显示双侧肺动脉的血流加速及湍流信号（图 13.5）。尽管文献报道有例外情况，A1 型和 A2 型永存动脉干（主动脉在共同动

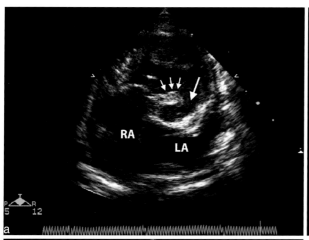
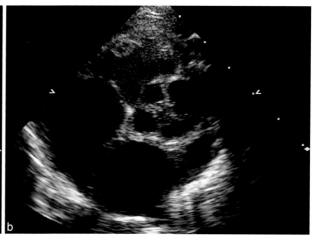
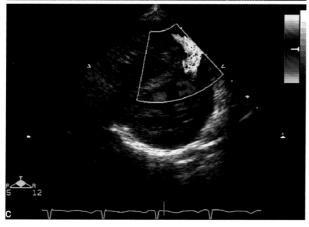

图 13.4　心底部胸骨旁短轴切面显示室间隔缺损（箭头），与三尖瓣之间有肌性组织相隔（a，小箭头）；向头侧倾斜探头显示动脉干瓣膜为四叶瓣（b）；彩色多普勒于胸骨旁心室水平短轴切面显示合并肌部室间隔缺损（c）；RA：右心房，LA：左心房

脉干中占优势）患者通常不合并动脉导管未闭[11]。对于 A3 型永存动脉干患者，彩色多普勒对明确肺动脉解剖至关重要，该型中肺动脉起自主动脉远端，通过动脉导管未闭或者大的主 - 肺侧支动脉供血（图 13.1，图 13.6，动图 13.9）。

　　与其他圆锥动脉干畸形类似，彩色多普勒能够协助确定主动脉弓的朝向及显示可能存在的锁骨下动脉畸形（第二十三章）。彩色多普勒探查显示主动脉弓部舒张期反流，一方面是由于动脉干瓣膜反流，另一方面与舒张期动脉干进入肺动脉的分流有关（图 13.7）。

　　需仔细探查主动脉弓和峡部来排除主动脉弓部梗阻（图 13.8）。在儿童永存动脉干患者中，主动脉弓部离断比弓部缩窄更常见[6, 12, 13]。在这种情况下，肺动脉分叉通过动脉导管与降主动脉相连（动图 13.15）。需仔细鉴别，避免这种动脉导管弓与真正的主动脉弓混淆。在合并大的、非限制型

动脉导管的患者中，彩色多普勒能够显示收缩期右向左和舒张期左向右双向分流。动脉导管缩窄会导致右向左分流速度增快，出现混叠和湍流。

第四节　脉冲波和连续波多普勒

　　一些情况必须通过脉冲波多普勒和连续波多普勒探查来明确。动脉干瓣膜通常发育不良、增厚，这样导致瓣膜反流和较为少见的狭窄。可以在心尖五腔心切面，右侧锁骨下胸骨上窝长轴切面及剑突下冠状切面通过多普勒探查跨瓣的收缩期血流（图 13.3）。根据彩色多普勒显示的收缩期射流束来实时调整多普勒取样线。跨瓣的瞬时峰值压差根据简化的伯努利方程来计算。对该压差的理解，与主动脉狭窄患者类似（第十九章）。由于多普勒测量的是最大瞬时压差，它始终高于心

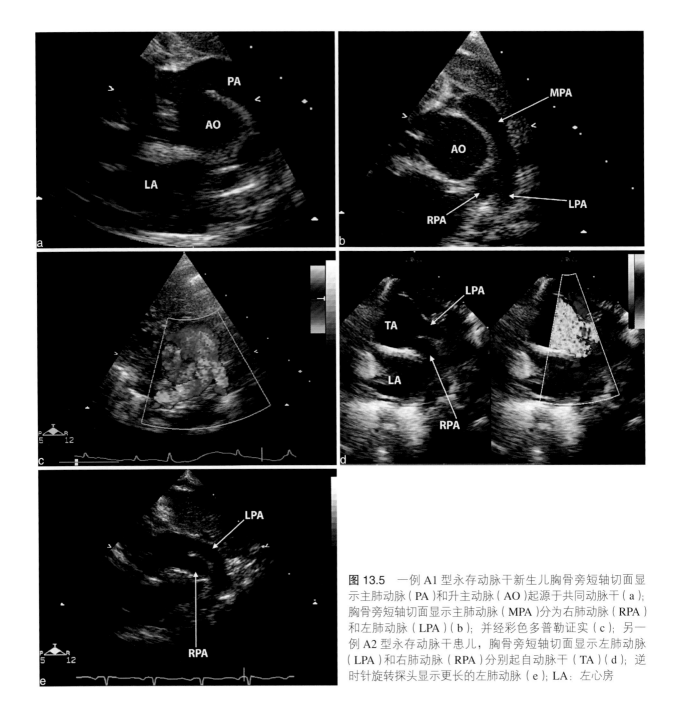

图 13.5 一例 A1 型永存动脉干新生儿胸骨旁短轴切面显示主肺动脉（PA）和升主动脉（AO）起源于共同动脉干（a）；胸骨旁短轴切面显示主肺动脉（MPA）分为右肺动脉（RPA）和左肺动脉（LPA）（b）；并经彩色多普勒证实（c）；另一例 A2 型永存动脉干患儿，胸骨旁短轴切面显示左肺动脉（LPA）和右肺动脉（RPA）分别起自动脉干（TA）（d）；逆时针旋转探头显示更长的左肺动脉（e）；LA：左心房

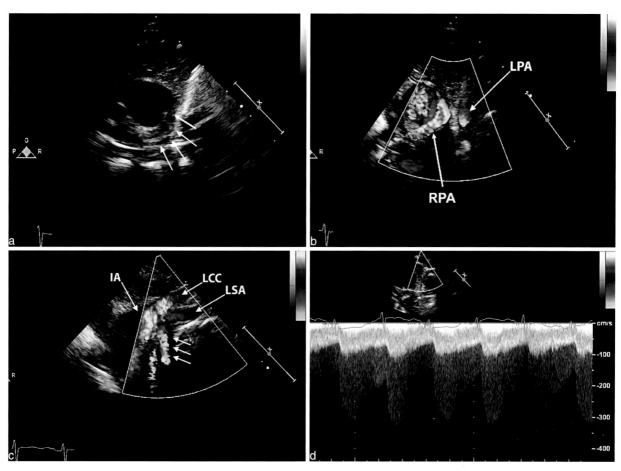

图 13.6 一例 A3 型永存动脉干患者胸骨旁短轴切面显示右肺动脉（箭头）独立起源于动脉干（a）；彩色多普勒证实无肺动脉分叉并且在肺门区显示独立的左肺动脉（LPA）（b）；该患者为右位主动脉弓，彩色多普勒于左侧无名动脉（IA）长轴显示其分为左颈总动脉（LCC）和左锁骨下动脉（LSA）（c）；从无名动脉根部发出左侧动脉导管（箭头）供应左肺动脉；由于肺动脉端动脉导管缩窄，连续波多普勒显示动脉导管收缩期和舒张期血流加速（d）

导管测量的两处峰值压力之间的差值。此外，有三大因素导致跨瓣流速增加：

- 双心室射血入共同动脉干：双心室共同射血导致跨瓣的血流增多及流速增快（图 13.5）。
- A1 型、A2 型、A4 型永存动脉干患者肺动脉直接起源于动脉干，肺动脉血流量明显增加，这种额外增加的血流也需要通过动脉干瓣口。
- 在合并动脉干瓣膜反流的患者中，反流部分的血液会随着收缩再次通过瓣膜。

由于收缩期血流明显增加，多普勒基于伯努利方程会高估跨瓣的压差。在无创评估瓣口压差时，需考虑上述因素的影响。

可以根据主动脉瓣反流检测方法来评估动脉干瓣膜反流（第十九章）。舒张期减速度与瓣膜反流严重程度呈反比：严重反流患者舒张期明显减

速且舒张末期压差下降。舒张末期压差下降和主动脉舒张压下降（由于血液流入肺动脉）及两个心室的舒张压升高有关（反流血液进入心室）。

通过连续波多普勒测量三尖瓣和二尖瓣的反流可以用来计算两个心室的收缩压（第一章）。结合测量的血压，可以根据以下公式估算动脉干瓣膜跨瓣压差：

右心室收缩压 − 动脉收缩压 = 跨瓣压差

但是，这种无创计算方法在使用时应注意：两种无创方法结合（通过多普勒计算右心室收缩压及测量收缩期血压）会导致两种可能误差的叠加，进而会使计算的结果准确性明显受限。

由于从动脉干流入肺动脉的血流增加，即使不存在开口处解剖梗阻，肺动脉收缩期流速也增加。因此，在动脉干探查左、右肺动脉起始时需

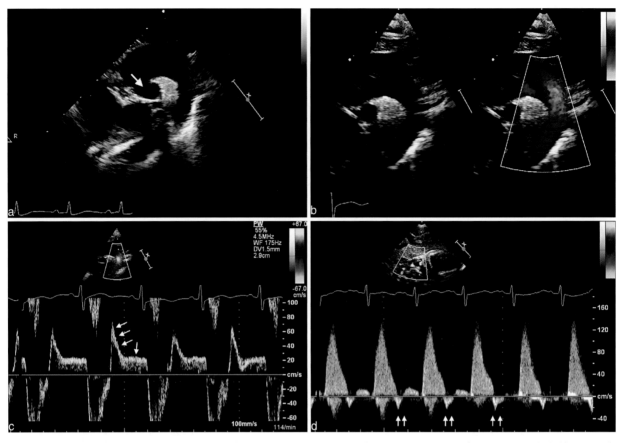

图 13.7 右侧胸骨旁主动脉弓长轴切面显示右肺动脉（箭头）起源于动脉干（a）；胸骨上窝长轴切面彩色多普勒显示降主动脉舒张期逆流（b），并经主动脉弓远端脉冲波多普勒频谱（箭头）证实（c）；腹腔动脉舒张期反向血流证实舒张期主动脉血液流失（d）

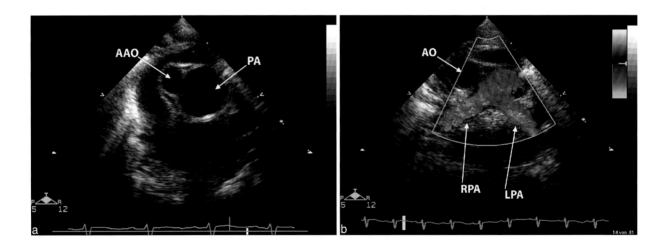

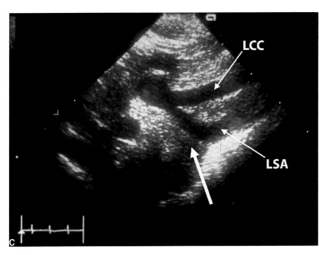

图 13.8 一例 A4 型永存动脉干患者胸骨旁短轴切面显示动脉干发出细小的升主动脉（AAO）及粗大的肺动脉（PA）（a）；稍向头侧倾斜彩色多普勒显示肺动脉分为右肺动脉（RPA）和左肺动脉（LPA）（b）；胸骨上窝长轴切面（箭头）显示主动脉弓（箭头）在左锁骨下动脉远端离断（c）

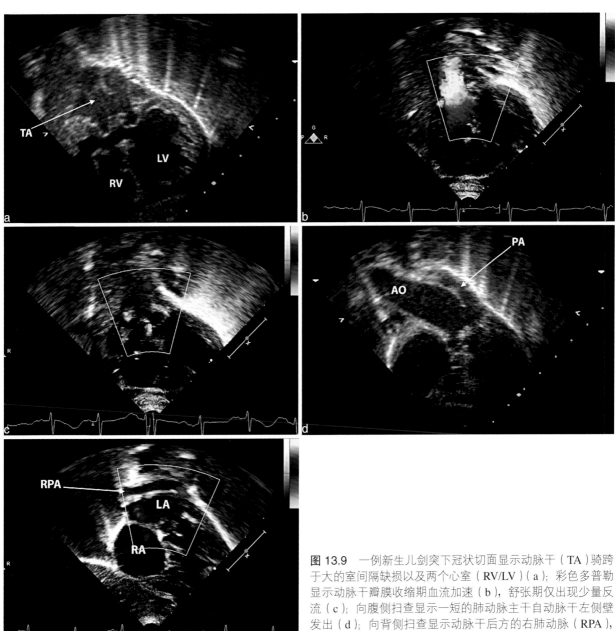

图 13.9 一例新生儿剑突下冠状切面显示动脉干（TA）骑跨于大的室间隔缺损以及两个心室（RV/LV）（a）；彩色多普勒显示动脉干瓣膜收缩期血流加速（b），舒张期仅出现少量反流（c）；向腹侧扫查显示一短的肺动脉主干自动脉干左侧壁发出（d）；向背侧扫查显示动脉干后方的右肺动脉（RPA），在左心房上方向右肺门走行（e）

要连续波多普勒扫查。在不合并肺动脉梗阻的情况下，肺动脉流速通常为 2~2.5 m/s。

通过多普勒探测降主动脉血流能够半定量评估体循环舒张期血液流失（图 13.7）。在永存动脉干患者中，这种流失存在两种潜在的病理生理机制：因为肺动脉起源于动脉干，大量的体循环血液会明显流入肺血管床。从动脉干到肺动脉的左向右分流随着出生后前几周肺血管阻力生理性下降成比例增加。第二种病理机制是动脉干瓣膜反流，在永存动脉干患者中很常见，至少为轻度至中度反流。降主动脉舒张期血流的变化与主动脉反流或者合并大的动脉导管未闭患者的情况相同。轻度的患者，仅表现为舒张期前向血流消失，中度患者表现为舒张早期血流反向，而严重的患者，则出现舒张期逆流（图 13.7）。

由于体循环系统舒张期血液流失导致的舒张

期血流模式变化也可以在外周动脉得到验证。脉冲波多普勒探查腹腔动脉能够半定量评估流失的严重程度：随着主动脉血液流失增多，其舒张期血流减少、消失甚至反向（图 13.7）。由于存在两种可能的病理生理机制（动脉干瓣膜反流和肺动脉舒张期分流）导致上述改变，因此很难确定在某一患者哪种病理过程对降主动脉和外周血管的舒张期血流影响更大。

在合并主动脉弓离断的永存动脉干（A4 型）患者中，动脉导管的探查对于排除动脉导管缩窄以及监测前列腺素维持动脉导管的通畅性中具有重要意义（第二十二章）。当存在粗大动脉导管时，脉冲波多普勒能够显示通过动脉导管的双向分流。在罕见的主动脉峡部缩窄的 A4 型永存动脉干患者中，多普勒对观察主动脉峡部的异常血流，同时定量缩窄部位的压差具有重要意义（第二十一章）。

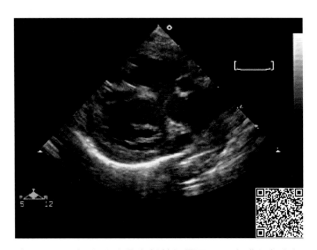

动图 13.1 新生儿胸骨旁长轴切面显示巨大膜周部室间隔缺损和共同动脉干骑跨，共同动脉干瓣膜轻度发育不良，肺动脉起源于共同动脉干瓣膜头侧的共同动脉干后壁

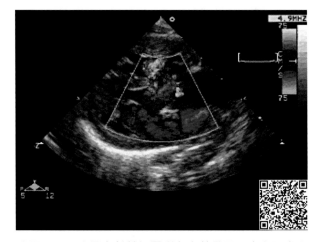

动图 13.2 胸骨旁长轴切面彩色多普勒显示来自两个心室的血流进入共同动脉干，收缩期共同动脉干跨瓣血流为加速的湍流，舒张期共同动脉干瓣膜反流束进入右心室（与动图 13.1 为同一例患者）

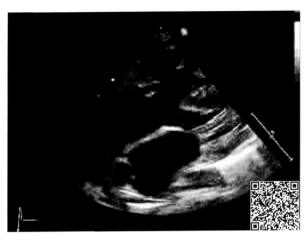

动图 13.3　共同动脉干新生儿心尖五腔心切面显示巨大膜周部室间隔缺损和共同动脉干瓣膜骑跨

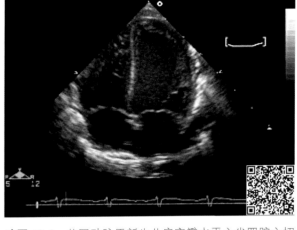

动图 13.4　共同动脉干新生儿房室瓣水平心尖四腔心切面显示似乎连续的室间隔；注意左心房、左心室的扩大是由于肺动脉血流的增加

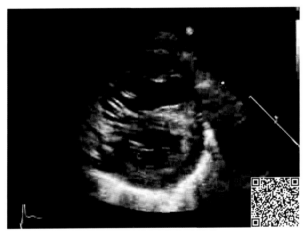

动图 13.5　共同动脉干新生儿从乳头肌水平开始的胸骨旁短轴扫查显示位于共同动脉干瓣膜下的巨大膜周部室间隔缺损

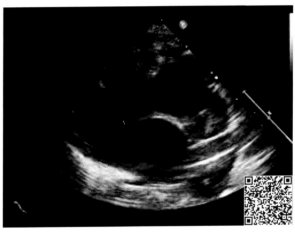

动图 13.6　始于共同动脉干瓣水平的胸骨旁短轴扫查显示三瓣叶的共同动脉干瓣；左右肺动脉相邻都起源于共同动脉干后壁（共同动脉干 A2 型）（与动图 13.5 为同一例患者）

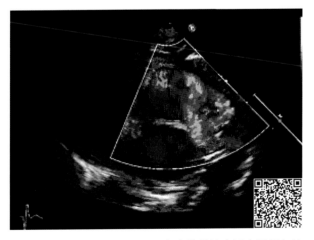

动图 13.7　胸骨旁短轴切面彩色多普勒检查证实了起自共同动脉干的肺动脉血流通畅（与动图 13.6 为同一例患者）

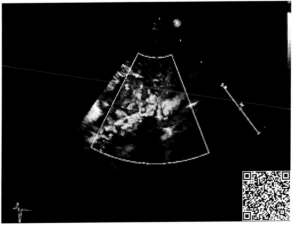

动图 13.8　共同动脉干 A3 型新生儿胸骨旁短轴切面彩色多普勒显示右肺动脉起源于共同动脉干后壁；彩色多普勒也显示出左肺动脉，但其未与主肺动脉相连（也可见于动图 13.9，动图 13.10）

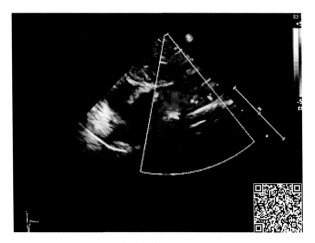

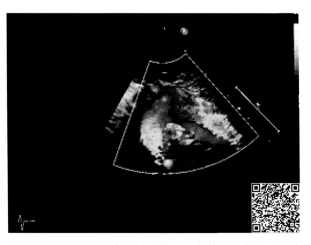

动图 13.9 高位左胸骨旁短轴切面彩色多普勒显示左无名动脉分为左颈总动脉和左锁骨下动脉，提示右位主动脉弓；无名动脉基底部发出位于左侧的动脉导管，导管向左肺动脉供血（与动图 13.8，动图 13.10 为同一例患者）

动图 13.10 胸骨上窝长轴切面彩色多普勒证实右位主动脉弓（与动图 13.8，动图 13.9 为同一例患者）

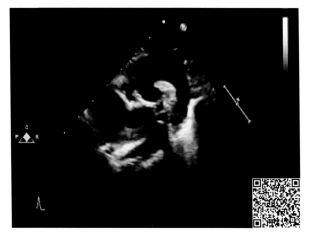

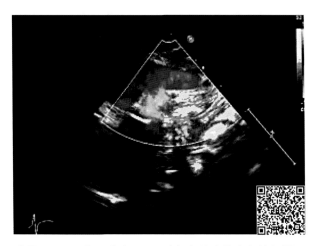

动图 13.11 共同动脉干 A2 型患者高位右胸骨旁主动脉弓长轴切面显示右肺动脉起源于共同动脉干后部

动图 13.12 共同动脉干 A4 型患者从胸骨旁矢状切面开始彩色多普勒扫查：探头左移显示两支肺动脉起源于共同动脉干后壁；头侧是粗大未闭的动脉导管；探头右移显示起源于共同动脉干的升主动脉；最后探头再转回左侧显示动脉导管、肺动脉的起源

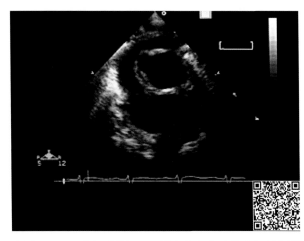

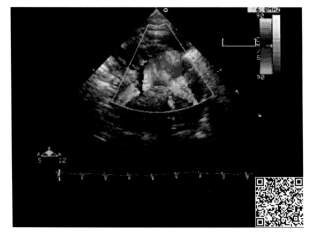

动图 13.13 共同动脉干 A4 型患者高位胸骨旁短轴切面显示：共同动脉干分成一支较细的升主动脉（稍靠前）和一支粗大的肺动脉，共同动脉干前方可见无名静脉

动图 13.14 稍偏头侧切面彩色多普勒显示左右肺动脉起源于共同动脉干后方（与动图 13.13 为同一例患者）

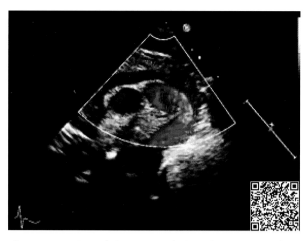

动图 13.15　共同动脉干 A4 型合并主动脉弓离断患者斜高位胸骨旁短轴切面彩色多普勒显示粗大动脉导管进入降主动脉（与动图 13.12 为同一例患者）

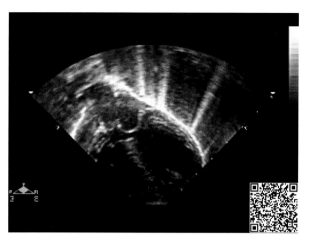

动图 13.16　共同动脉干 A1 型新生儿剑突下冠状切面显示共同动脉干骑跨于两个心室之间、巨大室间隔缺损

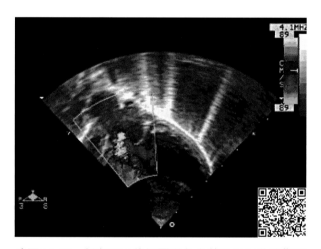

动图 13.17　剑突下冠状切面彩色多普勒显示收缩期跨共同动脉干瓣膜的加速血流及舒张期少量反流（与动图 13.16 为同一例患者）

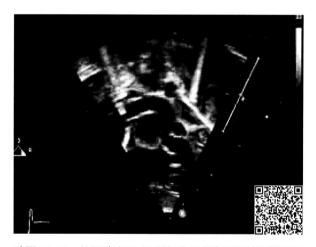

动图 13.18　共同动脉干 A2 型新生儿剑突下冠状切面显示右肺动脉起源于共同动脉干后方，左肺动脉起源于共同动脉干偏左侧

（张　纯　译　张全斌　校）

第十四章

右心室双出口

第一节 解剖和血流动力学

右心室双出口（double outlet right ventricle，DORV）是一组异构性很强的疾病，其共同特征为心室 - 大动脉连接异常[1]。以往关于这种畸形的定义一直存在争议[1, 2]。一种比较实用的方法是根据大动脉的起源定义 DORV。根据其定义，DORV 是指一支大动脉全部起自于右心室，而另一支大动脉一半以上起自于右心室[3]。由于区分 40% 和 60% 骑跨的难度存在争议，因此，先天性心脏病手术命名和数据库工程使用的定义是两支大血管全部或者大部分起自右心室[2]。尽管有个例报道存在室间隔完整的 DORV 患者，但是大部分 DORV 患者总是合并室间隔缺损（VSD）[3]。在大部分病例中，患者的 VSD 很大，并且是非限制型的。DORV 可能与心室腔或者房室瓣严重发育不良有关，也可能与异构及房室连接异常有关。因此，在功能性单心室和异构综合征，特别是右侧异构的患者中也会遇到 DORV（第十六章）。

DORV 的解剖分型是基于室间隔缺损的位置及与半月瓣的关系[2~4]。VSD 可能的位置包括主动脉瓣下型 VSD、肺动脉瓣下型 VSD、双瓣下型 VSD，以及无关型 VSD[1~3, 5]。进一步的区分是基于大动脉的位置和关系，以及是否合并肺动脉及主动脉流出道的梗阻（图 14.1）。大动脉的位置和关系不能根据 VSD 的位置来预测。最常见的是主动脉位于肺动脉的右后方，其次是主动脉并排位于肺动脉右侧。少见的是大动脉可能呈前后排列或者主动脉位于肺动脉的左前方。

伴有主动脉瓣下型 VSD 的 DORV 患者，大动脉关系通常正常，比较少见的是二者可能并排排列。大动脉关系正常的患者，心内解剖与法洛四联症相似，包括漏斗部（流出道）室间隔前移导致肺动脉瓣下狭窄。这些患者与法洛四联症的不同之处在于主动脉右移更明显（也称为法洛四联症型 DORV）。这两种诊断都不具有排他性，可以在同一患者中同时存在，法洛四联症描述心内解剖，而 DORV 描述心室与大动脉的连接关系[1]。由于漏斗部室间隔前移导致的肺动脉流出道适度梗阻有利于保护肺血管床免受体循环血压的影

响。适度梗阻的患者在婴儿早期通常无症状，仅表现为心脏杂音和轻度发绀[4]。由于在漏斗部室间隔水平存在瓣下梗阻，因此梗阻的程度可能会进行性加重，与婴儿法洛四联症患者类似。合并明显梗阻的新生儿在动脉导管闭合以后可能出现临床相关的发绀。主动脉瓣下型 VSD 和大动脉并列排列的患者通常在主动脉瓣下和肺动脉瓣下具有双侧漏斗。在不合并肺动脉流出道梗阻的情况下，其血流动力学与大的室间隔缺损的患儿类似。该类患者表现为肺高压，肺血流量明显增多。患者通常表现为充血性心力衰竭，不合并或者仅合并轻微的发绀[4]。

肺动脉瓣下型 VSD 的患者，主动脉位于肺动脉右侧，离左心室较远，而肺动脉起源于 VSD 附近或者骑跨于缺损上[4]。该类婴儿的血流动力学与大动脉转位合并大的 VSD 患儿类似[4]。大动脉平行排列且肺动脉骑跨于 VSD 的病例也被称为 Taussing-Bing 心脏，但是部分学者认为该名称仅指存在主动脉瓣下和肺动脉瓣下肌性漏斗的患者[1, 4, 6]。肺动脉瓣下型 VSD 的患者仅在极罕见的情况下合并肺动脉狭窄，但是肺动脉瓣下型 VSD 的 DORV 患者通常合并主动脉弓部的梗阻，包括发育不良、缩窄和离断[3]。VSD 邻近肺动脉导致过量的左向右分流，患者在婴儿早期即出现严重的充血性心力衰竭。主动脉瓣下狭窄或主动脉弓梗阻可能加重这种情况。

双瓣下型 VSD 和远离大动脉型 VSD 相对于主动脉瓣下型 VSD 和肺动脉瓣下型 VSD 少见。在双瓣下型 VSD 的患者中，漏斗部室间隔严重发育不良或缺如[3, 4, 8]。由于分隔流出道的结构缺如，VSD 邻近两个大动脉瓣。在远离大动脉型 VSD 的患者中，VSD 与两个大动脉流出道无关（无关型 VSD），这种情况有流入道 VSD、肌部 VSD 和房室间隔缺损[3]。

DORV 可能出现在心室发育不良的情况下，通常发育不良的为左心室，后者通常与严重的二尖瓣畸形有关，包括发育不良、狭窄、跨立和（或）骑跨[3, 4]。

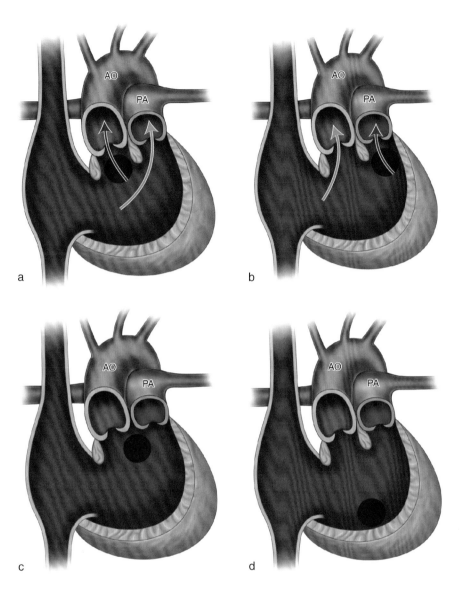

图 14.1　根据 VSD 的位置 DORV 分为主动脉瓣下型 VSD（a）和肺动脉瓣下型 VSD（b）；双瓣下型 VSD 同时邻近肺动脉瓣和主动脉瓣（c），而无关型 VSD 均远离肺动脉和主动脉流出道（d）（注：图片经第四版儿科心脏病学许可重新绘制，M.K. Park, Mosby, St. Louis 2002）

第二节　二维超声心动图

　　由于 DORV 包括了一系列不同的心脏结构异常，因此其超声心动图有多种表现[9~11]。确定大动脉的位置和关系及 VSD 的位置等重要问题需要几个不同的扫查位置和扫查切面。

　　主动脉瓣下型 VSD 患者，胸骨旁长轴切面显示大的 VSD 或多或少与主动脉瓣密切相关，可能部分骑跨于缺损上（图 14.2，动图 14.1，动图见本章末尾）。通常二尖瓣前叶和主动脉根部后壁

的纤维连续性因组织插入而中断。但是该表现对诊断 DORV 既不是特异性的，也并非必需的[2~4]：在法洛四联症型 DORV 患者中，尽管升主动脉明显右移，但是二尖瓣和主动脉瓣之间的纤维连续性仍可能存在。胸骨旁短轴切面能够准确显示 VSD 的位置及与半月瓣的关系。在判断半月瓣的骑跨程度上，该切面优于胸骨旁长轴切面[1]。主动脉瓣下型 VSD 的患者，50% 以上的主动脉瓣与右心室相连[1]。在胸骨旁短轴切面，很明显观察到 VSD 与主动脉瓣下流出道相关，而肺动脉

瓣下流出道与 VSD 之间被漏斗部室间隔隔开（图 14.2，动图 14.1，动图 14.2）。此外，该切面有助于观察肺动脉瓣下流出道及肺动脉瓣来判断可能的瓣下或者瓣膜的梗阻。在术前评估中，明确冠状动脉的起源和走行非常重要，尤其是对于肺动脉流出道梗阻的患者。跨越右心室流出道的冠状动脉分支可能会妨碍经流出道切口进行瓣下或者跨瓣的补片扩大术（动图 14.4，动图 14.5）。在心前区切面和剑突下切面，应留意房室瓣解剖及与 VSD、半月瓣的关系。最好在心尖四腔心切面和剑突下冠状切面观察房室瓣的跨立[1]。

剑突下冠状切面有助于观察主动脉的右移情况及它与 VSD 的空间关系（图 14.3，动图 14.6）。因为剑突下切面的骑跨程度可能与胸骨旁短轴切面的骑跨程度存在很大差距，因此不能单纯依赖剑突下切面来诊断 DORV[1]。剑突下冠状切面（动图 14.7，动图 14.8）及 RAO 切面（动图 14.9，动图 14.10）能够很好地观察漏斗部（流出道）室间

隔，并且能够描绘右心室流出道的形态。漏斗部室间隔向前上方偏移可能会致肺动脉瓣下流出道显著地进行性梗阻（图 14.3，图 14.4，动图 14.7，动图 14.9）。最后，剑突下切面能够评估心室间交通口的大小（图 14.3，图 14.5，动图 14.6）。由于主动脉瓣下型 VSD 的 DORV 患者手术矫正需要在左心室与主动脉之间建立隧道，因此行该手术的先决条件是合并大的非限制型的 VSD[1, 12]。

肺动脉瓣下型 VSD 患者，胸骨旁长轴切面显示粗大的肺动脉邻近左心室和 VSD（图 14.6，动图 14.13）。根据肺动脉瓣的骑跨程度不同，在该切面 DORV 的解剖结构与合并大 VSD 的大动脉转位类似。在胸骨旁短轴切面，主动脉通常位于肺动脉的右侧和（或）前方（动图 14.14）。主动脉和主动脉瓣下流出道与 VSD 和左心室借漏斗部室间隔相隔（图 14.6）。该类患者通常需要行大动脉调转术矫正，使主动脉靠近 VSD 和左心室[13]。因此，超声心动图需要评估冠状动脉的解剖（参

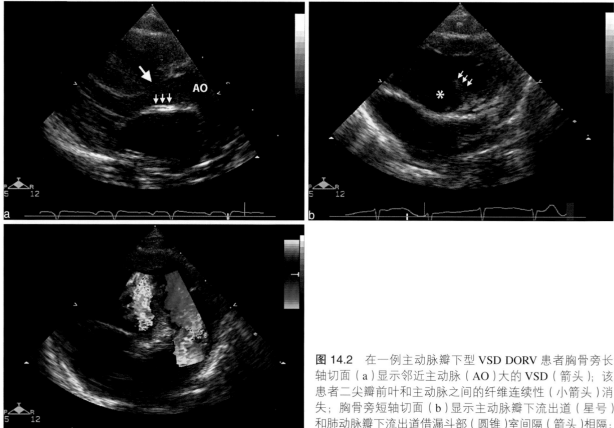

图 14.2 在一例主动脉瓣下型 VSD DORV 患者胸骨旁长轴切面（a）显示邻近主动脉（AO）大的 VSD（箭头）；该患者二尖瓣前叶和主动脉之间的纤维连续性（小箭头）消失；胸骨旁短轴切面（b）显示主动脉瓣下流出道（星号）和肺动脉瓣下流出道借漏斗部（圆锥）室间隔（箭头）相隔；彩色多普勒显示主动脉瓣下和肺动脉瓣下血流无梗阻（c）

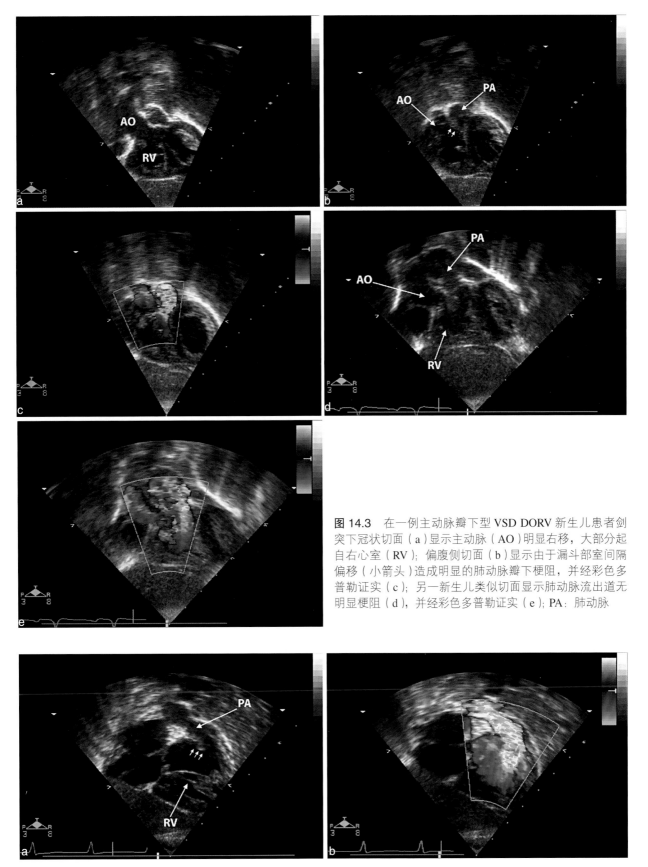

图 14.3　在一例主动脉瓣下型 VSD DORV 新生儿患者剑突下冠状切面（a）显示主动脉（AO）明显右移，大部分起自右心室（RV）；偏腹侧切面（b）显示由于漏斗部室间隔偏移（小箭头）造成明显的肺动脉瓣下梗阻，并经彩色多普勒证实（c）；另一新生儿类似切面显示肺动脉流出道无明显梗阻（d），并经彩色多普勒证实（e）；PA：肺动脉

图 14.4　在一例主动脉瓣下型 VSD DORV 患儿剑突下 RAO 切面显示由于漏斗部室间隔前移（箭头）导致肺动脉瓣下梗阻（a）；彩色多普勒检查显示肺动脉瓣下血流明显加速（b）；PA：肺动脉；RV：右心室

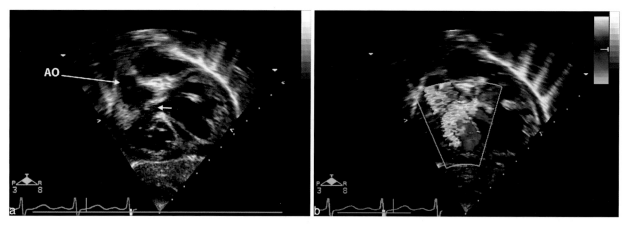

图 14.5 在一例主动脉瓣下型 VSD DORV 患儿剑突下冠状切面显示一个较小的限制型的 VSD，该缺损为左心室唯一的流出通道（a，箭头）；彩色多普勒检查显示由于该限制型 VSD 导致流入右心室的血流加速（b）；AO：主动脉

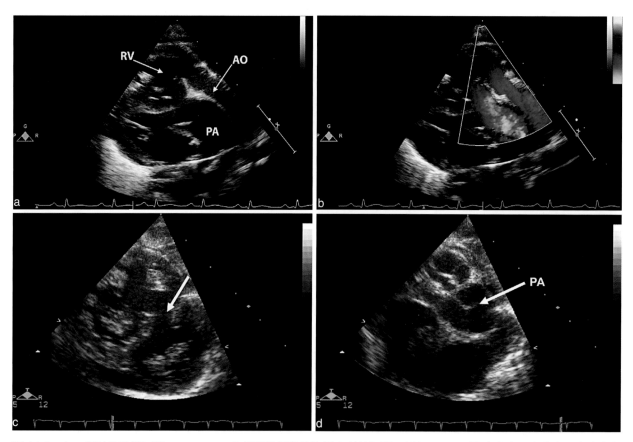

图 14.6 在一例肺动脉瓣下型 VSD DORV 患者稍微倾斜的胸骨旁长轴切面，显示 VSD 及肺动脉（PA）骑跨，肺动脉内径明显宽于主动脉（AO）（a）；彩色多普勒证实右心室向两支大动脉射血（b）；胸骨旁心室水平短轴切面（c）显示大的 VSD（箭头），稍高位切面显示靠后方的粗大肺动脉邻近 VSD（d）；RV：右心室

见第十五章）。漏斗部室间隔及右侧漏斗部折叠导致的狭窄可能会引起严重的主动脉瓣下流出道梗阻[1]。在剑突下切面可以很好地观察主动脉瓣下的区域（图 14.7，动图 14.15，动图 14.16）。特别是对于主动脉瓣较小或者大动脉内径不匹配肺动脉占优势的情况，应高度怀疑潜在的主动脉瓣下流出道梗阻[1, 3]。在该类患者中，主动脉弓梗阻的可能性较高，需要仔细检查主动脉弓部的情况（图 14.8 ）。

双瓣下型 VSD 患者漏斗部 VSD 可以在胸骨旁短轴切面和剑突下切面诊断。该类患儿 VSD 和主动脉瓣及肺动脉瓣直接相连续。无关型 VSD 的显示取决于 VSD 的具体位置。心尖部肌部 VSD，流入道 VSD 和房室间隔缺损的 VSD 部分可以在心尖四腔心切面很好地观察到。补充胸骨旁短轴切面和剑突下切面能够很好地观察缺损大小。

在功能性单心室和异构综合征的情况下评估 DORV 的方法参见第十六章。

第三节　彩色多普勒超声心动图

在 DORV 患者中，彩色多普勒超声心动图在明确以下问题中特别重要：

- VSD 分流的方向
- 寻找额外的 VSD
- 评估房室瓣的情况
- 评估主动脉瓣下和肺动脉瓣下流出道情况
- 评估主动脉弓及动脉导管情况

由于 VSD 是 DORV 患者左心室的唯一出口，

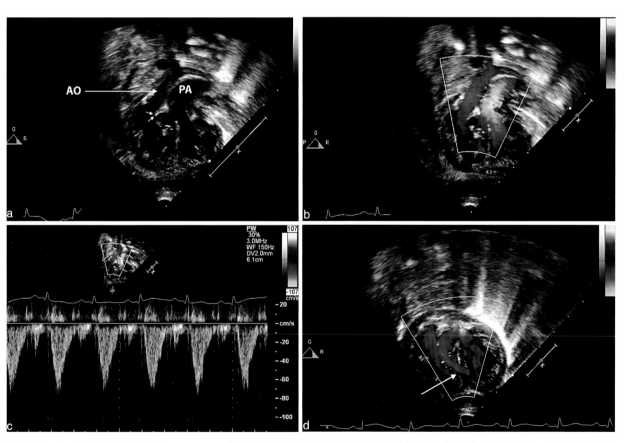

图 14.7　在一例肺动脉瓣下型 VSD DORV 新生儿剑突下冠状切面（a）显示大动脉并排排列，肺动脉（PA）部分骑跨于 VSD；漏斗部室间隔前移（小箭头）导致主动脉瓣下潜在的梗阻，尽管彩色多普勒（b）显示局部血流没有明显加速及脉冲波也显示升主动脉血流速度正常（c）；更靠前的冠状切面（d）显示合并额外的肌部 VSD（箭头）；AO：主动脉

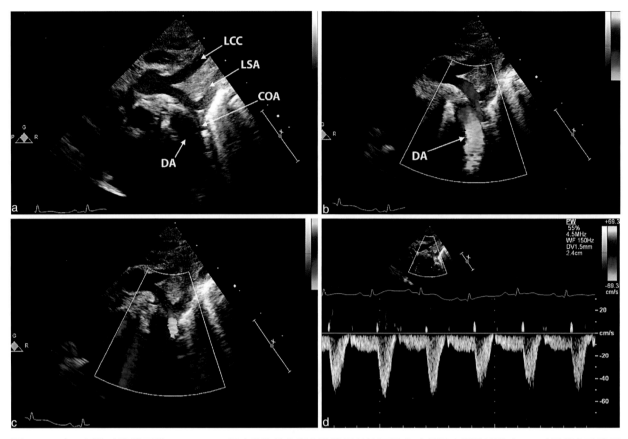

图 14.8 在一例肺动脉瓣下型 VSD DORV 新生儿胸骨上窝主动脉弓长轴切面（a）显示左颈总动脉（LCC）远端主动脉弓发育不良，左锁骨下动脉（LSA）远端严重缩窄（COA）；彩色多普勒显示主动脉弓的前向血流及通过粗大动脉导管（DA）供应降主动脉的血流（b）；由于主动脉峡部缩窄局部血流出现加速（c）；脉冲波多普勒证实主动脉弓的前向血流灌注（d）（与图 14.7 为同一例患者）

因此该类患者在心室水平必然存在左向右的分流。彩色多普勒能够在胸骨旁短轴切面、长轴切面、心尖四腔心切面及剑突下切面观察 VSD 的情况（图 14.2，图 14.5，图 14.7，动图 14.8，动图 14.10）。尽管在大部分患者中，VSD 通常较大且为非限制型，但是 VSD 处的湍流和混叠是 VSD 可能受限的重要提示。在该类患者中，由于左心室向两个流出道射血受阻导致左心室和右心室之间出现压差（图 14.5，动图 14.12）。

彩色多普勒超声心动图对寻找额外的 VSD 非常有帮助（图 14.7）。由于 DORV 患者两个心室之间的收缩压相等，因此在额外的 VSD 部位不存在明显的压力阶差。因为 VSD 的分流速度很低，需要对该类缺损的分流束在低脉冲重复频率速度量程为 30~60 cm/s 时行彩色多普勒探查。扫查肌部 VSD 应包括胸骨旁短轴切面从大动脉水平到心

尖部的探查。观察后间隔的缺损，应该进一步在心尖四腔心切面从前向后和剑突下切面进行扫查。

在评估肺动脉和主动脉流出道时，彩色多普勒有助于发现瓣膜和瓣下的梗阻，同时能够确定行脉冲波多普勒和连续波多普勒探查的最佳切面。虽然胸骨旁短轴切面是探查肺动脉瓣下流出道梗阻特别有价值的切面，但是剑突下冠状切面能够同时观察肺动脉瓣下和主动脉瓣下梗阻情况（图 14.3，图 14.7，动图 14.7~动图 14.10）。

主动脉弓部和动脉导管的彩色多普勒探查遵循第二十一章和第二十二章提及的方法。由于 DORV 患者可能存在严重的主动脉弓和（或）主动脉峡部的梗阻，因此需要对该区域进行仔细的探查。主动脉弓部梗阻的患者可能依赖动脉导管的通畅来维持降主动脉的侧支血供（图 14.8）。这种情况尤其见于肺动脉瓣下型 VSD 的患者。在肺

动脉流出道严重梗阻的患儿，肺的血流灌注可能取决于动脉导管的通畅性。对这类新生儿动脉导管和肺动脉的评估与法洛四联症患儿及肺动脉闭锁合并 VSD 的患儿评价方法一致（第十一章和第十二章）。

第四节　脉冲波和连续波多普勒

由于大部分 DORV 患者 VSD 较大且为非限制型的，多普勒检查显示 VSD 部位左向右分流速度较低，通常不超过 2 m/s。该处血流速度超过 2 m/s 提示缺损处可能存在梗阻。行多普勒探查的最佳切面是胸骨旁长轴和短轴切面。根据简化的伯努利方程计算跨 VSD 可能的压差。

可以在胸骨旁短轴切面和剑突下切面行肺动脉流出道的探查。由于 DORV 患者右心室收缩压与体循环血压相等，因此，肺动脉流出道的多普勒评估对判断肺动脉血流是否受限至关重要。在新生儿期以后，主肺动脉血流速度 < 3 m/s 可以

认为肺动脉血流不受限。如果存在肺动脉流出道梗阻，最常见的梗阻部位为瓣下和瓣膜水平。若存在相关的瓣下梗阻，频谱多普勒显示收缩期血流逐渐加速，这反映了由于肌性漏斗部收缩导致的动态梗阻（第十一章）。如果合并瓣膜水平梗阻，连续波多普勒测量主肺动脉血流能够评估瓣膜梗阻的压力变化。可以根据简化的伯努利方程无创计算肺动脉压力。

肺动脉收缩压 = 体循环血压 − 肺动脉流出道压差

可以在胸骨旁长轴切面、心尖四腔心切面和剑突下切面行主动脉流出道的多普勒探查（图 14.7）。尽管存在明显的瓣下梗阻，但是可能不存在跨主动脉流出道的压差。这是由于在该类新生儿中，右心室的血流主要流入肺动脉，由于动脉导管的存在，主动脉和肺动脉之间的压力相等。因此评估主动脉流出道可能的梗阻需要详细的二维超声心动图检查（图 14.7）。多普勒对主动脉弓部梗阻的评估详见第二十一章。

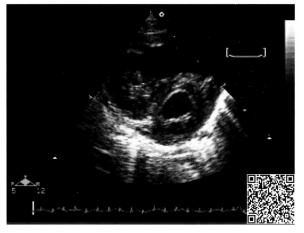

动图 14.1　右心室双出口合并主动脉瓣下室间隔缺损患者胸骨旁长轴切面扫查：胸骨旁左心室长轴切面显示巨大室间隔缺损邻近主动脉，二尖瓣前叶与主动脉之间没有纤维连接。把探头转向胸骨旁右心室流出道长轴切面显示粗大的主肺动脉

动图 14.2　右心室双出口合并主动脉瓣下室间隔缺损患者从二尖瓣水平胸骨旁短轴开始扫查，可显示与三尖瓣邻近的巨大室间隔缺损。主动脉瓣下及肺动脉瓣下血流被漏斗部（圆锥）室间隔分开（与动图 14.1 为同一例患者）

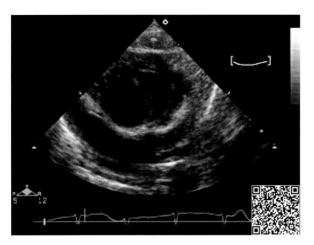

动图 14.3 流出道水平胸骨旁短轴切面显示主动脉瓣下及肺动脉瓣下血流被漏斗部（圆锥）室间隔分开

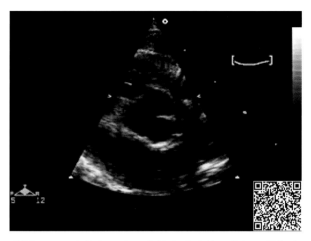

动图 14.4 右心室双出口合并主动脉瓣下室间隔缺损患儿胸骨旁短轴切面显示粗大的右冠状动脉发出一粗大分支向前至室间隔，代表左前降支

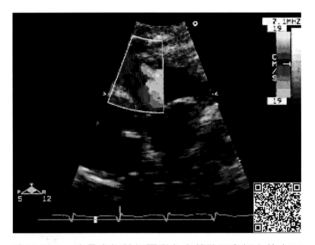

动图 14.5 胸骨旁短轴切面彩色多普勒证实粗大的右冠状动脉发出分支行经右心室流出道（与动图 14.4 为同一例患者）

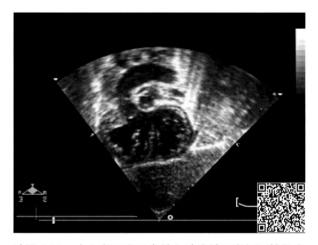

动图 14.6 右心室双出口合并主动脉瓣下室间隔缺损患者剑突下冠状切面显示完全起源于右心室的主动脉明显右移（与动图 14.7，动图 14.8 为同一例患者）

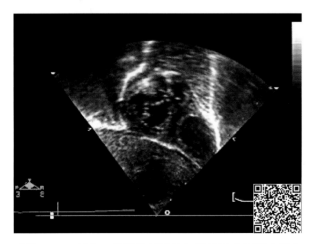

动图 14.7 剑突下偏腹前侧冠状切面显示由于漏斗部室间隔移位导致的严重的右心室流出道梗阻。注意这个切面不显示巨大室间隔缺损（与动图 14.6，动图 14.8 为同一例患者）

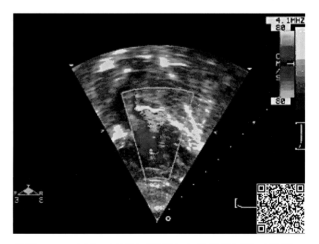

动图 14.8 剑突下冠状切面彩色多普勒显示肺动脉瓣下流出道的加速湍流，从而证实肺动脉瓣下严重梗阻（与动图 14.6，动图 14.7 为同一例患者）

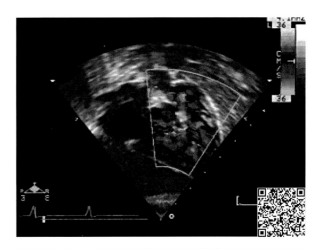

动图 14.9　右心室双出口合并主动脉瓣下室间隔缺损患儿剑突下右前斜切面显示由于漏斗部室间隔前移引起的肺动脉瓣下梗阻（与动图 14.10 为同一例患者）

动图 14.10　右前斜切面彩色多普勒检查能明显看到肺动脉瓣下的加速血流（与动图 14.9 为同一例患者）

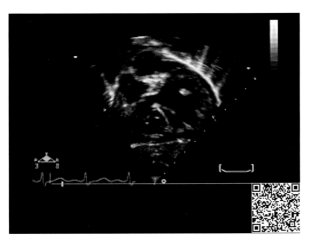

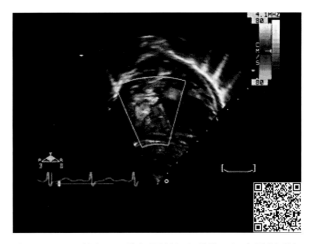

动图 14.11　右心室双出口患儿剑突下冠状切面显示限制型主动脉瓣下室间隔缺损

动图 14.12　剑突下冠状切面彩色多普勒可证实限制型室间隔缺损（与动图 14.11 为同一例患者）

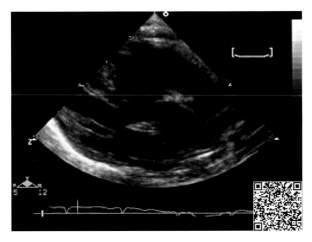

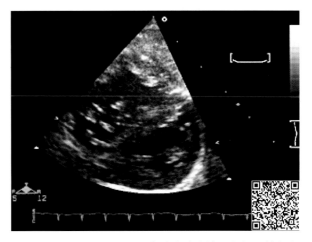

动图 14.13　右心室双出口合并肺动脉瓣下室间隔缺损患儿胸骨旁长轴切面显示室间隔缺损邻近肺动脉骑跨。主动脉靠前与肺动脉平行走行

动图 14.14　右心室双出口合并肺动脉瓣下室间隔缺损患儿从心室水平胸骨旁短轴切面开始扫查：探头向头侧倾斜，显示巨大肺动脉瓣下室间隔缺损。主动脉（位于前方）完全起源于右心室，肺动脉（位于后方）大部起源于右心室

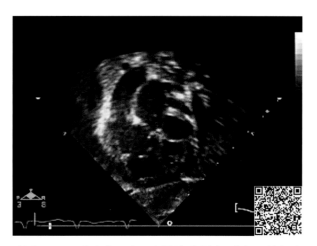

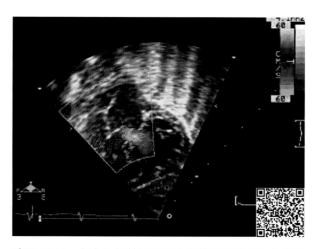

动图 14.15 右心室双出口合并肺动脉瓣下室间隔缺损患儿剑突下短轴切面显示前方的主动脉起源于右心室，后方的肺动脉骑跨室间隔

动图 14.16 剑突下短轴切面彩色多普勒证实两支大动脉并行

（张　纯　译　　张全斌　校）

第十五章
大动脉转位

第一节　解剖和血流动力学

大动脉的转位是第二位常见的发绀型先天性心脏病[1]。德国 PAN 研究报告其发病率占先天性心脏畸形的 2.2%[2]。在绝大多数患者中，转位与正常腹腔和胸腔脏器的位置，心房解剖结构及心房和心室的正常关系有相关性（图 15.1）。这种畸形的特征是心室与动脉的关系异常，即主动脉起源于形态学右心室，肺动脉起源于形态学左心室[3]。由于部分患者的主动脉起源于右心室的右前方，因此它也被称为大动脉的 d- 转位[4]。

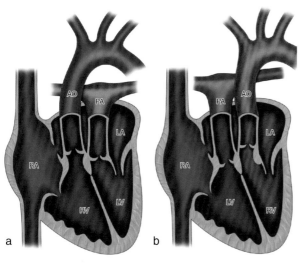

图 15.1　完全型大动脉转位（a）和矫治型大动脉转位（b）患者的房室和心室动脉连接图；完全型转位的房室连接正常，而矫治型转位的特点是房室和心室动脉间双重不一致 [经舒马赫，赫斯，Bühlmeyer Klinische Kinderkardiologie 等的许可[28]，重新绘制;（柏林 - 海德堡，2008 年）]

大动脉转位可能存在 4 种主要变异[4]：

1. 在"单纯转位"（占 60% 以上的患者）中，室间隔是完整的，或者只有小的室间隔缺损但没有血流动力学异常[1]。

2. 大约 20% 的转位患者存在较大的 VSD。最常见的缺损位于漏斗部或膜周部[1,4]。

3. 大动脉转位伴室间隔缺损，且合并肺动脉瓣下左心室流出道梗阻的患儿达 15%，后者最常见的原因之一是漏斗部间隔的后移。较不常见的机制包括肺动脉瓣狭窄，附属的二尖瓣组织或三尖瓣组织脱垂进流出道和异常插入或房室瓣的骑跨[1,4]。

4. 最不常见的变异为大动脉转位伴有室间隔完整却合并左心室流出道梗阻，占所有病例的 0.7% ~5%。

大动脉的平行排列导致体循环和肺循环的血流动力学转换：脱氧的体循环静脉血通过右心房和右心室并被排出到主动脉进入体循环。完全氧合的肺静脉血通过左心房和左心室传导至肺动脉进入肺循环。新生儿是否存活取决于这些循环之间的血液混合程度。在子宫内，胎儿循环在卵圆孔和动脉导管的水平提供了血液混合的可能性。出生后，新生儿肺部扩张后，肺血流量大幅增加。增加的左心房流量导致卵圆孔的功能性闭合。此外，动脉导管的缩窄限制了动脉水平体 - 肺循环之间的血液交换。虽然具有较大室间隔缺损的患儿在两个循环之间具有额外分流进行血液混合，但是具有单纯大动脉转位的患儿，卵圆孔和动脉导管的功能性闭合导致其在出生后不久出现严重的发绀[1,5]。除非尽快采取措施改善两个循环之间的血流混合，否则即便在给氧状态下，患者也会因进行性低氧血症引起的代谢性酸中毒而病情快速恶化，最终死亡。这时，可以通过给予前列腺素 E_1 和（或）通过球囊心房造口术扩大卵圆孔和重新开放动脉导管来实现血液混合，即 Rashkind 手术[1,4,6]。该过程可以在导管室或重症监护室中，在超声心动图指导下完成[1,7~9]。

绝大多数大动脉转位患者的手术治疗是通过动脉转换手术进行的[10~14]：在阻断大动脉后，将主动脉重新连接到左心室，肺动脉连接到右心室。由于冠状动脉起源于转位的主动脉，因此完全转位的手术矫正需要将冠状动脉移植至"新"主动脉（前肺动脉）上。冠状动脉的重建是这项手术中最难的部分。

由于冠状动脉病变程度影响冠状动脉移植的效果，因此需要对冠状动脉分支的起源和走向进行描述。Leiden 等对冠状动脉的变异进行了分类[15,16]：大多数情况下，冠状动脉几乎总是起源于主动脉的两个冠状动脉窦并面向肺动脉。这两个窦被称为"面对窦（facing sinuses）"。从主动脉方面观察，右侧面对窦被称为窦 1，左侧面对窦被称为窦 2，而肺动脉对侧窦被称为窦 3（图

15.2）。根据三个主要分支，左前降支、回旋支和右冠状动脉的起源来描述冠状动脉。最常见的模式为 60% 以上的患者左前降支和旋动脉起源于窦 1 和右冠状动脉起源于窦 2[3, 16]。如果冠状动脉分支为心肌壁内走行，则手术就会特别困难，这表明相应的冠状动脉分支可能在两条大动脉之间走行 [3, 17]。尽管存在壁内走行，仍需进行冠状动脉移植，但需要事先提示外科医师，因为它需要特殊的技术并且具有一定的手术风险。

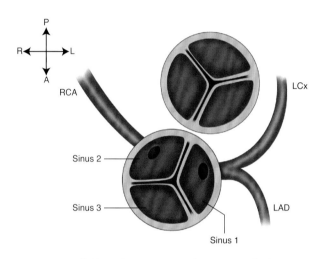

图 15.2　患者的主动脉窦及冠状动脉起源（外科视野），肺动脉对侧窦称为窦 3，外科医师右手侧窦（右侧面对窦）称为窦 1，外科医师的左手侧窦（左侧面对窦）称为窦 2；图中显示了最常见的冠状动脉异位模式，左前降、左回旋支起源于窦 1 区，右冠状动脉源于窦 2 区；值得注意的是，外科视野与超声视野往往不一致，因为超声视野的主动脉窦和冠状动脉是从下面观察描述的

大动脉调转（switch）手术最佳时间是在出生后的前 2 周，因为此时左心室质量快速下降的程度与肺血管阻力下降的程度相平行 [1]。如果耽搁过长时间手术，左心室质量的下降不再能适宜支撑体循环的血流灌注，将会导致严重的术后低心输出量。

在大动脉调转手术出现以前，外科医师通过重建新房间隔的方法实现大动脉转位患儿的手术矫正，进而实现静脉血流的重新定向 [1, 3]。这种心房调转手术实现了体循环静脉血流向左心室和肺动脉的重新定向，而肺静脉血流被重新定向到右心室和主动脉。这种手术概念由 Mustard 和 Senning 引入，它实现了功能性但不是解剖学的矫

正，因为它不能矫正心室与动脉间的不一致，而是使右心室成为能发挥体循环泵功能的心腔。虽然这种手术技术在 20 世纪 80 年代至 90 年代初已经被淘汰，但是有一大部分已成年的大动脉转位患儿年幼时按照这个概念进行了手术。

与完全型大动脉转位相比较少的是矫正型大动脉转位（cc-TGA），这种畸形也被称为大动脉的双重不一致或 l- 转位 [18]。患有这种复杂先天性心脏畸形的患者不仅存在大动脉转位（心室与动脉间连接不一致），还伴有房室连接的不一致（图 15.1）：形态学右心房与形态学左心室相连，而形态学左心房则与形态学右心室相连。由于大动脉间连接和房室间的双重不一致，体循环静脉血虽然由解剖学左心室射出，但能到达肺动脉进入肺循环，而肺静脉血由右心室射入主动脉进入体循环。虽然双重不一致在少数情况下是孤立发生的，而在大多数情况下常常合并额外的心血管畸形 [18~20]。矫治型大动脉转位最常合并的相关畸形包括室间隔缺损，左心室（肺动脉瓣下）流出道阻塞和发育不良，以及左侧替代支撑体循环作用的房室瓣（指三尖瓣）等。房室瓣反流是先天性矫正型大动脉转位患儿长期存在的主要问题之一 [21]。此外，存在双重不一致的患者出现完全型房室传导阻滞的风险增加，这可在出生时即出现或也可在成长过程中慢慢显现 [3, 22]。没有合并额外心血管异常的患者可能会在年龄较大时才会逐渐出现传导阻滞 [18]。然而，在大多数患者中，因相关的心脏畸形或由于解剖学右心室不能耐受长期作用于体循环的事实而出现严重的临床问题 [19]。对于这种情况，"先天性矫正"转位这个词表述就当然很委婉了。

第二节　二维超声心动图

对于大动脉"单纯"转位的儿童，胸骨旁长轴显示左心室与动脉血管看似正常的连接（图 15.3，动图 15.1，动图 15.2，动图见本章末尾）。在肺动脉瓣下面能够观察到肺动脉瓣下室间隔缺损。当探头移动至头侧时会发现主动脉自右心室前侧起源（动图 15.3），可以跟随前侧血管继续追

溯到主动脉弓（动图 15.4）。此外，这两条大动脉并不相交，而是呈平行关系。这种平行关系和没有大血管交叉是大动脉转位的重要诊断标志。在新生儿期，心尖四腔心切面可显示几乎正常大小的心房和心室，心脏在这个平面上可能看起来结构正常（图 15.4，动图 15.5）。将探头移至腹侧，相应切面会发现肺动脉起自左侧，而主动脉起源于右心室（图 15.4，动图 15.6，动图 15.7）。

胸骨旁长轴和心尖五腔心切面可评估肺动脉瓣下的左心室流出道（图 15.5）。大的漏斗部室间隔缺损可能与引起左心室流出道明显梗阻的漏斗部间隔后移有关（图 15.5）。在胸骨旁短轴切面，认真细致地观察可能位于室间隔任何部位的缺损是很重要的。刚出生后的新生儿两个心室的大小可以很正常。然而，在生命的第一周之后，降低的肺血管阻力引起左心室压力的下降，于是室间隔进而进行性向左移位。

在高位胸骨旁短轴切面，可以探及起自左心室的血管分叉为左和右肺动脉（图 15.6，动图

15.8，动图 15.9）。更高位切面显示两条大动脉的横截面（动图 15.10）。在大多数情况下，两条动脉呈前后位排列（动图 15.11），主动脉可以位于右侧或左侧（图 15.6，动图 15.8）。

对于动脉调转手术来说重要的是了解冠状动脉的解剖情况，而大多数患者的冠状动脉情况可以通过超声心动图来探查[23, 24]。第一步是通过胸骨旁短轴切面识别主动脉窦（图 15.6，动图 15.10）。冠状动脉窦的定义完全基于它们与肺动脉的关系，而与主动脉在胸腔内的位置无关（图 15.6）。于胸骨旁短轴切面可显示从下方观察的主动脉根部，在窦 2 的右侧显示窦 1，轻微的逆时针旋转探头常常可探及窦 2 内冠脉的走行，轻微转动探头顺时针旋转可以探及窦 1 内冠脉的走行。如调整胸骨旁长轴切面的角度也能够同时显示两条冠状动脉[23, 24]（动图 15.12）。通常需要加探剑下平面来确定主要冠状动脉分支和远端的走行。如果两个主要的冠状动脉分支来自一个窦，那么应该高度怀疑两个大动脉之间存在一个

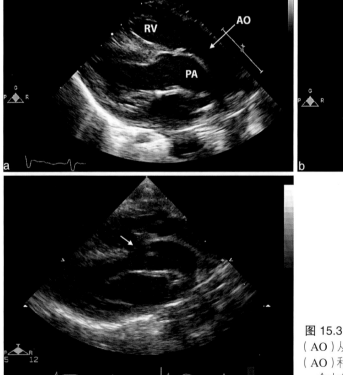

图 15.3 新生儿大动脉转位的长轴切面（a）显示主动脉（AO）从右心室（RV）起源；彩色多普勒（b）证实主动脉（AO）和肺动脉（PA）呈平行关系；在肺动脉瓣下（c）可见一个大的 VSD（箭头）

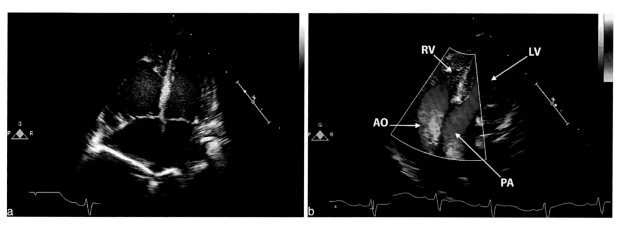

图 15.4　在大动脉转位的新生儿，心尖四腔心切面显示除了右心室有些扩大外，余心腔正常（a），彩色多普勒显示（b）肺动脉（PA）起自左心室（LV），主动脉（AO）起自右心室（RV），并呈平行关系

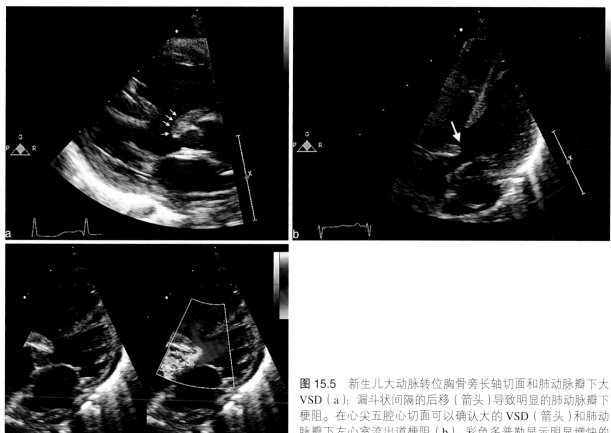

图 15.5　新生儿大动脉转位胸骨旁长轴切面和肺动脉瓣下大VSD（a）；漏斗状间隔的后移（箭头）导致明显的肺动脉瓣下梗阻。在心尖五腔心切面可以确认大的 VSD（箭头）和肺动脉瓣下左心室流出道梗阻（b），彩色多普勒显示明显增快的血流信号（c）

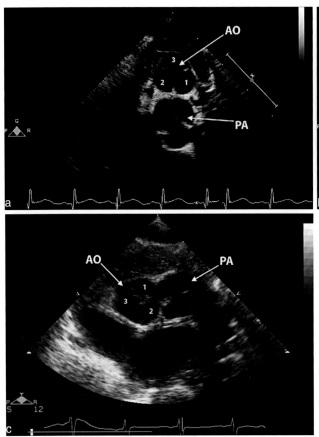

图 15.6 胸骨旁大动脉短轴切面（a）显示主动脉（AO）和肺动脉（PA）的前后位置；面对肺动脉的窦被称为冠状动脉窦 1 和 2；远离肺动脉的冠状动脉窦（nonfacing sinus）被称为窦 3；略高位切面显示肺动脉分叉（b）；另一例大动脉转位的新生儿表现为主动脉和肺动脉呈平行关系，以及肺动脉瓣二瓣化（c）

分支的可能[17]（图 15.7，动图 15.13）。

连接肺动脉分叉与降主动脉的动脉导管可以在胸骨上窝长轴或高位胸骨旁矢状切面探及（"导管切面"）（动图 15.14，动图 15.15）。同时还须在胸骨上窝长轴和导管切面中仔细筛查主动脉弓和主动脉峡部，以排除主动脉弓发育不全和缩窄的可能（图 15.8，动图 15.16~ 动图 15.18）。

剑下双房切面且对确定卵圆孔的大小，决定是否需要球囊扩张造口术，指导干预和评估该手术的疗效发挥着至关重要的作用（图 15.9，图 15.10，动图 15.19）。重症监护病房中，在超声心动图的指导下可以在没有透视检查的情况下进行球囊扩张造口术[7~9]（动图 15.20，动图 15.21）。此外，剑下切面也可以非常有效判断转位的类型[25~27]。当肺部过度充气，胸骨旁切面显示不清时，对剑下切面的探查就显得特别重要，例如，在需要机械通气的新生儿中：来自左心室的肺动脉起源可以在后冠状切面上很好地显示（动图 15.22，动图 15.23）。在剑下冠状切面中，

通过将探头从后冠状平面向前冠状平面倾斜，可以很容易地确认肺动脉和升主动脉是否存在交叉关系（动图 15.24）。确定主动脉和肺动脉是否呈平行关系时，可以从冠状切面轻微顺时针旋转探头来观察（图 15.11，动图 15.25）。来自右心室的主动脉起源也可以在剑下矢状切面中显示（动图 15.26，动图 15.27）。

在心尖四腔心切面，可以很好地确定先天性矫正型大动脉转位的诊断。在内脏正位的患者，两个心房位置正常，接收腔静脉和肺静脉回流。由于房室不一致，左心房连接到形态学右心室，其特征为粗大的肌小梁和心尖部的节制束（动图 15.28）。位于左侧（右）心室的房室瓣代表三尖瓣，与位于右侧的二尖瓣相比，其为三个瓣叶，并且具有形态较小的隔瓣（图 15.12，动图 15.28，动图 15.29）。右心房连接到形态光滑的左心室，心尖五腔心切面可显示源自左心室的肺动脉（图 15.12）。先天性矫正型大动脉转位患者的室间隔位于前后平面。因此，先天性矫正型

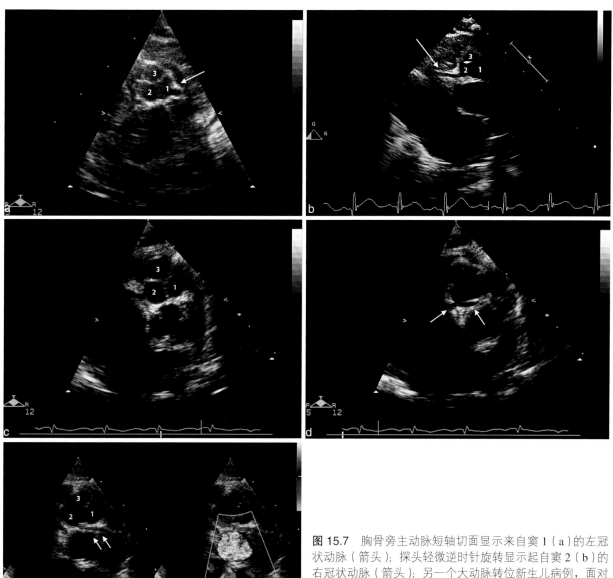

图 15.7　胸骨旁主动脉短轴切面显示来自窦 1（a）的左冠状动脉（箭头）；探头轻微逆时针旋转显示起自窦 2（b）的右冠状动脉（箭头）；另一个大动脉转位新生儿病例，面对的主动脉窦在短轴（c）2 中得以充分显示；高位切面显示两个冠状动脉（箭头）起源于窦 2（d）附近。彩色多普勒确认左侧冠状动脉（箭头）起源于窦 2，并沿主动脉和肺动脉之间走行（e）

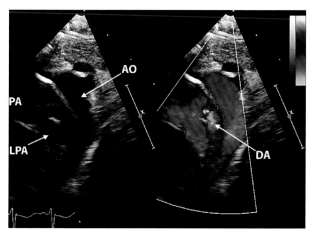

图 15.8　新生儿动脉导管切面显示连接肺动脉的大的动脉导管，彩色多普勒提示左到右分流；LPA：左肺动脉，DA：动脉导管，PA：肺动脉

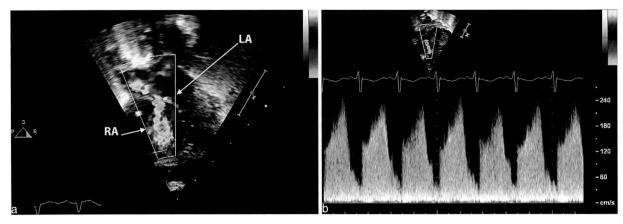

图 15.9　新生儿剑下房间隔的冠状切面，彩色多普勒显示严重限制性的卵圆孔具有房水平左向右的高速分流信号（a），连续波多普勒测量流速约为 2 m/s（b）；LA：左心房；RA：右心房

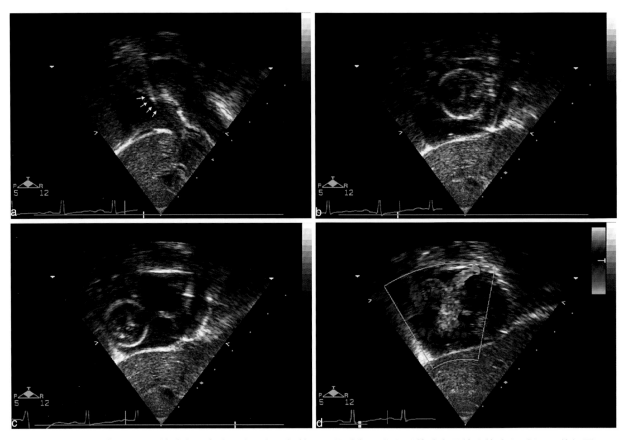

图 15.10　超声心动图引导下的球囊心房造口术，剑下短轴显示通过卵圆孔（a）的球囊导管（箭头）；剑下冠状切面显示在左心房内被充气的球囊（b）和右心房间隔膜造口术后（c）；彩色多普勒证实成功建立心房通道（d）

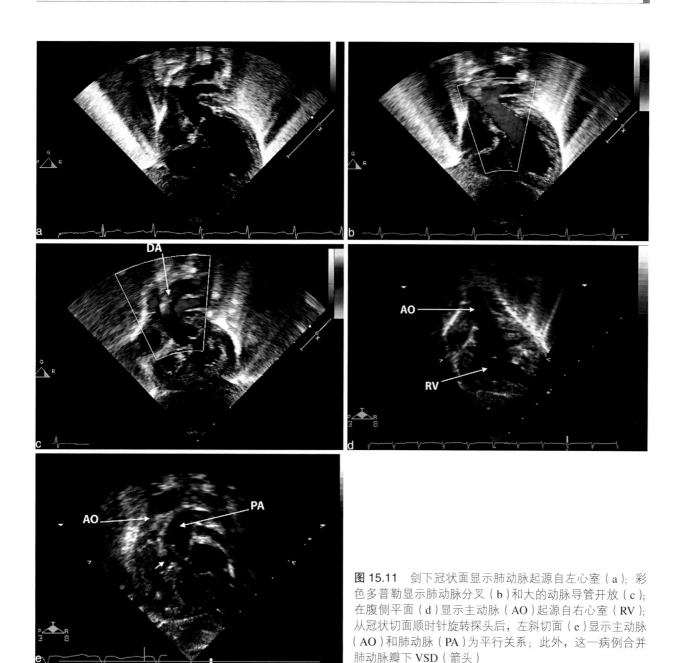

图 15.11　剑下冠状面显示肺动脉起源自左心室（a）；彩色多普勒显示肺动脉分叉（b）和大的动脉导管开放（c）；在腹侧平面（d）显示主动脉（AO）起源自右心室（RV）；从冠状切面顺时针旋转探头后，左斜切面（e）显示主动脉（AO）和肺动脉（PA）为平行关系；此外，这一病例合并肺动脉瓣下 VSD（箭头）

转位的患者不可能获得正常的胸骨旁长轴切面。大动脉的平行关系和左位主动脉可以通过高位胸骨旁长轴（动图 15.30）和短轴切面显示（动图 15.31）。

　　在矫正型转位的婴儿中，剑下平面对于确定心室与动脉间连接关系非常有帮助[19]。剑下冠状切面可清晰地显示来自右侧形态学左心室的肺动脉（图 15.13，动图 15.32）。主动脉起源于粗糙的心室（形态学右心室）的左前部。先天性矫正型

转位常常合并中位心，但可发现有的伴有左位心或右位心（动图 15.33，动图 15.34）和内脏反位。针对先天性矫正型大动脉转位的婴儿，超声心动图应着重于观察其他心血管异常[19]。胸骨旁短轴可以显示室间隔缺损（动图 15.32，动图 15.33）。在心尖五腔心切面和剑下冠状切面中可观察左心室（肺动脉瓣下）流出道梗阻（动图 15.34），而在心尖四腔心切面中可以观察左侧三尖瓣的异常（动图 15.29）。

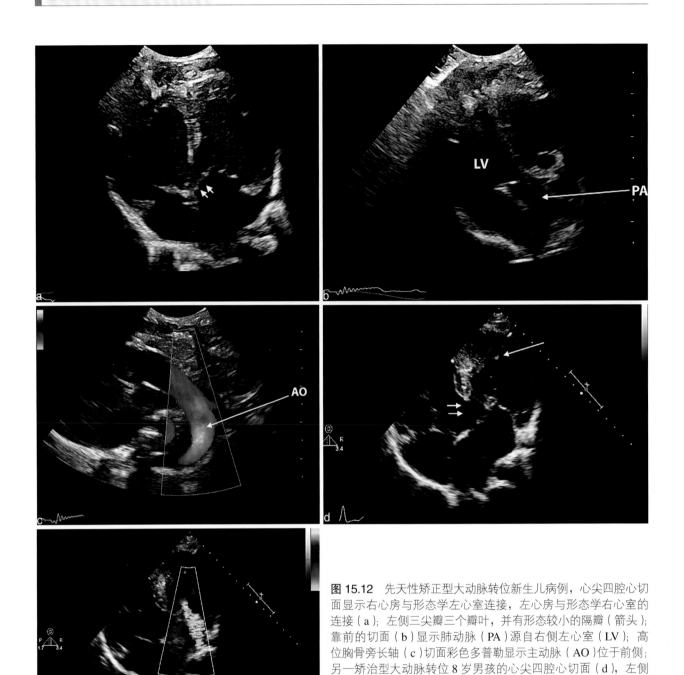

图 15.12 先天性矫正型大动脉转位新生儿病例，心尖四腔心切面显示右心房与形态学左心室连接，左心房与形态学右心室的连接（a）；左侧三尖瓣三个瓣叶，并有形态较小的隔瓣（箭头）；靠前的切面（b）显示肺动脉（PA）源自右侧左心室（LV）；高位胸骨旁长轴（c）切面彩色多普勒显示主动脉（AO）位于前侧；另一矫治型大动脉转位 8 岁男孩的心尖四腔心切面（d），左侧为右心室，可以通过心尖丰富的肌小梁（箭头）来识别；注意入口大的 VSD（箭头）；彩色多普勒显示左侧三尖瓣反流（e）

第三节 彩色多普勒超声心动图

在大动脉转位的新生儿中，彩色多普勒超声心动图在评价体 - 肺循环间分流方面发挥着重要作用。在剑下冠状和矢状切面对房间隔进行检查，彩色多普勒超声较二维图像对缺损的检测更具特异性（图 15.9，动图 15.19）。

此外，彩色多普勒可对动脉导管间的分流进行分类，并便于检测导管缩窄区（图 15.8，动图 15.14，动图 15.15）。在大多数患者中，彩色多普勒在出生后头几天显示导管间双向分流，收缩期血流从肺动脉到主动脉，舒张期呈反向，血流从主动脉到肺动脉。随着肺血管阻力的降低，最终呈现从主动脉到肺动脉的分流方向。许多新生儿

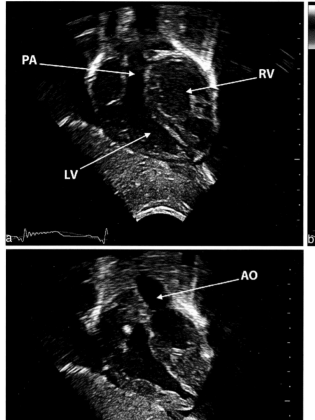

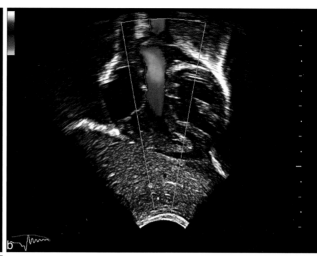

图 15.13　矫治型大动脉转位剑下冠状切面（a）清楚地显示了肺动脉（PA）起自右侧左心室（LV），并经彩色多普勒（b）证实。来自形态学右心室（RV）的主动脉在剑下切面中证实（c）

需要使用前列腺素 E_1 维持动脉导管的畅通，直到接受动脉调转手术为止。在存在大的动脉导管情况下，彩色多普勒可能无助于检测可能的缩窄，因为在主动脉峡部探测不到加速血流信号（第二十一章）。因此，需要在二维切面（动图 15.16~动图 15.18）仔细检查主动脉弓以寻找可能存在的缩窄。

在评价心内解剖情况时，彩色多普勒有助于确定室间隔缺损的分型。由于出生后即刻两个心室内的压力相等，即使存在大的心室间隔缺损，也只能发生很小的分流。随着肺部血管阻力的降低，在出生后的头几天，分流将主要由右心系统到左心系统。这与正常心室动脉连接的新生儿室间隔缺损的分流走向形成鲜明对比：在这些患者中，分流主要是从左心到右心系统。彩色多普勒还有助于在胸骨旁长轴和剑下冠状或矢状切面通过探测湍流信号来定位左心室或右心室流出道梗阻情况（图 15.5，动图 15.35）。此外，彩色多普勒还可以实现对压差的评估。

针对矫正型大动脉转位的患儿，彩色多普勒不仅在确定室间隔缺损方面发挥重要作用，而且在评估左侧房室瓣膜反流（动图 15.29）和检测可能的肺动脉瓣下左心室流出道梗阻中发挥了很大的作用（图 15.13，动图 15.34）。

第四节　脉冲波和连续波多普勒

观测跨室间隔缺损的分流，通过脉冲波或连续波多普勒可以监测方向，基于简化伯努利方程，可以计算优先分流及两个心室之间的压差。这在出生两周后尤为重要，此时肺血管阻力开始下降。在室间隔缺损较大的患者中，由于两个心室的压力相等，多普勒无法在室间隔缺损处监测到明显分流信号。在中型或小型室间隔缺损的患者，肺动脉瓣下左心室压力随着肺动脉血管压力的降低而降低，导致右心室和左心室之间的压差增加。

多普勒测量左心室流出道血流对确诊左心室流出道梗阻有着重要意义[26]。用于评估左心室流出道血流有价值的平面是心尖五腔和剑下左心室流出道切面。然而，需要注意的是，多普勒测量无法评估肺动脉压力和阻力。在形态学疑似左心室流出道梗阻的患者中，重复多次多普勒测量将证实左心室流出道流量随着肺血管的阻力减低而增加。

多普勒测量动脉导管血流对大动脉转位新生儿的血流动力学评估有重要意义，随着肺血管阻力的减少，通过导管的双向分流逐渐变为从主动脉到肺动脉的左向右为主的分流。动脉导管中的流速增加，肺血管阻力和压力进一步减少。基于简化伯努利方程，动脉导管中的峰值流速可以用来计算主肺动脉的收缩压（第一章）。

在先天性矫治型大动脉转位的患儿中，连续波多普勒测量在评估左心室流出道梗阻中起着重要作用。心尖五腔和剑下左心室流出道切面是探查肺动脉瓣下左心室流出道血流的最佳切面。

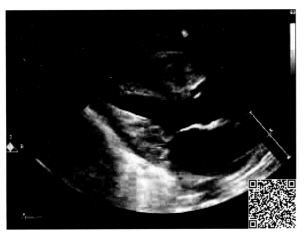

动图 15.1　大动脉转位新生儿胸骨旁长轴切面显示一支大动脉起源于左心室，这个切面未显示大动脉与心室连接关系异常

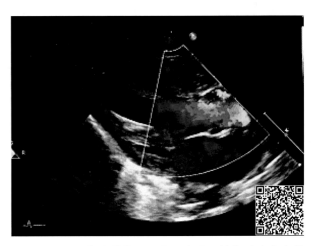

动图 15.2　彩色多普勒显示左心室进入转位肺动脉内的血流通畅（与动图 15.1 为同一例患者）

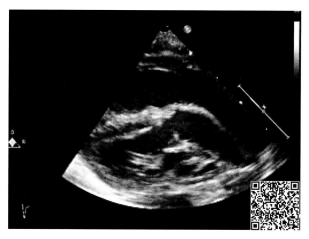

动图 15.3　另一个大动脉转位新生儿在进一步偏向头侧的平面显示：前方的主动脉与后方的肺动脉呈并行关系

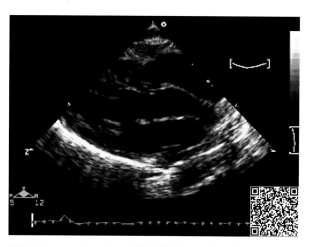

动图 15.4　这是一个大动脉转位新生儿在胸骨旁左心室长轴切面将探头向头侧偏转得到的图像。它显示了动脉的转位：从右心室发出的动脉与主动脉弓相连，从而证实大动脉转位的诊断。注意膜周部室间隔缺损位于肺动脉瓣下

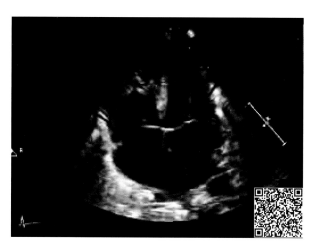

动图 15.5　大动脉转位新生儿心尖四腔心切面显示心室解剖正常

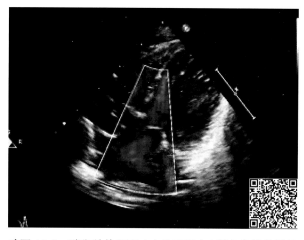

动图 15.6　稍靠前的平面（心尖五腔心）彩色多普勒显示一条大动脉从左心室发出（与动图 15.5 为同一例患者）

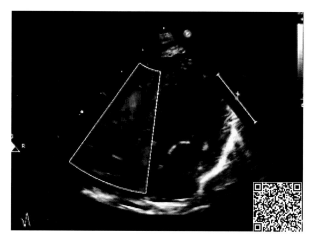

动图 15.7　探头进一步向前倾斜显示另一条大动脉（主动脉）从右心室发出，与从左心室发出的肺动脉并行（与动图 15.5，动图 15.6 为同一例患者）

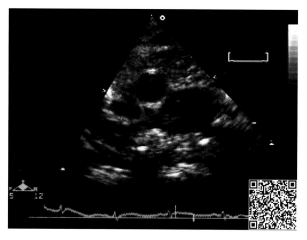

动图 15.8　大动脉转位新生儿高位胸骨旁短轴切面显示右前方的主动脉横断面和左后方的肺动脉及其分叉

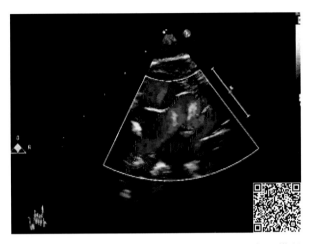

动图 15.9 彩色多普勒显示肺动脉分叉血流通畅，横断面显示右肺动脉前方走行的是上腔静脉（与动图 15.8 为同一例患者）

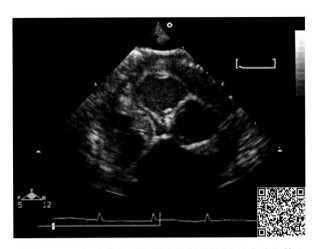

动图 15.10 大动脉水平胸骨旁短轴切面显示右前方的主动脉，与肺动脉相对的主动脉窦标记为 sinus 1 和 sinus 2，未与肺动脉接触（非与肺动脉相对的窦）的标记为 sinus 3（也见于动图 15.6）

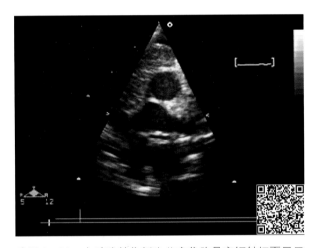

动图 15.11 大动脉转位新生儿高位胸骨旁短轴切面显示主动脉与肺动脉呈前后关系

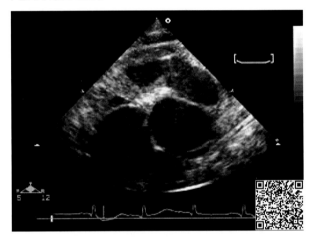

动图 15.12 大动脉转位新生儿稍倾斜的胸骨旁长轴切面可看到起源于主动脉的右冠状动脉；注意这支在头侧异位的冠状动脉起源于窦管交界部上方

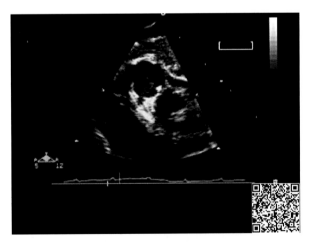

动图 15.13 大动脉转位新生儿胸骨旁短轴切面显示两支大动脉呈前后位置及与肺动脉相对的两个主动脉窦；注意两支冠状动脉相邻起源于主动脉 sinus 2；左冠脉走行于两条大动脉之间壁内到达左心室

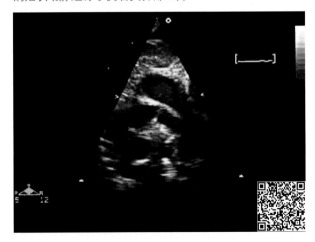

动图 15.14 一例新生儿的导管切面显示一条粗大动脉导管连于主动脉和肺动脉之间。注意在导管的肺动脉端有纤维隔膜

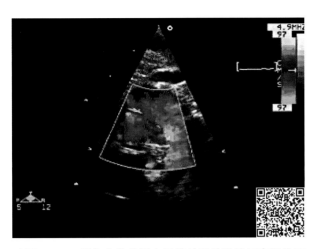

动图 15.15 彩色多普勒证实导管的肺动脉端因有纤维隔膜而梗阻（与动图 15.14 为同一患者）

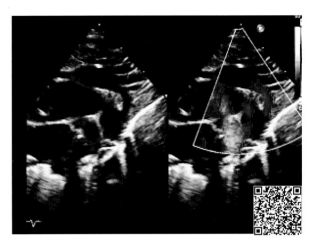

动图 15.16 大动脉转位新生儿导管切面彩色多普勒显示主动脉弓远端明显发育不全；注意存在粗大未闭的动脉导管，主动脉弓远端及主动脉峡部没有加速血流

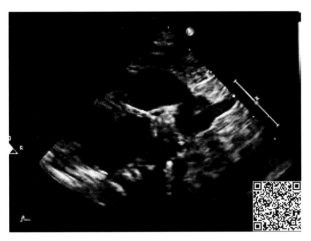

动图 15.17 另一个大动脉转位的新生儿导管切面显示导管前峡部因纤维隔膜严重缩窄，纤维隔膜位于左锁骨下动脉的远端和粗大未闭动脉导管的近端

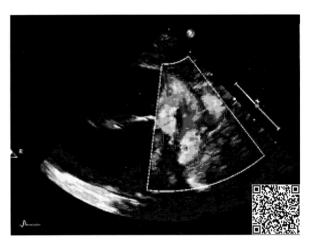

动图 15.18 彩色多普勒显示主动脉弓远端由于粗大未闭导管的存在没有湍流。由于峡部缩窄主动脉弓远端的前向血流来自动脉导管（与动图 15.17 为同一例患者）

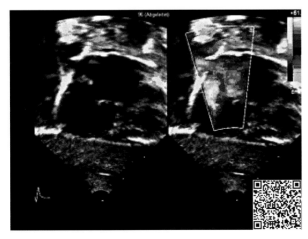

动图 15.19 大动脉转位新生儿剑突下房间隔切面彩色多普勒显示由左向右分流的限制型卵圆孔

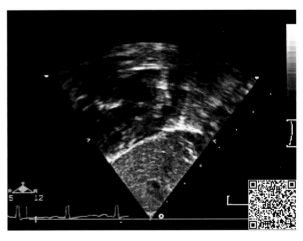

动图 15.20 这个图像是稍微倾斜的剑突下切面显示球囊是如何从下腔静脉进入右心房再通过卵圆孔进入左心房

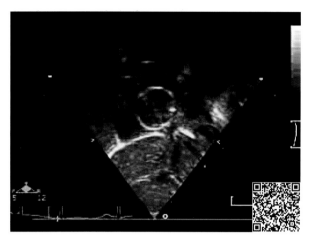

动图 15.21 这一系列剑突下切面显示扩张的球囊是如何从左心房回收到右心房的（与动图 15.20 为同一例患者）

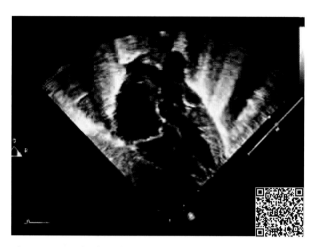

动图 15.22 大动脉转位新生儿剑突下冠状切面显示肺动脉从左心室发出

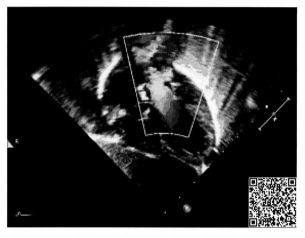

动图 15.23 彩色多普勒证实从左心室进入肺动脉的血流通畅，肺动脉分叉处的逆行血流是来自未闭的动脉导管（与动图 15.22 为同一例患者）

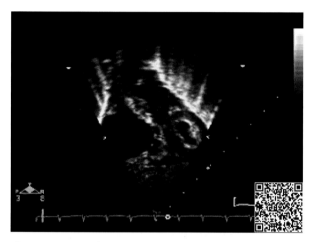

动图 15.24 大动脉转位新生儿剑突下冠状切面始于一个靠后的平面，显示了肺动脉从左心室发出；探头向前扫查显示主动脉从右心室发出；注意两条大动脉平行走行

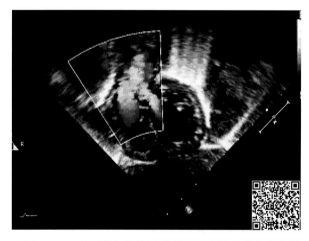

动图 15.25 从冠状切面顺时针旋转探头进行彩色多普勒扫查，很好地显示了大动脉转位新生儿两条大动脉呈平行的位置关系

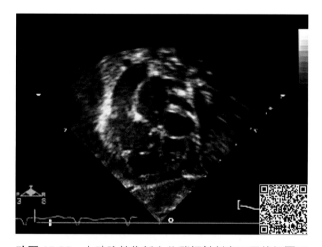

动图 15.26 大动脉转位新生儿稍倾斜剑突下冠状切面可显示平行走行的两条大动脉及肺动脉瓣下巨大室间隔缺损

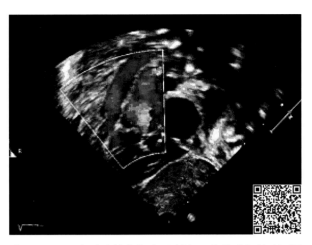

动图 15.27　大动脉转位新生儿剑突下矢状（短轴）切面彩色多普勒显示前方细小的主动脉和后方粗大的肺动脉，管径差异显著

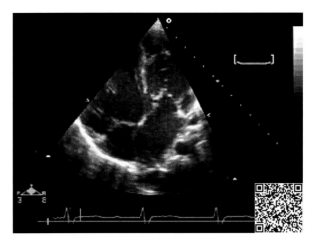

动图 15.28　矫正型大动脉转位新生儿心尖四腔心切面显示右心房与解剖左心室相连，左心房与解剖右心室相连；解剖右心室的特点是心尖部有节制束及房室瓣附着点更靠近心尖（三尖瓣位于左侧）；另外患者有一个巨大膜周部流入道室间隔缺损

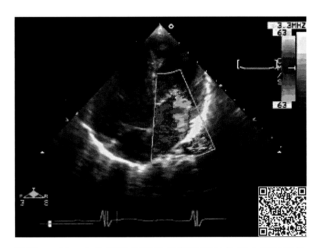

动图 15.29　心尖四腔心彩色多普勒显示位于左侧的三尖瓣有中量反流（与动图 15.28 为同一例患者）

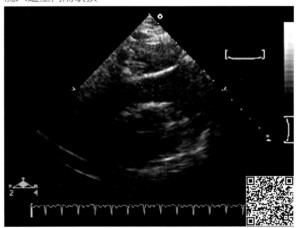

动图 15.30　矫正型大动脉转位患儿的这一系列动图：从位置靠后起源于左心室的肺动脉开始进行高位胸骨旁长轴扫查，向左转探头显示前方的主动脉延伸为主动脉弓；注意两支大动脉平行走行

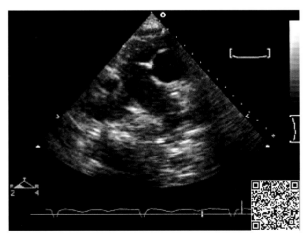

动图 15.31　矫正型大动脉转位患儿高位胸骨旁短轴切面显示转位的主动脉位于左前方（与动图 15.30 为同一例患者）

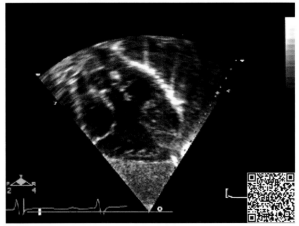

动图 15.32　矫正型大动脉转位患儿剑突下冠状切面显示后方的肺动脉起源于右侧的解剖左心室；肺动脉瓣狭窄；左前方的主动脉起源于左侧的解剖右心室；两个心室通过巨大室间隔缺损相通

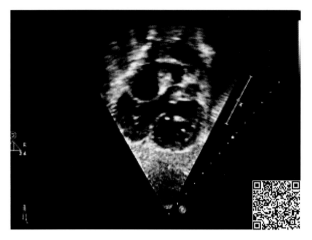

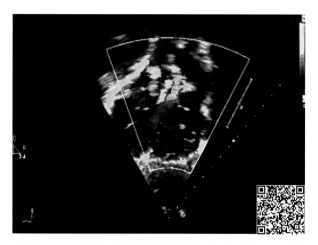

动图 15.33 矫正型大动脉转位新生儿剑突下冠状切面显示中位心；肺动脉起源于左心室并存在严重的瓣下及瓣膜狭窄；主动脉起源于右心室位于左前方；患者有巨大膜周部室间隔缺损

动图 15.34 剑突下切面彩色多普勒证实肺动脉口严重梗阻（与动图 15.33 为同一例患者）

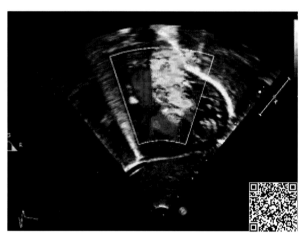

动图 15.35 完全型大动脉转位新生儿剑突下冠状切面彩色多普勒显示由于肺动脉瓣狭窄引起左心室进入转位肺动脉的血流梗阻；右心室与主动脉的连接没有梗阻；注意小的膜周部室间隔缺损有右向左分流

（张 纯 译 张全斌 校）

第十六章
功能性单心室

第一节　解剖和血流动力学

功能性单心室是一组包括多种解剖异常的心脏畸形,其特征是无法进行能独立承担体循环和肺循环的双心室矫治术[1]。可能的原因包括一侧心室腔缺如或发育不良,一侧房室瓣缺如或发育不良及因与房室瓣、大动脉关系复杂而无法完成外科修补的较大的室间隔缺损。按照上述定义,广义的功能性单心室还包括许多畸形,如肺动脉闭锁合并室间隔完整、严重右心室发育不良(第八章)、三尖瓣闭锁(第九章)和左心发育不良综合征(第二十章)等疾病已经在本书其他章节介绍。

依据 Fontan 循环理论,功能性单心室患者即可获得相互独立的体循环和肺循环,该理论在过去 40 年得以改进和发展[2~7],即无论主心室腔代表右心室、左心室或者一个共同心室,均可被用来承担体循环。由于残余心腔发育较小,只有通过体静脉直接吻合到肺循环建立肺动脉的灌注(双向 Glenn 或 Fontan 手术)。

单功能心室在解剖学上存在异质性,对每个不同的个体需要依据一个系统的、有序的方法(即节段诊断法)来描述其心脏位置、心房方位、房室连接关系、心室方位,以及心室与大动脉的连接关系[8~12]。就心脏位置而言,心脏位于胸腔内,左位心指心尖朝向左侧,右位心指心尖朝向右侧,中位心心尖居中。可根据心房、胃、肝及脾的形态结构和位置来判断心脏位置。通常脾和胃位于左侧腹部,肝主要位于右侧腹部。心房的标志性结构是心耳,右心耳外形圆钝,左心耳通常呈指状。内脏正位时,左右心耳通常位于心脏的左右两侧(图 16.1)。内脏反位的患者,解剖结构以镜像方式排列,包括心房在胸腔中的位置以及肝、脾、胃在腹腔的位置。

除了内脏正位和内脏反位之外,还有两种内脏位置变异称为"内脏异位综合征"。其特征是没有完全分化成躯体两侧存在差异的胸腹腔脏器:右心房异构时,两侧心耳均具有右心耳圆钝的外形(图 16.1),位于左侧腹部的脾常缺如,肝通常增大、呈水平位,从右上腹延续到左上腹,胃可以位于腹腔的左侧、中央或右侧;左心房异构

时,双侧心房均具有左心耳的指状结构[3, 14],腹部位置以水平肝和胃的不同位置(右,左,中间)为辨别特征,常合并多脾,也可合并下腔静脉肝段缺如,躯体下部的静脉血可经奇静脉、半奇静脉回流入上腔静脉。右心房异构和左心房异构通常伴有复杂的先天性心脏畸形[14, 15],尤其是右心房异构的患者,通常因为伴有其他潜在畸形而无法完成双心室矫治手术[15]。这些患儿的预后属于先天性心脏畸形中最差的类型[13]。

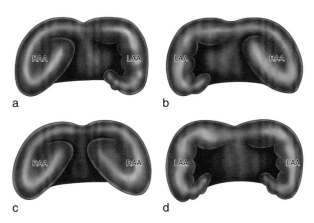

图 16.1　位置分型包括内脏正位(a)和内脏反位(b);内脏正位时右心耳(RAA)呈锥状,左心耳(LAA)呈指状;内脏反位的患儿呈镜面像;右心房异构指心房均为解剖右心房形态,心耳呈锥状(c),左心房异构指心房均为左心房形态,心耳呈指状(d)

正常的房室连接方式应是形态学右心房连接形态学右心室,形态学左心房连接形态学左心室。房室连接不一致,即形态学右心房连接形态学左心室,形态学左心房与形态学右心室相连接。在右心房异构或者左心房异构时,不论心房具有右心耳结构还是左心耳结构,房室连接都是不确定的[16]。双侧心房均连接于同一个心室被称为单心室房室连接方式(图 16.2)。单心室房室连接可表现为两侧心房血流通过两个独立的房室瓣(心室双入口,DILV)或者共同房室瓣流入一个心室腔[17]。此外,单心室的房室连接还可表现为右侧或者左侧房室瓣的闭锁或缺如[16, 17]。

心室的解剖形态方面,大多数功能性单心室并非真正仅具有一个心室腔。通常功能性单心室包括一个主心室腔和部分发育不良的残余心室腔[2, 17]。左心室型单心室,残存右心室腔通

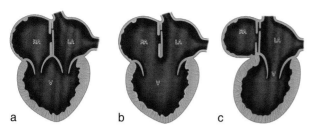

图 16.2 单心室的房室连接可有不同类型，如双心房分别通过两个房室瓣与单一心室腔相连接（a），双心房通过共同房室瓣与单一心室腔连接（b）及伴有一侧房室瓣闭锁或者缺如的心室单入口者（c）[19]；RA：右心房；LA：左心房；V：单心室

常位于主心室腔的前部，而右心室型单心室则发育不良的左心室腔多位于主心室腔的后部[2, 17]。典型的左心室型单心室：左心室双入口和三尖瓣闭锁。通常根据心室腔肌小梁的特征区分主心室的解剖类型。左心室型单心室表现为心尖外观圆滑、心腔面肌小梁细小而光滑。相反，右心室型单心室则表现为心尖部肌小梁粗大而丰富[17]。

　　单心室可包含各种不同类型的心室与大动脉连接关系。心室与大动脉连接一致，即具有两个心室腔，主动脉起自左心室，肺动脉起自右心室。反之，心室大动脉连接不一致，表现为主动脉起自右心室，肺动脉起自左心室。典型表现为三尖瓣闭锁 I 型（心室与大动脉连接一致）和 II 型（心室与大动脉连接不一致，详见第九章）。单心室与大动脉的连接关系还可表现为两大动脉均起自同一心室腔的心室双出口和伴有一条大动脉闭锁的心室单出口。

　　功能性单心室的体循环血液和肺循环血液的混合可发生在心房和（或）心室水平。在不合并肺动脉口狭窄时，尽管体循环和肺循环血液或多或少进行了混合，新生儿和婴儿仍可仅表现为轻度发绀或者无发绀。由于肺血管床缺乏对来自体循环压力冲击的保护，进而导致肺动脉高压的形成。在新生儿出生后前几周内肺动脉阻力生理性减低，导致肺血流量骤然增加。在临床上会出现呼吸急促、呼吸困难、喂养困难及肝增大等充血性心力衰竭的表现。若同时伴有主动脉瓣下、主动脉瓣或者主动脉弓水平的梗阻则会进一步加重病情。

　　对于具有一个主心室腔和一个残余心腔的功

能性单心室患者，双心室间交通口的大小有着重要的临床意义。限制型交通口会阻碍心室向大动脉射血。如果主动脉起自残余心腔，限制型交通口则会造成主动脉瓣下梗阻。新生儿期主动脉瓣下残余心腔如伴有小的或者潜在梗阻的心室间交通口，则提示可能合并主动脉缩窄和（或）主动脉弓发育不良。

　　功能性单心室伴心室间水平、主动脉瓣或主动脉弓水平等体循环梗阻与严重的血流动力学恶化关系密切[18]：

- 体循环梗阻会导致低心排综合征。这影响到冠状动脉、脑、肠管、肾及肝等重要器官的血流灌注。
- 将心排量转向肺循环会极大地增加肺血流量。新生儿期若肺血流量增多伴体循环梗阻，早期即可发展成严重的充血性心力衰竭和呼吸系统损伤。因此，新生儿期必须及时处理所有可能造成严重体循环梗阻的病变，以减轻临床症状。

　　肺动脉瓣狭窄、肺动脉瓣下流出道梗阻或肺动脉瓣下心室腔合并限制型室间隔缺损会降低肺动脉压力和限制肺循环血流。理论上，肺循环得到保护，免受体循环压力冲击，肺动脉压力正常，这可使循环达到一个理想的平衡状态，并且减轻青紫。然而当存在严重的肺动脉或肺动脉瓣下狭窄时，肺灌注可能是导管依赖型的。新生儿期一旦动脉导管闭合，患儿将会出现严重的青紫和低氧血症。

　　当单心室的两组房室瓣发育均较好时，房间隔的解剖差异不会对血流动力学造成影响。但是对于一侧房室瓣闭锁（右侧或左侧房室连接缺失）或房室瓣严重发育不良的单心室患者，较大的非限制型房间隔缺损具有重要意义。如果房室瓣闭锁或者发育不良影响了肺静脉到心房的回流，那么限制型房间隔缺损的存在则会导致肺静脉淤血，进而使肺动脉压上升。当体静脉回流侧心房的房室瓣闭锁或者发育不良时，限制型房间隔缺损会引起中心静脉压增高和肝增大。而且应该谨记早期的非限制型房间隔缺损有可能会发展成限制型房间隔缺损。

　　单心室合并肺静脉异位引流的新生儿，只要

肺静脉异位引流的途径未发生梗阻，血流动力学将不受影响。完全型肺静脉异位引流是右心房异构的常见并发症，文献报道 71%~87% 的右心房异构合并梗阻性完全型肺静脉异位引流[15, 20, 21]。肺静脉梗阻导致肺静脉淤血伴肺血管床的扩张、淋巴管扩张，以及由严重的肺气体交换障碍引起的低氧血症（第十七章）。单心室合并肺动脉狭窄或者肺动脉闭锁的新生儿，已经因为肺的前向灌注减少而出现青紫，若合并肺静脉回流梗阻将会引起极其严重的后果[18]。梗阻性肺静脉异位引流属急重症，一旦确诊须要急诊手术解除梗阻。

单心室并左心房异构常伴右侧肺静脉回流入右侧心房，左侧肺静脉引流入左侧心房（第十七章）。只要双侧房室瓣发育均好，左心房异构不会影响单心室患者的血流动力学。但是当合并任何一侧房室瓣闭锁或者发育不良时，则需合适大小的房间交通引流该侧心房的血液。这种情况下，限制型房间隔缺损会导致单侧肺静脉淤血。

第二节 手术方式

如上文所述，只要遵循 Fontan 理论，单心室的患者可进行体循环和肺循环的分割手术。单心室的一个共同问题是缺乏合适大小的心室腔来承担肺血流的泵功能，因此在单心室循环中肺灌注一定是被动的。由于新生儿和婴儿存在生理性高肺循环阻力，所以 Fontan 手术并不适用于 1 岁以内的患儿。虽然大多数中心将行 Fontan 手术的适宜年龄定在 2~5 岁，但是需要分几步进行，包括新生儿期姑息手术，以及行全腔肺吻合术前的双向腔肺吻合术来建成 Fontan 循环[6, 22, 23]。

大多数单心室患儿需在出生后数周内行姑息手术，以确保能够存活和达到稳定的血流动力学状态。新生儿期单心室姑息手术的目的是使体循环和肺循环达到一个平衡的状态，以及降低肺动脉压力。体循环流出道的梗阻和潜在的限制型房间交通应予以手术干预，以避免可能出现的体静脉或者肺静脉回流受阻。

新生儿期单心室姑息手术方式因单心室个体解剖结构的不同而存在显著的差别。对于因肺动脉瓣狭窄或闭锁而导致的肺血减少，采用改良 Blalock-Taussig 术是目前可选择的手术方式（图 16.3），即在无名动脉或锁骨下动脉与同侧肺动脉间连接一根直径 3~4 mm 的分流管道[22, 23]。

对于不伴肺动脉梗阻的患者，肺血管床要对抗过大的肺血流量冲击和来自体循环的压力。由于 Fontan 手术要求肺血管床发育良好，所以新生儿期行可以阻止肺血管病变进一步发展的减症手术是必要的。第一种策略，可通过对肺动脉主干进行环缩来保护肺动脉。有研究显示，肺动脉环缩术对伴潜在主动脉下梗阻的单心室患者有损害[24]。肺动脉环缩可导致心室肥大，使原本严重的主动脉下梗阻进一步加重。这种情况可特别见于左心室双入口并主动脉下残余右心室流出腔患者。另一个高风险组是三尖瓣闭锁合并大动脉转位（第九章）。第二种策略，通过外科方法隔离肺动脉转变成肺动脉闭锁，建立改良 BT 分流来保证肺灌注。第三种治疗策略，Damus-Kaye-Stansel（DKS）手术（图 16.3）。这种手术是将主肺动脉离断后与升主动脉吻合，为单心室患者建立连接两条大动脉的流出部，以支撑体循环。通过建立改良 BT 分流或对年长儿行双向腔肺吻合术可支撑肺循环[22, 25, 26]。DKS 手术与 Norwood 手术相似，包括重建发育不良的主动脉弓和将肺动脉与严重发育不良的升主动脉进行吻合。

体循环梗阻的减症手术包括主动脉缩窄、主动脉弓发育不良及主动脉弓离断的矫治。从另一方面来讲，由于主动脉瓣下梗阻引起心室肥厚是影响单心室患者长期预后的主要危险因素，主动脉瓣下梗阻也应给予处理。最常用于治疗主动脉瓣下梗阻的手术就是上文提到的 Damus-Kaye-Stansel 手术[22, 25, 26]。

最后同样重要的是新生儿期单心室姑息手术还包括心房水平限制分流的解除和肺静脉回流梗阻的矫治。由于在 Fontan 循环中肺动脉的灌注缺乏肺动脉瓣下泵血心腔，因此肺循环低灌注压要求肺动脉内经合适，肺血管阻力低，并且在心肺连接和肺动脉系统内无狭窄。新生儿和婴儿单心室治疗的关键是建立和保存合适大小的肺动脉，这可为体静脉血流提供低压通道。

随着建立 Fontan 循环的经验累积，形成了新的 Fontan 循环概念，即将建立循环分成两个连续的步骤 [6, 22]：3~6 个月龄患儿行双向腔肺吻合（双向 Glenn 手术）作为第一步手术。在这项手术中将右肺动脉进行吻合，以使来自上半身的静脉血转移至右肺动脉（图 16.3）。肺动脉血的其他来源，如主肺动脉或者外科建立的分流管道，通常被同期切断和关闭。完成双向腔肺吻合术后，来自下半身的静脉血仍回流入心房和体循环，可使动脉血氧饱和度达到 80%~85%，从而患儿可很好耐受。

可通过全腔肺动脉连接术（TCPC）建立 Fontan 循环，多数中心将该类手术适宜年龄定在 2~4 岁（图 16.4）。在过去的几十年里 Fontan 手术经历了重大改进，目前受支持的改良方式是心外管道，在这项技术中，将下腔静脉从心脏横断，然后在其与右肺动脉间连接一个外管道 [2~5, 7, 22]。这项技术与上文提到的双向腔肺吻合术构成了 Fontan 循环的两个步骤。体循环静脉血不再回流入心脏，而是直接回流入了肺动脉系统。进入单心室的静脉血流仅限于肺静脉和冠状静脉窦的回流。在完成完整的 Fontan 循环后，体循环和肺循环完全分隔，所以不存在发绀现象。虽然 Fontan 手术的短 - 中期效果在过去的几十年里得到了不断提升，但是远期随访仍然存在一些问题。主要包括体循环心室的功能减低，房性心律失常、矛盾栓塞事件和慢性中心静脉压升高造成的后果。

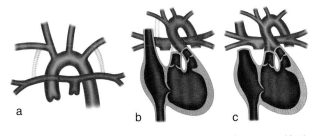

图 16.3 改良 Blalock-Taussig 分流术通过 Goretex 管道将无名动脉与锁骨下动脉相连接（a）；The Damus-Kaye-Stansel（DKS）术将升主动脉吻合于不合并梗阻的肺动脉，为克服单心室患儿合并的主动脉瓣下梗阻提供了可能（b）；通过改良 Blalock-Taussig 分流术来保证肺动脉血供；双向腔肺吻合术即在离断并缝合上腔静脉近心端后，将远心端上腔静脉与右肺动脉做端侧吻合（c），授权重新绘制 [18]

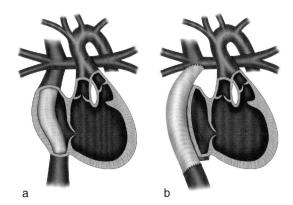

图 16.4 全腔肺动脉连接（TCPC）可将下腔静脉口与上腔静脉口通过内管道连接，改变下腔静脉血流到右肺动脉的血流方向（a）；外通道型全腔肺动脉连接术是在绕过右心房的情况下，通过外管道使下腔静脉血直接回流入肺动脉（b）

第三节 二维和彩色多普勒超声心动图

超声心动图评估新生儿单心室要遵循节段分析法。因为单心室常合并静脉回流畸形和心脏结构连接异常，所以彩色多普勒超声心动图是诊断此类疾病的必要诊断工具。

上腹部横断面观察腹部大血管是判断内脏位置的必要切面 [9~11]。内脏正位的患者，下腔静脉位于脊柱右侧，降主动脉于脊柱左侧（图 16.5，图 16.6，动图 16.1，动图见本章末尾）。内脏反位时，下腔静脉和降主动脉呈与其正常位置相反的镜像位。在以上两种情况下，下腔静脉较主动脉位置均稍靠前（图 16.6）。左心房异构时常伴下腔静脉离断 [14, 27]。下半身的静脉血经奇静脉或半奇静脉回流入上腔静脉（即下腔静脉奇静脉循环），同时肝静脉血直接汇入右心房。奇静脉循环存在时，为右侧静脉回流途径（动图 16.2）；而半奇静脉循环存在时，为走行于脊柱左侧的静脉回流途径，且半奇静脉常位于腹主动脉稍偏后方 [10, 27]（动图 16.3）。右心房异构时，下腔静脉和腹主动脉常位于脊柱同侧，可以均位于右侧或左侧（图 16.7，动图 16.4）。

剑突下矢状面和冠状面可显示肝静脉血回流入下腔静脉并与右心房相连接。矢状面也可显示上腔静脉与右心房的连接。合并下腔静脉奇静脉或半奇静脉循环时，可通过剑突下矢状切面从心脏后方自头侧观显示循环通路。彩色多普勒可显示静脉血流流向与其相连的上腔静脉（动图16.5）。

在剑突下冠状切面可显示正常的上肺静脉连接于左心房，高位胸骨旁切面和胸骨上窝短轴切面可用于显示所有肺静脉与左心房的连接。另外，在新生儿和婴儿期，高位胸骨旁短轴切面可以显示上腔静脉和无名静脉。

在新生儿单心室可能合并双侧上腔静脉、左上腔静脉存在而右上腔静脉缺如（图16.8，图16.9）。左上腔静脉可以通过冠状静脉窦连接右心房或直接连接左侧心房的顶部。在左心房异构或右心房异构时可能存在肺静脉异位引流。部分型肺静脉异位引流或完全型肺静脉异位引流通过彩色多普勒检查比较容易发现（第十七章）。

剑突下冠状切面是通过心室心尖指向判断心脏是左位心、右位心（动图16.6，动图16.7）或中位心的最佳切面。确定房室连接和心室动脉连接需要经多切面探查。能显示心房方位、房室连接和心室大动脉连接关系的心尖切面显得更为重要。在单心室的表现中，房室连接可表现为心室双入口，两组房室瓣将心房与主心室相连（图16.10，动图16.8）。在这种情况下，一侧房室瓣常较另一侧发育小。彩色多普勒超声心动图在评价房室瓣狭窄或者关闭不全方面有重要价值。合并右侧（动图16.9，动图16.10）或左侧（图16.11，动图16.11）房室瓣的闭锁，该侧心房与心室的连接可能缺如或闭锁。最后两侧心房还可通过共同房室瓣与心室连接（图16.11，动图16.12）。这种情况常至少伴有轻微的房室瓣反流，可利用心尖四腔心切面评估反流程度。

当存在房室瓣狭窄或闭锁时，必须仔细检查房间隔，以排除该侧心房是否影响了静脉回流。当房间隔偏离梗阻侧心房时，可通过心尖四腔心切面或剑突下冠状切面观察该侧静脉是否存在梗阻（动图16.13，动图16.14）。房间隔和房间隔的大小可由剑突下切面显示，依据是否有彩色血流通过房间隔有助于进一步诊断（图16.12，动图16.15）。

在确定房室连接关系和定位主心室腔后，心尖及胸骨旁切面可用于探查是否存在残余流出腔和判定心室与大动脉的连接关系（图16.13）。当主心室腔为左心室型时，右心室型流出腔常位于靠前的位置（动图16.16~动图16.19）；而当主心室腔为右心室型时，左心室型流出腔位置常偏后[18, 28]。心前区切面及剑突下切面可以评估心室腔的位置和大小。通过探查冠状动脉的发出血管和能延续为主动脉弓的血管来定位主动脉。分叉处能发出左右肺动脉的血管被认为是肺动脉主干（图16.14，动图16.20）。如果主动脉起自残余流出腔，就必须仔细观察球室孔的大小，心室间交通的血流是否存在梗阻。新生儿期即使存在严重的梗阻，由于还未形成压力阶差，彩色多普勒的评估意义不大。粗大、无限制型分流动脉导管的存在解释了体-肺循环压力达到均衡状态的原因。当伴潜在的流出孔梗阻时，主动脉根部内径常较肺动脉偏细（动图16.21，动图16.22），提示应仔细探查主动脉弓和降主动脉峡部（第二十一章和第二十二章）。肺动脉瓣下流出道梗阻常伴肺动脉瓣和主肺动脉发育偏小（图16.14，动图16.16，动图16.17）。在新生儿期，即使肺动脉下流出道存在严重的梗阻，压差也可以是低的，这是因为新生儿期有较高的肺血管阻力和开放的粗大导管。随着生理性肺血管阻力的下降，可以观察到流出道愈加明亮的彩色多普勒血流和不断增快的血流速度（图16.14，动图16.17，动图16.20，动图16.23）。

当评价单心室患儿的主动脉弓发育情况时，需注意以下几个问题：

• 主动脉的分支和头臂动脉可能合并的畸形
• 主动脉弓缩窄
• 体肺侧支循环

主动脉缩窄、主动脉弓离断和主动脉弓畸形的诊断原则同样适用于辨别主动脉弓分支和头臂动脉的起源（第二十一章，第二十二章和第二十三章）。高位胸骨旁短轴切面可显示主动脉短轴。当合并左位主动脉弓时，顺时针旋转探头并向头侧倾斜所获得的纵切面可显示右无名动脉。无名动脉的正常分支，证实为右锁骨下动脉和右颈总动脉。

应仔细探查主动脉弓是否存在潜在的梗阻。

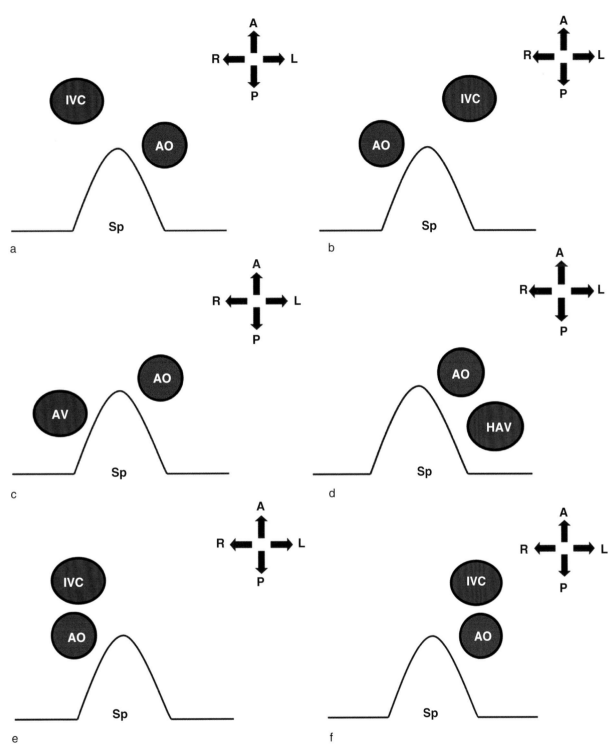

图 16.5 内脏正位的患者（a），上腹部横切面显示下腔静脉位于脊柱右侧，腹主动脉（AO）位于脊柱（Sp）左侧；内脏反位的患者，腹主动脉（AO）和下腔静脉（IVC）均呈镜像位（b）；左心房异构时，常伴下腔静脉离断及奇静脉或半奇静脉（HAV）循环的开放（c）；下腔静脉奇静脉循环时，奇静脉位于脊柱右侧主动脉后方；下腔静脉半奇静脉循环时，半奇静脉在脊柱右侧（d）；右心房异构时，下腔静脉及主动脉同时位于脊柱右侧（e）或左侧（f）

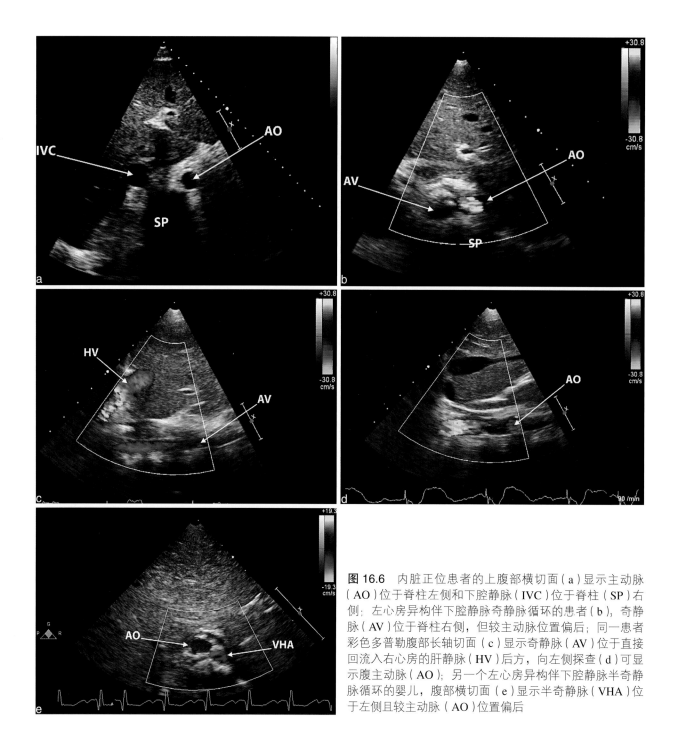

图 16.6 内脏正位患者的上腹部横切面（a）显示主动脉（AO）位于脊柱左侧和下腔静脉（IVC）位于脊柱（SP）右侧；左心房异构伴下腔静脉奇静脉循环的患者（b），奇静脉（AV）位于脊柱右侧，但较主动脉位置偏后；同一患者彩色多普勒腹部长轴切面（c）显示奇静脉（AV）位于直接回流入右心房的肝静脉（HV）后方，向左侧探查（d）可显示腹主动脉（AO）；另一个左心房异构伴下腔静脉半奇静脉循环的婴儿，腹部横切面（e）显示半奇静脉（VHA）位于左侧且较主动脉（AO）位置偏后

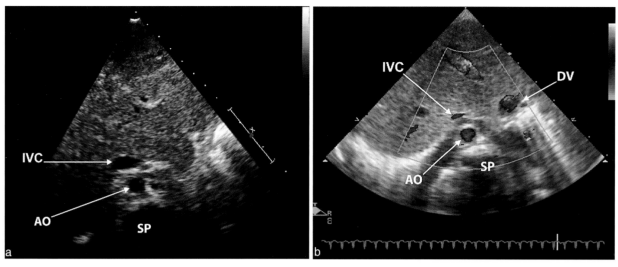

图 16.7 一例右心房异构的患者（a），上腹部横切面显示主动脉（AO）和下腔静脉（IVC）均位于脊柱（SP）右侧；另一例右心房异构新生儿的彩色多普勒检查（b），腹部横切面显示主动脉和下腔静脉均位于脊柱右侧，同时发现第三根血管，即心下型完全型肺静脉异位引流连接门静脉的下垂直静脉（DV）

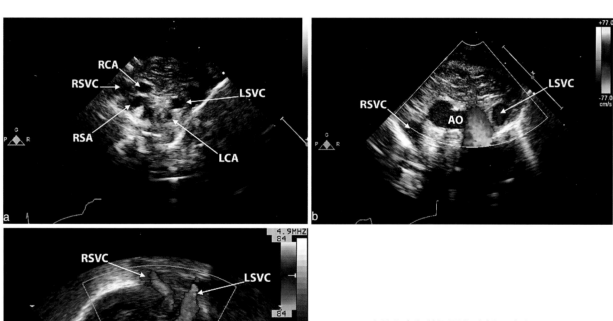

图 16.8 胸骨上窝短轴切面向头侧主动脉弓平面（a）显示右侧锁骨下动脉（RSA）、右颈总动脉（RCA）和左颈总动脉（LCA）；另外还显示了右上腔静脉（RSVC）和左上腔静脉（LSVC）；略下移一个切面，彩色多普勒显示向头侧观察主动脉（AO）并能确定两侧上腔静脉的血流（b）；右位心合并单心室和右心房异构新生儿的彩色多普勒检查显示右上腔静脉（RSVC）和左上腔静脉（LSVC）分别直接汇入右侧和左侧心房（c）

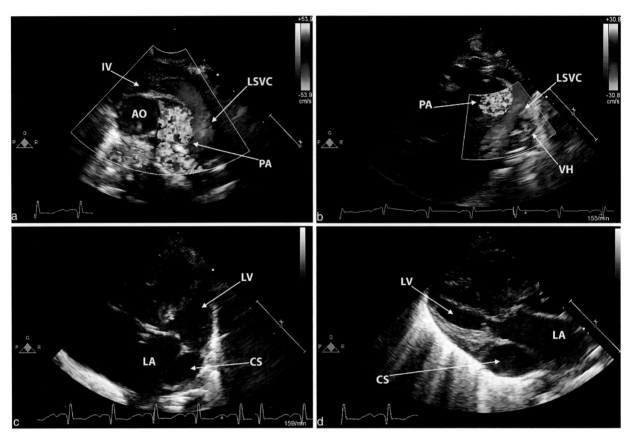

图 16.9 在左心房异构的婴儿（a）彩色多普勒检查（胸骨上窝短轴切面）表现为无名静脉（IV）汇入左上腔静脉（LSVC）；横切面显示主动脉（AO）；肺动脉狭窄导致的肺动脉（PA）内湍流现象；左侧胸骨旁长轴切面显示左上腔静脉（LSVC）长轴和后方与其相连接的半奇静脉（VH）(b)；左上腔静脉连接于冠状静脉窦（CS），进而导致冠状静脉窦的明显扩张，也可在心尖四腔心切面（c）和胸骨旁长轴切面显示（d）；LA：左心房；LV：左心室

完成这部分检查时需抬高患者肩部，在右侧高位胸骨旁切面可清晰显示主动脉近段和横弓部（动图 16.24，动图 16.25）。另外应在动脉导管切面观察主动脉峡部。当存在粗大的动脉导管时，即使合并严重的主动脉梗阻，彩色多普勒也可不表现出湍流和血流加速（图 16.15）。因此，利用二维超声评估单心室患儿主动脉弓的发育是至关重要的。

当合并严重的肺动脉瓣下或主动脉瓣下流出道梗阻时，要求使用前列腺素 E_1 保持动脉导管开放或者重新开放导管以维持新生儿的稳定。应使用尽可能最低剂量的前列腺素 E_1，以避免药物副作用，尤其是在肺动脉高压患者。利用彩色多普勒血流观察动脉导管是评估前列腺素 E_1 疗效的重要诊断方法。由于限制型的动脉导管会加重肺动脉瓣下心室腔压力负荷和增加肺血流量，所以应避免限制型导管的存在，特别是在单心室合并主动脉瓣下梗阻或主动脉弓缩窄的新生儿。在严重的肺动脉及流出道梗阻或肺动脉闭锁患者，导管

的缩窄会导致机体出现低氧血症和发绀。从左侧胸骨旁的导管切面可显示动脉导管的全程。要求用此切面来排除是否导管局部缩窄。新生儿如果导管没有缩窄，彩色多普勒血流显示为收缩期右向左、舒张期左向右的双向低速分流（图 16.15）。当肺动脉重度狭窄和肺动脉闭锁时，动脉水平表现为主动脉向肺动脉的连续性分流。

多数单心室患者的导管起自主动脉弓下，另有少数导管起自无名动脉。在极少数情况下，尤其是右心房异构患者肺的侧支灌注可表现为双导管，分别供应不相交通的左、右肺动脉，或由较大的体-肺侧支动脉供应[29~31]。高位胸骨旁切面或胸骨上窝短轴切面的彩色多普勒血流对显示发育不良和（或）不连续的中央肺动脉有重要意义。可向头侧扫查主动脉弓下和无名动脉根部水平寻找肺动脉导管开口（第五章，图 5.12）。亦可通过彩色多普勒的血流加速和湍流检测出限制型导管，并应用脉冲波多普勒和连续波多普勒测量分流速度。

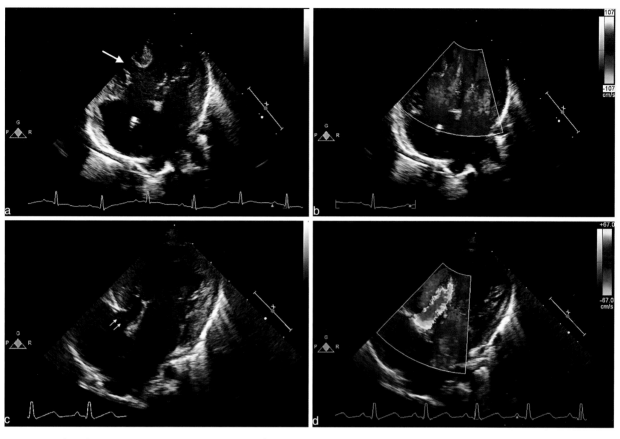

图 16.10 左心室双入口新生儿心尖四腔心切面探查，显示两侧心房血经过两组正常大小的房室瓣流入解剖左心室（a）；另有一个残余右心室腔（箭头）；中心线的尖端是心房；彩色多普勒证实通过三尖瓣和二尖瓣的前向血流无梗阻（b）；另一例左心室双入口新生儿，心尖四腔心切面（c）显示发育不良的三尖瓣（箭头）和扩大的二尖瓣环，结果彩色多普勒显示通过三尖瓣口的前向血流加速（d）

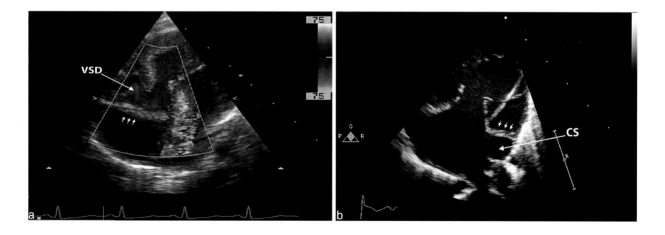

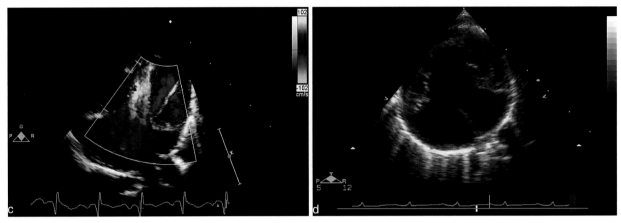

图 16.11　三尖瓣闭锁新生儿心尖四腔心切面彩色多普勒（a）显示右侧房室连接缺如（箭头）；发育不良右心室腔内的前向血流源于室间隔缺损分流；该例患儿左侧房室连接（箭头）缺如（b）；由于左上腔静脉的汇入，冠状静脉窦（CS）增宽，彩色多普勒确认仅有右侧房室连接（c）；右心房异构患儿的心尖四腔心切面显示解剖右心室双入口伴一组共同房室瓣（d）

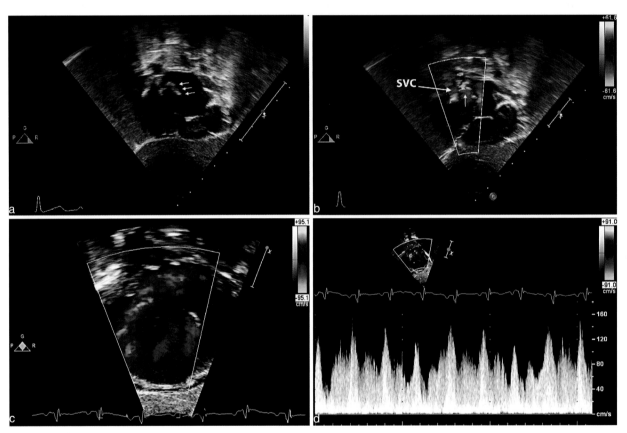

图 16.12　解剖左心室双入口伴三尖瓣发育不良患儿的剑突下冠状切面显示（a）房间隔向左侧膨凸（箭头）；彩色多普勒显示房水平右向左分流（b），同时显示回流入右心房的上腔静脉（SVC）红色血流颜色加深；伴二尖瓣发育不良的彩色多普勒显示明显的左向右分流（c）；经连续波多普勒检查证实房水平分流速度增快但仍具有期相性频谱（d）

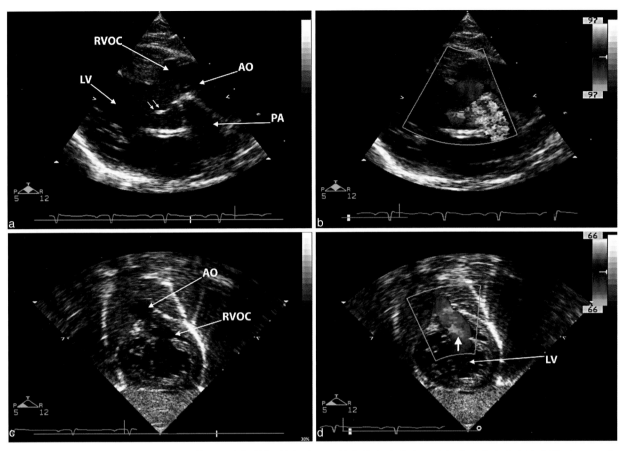

图 16.13 解剖左心室双入口新生儿的胸骨旁长轴切面（a）显示前方的主动脉（AO）起自残余右心室流出腔（RVOC），而肺动脉（PA）起自后方的左心室腔（LV）；肺动脉瓣增厚；另合并肺动脉瓣下狭窄（小箭头）；彩色多普勒显示主动脉瓣下流出孔为层流分流，而肺动脉下流出道血流加速并呈湍流（b）；剑突下冠状切面（c）显示前方的主动脉起自残余的右心室流出道（RVOC）；彩色多普勒超声显示左心室通过主动脉流出孔的非限制型血流（d）

第四节　脉冲波和连续波多普勒

脉冲波多普勒和连续波多普勒检查单心室患儿时要特别关注以下几点：
- 定量潜在肺静脉梗阻的程度
- 定量潜在房水平梗阻的程度
- 房室瓣狭窄或反流
- 单心室患者的主动脉瓣下或肺动脉瓣下流出道血流
- 主动脉弓血流
- 动脉导管分流

梗阻性的部分型或完全型肺静脉异位引流可导致损害性的肺血管阻力增高，因此明确诊断对于新生儿期单心室患者来说至关重要。彩色多普勒显示静脉血管的血流加速和湍流征象可确定潜在梗阻的部位（第七章）。不伴肺静脉回流梗阻时，频谱多普勒呈时相性频谱。伴严重的肺静脉回流梗阻时，频谱失去时相性，呈仅随呼吸改变的连续性频谱[32]。

单心室伴一侧房室瓣闭锁或狭窄的新生儿和婴儿合并梗阻性房缺时，均应手术扩大房缺。在这种情况下，心房只有依赖于合适大小的房缺，才能独立承担作为回流静脉血流出腔的任务。新生儿期和婴儿期应用多普勒探查房缺最佳切面是剑突下短轴和冠状切面（图 16.12）。随着心房水平梗阻的加重，分流流速增快，分流期相变为连续性。连续分流速度超过 1 m/s 被定为限制型房缺的诊断依据。

当具有较大的非限制型房缺时，一侧房室瓣发育不良和狭窄不会引起血流动力学的改变。当存在限制型房缺时，静脉血被迫通过分流受限心房侧的房室瓣。如果该侧房室瓣严重发育不良或

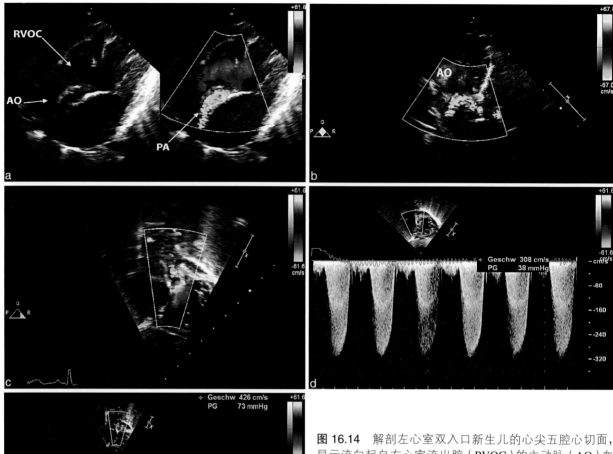

图 16.14　解剖左心室双入口新生儿的心尖五腔心切面，显示流向起自右心室流出腔（RVOC）的主动脉（AO）血流无梗阻（a）；彩色多普勒显示因肺动脉瓣下和瓣的狭窄导致的肺动脉（PA）内血流加速和湍流征象；高位胸骨旁短轴切面（b）显示肺动脉分支位于主动脉（AO）后方，彩色多普勒于剑突下冠状切面证实狭窄的肺动脉瓣下流出道血流加速（c）；利用连续波多普勒测量出生 8 天的新生儿主肺动脉流速为 3.08 m/s，瞬时峰值压差为 38 mmHg（d）；患儿 3 个月时随访检查显示峰值流速为 4.26 m/s，瞬时峰值压差为 73 mmHg（e）；肺血管阻力的降低导致了主肺动脉压差的升高

狭窄，那么脉冲波多普勒和连续波多普勒将检测出流速增快。计算流速变化的平均值可量化房室瓣的狭窄程度（第一章）。单心室常合并一定程度的房室瓣反流。可基于反流束的长度和缩流颈的宽度来半定量评估反流的严重程度。

　　新生儿期单心室伴主动脉瓣下流出道梗阻的评估很大程度上依赖于二维超声心动图。当存在能均衡主动脉和肺动脉压力的粗大动脉导管时，即使合并严重的主动脉瓣下流出道梗阻，通常流出道与主动脉间也不会出现压力差。因此脉冲和连续波多普勒都不会测出明显增快的血流速度。

年龄较大的儿童主动脉瓣下室缺或流出孔可发展为限制型交通口，进而导致严重的主动脉瓣下梗阻。此时，可利用连续波多普勒在胸骨旁长轴切面和剑突下冠状切面测量主动脉瓣下区域。可根据简化伯努利方程计算瞬时峰值压差，以定量梗阻的程度。而且可根据射流频谱轮廓曲线下区域的几何面积计算平均压差。

　　可在心尖四腔心切面及剑突下切面探查有无肺动脉瓣下流出道梗阻和肺动脉瓣狭窄（图16.14）。当存在严重的梗阻时，在出生后的前几周血流速度会明显增快，这是由于新生儿期肺血

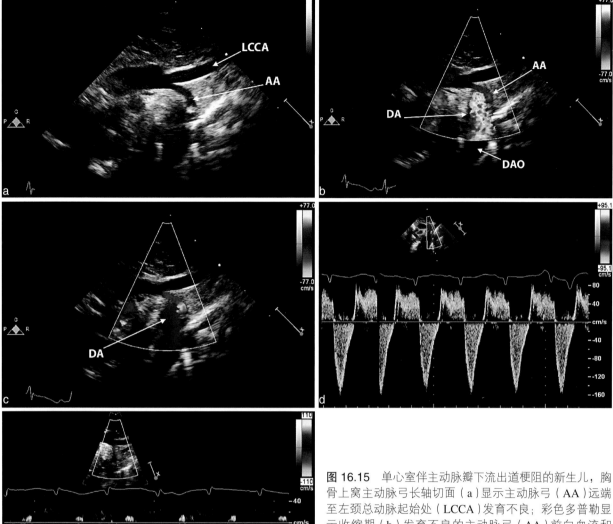

图 16.15 单心室伴主动脉瓣下流出道梗阻的新生儿，胸骨上窝主动脉弓长轴切面（a）显示主动脉弓（AA）远端至左颈总动脉起始处（LCCA）发育不良；彩色多普勒显示收缩期（b）发育不良的主动脉弓（AA）前向血流和由动脉导管（DA）灌注的降主动脉（DAO）血流；舒张期（c）显示主动脉弓的前向血流和通过导管（DA）的逆向分流；脉冲多普勒证实了动脉导管处的双向分流（d）；主动脉弓处的脉冲多普勒测量显示了严重的血流异常，包括搏动性的减弱、收缩期血流信号的减少、舒张期血流信号的增多（e）

管阻力的减低。利用脉冲和连续波多普勒对梗阻程度的评估是基于简化伯努利方程计算出的瞬时峰值压差。

评估单心室主动脉血流对诊断主动脉瓣下流出道及主动脉弓有无梗阻至关重要。严重的主动脉瓣下流出道梗阻可导致肺动脉血经导管逆灌入主动脉弓。在胸骨旁长轴切面主动脉弓末梢处放置脉冲波多普勒取样框可以清晰地予以显示。根据主动脉瓣下梗阻严重程度的不同，逆灌的血流可仅涉及主动脉弓远端，也可涉及整个主动脉弓，以致血流逆灌入升主动脉。后者常见于新生儿的左心发育不良综合征（第二十章）。

只要动脉导管足够宽，即使新生儿期单心室伴主动脉缩窄，主动脉峡部的流速也无明显加速，压差无明显增加。然而脉冲波多普勒依然可表现为主动脉弓末端异常的血流频谱，即正向血流明显延迟和流速减低。通常，正向血流出现在舒张期（图 16.15）。

量化动脉导管的分流有助于判断单心室并严重主动脉缩窄或主动脉瓣下流出道梗阻新生儿期的血流动力学变化。可在高位胸骨旁短轴、胸骨上窝长轴或左侧胸骨旁矢状面利用多普勒探查动脉导管。当内径粗大时，为非限制型导管，表现为收缩期右向左和舒张期左向右的双向分流（图16.15）。收缩期分流流速高于舒张期。舒张期左向右分流的增加和右向左分流的减少提示肺血管

阻力的减低，尤其是在伴高体循环阻力的情况下。在这种情况下，对包括腹腔干、肠系膜动脉及肾动脉在内的外周血管行多普勒检查可提示体循环血流的大量流失，表现为舒张期的负向血流频谱（第二十章）。限制型导管会阻碍肺动脉血流向体循环，进而导致单心室腔承受严重的压力负荷。在这种背景下，脉冲和连续波多普勒可显示为左向右为主的分流或者仅由左向右分流。

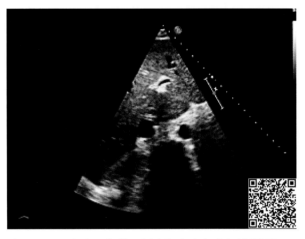

动图 16.1 内脏正位的一例青年患者上腹部横断面显示主动脉在脊柱左侧，下腔静脉在脊柱右侧；下腔静脉比主动脉稍靠前

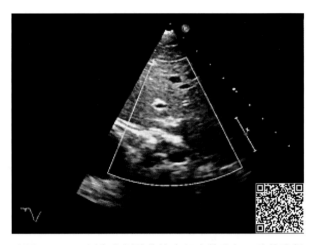

动图 16.2 一例有左侧异构综合征奇静脉与下腔静脉相连的患者，上腹部横断面彩色多普勒显示奇静脉在脊柱右侧，但比主动脉靠后

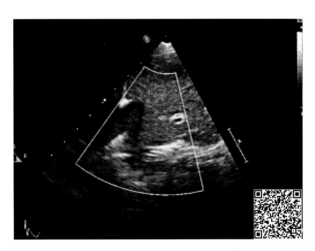

动图 16.3 上腹部长轴扫查；右侧显示肝静脉直接引流入右侧心房；奇静脉在肝静脉后方；探头向左扫查显示腹主动脉（与动图 16.2 为同一例患者）

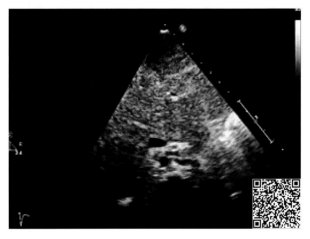

动图 16.4 一例右侧异构综合征的患儿上腹部横断面显示主动脉和下腔静脉均在脊柱右侧。

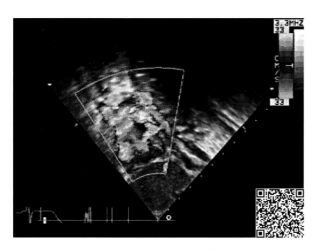

动图 16.5 一例有左侧异构综合征的婴儿,在剑突下矢状切面,彩色多普勒显示与下腔静脉相连的奇静脉行至上腔静脉;肝静脉在较靠前的平面与右侧心房相连

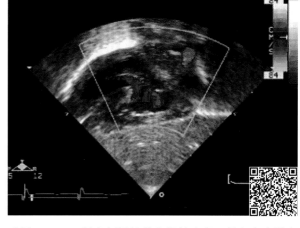

动图 16.6 一例右侧异构综合征的患者,单心室合并右位心,剑突下冠状切面彩色多普勒显示两支上腔静脉分别进入左侧和右侧心房

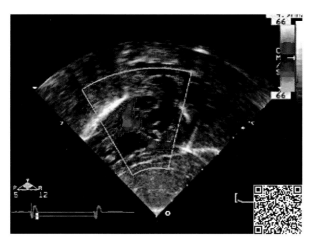

动图 16.7 靠前的剑突下冠状切面彩色多普勒显示主动脉无梗阻地从单心室发出;肺动脉瓣下的严重梗阻被彩色多普勒的加速湍流所证实(与动图 16.6 为同一例患者)

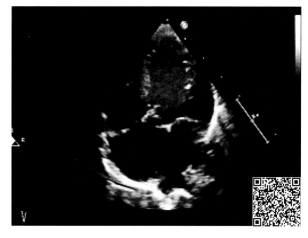

动图 16.8 新生儿心尖四腔心切面显示左心室双入口,两个心房血流通过两个正常大小的房室瓣进入一个解剖左心室;另外有残余右心室存在时有三尖瓣骑跨

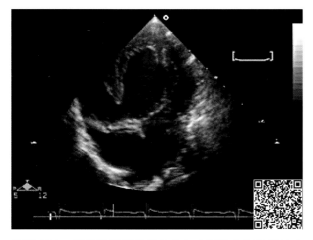

动图 16.9 三尖瓣闭锁的新生儿心尖四腔心切面显示右心房右心室之间的房室连接缺失;发育不全的右心室与左心室之间通过室间隔缺损相通

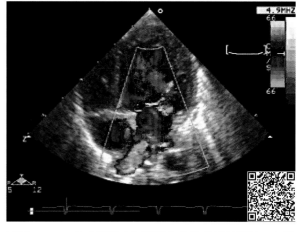

动图 16.10 心尖四腔心切面彩色多普勒显示通过二尖瓣的血流增加(与动图 16.9 为同一例患者)

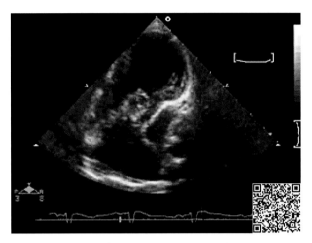

动图 16.11 二尖瓣闭锁新生患儿心尖四腔心切面显示左心室严重发育不全；注意增厚的三尖瓣也发育不良

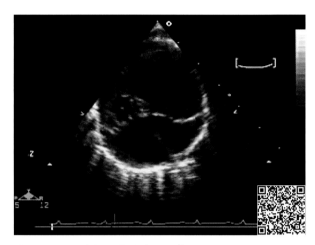

动图 16.12 右侧异构综合征患者心尖四腔心切面显示两个心房通过共同房室瓣与单心室相连

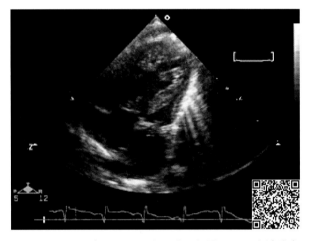

动图 16.13 这个新生儿心尖四腔心切面显示二尖瓣狭窄和严重的左心室发育不全

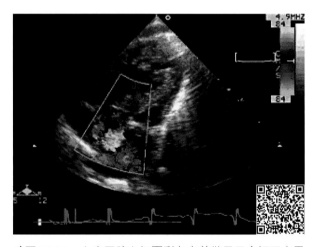

动图 16.14 心尖四腔心切面彩色多普勒显示房间隔水平左向右分流；穿过房间隔的加速血流提示卵圆孔严重受限（与动图 16.13 为同一例患者）

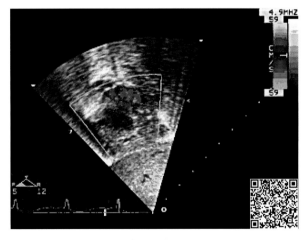

动图 16.15 这个三尖瓣闭锁的新生儿剑突下短轴切面彩色多普勒显示有通过未闭卵圆孔的右向左分流，注意还有少量左向右分流

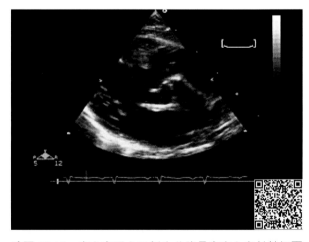

动图 16.16 左心室双入口新生儿胸骨旁左心室长轴切面显示主动脉靠前起源于残存右心室流出道，肺动脉靠后起源于左心室；肺动脉瓣增厚，同时伴有肺动脉瓣下狭窄

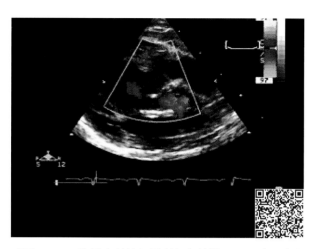

动图 16.17　胸骨旁长轴切面彩色多普勒显示通过主动脉瓣下流出道的血流为层流，通过肺动脉瓣下流出道的血流为加速湍流（与动图 16.16 为同一例患者）

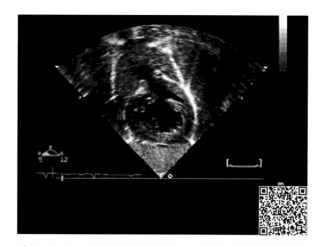

动图 16.18　剑突下冠状切面显示主动脉靠前起源于残存右心室流出道（与动图 16.16，动图 16.17 为同一例患者）

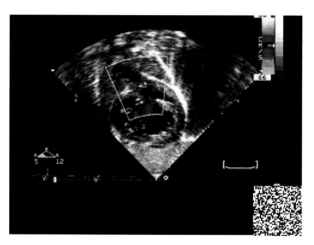

动图 16.19　剑突下冠状切面彩色多普勒证实左心室内血流通过流出道（箭头）进入主动脉不受限（与动图 16.16~动图 16.18 为同一例患者）

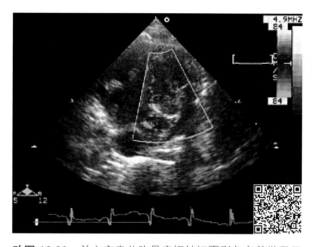

动图 16.20　单心室患儿胸骨旁短轴切面彩色多普勒显示主动脉横断面；通过肺动脉分叉识别肺动脉；肺动脉血流呈加速湍流提示肺动脉明显梗阻

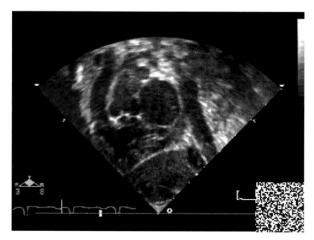

动图 16.21　单心室患儿剑突下短轴切面显示前方主动脉和后方肺动脉管径的明显差异

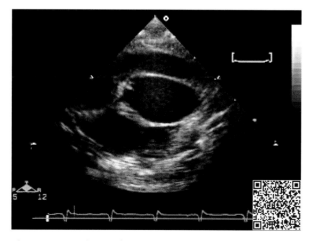

动图 16.22　前方主动脉和后方肺动脉的差异也可于高位胸骨旁长轴切面显示（与动图 16.21 为同一例患者）

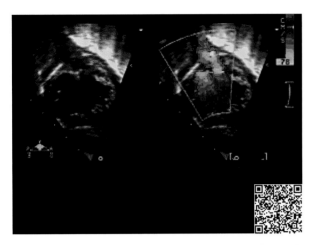

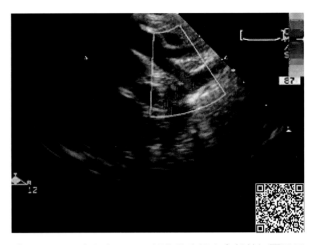

动图 16.23 这个左心室双入口新生儿剑突下冠状切面彩色多普勒显示前方的主动脉无梗阻，后方的肺动脉严重梗阻

动图 16.24 左心室双入口新生儿胸骨上窝长轴切面显示主动脉弓远端左颈总动脉处严重发育不全（与动图 16.21，动图 16.22 为同一例患者）

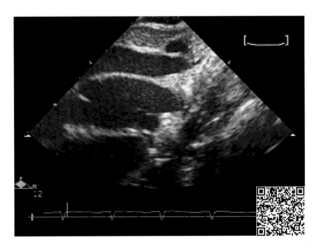

动图 16.25 于胸骨上窝长轴切面向左肩方向倾斜探头显示动脉导管位于粗大肺动脉与降主动脉之间；动图结尾导管切面证实主动脉峡部严重梗阻（与动图 16.21，动图 16.22，动图 16.24 为同一例患者）

（王 浩 江 勇 译 张全斌 校）

第十七章

肺静脉异位引流

第一节 解剖和血流动力学

肺静脉异位引流是指一条或多条肺静脉部分或全部异常连接。在完全型肺静脉异位引流（TAPVC）中，四条肺静脉均不与左心房连接。大约 2/3 的患者单独发生 TAPVC，其余的可能会合并各种先天性心脏畸形，其中最严重的是内脏转位，也称作右心房异构 [1~4]。孤立的完全型肺静脉异位引流的患病率约为 0.006%，占德国先天性心脏病新生儿的 0.6 [5,6]。

根据肺静脉回流至心脏的位置，将 TAPVC 分为心上型、心内型、心下型和混合型 [7,8]。在心上型中，肺静脉通过垂直静脉 - 无名静脉回流至奇静脉或上腔静脉（图 17.1）；心内型，肺静脉直接回流至右心房或冠状静脉窦；心下型，肺静脉通过垂直静脉回流至门静脉系统、肝静脉或下腔静脉；混合型，上述各种不同异位引流组合在一起。

孤立的 TAPVC 的血流动力学改变导致大量的混合性静脉血进入右心房，使得右心容量负荷加重，而体循环血容量的多少取决于通过未闭的卵圆孔或房间隔缺损从右向左的分流量，因此需要足够大的心房水平的交通，以允许足够多的右向左分流，为左心室提供足够的血流量来维持适当的心排量。肺静脉从肺回流到体循环静脉和右心房的过程中是否存在梗阻，对血流动力学改变

及临床症状的轻重有重要意义。虽然体循环中混入了肺静脉血，但回流路径不存在梗阻，则患者在新生儿期症状较轻，通常没有或仅有轻微的发绀。在出生的最初几周，肺血管阻力下降，而肺血管内血流大量增加，导致了右心容量负荷加重和肺血流量显著增加，患儿会出现充血性心力衰竭、呼吸急促及喂养困难。

异位引流的肺静脉发生梗阻时肺血流量减少，同时严重的梗阻会使肺动脉压和阻力显著增高，继而出现缺氧 [3,10]。肺水肿、肺静脉扩张及肺部淋巴管扩张阻碍了肺部的气体交换，引起持续性严重的低氧血症。梗阻性 TAPVC 患者呼吸系统迅速衰竭，属于真正的急重症，在诊断明确后需要即刻手术。

在患有多种先天性复杂心脏畸形的患者中，尤其是合并内脏异构的患者，临床表现可能由相关病变的血流动力学后果决定。较大的房间隔缺损、房室间隔缺损或功能性单心室均与肺血流量增加有关。当复杂心脏畸形合并肺动脉狭窄或肺动脉闭锁时，有出现发绀及导管依赖性肺循环的可能 [3,8]。合并右心房异构的儿童经常出现功能性的单心室与梗阻性的肺静脉连接。

部分型肺静脉异位引流（PAPVC）可以单独发生，也可以与任何种类的先天性心脏病并存，且使后者复杂化 [7,11~13]，因此，在评估任何先天性心脏病的患者时，必须要先排除是否合并

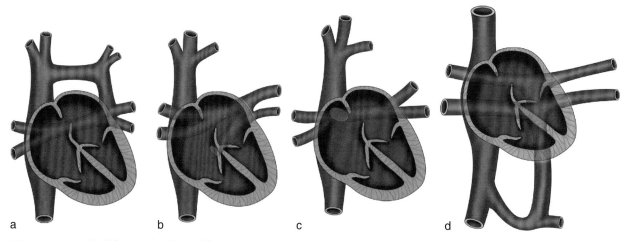

图 17.1 不同类型的完全型肺静脉异位引流，包括心上型 TAPVC，此型有上行的静脉回流至无名静脉（a）；心内型 TAPVC，引流到冠状静脉窦（b）和右心房（c）；心下型 TAPVC（d），此型有下降的静脉引流至门静脉（图标根据 Ziemer 和 Haverich 重新绘制 [9]）

PAPVC。记住以下几个特殊的组合很有必要：

- 冠状静脉窦型房间隔缺损的患者中经常能观察到一条或多条右肺静脉异位引流[7]，此类患者的右上肺静脉可回流至右心房靠近上腔静脉处或直接回流至上腔静脉（详见第二章）。

- 镰刀综合征包括右肺动脉发育不全、右位心、右肺静脉异常引流和主动脉至右肺的体循环动脉血管连接异常[14~16]。右肺静脉在其尾部汇入下腔静脉，于胸部 X 线上表现为曲线样阴影，类似于土耳其匕首，这就是镰刀综合征名字的由来。

- 乌尔里希 - 特纳综合征（Ullrich-Turner syndrome，UTS）常与心血管畸形有关。虽然主动脉缩窄和主动脉瓣二叶瓣畸形更常见，但在 UTS 的女性患者中 4%~13% 合并部分型肺静脉异位引流[17~19]。因此，在所有 UTS 患者的心血管评估中要排除肺静脉异位引流。

- 左心房异构是内脏异位的一种特殊类型，常与复杂先天性心脏病伴随发生。在这类患者中，两个心房都存在形态学左心房的解剖学特征。左肺静脉可以回流至左侧心房，右肺静脉回流至右侧心房[1, 20]。

第二节　孤立的 TAPVC 二维超声心动图表现

孤立的 TAPVC 患者由于大量的右向左分流，二维超声心动图上表现为右心房、右心室增大和主肺动脉增宽[3, 21, 23, 29, 34]。心尖四腔心切面显示右心增大，而左心房、二尖瓣及左心室缩小甚至发育不全（图 17.2，动图 17.1，动图 17.2，动图见本章末尾）。在胸骨旁长轴和短轴切面，表现为右心室增大，左心室受压，尤其是在阻塞型 TAPVC 和右心室压力过高的新生儿中最为明显（图 17.2，动图 17.3，动图 17.4）。由于右心室压力增加，使得左心室变小和室间隔左移，这种表现类似于严重的左心梗阻病变，如左心发育不全综合征、严重的主动脉瓣狭窄或主动脉缩窄。但在 TAPVC 患者中，二尖瓣和主动脉瓣虽然小但形态结构是正常的。

对于存在孤立性 TAPVC 的患儿心房间无限制的分流交通很重要，因为其是左心房、左心室及体循环血供的唯一来源。房水平的交通常位于卵圆窝，依靠未闭的卵圆孔或继发型房间隔缺损。房间隔可以在剑突下冠状切面和矢状切面上显示（图 17.3，动图 17.6）。限制型的心房间交通阻碍了心房水平分流，使得体循环心排量受限[3]。心房水平分流量的多少可依靠彩色多普勒及脉冲或连续波多普勒评估。

正常回流的肺静脉可以在心尖四腔心、高位胸骨旁短轴及剑突下冠状切面观察到（第一章）。仅用二维超声心动图很难清楚观察肺静脉与左心房的连接关系，尤其是机械辅助通气的新生儿声像图条件十分有限。彩色多普勒评估大大提高了检查的准确性[24]。对于怀疑 TAPVC 的患者，应重点观察左心房后方共同肺静脉干与左心房的连接情况[21~24]。共同肺静脉干可以在胸骨旁或剑突下冠状切面中观察到（图 17.4~ 图 17.6）。为了明确解剖关系和排除混合型 TAPVC，对所有可能的异位引流位置都要进行全面系统的评估。

在心内型 TAPVC 中，肺静脉回流至冠状静脉窦或直接回流至右心房。肺静脉直接回流至右心房者，剑突下冠状切面可以很好地显示其解剖关系（图 17.3）。回流至右心房的肺静脉可以是单个的肺静脉，也可以是共同肺静脉干。必须要注意的是不要将所有肺静脉汇合形成的共同肺静脉干与大的房间隔缺损混淆。

回流至冠状静脉窦的 TAPVC，在心尖四腔心切面偏后可以观察到扩张的冠状静脉窦，彩色多普勒上看到血流信号可确诊（图 17.4，动图 17.5），在胸骨旁长轴切面探头向右倾斜显示出右心室流入道时，可见到扩张的冠状静脉窦回流至右心房（图 17.4，动图 17.7），在剑突下冠状切面见到右心房明显增大，左心房明显缩小可确诊，探头轻微向后倾斜可见扩张的冠状静脉窦与肺静脉头端相连（图 17.5，动图 17.5）。

心上型 TAPVC 患者，肺静脉可回流至无名静脉、奇静脉或上腔静脉。在回流至无名静脉的患者中，胸骨上窝和胸骨旁短轴切面可显示扩张的无名静脉和上腔静脉（图 17.6，动图 17.8），在

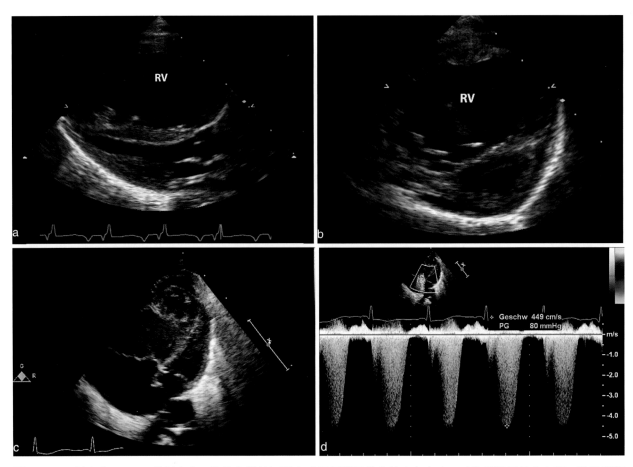

图 17.2 一例患有 TAPVC 的新生儿,胸骨旁长轴切面(a)显示明显扩大的右心室(RV)和受挤压的左心室,胸骨旁短轴切面(b)也证实了这一点;在心尖四腔心切面(c)可见右心房和右心室明显扩大;用连续波多普勒测得的三尖瓣反流速度反映了右心室压力超过体循环收缩压(d)

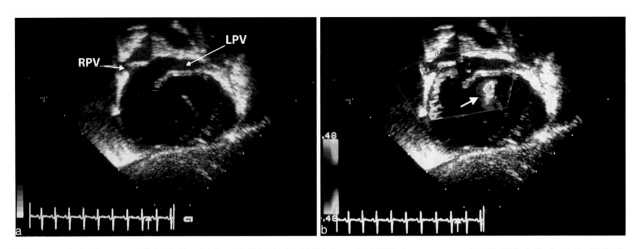

图 17.3 心内型 TAPVC 的新生儿,剑突下冠状切面(a)显示左、右肺静脉(LPV、RPV)回流至右心房(RA);彩色多普勒(b)显示右心房向左心房、左心房的分流束(箭头)

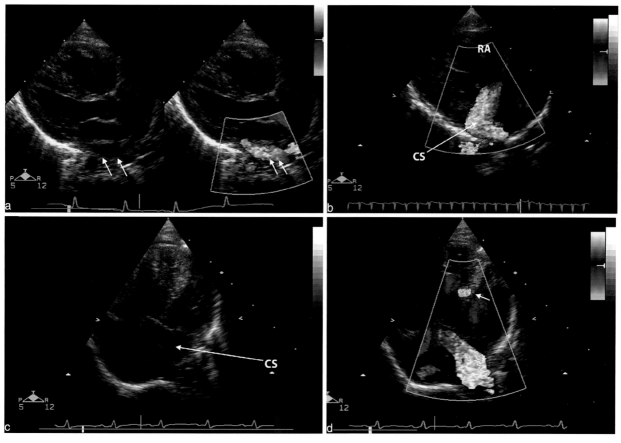

图 17.4　一例患有 TAPVC 回流至冠状静脉窦的新生儿，箭头所示为位于左心房后方的共同肺静脉干（a）；向右倾斜探头显示右心室流入道（b），可见与扩张的冠状静脉窦相连的共同静脉干回流至右心房（RA）；心尖四腔心后切面（c）显示扩张的冠状静脉窦（CS），彩色多普勒可见其内血流信号明显增多（d）；注意箭头所指的室间隔

左侧胸骨旁矢状切面可见共同静脉干通过上升的垂直静脉回流至无名静脉，彩色多普勒超声心动图可显示共同静脉干与其上行静脉的连接（动图17.9，动图 17.10）。对回流至上腔静脉或奇静脉者，可见相应的静脉扩张。

在心下型 TAPVC 的患者中，剑突下冠状切面可显示左心房后方的共同静脉干回流至向下的垂直静脉（图 17.7，动图 17.11，动图 17.12）。并可一直延伸到腹部（动图 17.13），在上腹部纵切面可观察到腹主动脉、下腔静脉及下降的垂直静脉 [25, 26]（动图 17.14，动图 17.15）。探查到向下的垂直静脉是诊断心下型 TAPVC 的关键。

第三节　复杂的 TAPVC 二维超声心动图表现

虽然 TAPVC 可能与多种不同的先天性心脏畸形相伴发，但大多数并存的是异构综合征，尤其是右心房异构 [2, 3, 20]。这类患者的临床表现可因合并复杂性先天性心脏病而不典型，超声心动图评估、诊断这类 TAPVC 时要系统顺序扫查，尤其是怀疑异构综合征的患儿，必须仔细评估肺静脉的连接。右心房异构的患儿由于体循环静脉回流异常，通常表现为双侧上腔静脉 [4]，而且下腔静脉和降主动脉均位于脊柱的同一侧（第十六章）。这些患者的心脏解剖结构通常表现为功能性的单心室，具有共同的房室瓣和大动脉错位或转位。由于复杂的解剖结构，这些 TAPVC 患者的鉴别很大程度上依赖于彩色多普勒超声心动图。

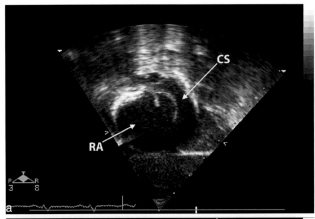
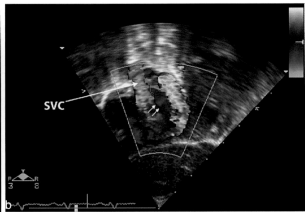
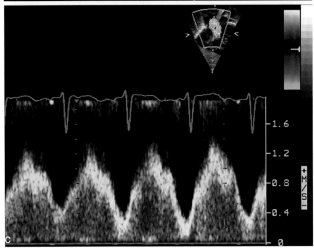

图 17.5　一例患有 TAPVC 的新生儿，剑突下冠状切面（a）显示扩张的冠状静脉窦（CS）引流肺静脉血回流至右心房（RA）；彩色多普勒超声（b）显示上腔静脉（SVC）内正常的血流及从冠状静脉窦（CS）回流至右心房（RA）的血流量增加，箭头所示蓝色血流为通过房间隔的右向左分流束；频谱多普勒测得冠状静脉窦内血流加速但频谱仍为有时相性的静脉频谱，没有梗阻的证据（c）

第四节　PAPVC 的二维超声心动图表现

PAPVC 可引起左向右的分流，在心尖四腔心、胸骨旁长轴及短轴切面可见右心房和右心室扩大及肺动脉增宽。这些患儿往往都有使右心室容量负荷明显增加的病因，如大的房间隔缺损，其常常掩盖额外的 PAPVC 畸形。因此，肺静脉畸形有赖于系统方法来评价心脏的连接方式[13]。彩色多普勒是探查技术中的重要工具，有关系统方法的评价将在下一节中详细讨论。

第五节　彩色多普勒超声心动图

彩色多普勒超声心动图在诊断 TAPVC 中起了重要作用[16, 21]，主要表现为：
- 在心房水平可探查到右向左分流；
- 识别出共同肺静脉干及其与体静脉相连；
- 找到可能存在梗阻的部位。

通过彩色多普勒探查到心房水平右向左分流，是超声心动图诊断 TAPVC 的关键之一，这种分流与复杂先天性心脏病是不相关的。彩色多普勒超声在剑突下长轴或短轴切面可以很好地显示房间隔缺损的过隔血流（图 17.3，图 17.5，图 17.6，动图 17.5）。心房水平右向左分流的鉴别诊断包括新生儿持续性肺动脉高压、三尖瓣闭锁、室间隔完整的肺动脉闭锁或严重的肺动脉狭窄。强迫性心房水平右向左分流的标准不适用于合并复杂先天性心脏病的 TAPVC 的患者：两心室之

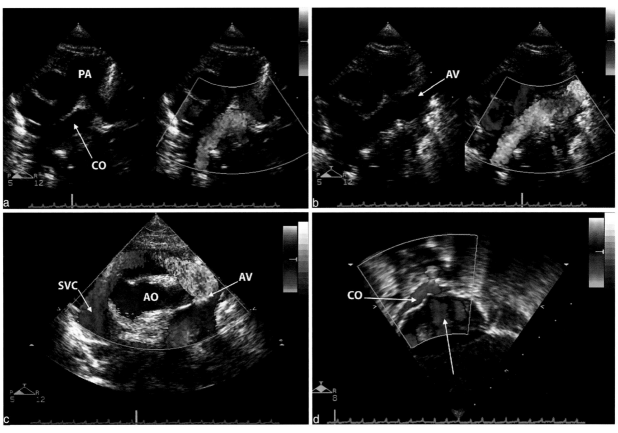

图 17.6　一例患有心上型 TAPVC 的新生儿，高位胸骨旁短轴切面（a）显示肺动脉分叉（PA）后方的共同肺静脉干（CO）；轻微旋转探头显示上行的垂直静脉（AV）内血流朝向探头（b）；胸骨上窝冠状切面（c）显示上行的垂直静脉回流至扩张的无名静脉和上腔静脉（SVC）；彩色多普勒超声于剑突下冠状切面后面观显示心房后方的共同肺静脉干（CO）内向头侧走行的血流（标记为蓝色，d），蓝色血流为房间隔右向左分流（箭头）；AO 为主动脉

间存在无限制的交通分流（如大的室间隔缺损或功能性单心室），肺静脉血在心室水平混合后可随循环系统到达全身。

彩色多普勒在高位胸骨旁或胸骨上窝短轴切面可见到四条肺静脉直接回流至左心房（第一章），机械辅助通气和严重呼吸窘迫的患儿肺部过度充气，胸骨旁探查很困难，此时可选择剑突下切面探查，但是不能识别出所有肺静脉。

心内型 TAPVC 回流至冠状静脉窦的患者，在心尖四腔心后切面和剑突下长轴（冠状）切面彩色多普勒超声可见冠状静脉窦扩张、血流增多[21, 24]（图 17.4，图 17.5，动图 17.5，动图 17.6）。TAPVC 回流至右心房者，在剑突下长轴后切面彩色多普勒超声可见异位的肺静脉汇成共同静脉干或直接回流至右心房（图 17.3）。

对于新生儿的心上型或心下型 TAPVC 者，彩色多普勒在探查左心房后方的共同静脉干与体静脉连接中有重要意义。心上型 TAPVC 患者，在高位胸骨旁或胸骨上窝切面的彩色多普勒超声可见静脉血从上行的垂直静脉回流至无名静脉或上腔静脉（图 17.6，动图 17.8，动图 17.9）。高位胸骨左缘短轴切面是显示共同肺静脉干最清楚的切面，逆时针旋转探头可显示垂直方向上的垂直静脉（图 17.6，动图 17.10）。此外，彩色多普勒超声可通过混叠和湍流显示可能的梗阻部位。

心下型 TAPVC 的新生儿，在剑突下冠状切面和矢状切面可见到下降远离心脏的垂直静脉（图 17.7，动图 17.12，动图 17.13），它通常与降主动脉平行，与体静脉的门静脉、肝静脉或下腔静脉相连。虽然对于经验不足的检查者很难发现新生儿心下型 TAPVC 的共同静脉干，但在上腹部纵切面扫查时可以很容易观察到下行的静脉（动图 17.4，动图 17.5），即除了腹主动脉和下腔静脉之外的第三个血管（图 17.7），如

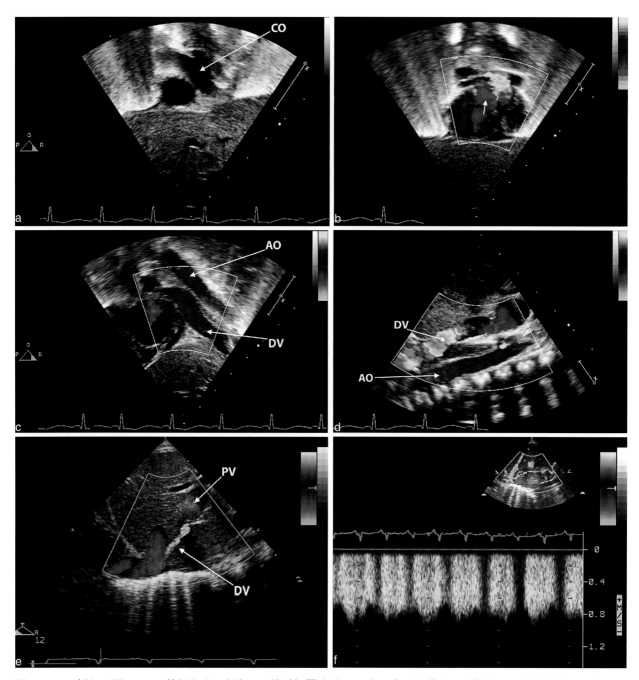

图 17.7　一例心下型 TAPVC 的新生儿，剑突下冠状后切面（a）可见左心房后方的共同肺静脉干，彩色多普勒超声显示朝向探头的红色血流（b），房间隔右向左的蓝色分流束（箭头）；在剑突下短轴切面（c）彩色多普勒超声可见下行的垂直静脉（DV），为朝向探头的红色血流而且尾部平行于胸降主动脉（AO）；上腹部冠状切面（d）显示下行的垂直静脉（DV）在其尾端与肝内的门静脉系统相汇合，腹主动脉（AO）在垂直静脉后方；向右倾斜探头（e）可见一条狭窄的静脉导管（DV）与扩张的门静脉（PV）相连，回流至下腔静脉；因为肺静脉回流至门静脉系统，静脉导管缩窄导致肺静脉血流受阻，静脉导管在频谱多普勒超声上表现为连续的静脉频谱（f）

果这个第三个血管表现为远离心脏的静脉血流，则可确诊[24]。

彩色多普勒看到四条肺静脉进入左心房不能排除PAPVC，因为患者可能不仅只有四条肺静脉。诊断可疑PAPVC要关注肺静脉异位连接的可能位置，包括右心房、无名静脉、上腔静脉、永存左上腔静脉、冠状静脉窦和下腔静脉[7,13]。

从胸骨上窝切面可观察到PAPVC的左肺静脉回流至无名静脉（图17.8，动图17.16），经食管超声心动图很容易将此漏诊。因此，在房间隔缺损的手术或介入封堵术前评估时，彩色多普勒超声心动图探查无名静脉是必需的。在胸骨旁右侧纵切面（动图17.17，动图17.18）、胸骨旁高位或胸骨上窝短轴切面（图17.9，动图17.19，动图17.20）上可观察到PAPVC的右肺静脉回流至上腔静脉。冠状静脉窦型房间隔缺损经常伴发PAPVC，右上肺静脉通常回流至右心房（第二章）。在左心房异构的患者中，左肺静脉回流至

左侧心房，右肺静脉回流至右侧心房是很常见的（图17.8，动图17.21）。

镰刀综合征包括右肺动脉发育不全、右位心、主动脉至右肺的体循环动脉连接异常及右肺静脉异位回流至下腔静脉或右心房[14~16]。新生儿中由于右肺发育不全、右肺动脉较左肺动脉偏细，因此二维超声和彩色多普勒超声能够轻易观察到这些特征（图17.10，动图17.22，动图17.23），通常选择高位胸骨旁短轴切面，右位心可以在心尖和肋下四腔心上观察到（图17.10，动图17.24）。肋下冠状切面（长轴切面）可观察到PAPVC者右下肺静脉回流至右心房（动图17.25，动图17.26），彩色多普勒超声在腹部纵切面可见至下腔静脉的异位引流（图17.11，动图17.27）。上腹部纵切和横切面也是寻找自腹主动脉发出至右肺的体循环异位动脉的重要切面，这些异位的动脉可直接发自降主动脉或间接发自腹部动脉，如肠系膜动脉（图17.12，动图17.28）。

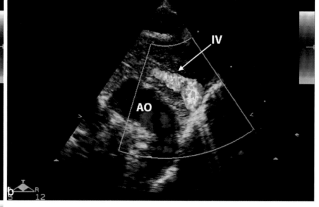

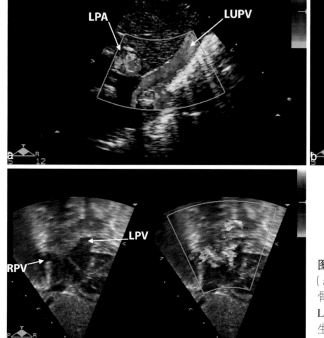

图17.8 患有PAPVC的新生儿，高位左侧胸骨旁长轴切面（a）彩色多普勒超声显示左上肺静脉（LUPV）流向头侧；胸骨上窝长轴切面（b）显示肺静脉异位连接至无名静脉（IV）；LPA：左肺动脉，AO：主动脉弓；（c）图为左心房异构的新生儿剑突下冠状切面，可见右肺静脉（RPV）回流至右侧心房，左肺静脉（LPV）回流至左侧心房

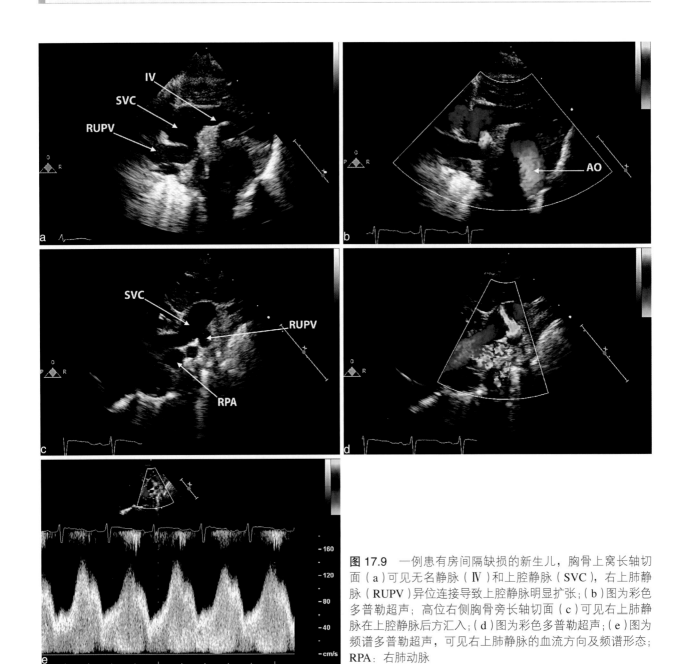

图 17.9　一例患有房间隔缺损的新生儿，胸骨上窝长轴切面（a）可见无名静脉（Ⅳ）和上腔静脉（SVC），右上肺静脉（RUPV）异位连接导致上腔静脉明显扩张；（b）图为彩色多普勒超声；高位右侧胸骨旁长轴切面（c）可见右上肺静脉在上腔静脉后方汇入；（d）图为彩色多普勒超声；（e）图为频谱多普勒超声，可见右上肺静脉的血流方向及频谱形态；RPA：右肺动脉

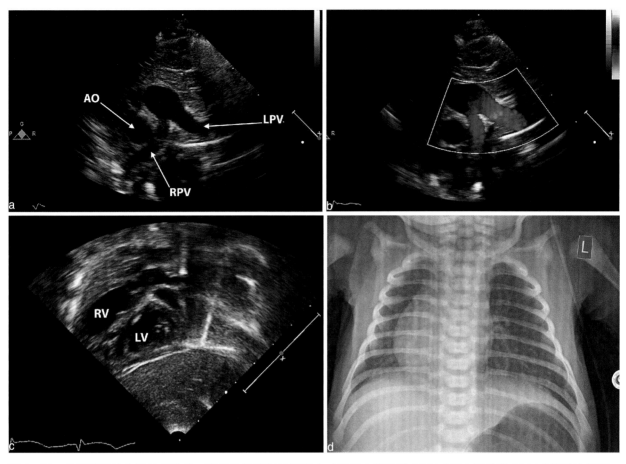

图 17.10 患有镰刀综合征的新生儿，高位胸骨旁短轴切面（a）显示右肺动脉（RPA）和左肺动脉（LPA）管径比例不一致；彩色多普勒超声可见两条肺动脉内为层流（b）；右肺发育不全引起的右位心在剑突下冠状切面（c）和胸部 X 线（d）上均可观察到

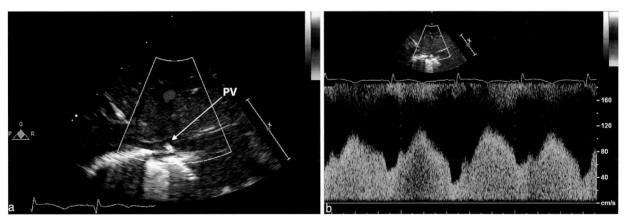

图 17.11 上腹部纵切面（a）可见异位引流的小的右下肺静脉（PV）回流至下腔静脉；图（b）为该肺静脉的频谱多普勒表现（与图 17.10 为同一例患者）

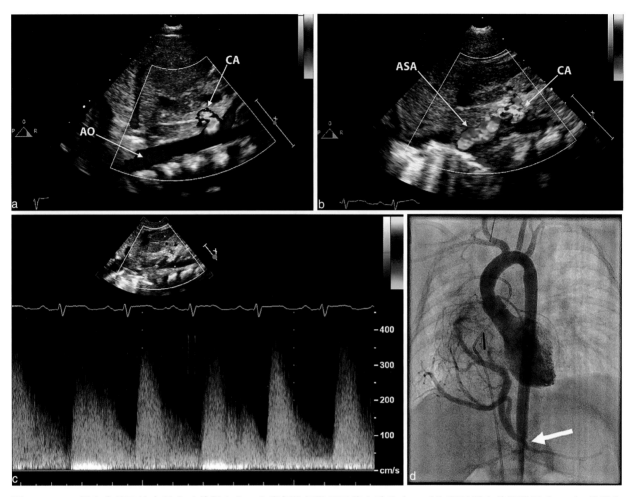

图 17.12　一例患有镰刀综合征（a）的新生儿，上腹部纵切面显示腹主动脉（AO）和明显增宽的腹腔干（CA）；轻微向右侧旋转和倾斜探头可见发自腹腔干的异常体循环动脉（ASA）供给右肺（b）；连续波多普勒测得为动脉频谱（c）；该患者的左心室血管造影（d）显示右肺有大量异常的体循环动脉供血，来源于腹腔干（箭头）

第六节　脉冲波和连续波多普勒

脉冲波多普勒可用于探查可能的肺静脉梗阻[25, 27]，在没有肺静脉梗阻的情况下，肺静脉和上升或下降的垂直静脉频谱随呼吸表现为时相性；严重的肺静脉梗阻的时候，肺静脉和上升或下降的垂直静脉频谱为连续性的静脉频谱，失去随呼吸而变化的时相性[27]。后者的血流模式提示肺静脉存在严重梗阻，它的流速与肺血流有关，可能出现肺血流量显著的减低（图 17.7），在复杂性先天性心脏异位和肺动脉狭窄或肺动脉闭锁的患者中，肺静脉的流速比肺部血流没有梗阻的患者还要低；但部分严重梗阻的患者肺静脉流速可能达到甚至超过 1.5 m/s，需要连续波多普勒才能测出。

几乎所有 TAPVC 的新生儿都会出现肺高压，尤其是合并肺静脉梗阻的患儿，因此三尖瓣反流是评估右心室压力和可能存在肺高压的重要指标（图 17.2）。

动脉导管的频谱多普勒图像能提供更多关于肺高压和肺血管阻力的信息，合并肺高压的新生儿在动脉导管水平双向分流，即收缩期右向左分流及舒张期左向右分流。肺静脉严重梗阻的患儿，全心动周期的肺动脉收缩及舒张压均高于体循环压力，出现持续的右向左分流。相反，在复杂的先天性心脏病和严重的肺动脉瓣狭窄或闭锁的 TAPVC 的患儿中，动脉导管处可见到左向右连续性分流。在肺动脉压力升高时，频谱多普勒测得动脉导管内的血流流速相对较低。

正如前文所说，孤立性 TAPVC 的患者有心房水平限制型的右向左分流，利用彩色多普勒和频谱多普勒可检测到卵圆孔未闭或房间隔缺损的右向左分流束。

在大多数 PAPVC 的患者中，肺静脉与体循环的连接是没有梗阻的，在这些病例中，异位引流的肺静脉频谱存在时相性（图 17.9~ 图 17.11）；当存在梗阻时，静脉血流流速超过 1.5 m/s，随着梗阻程度的增加，有时相性的静脉频谱变成连续的静脉频谱，这提示梗阻的程度很严重。

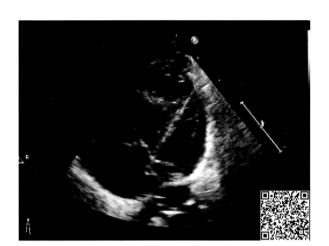

动图 17.1 完全型肺静脉畸形引流新生儿心尖四腔心切面显示右心室明显扩大并挤压左心室；注意房间隔明显膨向左心房

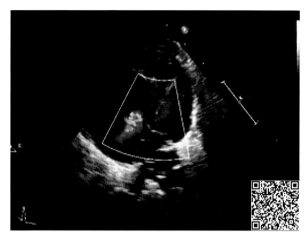

动图 17.2 心尖四腔心切面彩色多普勒显示中量三尖瓣反流（与动图 17.1 为同一例患者）

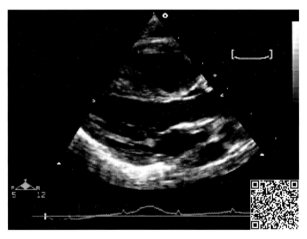

动图 17.3 完全型肺静脉畸形引流新生儿胸骨旁长轴切面也能很好显示右心室扩大；主动脉瓣和二尖瓣正常

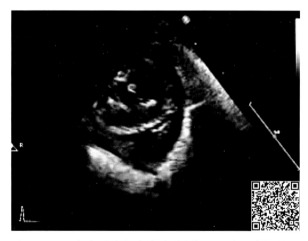

动图 17.4 完全型肺静脉畸形引流新生儿胸骨旁短轴切面显示右心室明显扩大

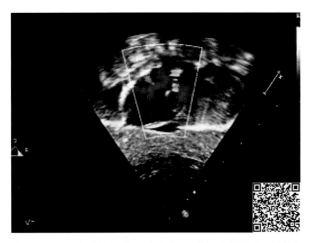

动图 17.5 靠后的心尖四腔心切面彩色多普勒显示扩张的冠状静脉窦血流增加,肺静脉血流通过冠状静脉窦引流至右心房(与动图 17.5 为同一例患者)

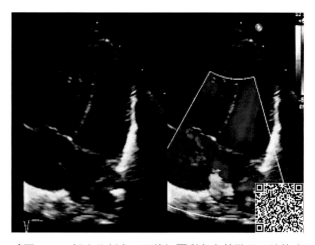

动图 17.6 新生儿剑突下冠状切面彩色多普勒显示肺静脉引流入冠状静脉窦导致冠状静脉窦内朝向探头的血流明显增加;冠状静脉窦头侧可见右心房向左心房的右向左分流

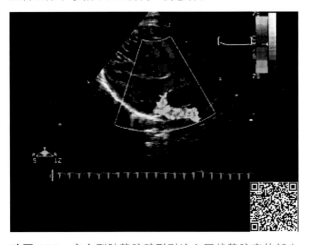

动图 17.7 完全型肺静脉畸形引流入冠状静脉窦的新生儿,从胸骨旁左心室流出道长轴切面至右心室流入道切面进行扫查,左心室流出道长轴切面显示肺静脉在左心房后方汇合;探头向右臀部倾斜即右心室流入道切面显示静脉汇合后进入冠状静脉窦并引流入右心房

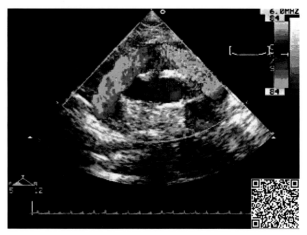

动图 17.8 心上型肺静脉畸形引流新生儿胸骨上窝冠状切面彩色多普勒显示垂直静脉将肺静脉引流入明显扩张的无名静脉和上腔静脉

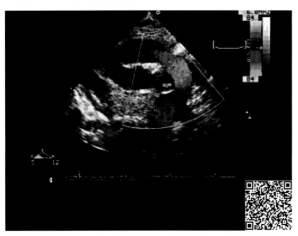

动图 17.9 稍靠后的平面显示左侧垂直静脉内流向头侧的血流(与动图 17.8 为同一例患者)

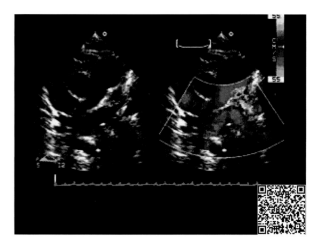

动图 17.10 高位左胸骨旁短轴扫查始于肺静脉汇合(在肺动脉汇合的后方),探头向头侧倾斜显示左侧垂直静脉血流流向头侧无名静脉(与动图 17.8,动图 17.9 为同一患者)

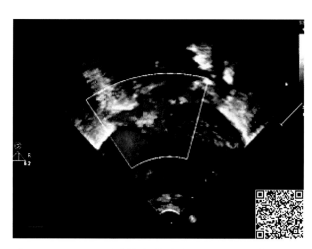

动图 17.11 心下型肺静脉畸形引流新生儿靠后的剑突下冠状切面彩色多普勒显示肺静脉在左心房后方汇合，血流方向朝向探头

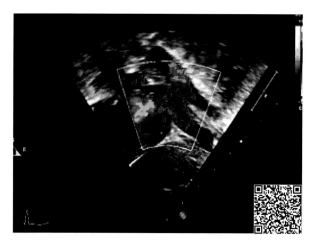

动图 17.12 剑突下短轴切面彩色多普勒显示主动脉前方的下行（垂直）静脉，下行（垂直）静脉和降主动脉的血流方向都朝向探头（与动图 17.11 为同一例患者）

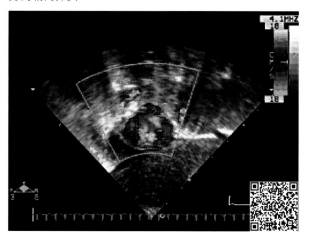

动图 17.13 心下型肺静脉畸形引流新生儿彩色多普勒扫查始于心房水平剑突下冠状切面；肺静脉汇合在左心房后方；探头向后下方倾斜显示左侧下行（垂直）静脉走行至膈肌下方到达肝

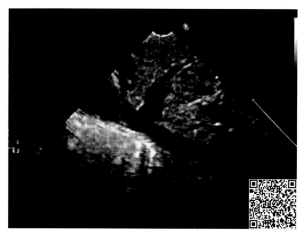

动图 17.14 心下型肺静脉畸形引流新生儿上腹部长轴切面扫查始于右侧，显示下腔静脉和肝静脉引流入右心房；向左倾斜探头显示一支粗大血管（下行垂直静脉）进入肝

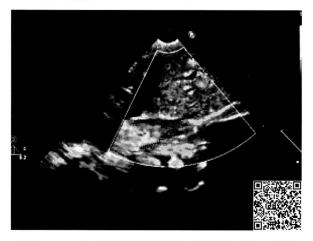

动图 17.15 上腹部长轴切面彩色多普勒扫查始于左侧，显示粗大下行静脉远离心脏；向右倾斜探头显示下行（垂直）静脉在肝内与门静脉相连，之后通过静脉导管进入下腔静脉（与动图 17.14 为同一例患者）

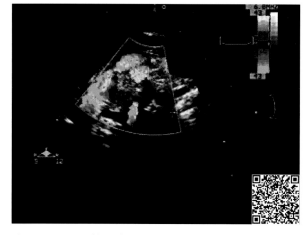

动图 17.16 肺静脉畸形引流患儿胸骨上窝冠状切面彩色多普勒扫查从显示无名静脉开始，向左后方调整探头显示一支上升（垂直）静脉将左上肺静脉（血流方向朝向头侧）引流入无名静脉

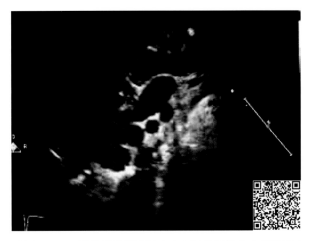

动图 17.17 肺静脉畸形引流（右上肺静脉进入上腔静脉）患儿，高位右胸骨旁长轴切面显示一支粗大血管连于右肺动脉（横断面）头侧的上腔静脉后壁

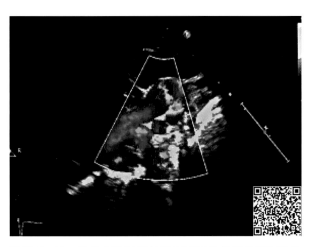

动图 17.18 高位右胸骨旁长轴切面彩色多普勒证实静脉血流进入上腔静脉（与动图 17.17 为同一例患者）

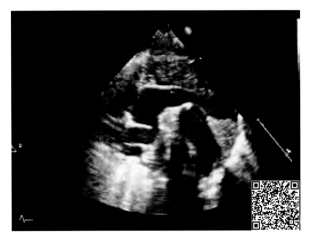

动图 17.19 后胸骨上窝冠状切面显示无名静脉，上腔静脉，右上肺静脉与上腔静脉后壁的异常连接（与动图 17.17，动图 17.18 为同一例患者）

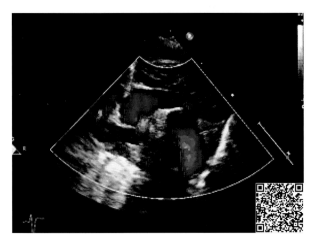

动图 17.20 彩色多普勒很好地显示了右上肺静脉进入上腔静脉的血流（与动图 17.17～动图 17.19 为同一例患者）

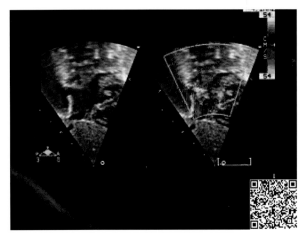

动图 17.21 左侧异构综合征新生儿胸骨上窝冠状切面彩色多普勒显示右肺静脉引流入右侧心房，左肺静脉引流入左侧心房

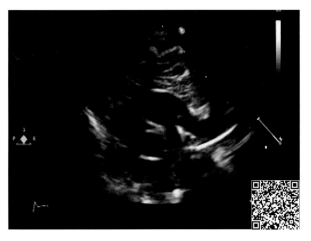

动图 17.22 由于右肺发育不全，镰刀综合征新生儿高位胸骨旁短轴切面显示左右肺动脉管径差异

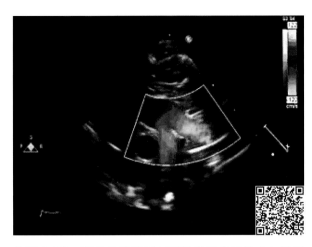

动图 17.23　彩色多普勒显示双肺动脉的层流（与动图 17.22 为同一例患者）

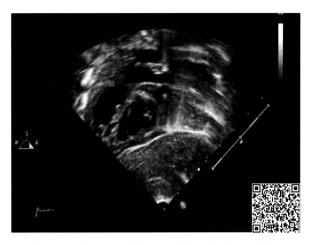

动图 17.24　由于右肺发育不全右位心在肋下冠状切面显示明显（与动图 17.22，动图 17.23 为同一例患者）

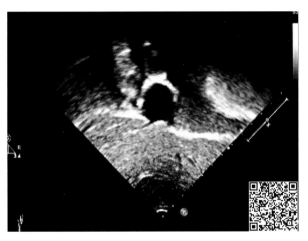

动图 17.25　右心房后肋下冠状切面显示肝静脉向下引流，左下肺静脉向右心房引流（与动图 17.22~ 动图 17.24 为同一例患者）

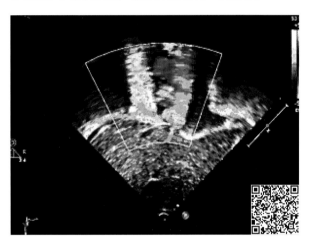

动图 17.26　彩色多普勒证实从右下肺静脉流入的血流朝向探头（与动图 17.22~ 动图 17.25 为同一例患者）

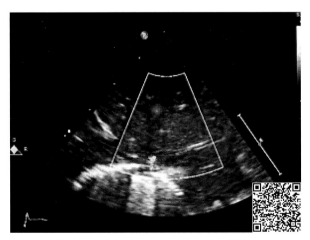

动图 17.27　上腹部纵切面彩色多普勒显示右下肺小静脉异常引流至下腔静脉

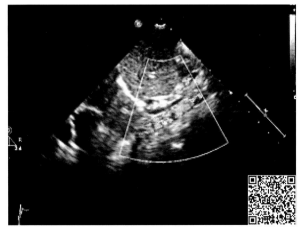

动图 17.28　这是一个患有弯刀综合征的婴儿上腹部的纵切面扫查，从腹主动脉的纵切面开始；靠近腹腔动脉的是一条动脉血管，然后将探头向右横向倾斜；异常的体循环动脉经下腔静脉，向上途径到达右肺（另见动图 17.12）

（王　浩　江　勇 译　张全斌 校）

第十八章
左心室流入道及二尖瓣畸形

第一节　解剖和血流动力学

常见的左心室流入道梗阻性病变，主要包括肺静脉狭窄或闭锁、三房心、二尖瓣瓣上狭窄及二尖瓣狭窄。先天性肺静脉狭窄是非常罕见的畸形，可单独发病，或与其他先天性心脏病并存[1, 2]。肺静脉狭窄可发生于单支血管，也可发生于全部肺静脉。它也可能是获得性病变，发生于完全型肺静脉异位引流外科矫治术后[3]。不论是外科手术矫治还是通过介入治疗，肺静脉狭窄的治疗都非常棘手。肺动脉高压导致右心室承受严重的压力负荷。三房心的典型特征是左心房内隔膜将心房分隔成近端的心腔和远端的心腔[4]。它被认为是胚胎期共同肺静脉吸收不全而进入左心房的结果。因此肺静脉引流到近端的心腔，而远端的心腔包括左心耳并与二尖瓣相连接[5, 6]。三房心常见的合并畸形包括房间隔缺损、室间隔缺损、部分型肺静脉异位引流、完全型肺静脉异位引流和二尖瓣畸形[5, 6]。房间隔缺损可以和左心房近端心腔（真房）交通，也可以与左心房远端心腔（副房）交通。三房心的血流动力学结果取决于左心房近端心腔和远端心腔之间隔膜残余交通口的大小。严重的限制型交通口可导致肺动脉高压、右心室压力负荷增加，而隔膜较大的交通口可以不存在血流动力学影响[7]。二尖瓣瓣上环的隔膜（又称瓣上狭窄环）位置非常靠近二尖瓣。其位置低于（远离）左心耳，可与三房心鉴别，而三房心的梗阻性隔膜位置更靠近左心耳。二尖瓣瓣上环经常引起左侧心腔梗阻，合并畸形包括Shone综合征和左上腔静脉引流入冠状静脉窦[4, 8]。

单纯二尖瓣狭窄罕见，它常与左侧梗阻性病变相存，包括二尖瓣瓣上狭窄、主动脉瓣下狭窄、主动脉瓣狭窄和主动脉缩窄[9]。左心系统不同水平多部位梗阻的复合畸形称为Shone综合征[8]。在新生儿期，二尖瓣发育不良和二尖瓣狭窄有可能合并严重的主动脉瓣狭窄，逐步进展为左心发育不良综合征。二尖瓣狭窄常常涉及二尖瓣器所有组成结构的改变，包括瓣环发育不良、瓣叶增厚、腱索增厚、腱索融合和乳头肌畸形[9]。如果二尖瓣所有腱索附着单一乳头肌，这种畸形命名为伞形二尖瓣。而第二组乳头肌缺如或严重发育不良[10, 11]。腱索的单一附着常常合并腱索发育差，导致瓣膜开放活动受限和二尖瓣狭窄[10, 11]。

当存在房间隔完整或限制型房间交通时，二尖瓣狭窄引起左心房压力升高。而重度的二尖瓣狭窄可导致肺动脉高压和右心室压力负荷增加。较大的房间隔缺损有助于通过增加心房水平左向右的分流量，进而减轻左心房的压力[4, 9]。

引起二尖瓣反流的先天性畸形，包括二尖瓣脱垂、二尖瓣发育不良和孤立性二尖瓣裂。二尖瓣脱垂（MVP）是最常见的先天性二尖瓣发育畸形，发病率为0.6%~2.4%[12]。但是，在婴儿和儿童期，二尖瓣脱垂罕见发生[9]。它可单独发病，或作为结缔组织病的表现之一，如Marfan或Ehlers-Danlos综合征。其特征性表现为瓣叶黏液样变和瓣叶冗长。对合不良引起的二尖瓣反流可能启动一个恶性循环，引起瓣环的进行性扩张，进一步减弱二尖瓣的闭合能力。典型的二尖瓣脱垂（mitral valve prolapse，MVP），定义为收缩期瓣叶位移 > 2 mm 且舒张期瓣叶厚度 > 5 mm[12]。MVP的不典型脱垂，定义为瓣叶位移超过2 mm，但是瓣叶增厚不明显，< 5 mm。二尖瓣脱垂合并瓣叶位移临界值的形态学变异预后良好，进展风险低[12]。

先天性二尖瓣反流的另一个病因为单纯性二尖瓣裂。这需要与房室间隔缺损的左侧房室瓣裂进行鉴别[13~15]。单独的二尖瓣裂几乎全发生在二尖瓣前叶，可伴随连接裂的边缘至室间隔的副腱索[14~16]。发生于后叶的裂极少见。

在心肌炎或扩张性心肌病过程中，由于左心室的扩张，继而二尖瓣环扩大，二尖瓣装置功能失调，出现功能性二尖瓣反流[4, 17]。功能性二尖瓣反流也可以出现于左心室缺血性改变的儿童患者，特别是乳头肌的缺血。对于新生儿和婴儿，主要见于严重的主动脉瓣狭窄；对于婴儿和较大儿童，见于左冠状动脉异常起源于肺动脉（ALCAPA），也称为Bland-White-Garland综合征[18, 19]。在西方发达国家，风湿热及其引起的心脏病变已经非常罕见[20]。在发展中国家，儿童群体遭受风湿热的反复发作引起二尖瓣进行性损害，出现明显的二尖瓣反流，这是心脏病的主要病因[20]。

不考虑潜在病因，二尖瓣反流可引起左心房和左心室容量负荷增加，导致两个心腔进行性扩张。在成年人患者，先天性病变引起的慢性二尖瓣反流的耐受性方面较急性反流更好。在先天性二尖瓣反流，早期左心室的功能维持很好，患者可以无症状。长期慢性左心室容量负荷增加导致左心室收缩功能减退，即使成功进行二尖瓣修复或替换，功能损害也是不可逆的。如果二尖瓣反流存在，左心室的血流反流入左心房，后负荷下降，进行定量分析显示左心室的收缩功能常被高估。因此，尽管左心室的短轴缩短率仍然保持在正常范围，实际上左心室的收缩功能已经下降。在这些病例中，一般认为外科瓣膜修复术或置换术后左心室功能将进一步恶化，这是由于术后，向低压的左心房的反流去除，后负荷不减少，左心室需要加倍收缩，以把血液泵入到体循环。

第二节　二维超声心动图

左心室流入道畸形的检查是从肺静脉和左心房的声像图开始。在新生儿和婴儿期，通过胸骨旁和胸骨上窝声窗可以高质量显示肺静脉和左心房（图18.1，动图18.1，动图见本章末尾）。通过这些声窗，左心房和所有肺静脉可清晰显示，位于肺动脉分叉之下（所谓的"螃蟹征"）[21]。另外，在心尖四腔心切面和剑突下冠状切面可显示上肺静脉与左心房的连接关系（图18.1）。但是，肺静脉狭窄的检测依赖彩色多普勒的应用，对血流异常部位联合脉冲波多普勒、连续波多普勒评估[2, 22]。值得注意的是，单纯依赖二维超声可能会漏诊肺静脉狭窄，甚至在联合应用多普勒的情况下仍会漏诊[2]。

探查三房心的最佳平面为心尖四腔心切面，可显示三房心的左心房内纤维隔膜分隔。心房从左心房侧壁至房间隔水平划分（图18.2，动图18.2~动图18.5）。在胸骨旁长轴切面，隔膜从主动脉后壁的左心房上壁延续到二尖瓣近端的后壁

（动图18.6，动图18.7）。

二尖瓣瓣上环的患者，发生梗阻的隔膜位置较三房心更靠近二尖瓣。隔膜可以附着于瓣叶上，因此区分狭窄环与二尖瓣瓣叶非常困难[4]。检测二尖瓣瓣上狭窄的常用平面是胸骨旁长轴切面和心尖四腔心切面（图18.3，动图18.8~动图18.11）。

二尖瓣狭窄的超声心动图评估，需要分析二尖瓣装置的各组成部分，包括瓣环大小、瓣叶、腱索和乳头肌（图18.4，图18.5；动图18.12，动图18.13）。整个瓣膜装置发育不良的病例很常见[9]。在胸骨旁长轴切面和心尖四腔心切面分别测量二尖瓣环直径（动图18.14，动图18.15）。各测量值与对应的正常值之间的差异用标准差表示，也叫Z值[23]。在二尖瓣狭窄的复杂病例中，二尖瓣环的直径常常不依赖二尖瓣最小直径进行鉴别。二尖瓣口受限的部位可能在左心室更向下的位置（图18.5，动图18.16，动图18.17）。分别在胸骨旁长轴切面、心尖四腔心切面和剑突下切面评估瓣叶和腱索的厚度及活动度（图18.4和图18.5，动图18.12、动图18.14，动图18.16）。左心房扩大伴房间隔从左向右膨凸，这与二尖瓣狭窄的程度和继发性左心房压的升高相关。在合并房间隔缺损的病例，由于心房水平的分流减压，左心房不会出现扩大。胸骨旁短轴是评估二尖瓣乳头肌的理想切面（图18.6，动图18.18）。伞形二尖瓣的典型表现，是二尖瓣的所有腱索附着于较大的单一乳头肌，可引起二尖瓣狭窄[9, 24]。伞形二尖瓣的变异除二尖瓣外还包括占优势的乳头肌，以及发育不良的乳头肌（图18.6，动图18.18）。

二尖瓣脱垂（mitral valve prolapse，MVP）的诊断依据是瓣叶组织冗长，收缩期脱向左心房侧（图18.7，动图18.19，动图18.20）。在胸骨旁长轴切面，脱垂的测量是相对于瓣环连线的位移[12]。典型MVP的定义是收缩期瓣叶位移＞2 mm，且舒张期瓣叶厚度＞5 mm[12]。不典型MVP即二尖瓣位移＞2 mm，但瓣叶增厚＜5 mm。二尖瓣脱垂的诊断不应该依赖四腔心切面评估，因为二尖瓣的三维阴影在这个切面上可产生脱垂的假象[24, 25]。

胸骨旁短轴切面是显示二尖瓣前叶孤立性裂的最佳切面[9, 13]。在舒张期瓣叶裂表现为二尖瓣

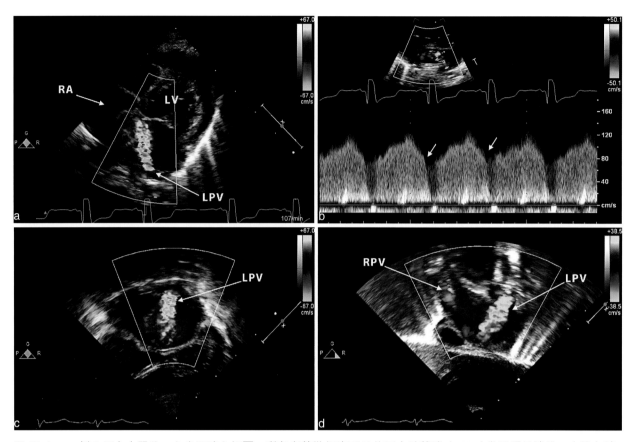

图 18.1 一例 8 周大小婴儿，心尖四腔心切面，彩色多普勒超声可见共同左肺静脉（LPV）出现明显湍流，血流加速，混叠镶嵌（a）；连续多普勒显示几乎连续性血流（b），心房收缩期负向波消失（箭头）；于剑突下冠状切面，多普勒超声证实共同左肺静脉血流加速（c）；右肺静脉（RPV）的层流频谱（d）

前叶明显分离的裂隙，通常较小，瓣叶裂的两个边缘增厚（图 18.8，动图 18.21，动图 18.22）。相反，在房室间隔缺损的患者，在舒张期显示裂口（在上下桥瓣之间存在裂隙）朝向左心室流出道（第四章）[13, 15]。

双孔二尖瓣是另一种二尖瓣畸形 [26~28]。这些病例表现为二尖瓣被分隔形成两个开口（图 18.8，动图 18.23），也常见于部分型或完全型房室间隔缺损 [26]。幸运的是需要手术干预的病例仅占很小比例 [26, 28]。由于房室瓣的复杂解剖，在房室间隔缺损进行外科手术前要了解双孔瓣膜。双孔二尖瓣显示最佳切面是在胸骨旁短轴切面缓慢逐帧分析二尖瓣（图 18.8，动图 18.23）。

由于严重的左心室扩张和（或）乳头肌缺血、纤维化导致功能性二尖瓣反流，心尖四腔心切面可见明显的左心室和二尖瓣环扩张（图 18.9，图 18.10，动图 18.24，动图 18.25）。乳头肌的心内

膜弹力纤维化常见于 ALCAPA 或危重主动脉瓣狭窄的患者。特征性改变是在心尖四腔心切面和胸骨旁短轴切面显示乳头肌回声增强（图 18.10，动图 18.24）。对于不合并主动脉瓣狭窄的二尖瓣乳头肌回声增强的患者超声评估时要警惕是否存在冠脉异常起源。确诊要求看到冠脉从肺动脉发出的直接征象（动图 18.26）。彩色多普勒超声证实主肺动脉内探及冠脉血流逆行到肺动脉内（动图 18.26，动图 18.27）[18, 19]。即使经验丰富的超声科医师对于 ALCAPA 也可以误诊。如果可疑，应该通过心血管造影检查进行排除和确诊 [29, 30]。

第三节　彩色多普勒超声心动图

彩色多普勒超声心动图对于肺静脉狭窄的诊断是非常必要的 [2, 22]。显示肺静脉进入左心房的最佳切面是胸骨上窝或高位胸骨旁短轴切面（图 18.1）。

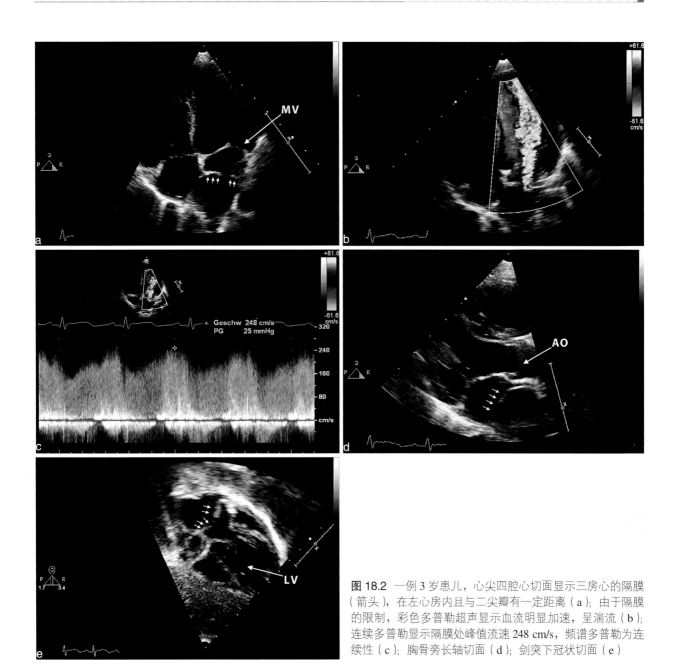

图 18.2 一例 3 岁患儿，心尖四腔心切面显示三房心的隔膜（箭头），在左心房内且与二尖瓣有一定距离（a）；由于隔膜的限制，彩色多普勒超声显示血流明显加速，呈湍流（b）；连续多普勒显示隔膜处峰值流速 248 cm/s，频谱多普勒为连续性（c）；胸骨旁长轴切面（d）；剑突下冠状切面（e）

在心尖四腔心切面和剑突下冠状切面可以显示左上及右上肺静脉与左心房的连接关系（动图 18.28~ 动图 18.30）。正常肺静脉血流的特点是低速并呈期相性（动图 18.1）。当肺静脉狭窄时，肺静脉血流表现为明显的射流，在左心房内容易被发现，呈高速、连续的血流频谱（图 18.1，动图 18.28~ 动图 18.30）。

三房心患者，彩色多普勒有助于发现隔膜梗阻处的交通口[7]。交通口的定位可以指导脉冲波和连续波多普勒声束通过隔膜，便于证实或排除可能存在的梗阻[4, 7]。心尖四腔心切面、胸骨旁左

心室长轴切面和剑突下冠状切面显示血流通过隔膜的交通口（图 18.2，动图 18.3，动图 18.5，动图 18.7）。二尖瓣瓣上环的狭窄位置更近二尖瓣环，因此彩色多普勒显示的血流加速的位置在瓣环水平（动图 18.10），使得瓣上环的血流模式与真性二尖瓣狭窄相似（图 18.3）。彩色多普勒超声是发现二尖瓣狭窄的重要工具，尤其是在二尖瓣环大小正常的情况下（图 18.4，动图 18.15，动图 18.17）。它有助于发现梗阻的水平，可能在瓣环水平或近左心室的更低水平，有助于指导脉冲波和连续波通过梗阻部位。心尖四腔心和剑突下冠状

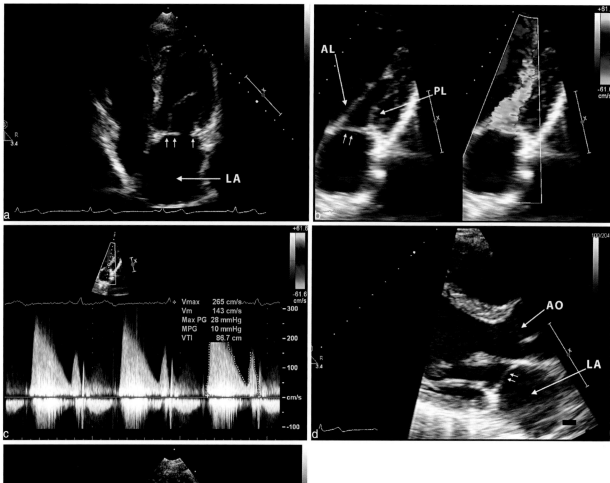

图 18.3 一例青少年患者，心尖四腔心切面（a）显示二尖瓣瓣上环，可见一隔膜样结构（箭头）附着于二尖瓣叶；彩色多普勒超声显示局部血流加速（b），开始于瓣上隔膜（小箭头），此处前叶（AL）和后叶（PL）很好地分离；连续多普勒超声显示膜性狭窄处血流明显加速，平均压差达10 mmHg（c）；胸骨旁长轴切面显示梗阻处隔膜（d），与三房心比较隔膜位置更靠近二尖瓣；一例新生儿病例，心尖四腔心切面（e）显示梗阻处的二尖瓣瓣上环（箭头），二尖瓣瓣叶增厚，狭窄，左心室发育不良

切面是显示二尖瓣狭窄的最佳切面（图 18.4，图 18.5，动图 18.13，动图 18.17）。

虽然彩色多普勒超声是检测二尖瓣反流的最重要工具，但是评估其严重程度还要结合临床资料、二维超声、脉冲波多普勒和连续波多普勒 [9, 17, 31]。彩色多普勒超声显示交通口的位置、大小及反流束的方向（图 18.7~图 18.11，动图 18.25，动图 18.31）。对于儿童患者，要求多个切面评估反流束的面积、长度，确定二尖瓣反流程度 [9]。建议通过年龄和体表面积对二尖瓣反流（MR）进行标化：反流束 < 4 cm²/m² 为轻度 MR；4~10 cm²/m² 为中度 MR；> 10 cm²/m² 为重度 MR [32]。但是依据二尖瓣反流的面积评估反流程度有明显的局限性，这是由于二尖瓣反流束受诸多因素影响，其包括机器参数的设置，偏心反流束对评估造成的困难。另外，反流束也受左心房的压力和顺应性的影响等 [33, 34]。由于这些限制，二尖瓣反流的彩色多普勒面积不再被建议用来定量评估成年人病例 [17]。在成年人病例，建议采用二尖瓣反流的缩流径，即在反流口测量反流

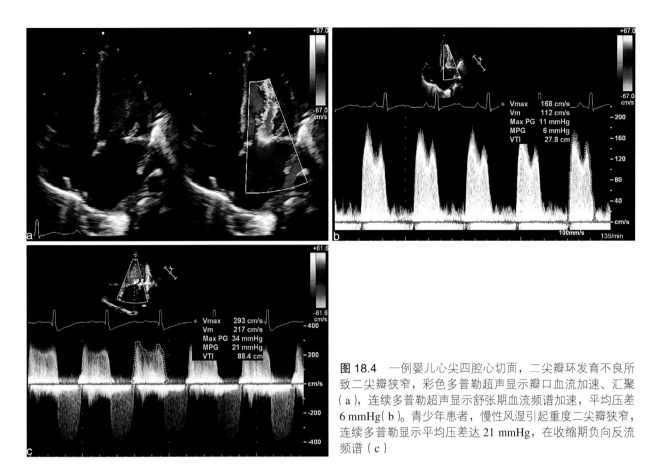

图 18.4 一例婴儿心尖四腔心切面，二尖瓣环发育不良所致二尖瓣狭窄，彩色多普勒超声显示瓣口血流加速、汇聚（a），连续多普勒超声显示舒张期血流频谱加速，平均压差6 mmHg（b）。青少年患者，慢性风湿引起重度二尖瓣狭窄，连续多普勒显示平均压差达21 mmHg，在收缩期负向反流频谱（c）

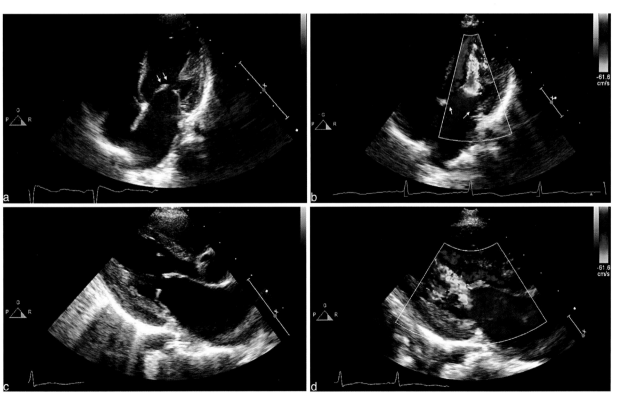

图 18.5 一例2岁女孩，心尖四腔心切面显示二尖瓣环足够大，但瓣叶明显增厚（箭头），腱索短缩，致二尖瓣开放受限（a）；彩色多普勒超声（b）显示血流加速水平远离瓣环（箭头）；左心室长轴切面显示二尖瓣开放受限；彩色多普勒超声证实二尖瓣口狭窄（d）

束的宽度[17]。MR 缩流径 < 3 mm，提示轻度 MR；≥ 7 mm 提示重度 MR[17]。对于成年人患者，目前最为推荐的彩色定量方法是血流汇聚法，即可

视化彩色多普勒近端等速表面面积法（PISA）[17]。在儿童病例中，由于反流口形态变异性大，PISA 法的准确性存在一些问题[9]。

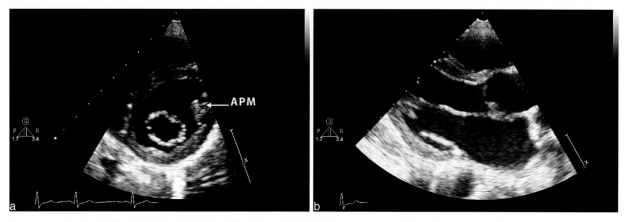

图 18.6 伞形二尖瓣儿童病例，胸骨旁短轴切面显示前外侧乳头肌（APM）发育不全，而二尖瓣装置明显偏向发育成熟的后乳头肌，本切面未显示后乳头肌（a）；胸骨旁左心室长轴切面显示尽管腱索相对短缩，但二尖瓣开放不受限制（b）

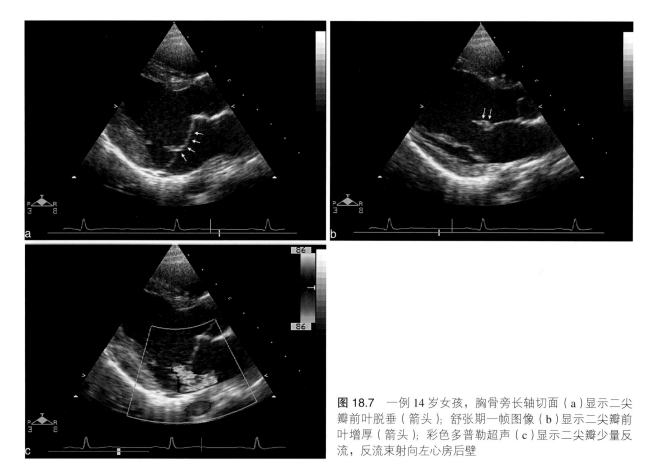

图 18.7 一例 14 岁女孩，胸骨旁长轴切面（a）显示二尖瓣前叶脱垂（箭头）；舒张期一帧图像（b）显示二尖瓣前叶增厚（箭头）；彩色多普勒超声（c）显示二尖瓣少量反流，反流束射向左心房后壁

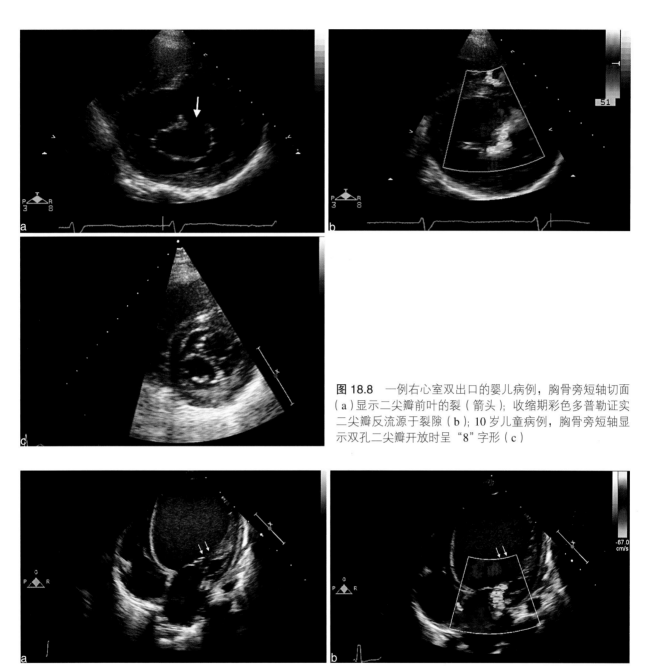

图 18.8　一例右心室双出口的婴儿病例，胸骨旁短轴切面（a）显示二尖瓣前叶的裂（箭头）；收缩期彩色多普勒证实二尖瓣反流源于裂隙（b）；10 岁儿童病例，胸骨旁短轴显示双孔二尖瓣开放时呈 "8" 字形（c）

图 18.9　一例 4 个月大小扩心病患儿，慢性室上性心动过速，心尖四腔心切面显示左心室明显扩张（a），导致二尖瓣变形，继发轻度二尖瓣反流（b）

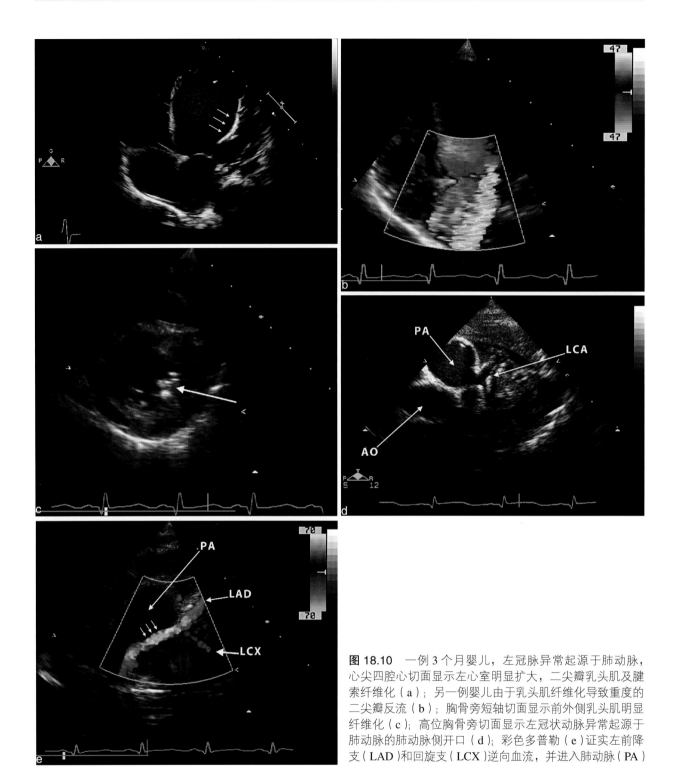

图 18.10　一例 3 个月婴儿，左冠脉异常起源于肺动脉，心尖四腔心切面显示左心室明显扩大，二尖瓣乳头肌及腱索纤维化（a）；另一例婴儿由于乳头肌纤维化导致重度的二尖瓣反流（b）；胸骨旁短轴切面显示前外侧乳头肌明显纤维化（c）；高位胸骨旁切面显示左冠状动脉异常起源于肺动脉的肺动脉侧开口（d）；彩色多普勒（e）证实左前降支（LAD）和回旋支（LCX）逆向血流，并进入肺动脉（PA）

第四节　脉冲波和连续波多普勒

在心尖四腔心切面，通常很可能使多普勒声束对准，舒张期流入左心室及收缩期反流入左心房的血流。应在彩色多普勒引导下进行多普勒声束取样线的放置。在二尖瓣反流，左心房内的反流束绝大多数是偏心的（图18.7）。二尖瓣反流频谱，反映的是收缩期左心室和左心房之间的压差，连续波多普勒探及高速射流。依据简化的伯努利方程，应用连续多普勒测量二尖瓣反流速度

可以无创方法评估左心室的压力（图18.11）。

左心室收缩压＝4×（二尖瓣反流峰值速度）^{2}+平均左心房压

左心房压力通常是未知的，但依据临床经验，可以为5~10 mmHg。理论上左心房压可以通过无创的方法推理得到，即在没有左心室流出道梗阻的情况下，二尖瓣反流压差和血压的收缩压（BP）相减获得。

平均左心房压＝BP−4×（二尖瓣反流峰值速度）^{2}

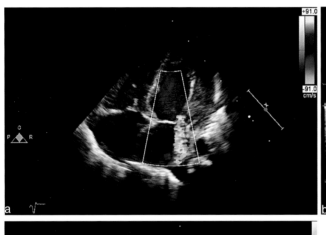
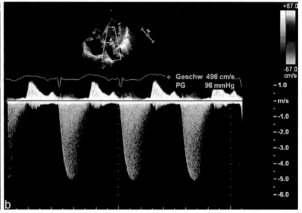
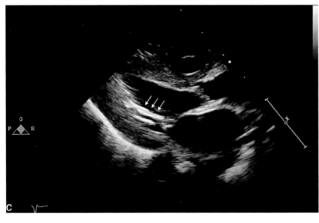

图 18.11　一例婴儿伴危重主动脉瓣狭窄，心尖四腔心切面彩色多普勒显示中度二尖瓣反流（a），是由于二尖瓣腱索的纤维化，连续多普勒显示二尖瓣反流峰值压差达98 mmHg（b），胸骨旁长轴切面（c）显示二尖瓣腱索及乳头肌纤维化（箭头）

无创方法评估左心房压要特别小心，因为平均左心房压的计算值相对左心室压和主动脉压偏小。因此二尖瓣反流的确定和血压无创测量的最小误差也会给方程的结果带来较大的影响。

在轻度的二尖瓣狭窄应用脉冲波多普勒，中度或重度二尖瓣狭窄应用连续波多普勒测量和评估。如果采用脉冲波多普勒，声束的取样容积应放置于二尖瓣最狭窄处，获得最大流速。在二尖瓣狭窄病例，梗阻位置不在二尖瓣环水平，而是位于左心室

内。彩色多普勒有助于指导声束位置的选择，避免由于流速低估导致的压差低估（图18.12）。

对于成年人患者，依据多普勒测量有几种不同的方法来评估二尖瓣狭窄的程度。这些方法包括舒张期二尖瓣血流的峰值压差和平均压差，以及根据连续方程和压差减半时间（pressure half time，PHT）计算瓣口面积。

舒张期血流进入左心室，可以通过脉冲波和连续波多普勒记录二尖瓣的E峰和A峰，并根据

简化的伯努利方程转化为压差（图 18.13）。然而，临床上更重要的是多普勒描记获得舒张期二尖瓣平均压差（图 18.3~图 18.5）。虽然跨瓣压差依赖跨瓣血流、心率和充盈压，但是平均压差是一个非常可靠的指标，可以反映瓣口面积，与导管测量的血流动力学高度相关[33]。一般来说，二尖瓣平均压差 < 5 mmHg 通常不引起临床问题；5~10 mmHg 需要密切监测；> 10 mmHg 引起明显症状。在房间隔缺损、左心房失代偿时，二尖瓣压差可能低估，必须引起重视。对二尖瓣狭窄儿童

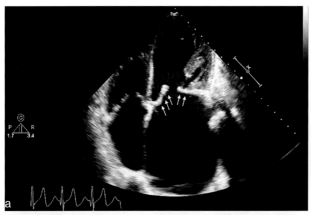

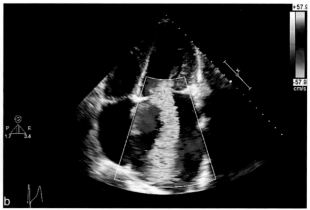

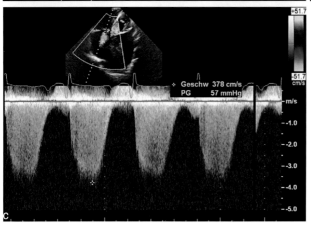

图 18.12　一例青少年病例，二尖瓣大量反流，风湿热反复发作，心尖四腔心切面（a）显示二尖瓣增厚、短缩，左心房明显扩大；彩色多普勒显示二尖瓣反流束较宽并直达左心房后壁（b）；慢性二尖瓣反流导致继发性肺动脉高压，右心室压力和三尖瓣反流压差升高，三尖瓣反流峰值流速达 378 cm/s，峰值压差达 57 mmHg（c）

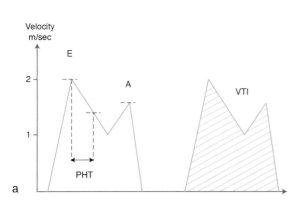

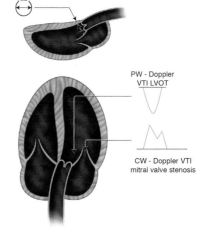

图 18.13　二尖瓣血流的测量，包括测量 E 峰、A 峰的速度，并根据简化伯努利方程计算峰值压差，勾画频谱的流速积分计算平均压差（a）；PHT 是指二尖瓣 E 峰压差下降 50% 所经过的时间；根据连续方程，二尖瓣口面积的计算是参考通过左心室流出道的血流量获得，而左心室流出道的面积计算是依据左心室流出道直径测量，心尖五腔心切面测量采集左心室流出道流速并测量速度时间积分，连续多普勒测量狭窄二尖瓣血流速度时间积分（b）

进行侵入性操作应该依据最佳状态下的检查，因此对于婴儿和儿童需要镇静。对于每个患者，都需要参考既往报告测量的平均压差。

另一个评估二尖瓣狭窄的方法就是利用连续性方程确定二尖瓣口面积[4]。前提条件是二尖瓣或主动脉瓣无明显反流，没有室间隔缺损，通过二尖瓣口和左心室流出道的血流量一致。通过二尖瓣或左心室流出道的血流量（每搏量）可依据血管的横截面积和每搏量（流速积分）获得。公式为：

$$CSA_{MV} \times VTI_{MV} = CSA_{LVOT} \times VTI_{LVOT}$$

$$CSA_{mitral\ valve} = \frac{CSA_{LVOT} \times VTI_{LVOT}}{VTI_{mitral\ valve}}$$

CSA_{MV} 代表二尖瓣口横截面积

VTI_{MV} 代表二尖瓣速度时间积分

CSA_{LVOT} 代表左心室流出道横截面积

VTI_{LVOT} 代表左心室流出道速度时间积分

依据公式可以计算狭窄的二尖瓣口面积（图18.13），需要以下测量：

1. 胸骨旁左心室长轴主动脉瓣下测量左心室流出道直径，假设横截面为圆形，依据公式计算左心室流出道面积。

$$CSA_{LVOT} = (1/2D)^2\pi（D=直径）$$

2. 在心尖五腔心切面，脉冲波多普勒取样容积置于主动脉瓣下，连续描记基线下频谱获得左心室流出道速度时间积分。

3. 在心尖四腔心切面，连续波多普勒获取狭窄二尖瓣口频谱，并描记基线上频谱，获得二尖瓣速度时间积分及平均压差（图18.4）。

当主动脉瓣狭窄或反流时，可将肺动脉内径和血流代替左心室流出道。高档心脏彩色多普勒超声可提供一些测量工具，可以实现以上参数的自动测量及计算二尖瓣面积。尽管依据连续性方程估测二尖瓣面积独立于心输出量，但是在婴幼儿关于二尖瓣面积的计算还没被广泛接受。这是由于三个不同参数的系列测量增加了测量的非测量误差。特别是左心室流出道或右心室流出道测量的微小误差，也对方程的结果影响甚大。

依据压差减半时间（PHT）评估二尖瓣狭窄，其原理是舒张早期二尖瓣血流（E峰）的下降与二尖瓣的梗阻程度相关。重度的二尖瓣狭窄下降斜率不如轻度二尖瓣狭窄陡直。压差减半时间定义为二尖瓣舒张早期E峰压差下降一半所需要的时间（ms）（图18.13）。PHT法可以应用于儿童，但是由于体表面积变异大，存在严重的局限性[9]。

对儿童左心室流入道梗阻，包括肺静脉狭窄、三房心、二尖瓣瓣上环和二尖瓣狭窄，应该仔细筛查以寻找继发性肺动脉高压的可能征象。如果存在肺动脉瓣或三尖瓣反流，则为通过简化伯努利方程无创评估肺动脉和右心室收缩压带来一线希望（图18.12）。

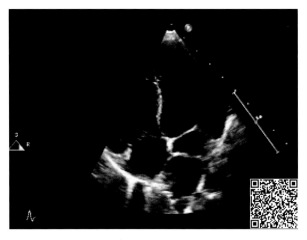

动图 18.1　左上胸骨旁短轴切面显示新生儿左心房和肺静脉；这个平面是在胸骨旁短轴显示肺动脉分叉后探头尾端倾斜得到的

动图 18.2　一例3岁儿童心尖四腔心切面显示分隔左房的三房心隔膜与二尖瓣之间有一定距离（与动图18.3～动图18.7为同一例患者）

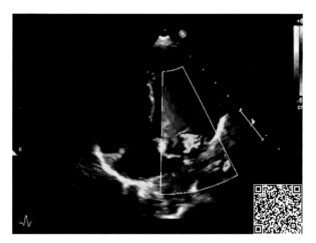

动图 18.3　彩色多普勒超声在心尖四腔心切面显示由于限制性隔膜使血流明显加速伴混叠（与动图 18.2，动图 18.4 ～动图 18.7 为同一例患者）

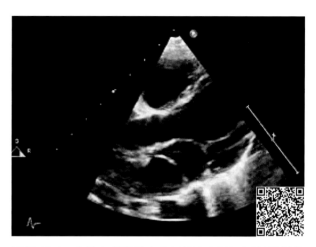

动图 18.4　在这个倾斜的心尖五腔心切面，可见限制性开放的隔膜（与动图 18.2，动图 18.3，动图 18.5 ～动图 18.7 为同一例患者）

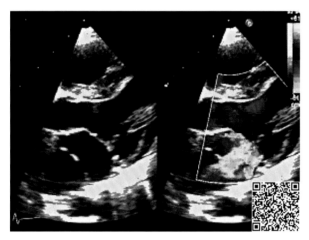

动图 18.5　彩色多普勒在倾斜的心尖五腔心切面中证实了通过限制膜开口的血流和湍流加速（与动图 18.2 ～动图 18.4，动图 18.6，动图 18.7 为同一例患者）

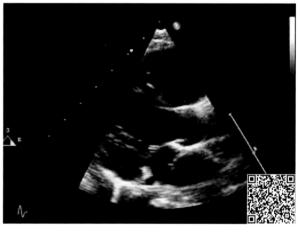

动图 18.6　胸骨旁长轴切面显示主动脉根部后方左心房内的隔膜（与动图 18.2 ～动图 18.5，动图 18.7 为同一例患者）

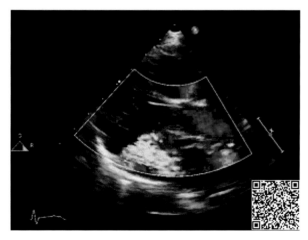

动图 18.7　胸骨旁长轴彩色多普勒显示尽管受不利角度的影响，但仍有明显加速的血流穿过三房心隔膜

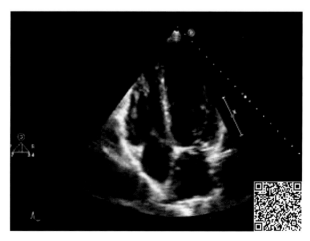

动图 18.8　在青少年的心尖四腔心切面中二尖瓣环上显示其隔膜与二尖瓣小叶很难区分

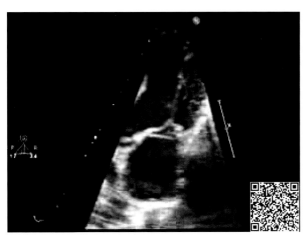

动图 18.9　在这个心尖两腔心切面二尖瓣环上隔膜可以与二尖瓣叶小叶区别开来（与动图 18.8，动图 18.10，动图 18.11 为同一例患者）

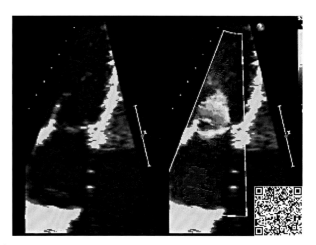

动图 18.10　彩色多普勒超声在心尖两腔心切面中的应用显示当二尖瓣小叶分离良好时，从二尖瓣环上端到二尖瓣水平血流开始加速（与动图 18.8，动图 18.9，动图 18.11 为同一例患者）

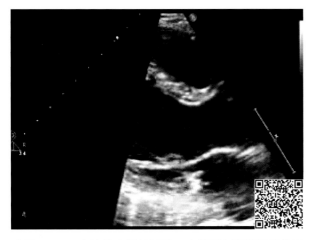

动图 18.11　在胸骨旁长轴切面二尖瓣环上隔膜显示靠近二尖瓣叶，与三房心形成对比，三房心的隔膜位于左心房更近端（与动图 18.8～动图 18.10 为同一例患者）

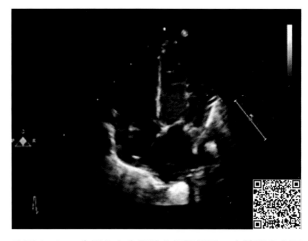

动图 18.12　在婴儿心尖四腔心切面显示二尖瓣环发育不全导致二尖瓣狭窄

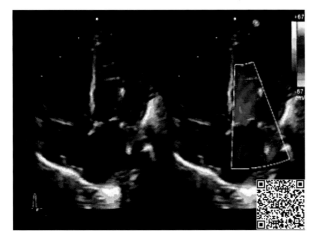

动图 18.13　心尖四腔心切面彩色多普勒显示由于二尖瓣环狭窄血流出血明显的加速（与动图 18.12 为同一例患者）

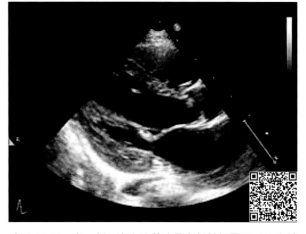

动图 18.14　在一例 2 岁女孩的胸骨旁长轴切面显示二尖瓣狭窄是由于二尖瓣叶增厚与瓣叶活动受限引起；另外还有主动脉瓣膜狭窄（与动图 18.15～动图 18.17 为同一例患者）

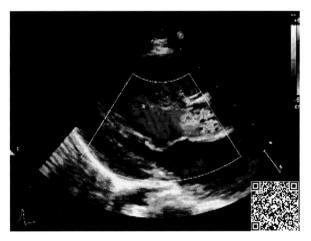

动图 18.15 胸骨旁长轴切面彩色多普勒显示通过狭窄的二尖瓣和主动脉瓣血流加速（与动图 18.14，动图 18.16，动图 18.17 为同一例患者）

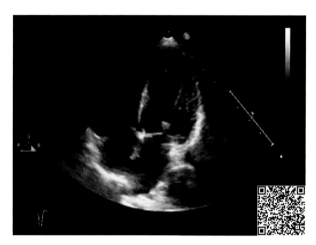

动图 18.16 心尖四腔心切面显示二尖瓣环尺寸足够大但增厚的二尖瓣小叶和缩短的腱索导致二尖瓣开放受限（与动图 18.14，动图 18.15，动图 18.17 为同一例患者）

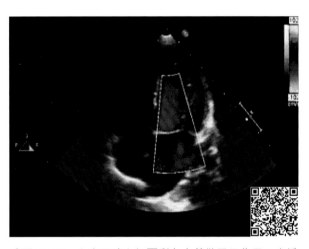

动图 18.17 心尖四腔心切面彩色多普勒显示位于二尖瓣环远端左心室内的血流加速（与动图 18.14～动图 18.16 为同一例患者）

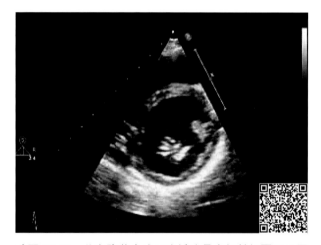

动图 18.18 儿童降落伞式二尖瓣胸骨旁短轴切面显示原始的前外侧乳头肌，而瓣膜结构是独自起源于起支配作用的后内侧乳头肌，这是在这个平面上看不到的

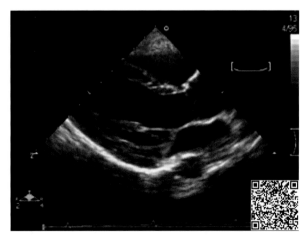

动图 18.19 在一例 14 岁女孩胸骨旁长轴视图显示为二尖瓣前叶收缩期脱垂，二尖瓣前叶在舒张期明显增厚

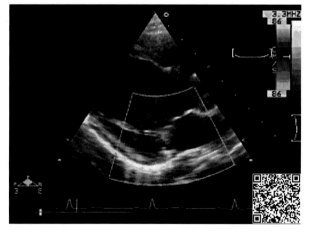

动图 18.20 胸骨旁长轴切面彩色多普勒显示轻度二尖瓣反流，反流束朝向左心房后壁（与动图 18.19 为同一例患者）

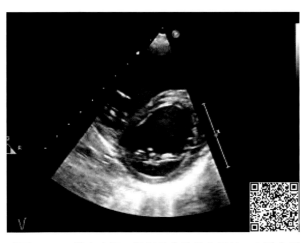

动图 18.21 较大室间隔缺损儿童胸骨旁短轴二尖瓣水平切面显示二尖瓣前叶有一个孤立的裂

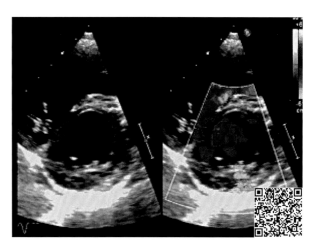

动图 18.22 胸骨旁短轴切面彩色多普勒显示二尖瓣反流起源于这个裂缝（与动图 18.21 为同一例患者）

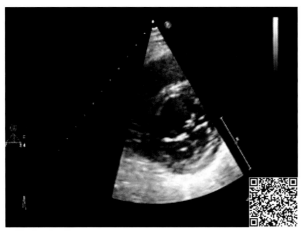

动图 18.23 一例 10 岁患儿的二尖瓣水平胸骨旁短轴切面显示双孔二尖瓣有两个独立开口

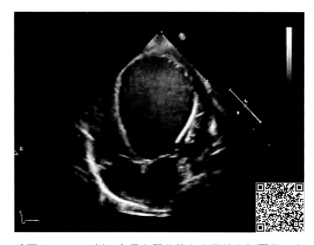

动图 18.24 一例 3 个月大婴儿的心尖四腔心切面显示左心室重度扩张和功能严重减退；二尖瓣腱索和乳头肌的纤维化几乎是诊断左冠状动脉起源于肺动脉异常的病理学基础 (Bland-White-Garland 综合征)

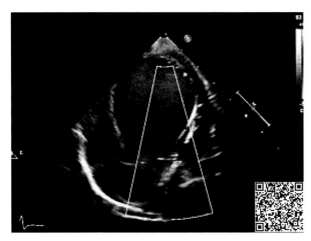

动图 18.25 通过心尖四腔心切面彩色多普勒的探查可显示纤维化的乳头肌和左心室扩大导致的二尖瓣反流（与动图 18.24，动图 18.26，动图 18.27 为同一例患者）

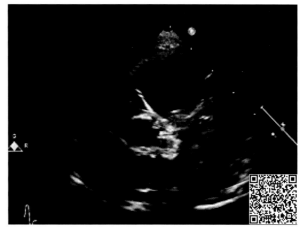

动图 18.26 胸骨旁主动脉根部短轴切面显示左冠状动脉是相当的困难。在动图结束时，可以确定左冠状动脉起源于肺动脉（与动图 18.24，动图 18.25，动图 18.27 为同一例患者）

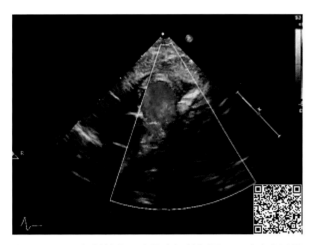

动图 18.27 倾斜的左上胸骨旁短轴切面显示肺动脉瓣横切面；左冠状动脉异常起源于肺动脉；彩色多普勒显示左回旋支及左前降支向肺动脉方向的逆向血流（与动图 18.24～动图 18.26 为同一例患者）

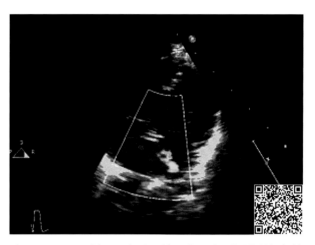

动图 18.28 一例 8 周大婴儿的心尖四腔心切面彩色多普勒显示由于左肺静脉狭窄引起显著的紊流、加速和混叠血流（与动图 18.29，动图 18.30 为同一例患者）

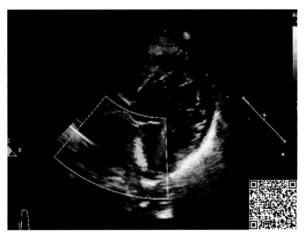

动图 18.29 在胸骨旁斜位短轴切面中也可以看到中度狭窄肺静脉的血流加速（与动图 18.28，动图 18.30 为同一例患者）

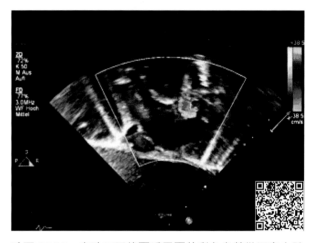

动图 18.30 在肋下冠状面后平面的彩色多普勒证实左肺静脉血流加速，并在右上肺静脉的正常静脉血流对比中变得更加明显（与动图 18.28，动图 18.29 为同一例患者）

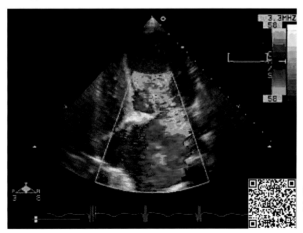

动图 18.31 一例 14 岁的风湿热患者的心尖四腔心彩色多普勒显示严重的二尖瓣反流，一束广泛的射流到达左心房后壁。由于慢性二尖瓣反流，左心房严重扩大

（王 浩 江 勇 译 张全斌 校）

第十九章

主动脉狭窄、反流和左心室流出道异常

第一节　解剖和血流动力学

先天性主动脉狭窄通过梗阻的位置可以分为主动脉瓣狭窄、瓣上狭窄和瓣下狭窄。主动脉瓣狭窄约占儿童主动脉梗阻的80%。主动脉瓣狭窄的临床表现较宽泛，伴有危重主动脉狭窄和临界性左心室发育不全的患者新生儿期即可出现症状，而存在二叶式主动脉瓣和轻微狭窄的患者可无临床症状。

主动脉瓣狭窄占儿童先天性心脏病的2.2%~5%[1~3]其最常见原因是瓣叶连合处的融合导致的二叶瓣甚至是单叶瓣。两个瓣叶融合的位置通常显现出一个纤维脊，被称为嵴[4]，与主动脉瓣狭窄有关的其他可能因素包括主动脉瓣尖的发育不良和增厚，这种情况经常出现在患有危重主动脉瓣狭窄的新生儿中。存在显著压力阶差的主动脉瓣狭窄会导致左心室心肌肥厚。在新生儿和婴儿期，心内膜下心肌缺血可能会导致心内膜纤维化和乳头肌纤维化，进而引起二尖瓣反流[5]。

二叶主动脉瓣的发生率要远高于先天性主动脉狭窄，其发生率在一般人群占1%~2%[4,5]。这些人中的大部分在儿童期是无症状的。虽然二叶主动脉瓣可以在一生中维持正常的功能，但是二叶瓣的力学性能不如正常的三叶瓣，导致瓣叶机械应力增加。这特别适用于瓣叶大小不等的二叶瓣[5]。因此，最初无梗阻的二叶主动脉瓣有明显早期硬化和钙化的倾向，这与后期主动脉狭窄和（或）反流的进展有关。

危重主动脉狭窄（critical aortic stenosis）一词指新生儿主动脉狭窄的一种特殊表现，特征是左心室不能维持充足的体循环[6~8]。其潜在因素是主动脉狭窄程度严重，左心室收缩力减低，左心室、主动脉及二尖瓣环较小，以及心内膜纤维弹力组织增生。如果动脉导管是开放的，右心室可以支持体循环，动脉导管自发性关闭后，体循环心排量逐渐减少，导致肝大、呼吸急促、低血压、肾衰竭最终循环衰竭。危重主动脉狭窄的患者通常表现出累及二尖瓣、主动脉瓣和左心室腔的临界性左心发育不良[6~8]。主动脉瓣环发育不良可能是造成梗阻的最大原因。相关心血管异常包括二尖瓣异常和主动脉缩窄。

危重主动脉狭窄患者的严重终点表现出向左心发育不全综合征的逐渐过渡。对于个体患者，确定在狭窄缓解后左心室是否能维持足够的体循环可能是非常困难的。如果左心室、主动脉和二尖瓣显著发育不良，患者可以从单心室治疗策略中获益[7,9]。这种治疗方案包括在新生儿期的Norwood手术、之后在婴儿期的双向Glenn手术及儿童期的全腔肺连接（第二十章）。

主动脉瓣下狭窄可能由多种完全不同的病理机制所致（表19.1）[10]。

表 19.1　主动脉瓣下狭窄的类型

非环形纤维性或纤维肌性狭窄
纤维肌性隧道
二尖瓣附属结构或腱索乳头肌连与室间隔
肥厚型梗阻性心肌病
室间隔或三尖瓣组织通过室间隔缺损疝入左心室流出道
漏斗部室间隔（outlet）向后移位
心脏肿瘤突入左心室流出道

主动脉瓣下梗阻最常见的原因是主动脉瓣下左心室流出道的纤维或纤维肌性隔膜，隔膜形成环状结构从室间隔延续到二尖瓣前叶。纤维肌性主动脉瓣下狭窄通常是一种孤立性病变，但它可能与包括膜周部室间隔缺损在内的其他先天性心脏畸形有关，尤其是当室间隔缺损较小呈限制性时[11~13]。纤维肌性主动脉瓣下狭窄一般不发生在新生儿和婴儿，而是作为一种进展性病变而发生。轻度梗阻的患者隔膜可以长时间无改变[12,14]。

左心室流出道梗阻不常见的原因包括漏斗间隔向后位移（图19.1），如在主动脉弓离断或显著梗阻的患者或存在大动脉转位和室间隔缺损的患者（第三章和第二十二章）。在极少数情况下，梗阻可能是房室瓣的附属组织或左心房室瓣异常附着于左心室流出道所致。肥厚型心肌病患儿的主动脉瓣下梗阻可能是室间隔过度肥厚所致。虽然心脏肿瘤首先以壁内肿瘤形式发生，但心脏横纹肌瘤可能存在心腔内部分，而左心室或者右心室流出道梗阻[15, 16]。

　　瓣上狭窄是最不常见的梗阻位置（图 19.1）。这种畸形可见于染色体 7q11.23 微缺失导致的 William-Beuren 综合征的儿童[17~19]。该综合征包括典型的面部特征（elfin 面容），智力低下，肾和血管异常。由于 7 号染色体的微缺失包括了弹性蛋白基因，William-Beuren 综合征与动脉病变有关，可伴有多种心血管结构异常，包括中央和周围肺动脉（第七章）、主动脉瓣和升主动脉、主动脉弓和其主要分支血管及降主动脉和腹部血管的狭窄。在具有类似血管异常但不伴 William-Beuren 综合征特征的患者中发现弹性蛋白基因的突变[20, 21]。这些患者的主动脉瓣上狭窄是局限在窦管交界水平但经常累及整个瓣膜装置，表现为瓣叶的部分粘连形成狭窄的嵴及瓣叶增厚和活动度减低[22, 23]。主动脉瓣上狭窄可能会损伤冠状动脉血流，特别是左冠状动脉[22]。这可能是瓣叶粘连到窦管结合部或瓣叶增厚所致。瓣上狭窄可表现为与内中膜增厚有关的沙漏型或管状狭窄，而隔膜型狭窄则很少见[23]。

　　先天性主动脉瓣反流极为少见，常常合并主动脉狭窄出现。大部分病例主动脉瓣狭窄是主要病变，在极少数情况下，在主动脉瓣发育不良时，反流可能是主要的病变。主动脉瓣反流更常见的原因是严重主动脉狭窄介入或外科手术治疗后的一种获得性病变[24]。自然病史的先天性心脏病导致的获得性主动脉瓣反流可能发生在膜周部或双动脉干下型室间隔缺损（ventricular septal defect，VSD）和纤维肌性主动脉下狭窄的患者。对于双动脉干下型室间隔缺损的患者，缺损位置紧邻主动脉和肺动脉瓣。因此，这些患儿有很高右冠状动脉瓣脱垂进入缺损的风险。脱垂导致了

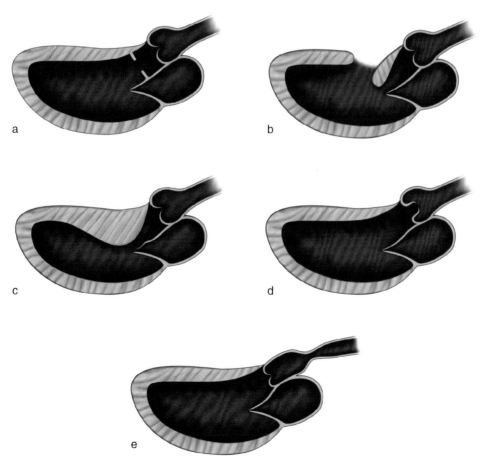

图 19.1　左心室流出道梗阻可能位于瓣下（a~c），瓣（d）和瓣上（e）水平；主动脉瓣下非环形纤维肌性狭窄（a），室间隔缺损漏斗部室间隔向后位移（b），肥厚型心肌病患者肌性动力型梗阻（c）；主动脉瓣上狭窄可以表现为非环形膜性狭窄或沙漏型狭窄（e），经常与升主动脉发育不良有关

主动脉瓣的解剖形态进展性扭曲和反流程度进行性增加（第三章）。主动脉瓣脱垂也可见于膜周部室间隔缺损的患儿，但是较少见。在结缔组织病、法洛四联症或动脉调转手术后主动脉根部扩张的患者中亦可发生主动脉瓣反流。

主动脉 - 左心室隧道是一种非常少见的异常，其存在一绕过主动脉瓣环的隧道样结构[25-27]。它与主动脉瓦氏窦瘤破裂及冠状动脉心室瘘的区别是隧道起源于窦管结合部的上方。主动脉 - 右心室隧道更少见[27]。舒张期从主动脉向左心室的逆向血流导致功能性主动脉反流，需要早期手术干预。主动脉 - 左心室隧道常与冠状动脉异常有关[27]。

第二节　二维超声心动图

主动脉瓣的形态学评估是基于胸骨旁的长轴和短轴切面的。在收缩期，狭窄瓣叶的瓣尖受到限制不能完全打开，被称为"圆顶征"（图19.2，动图19.1，动图19.2，动图见本章末尾）。"圆顶征"出现于胸骨旁左心室长轴切面。在这个切面要求测量瓣叶根部连接点水平、主动脉窦和窦管结合水平的直径（图19.2）。主动脉瓣狭窄患者常出现升主动脉狭窄后扩张，而无狭窄的二叶主动脉瓣也可出现明显的升主动脉扩张。因此在评估主动脉瓣异常的患者时应包括对升主动脉直径的评估。

胸骨旁短轴切面显示了主动脉瓣的三个瓣尖。在这个切面上，右冠状动脉瓣显示在前方，顺时针依次是左冠状动脉瓣和无冠状动脉瓣。在正常的主动脉瓣中，这三个瓣尖显示为纤薄结构，在收缩期与主动脉壁相贴（动图19.3）。主动脉瓣狭窄的患者出现瓣尖的增厚和回声增强（动图19.4）。先天性主动脉瓣狭窄较为常见的是二叶主动脉瓣，罕见单叶或四叶主动脉瓣（图19.3）。瓣膜的大小和铰链处的间距在胸骨旁短轴切面显示最清晰。两个瓣膜融合后经常出现特征性的嵴。通过二维的方法测量主动脉瓣开放面积无法准确评估主动脉瓣狭窄的严重性，因为收缩期瓣口面积测量的可信性和可重复性均较差[28]。必须指出的是二叶主动脉瓣可以有正常的瓣叶功能（动图19.5）。

主动脉瓣狭窄导致左心室向心性肥厚，收缩功能可以在长时间保持正常（动图19.6）。左心室收缩功能衰竭伴随收缩力减低和心室扩张是儿童主动脉狭窄的晚期表现。这种左心室功能差异发生在严重和危重的主动脉狭窄婴儿之间。严重主动脉狭窄新生儿的左心室功能是保留的，但危重主动脉狭窄婴儿左心室收缩功能是减低的，并且在新生儿的动脉导管缩窄后出现严重的症状。

危重主动脉狭窄左心室功能减低表现在胸骨旁长轴和短轴切面及四腔心切面（图19.4，动图19.7~ 动图19.10）。左心室心肌肥厚，而在大部分病例中左心室腔是缩小的。尽管如此，在一些病例中左心室可能是明显扩大的。在胸骨旁长轴和心尖四腔心切面准确测量主动脉瓣，二尖瓣环和左心室径线对抉择单室或双室的治疗策略的确定是至关重要的[6, 7, 29]。由于心内膜下心肌的纤维化，严重主动脉狭窄的婴儿可以表现出乳头肌和左心室心内膜的回声增高（图19.5，动图19.11）。对于危重主动脉狭窄的患者，左心室衰竭导致左心房、肺动脉和右心室压力的升高。因此，右心室和主肺动脉均扩张，可以在剑突下矢状切面或房间隔切面观察到左心房压增高导致的房间隔从左心房膨向右心房的影像（动图19.12）。

在以主动脉瓣反流为主的患者中，心前区切面和心尖四腔心切面显示左心室心肌肥厚和心腔扩大（图19.6）。瓣叶的形态可以是单叶、二叶或三叶（极少数情况下四叶）瓣。主动脉 - 左心室隧道代表了一种导致新生儿严重主动脉反流可能的原因[27]。在大多数病例中，表现为一个主动脉 - 左心室隧道，连接主动脉窦管结合部远端的主动脉和左心室[25-27]。这些患者的左心室和升主动脉是扩张的，胸骨旁长轴和短轴切面可以较好地显示主动脉 - 左心室隧道（图19.7）。

二维超声心动图是鉴别不同形态主动脉瓣下狭窄的首选方法（表19.1）。纤维或纤维肌性隔膜型瓣下狭窄可以在胸骨旁长轴切面清晰显示（图19.8，动图19.13，动图19.14），心尖五腔心切面显示隔膜与左心室流出道和二尖瓣前叶的关系（图19.8，动图19.15）。在胸骨旁长轴和剑突下切面可以识别由于漏斗部室间隔后移导致的左心室

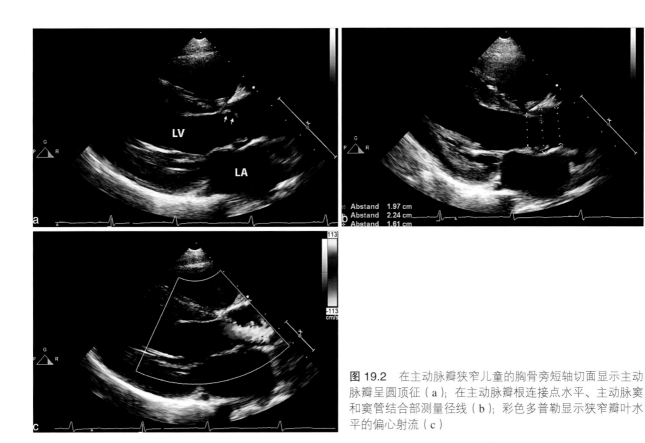

图 19.2　在主动脉瓣狭窄儿童的胸骨旁短轴切面显示主动脉瓣呈圆顶征（a）；在主动脉瓣根连接点水平、主动脉窦和窦管结合部测量径线（b）；彩色多普勒显示狭窄瓣叶水平的偏心射流（c）

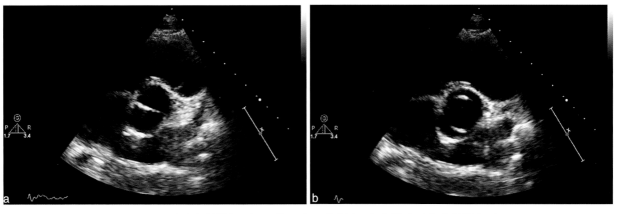

图 19.3　胸骨旁长轴切面显示的二叶主动脉瓣，舒张期（a）和收缩期（b）

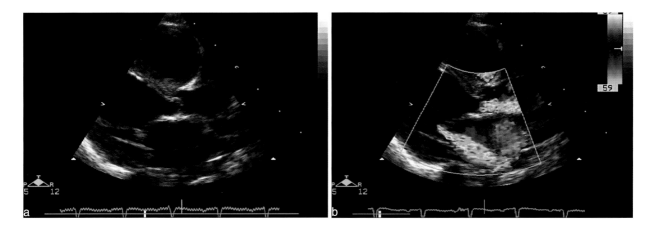

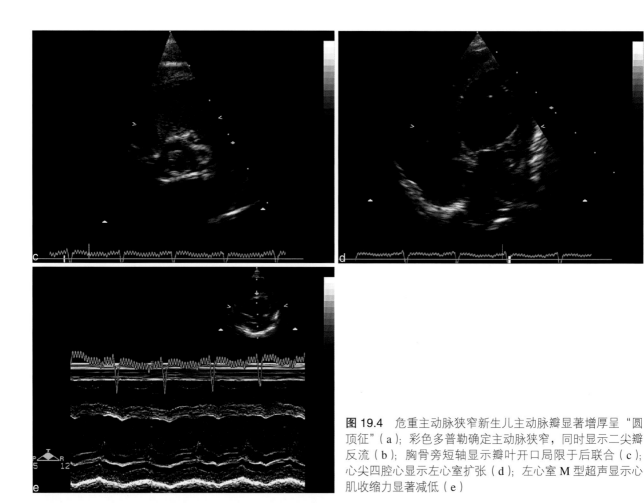

图 19.4　危重主动脉狭窄新生儿主动脉瓣显著增厚呈 "圆顶征"（a）；彩色多普勒确定主动脉狭窄，同时显示二尖瓣反流（b）；胸骨旁短轴显示瓣叶开口局限于后联合（c）；心尖四腔心显示左心室扩张（d）；左心室 M 型超声显示心肌收缩力显著减低（e）

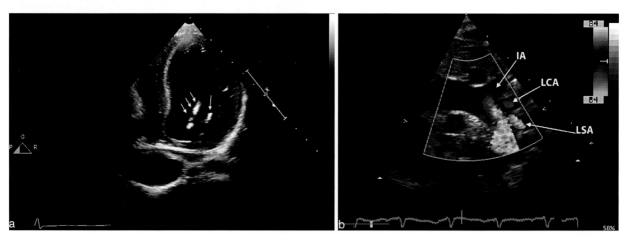

图 19.5　一例严重主动脉瓣狭窄的婴儿心尖四腔心切面后方显示二尖瓣乳头肌（箭头）的纤维化（a）；危重主动脉瓣狭窄新生儿的胸骨上窝主动脉弓长轴切面彩色多普勒显示来自动脉导管的收缩期逆向血流（b）（该切面未显示动脉导管）

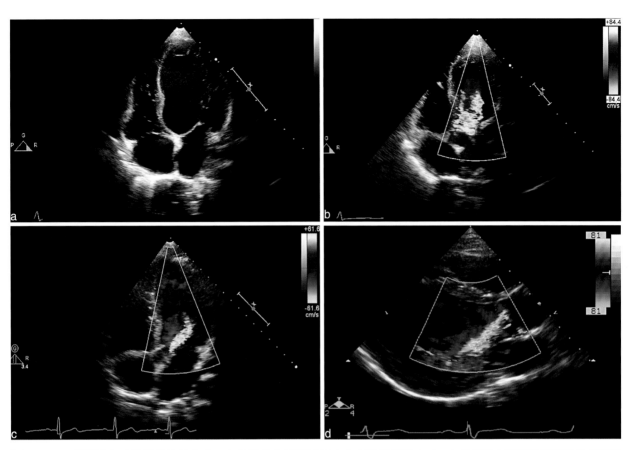

图 19.6 一例严重主动脉瓣反流的儿童，心尖四腔心切面显示左心室显著扩张（a）；心尖五腔心切面舒张期彩色多普勒显示从主动脉到左心室宽基底的反流（b）；轻度主动脉瓣反流婴儿，特征是反流束基底较窄（c）；4 岁儿童，胸骨旁左心室长轴切面显示由于左心室扩张导致的中度主动脉瓣反流（d）

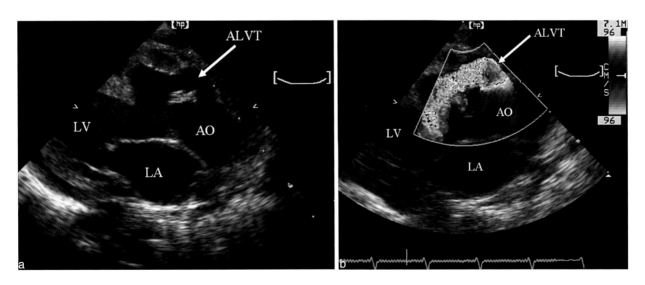

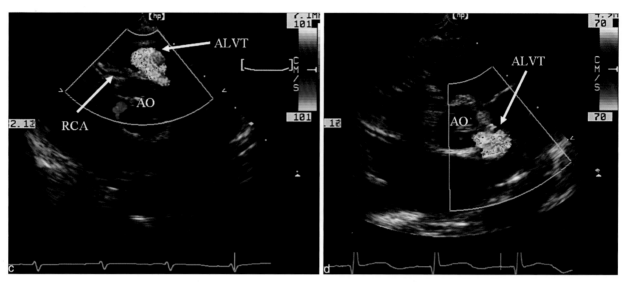

图 19.7　在一例新生儿胸骨旁长轴切面（a）显示一个较大的主动脉 - 左心室隧道（ALVT）从前方绕过主动脉瓣；彩色多普勒显示明显的舒张期射从主动脉（AO）到左心室（LV）的血流（b）；胸骨旁短轴切面彩色多普勒确定隧道的位置在前方邻近右侧冠状动脉发出处（c）；在另一例新生儿中，隧道（ALVT）的位置在左侧邻近左冠状动脉瓣（d）

流出道梗阻。这种类型的梗阻与室间隔缺损后方排列不齐有关，常合并主动脉弓离断（第二十二章）和大动脉转位（第三章和第十五章）。

肥厚型心肌病患者的主动脉瓣下梗阻与室间隔的显著增厚有关（图 19.9，动图 19.16~ 动图 19.18）。收缩期二尖瓣前向运动（所谓的 SAM 征）常常是造成梗阻的部分原因。由室间隔或房室瓣的附属组织引起的各种主动脉瓣下梗阻，需要采用包括胸骨旁长轴、短轴、心尖四腔心切面和剑突下切面的多平面的观察。

在少数情况下，心脏横纹肌瘤突出到左心室流出道，导致新生儿和小婴儿的主动脉卜梗阻（图 19.9，动图 19.19）。由于大多数心脏横纹肌瘤是多发的心肌内肿瘤，且具有高回声，可与正常心肌相鉴别，因此超声心动图可以做出诊断[15, 16]。

主动脉瓣上狭窄的患者，胸骨旁长轴常显示相对细的升主动脉（图 19.10，动图 19.20，动图 19.21）。沙漏型狭窄的特征是窦管结合部的主动脉狭窄，经常和主动脉壁的增厚有关（图 19.10，动图 19.20）。管型主动脉瓣上狭窄见于整个升主动脉都是发育不良的。

第三节　彩色多普勒超声心动图

主动脉瓣狭窄很容易被彩色多普勒所识别。

胸骨旁长轴和短轴切面、心尖五腔心切面和左心室流出道剑下冠状面均能很好地观察到起源于瓣膜区域的加速血流（图 19.2，图 19.4，图 19.11，动图 19.2，动图 19.22）。

瓣膜狭窄的射流常指向升主动脉的右侧。了解射流方向对于连续多普勒检测跨狭窄瓣膜血流的最佳切面选择具有重要意义（图 19.11，动图 19.23）。危重主动脉狭窄的新生儿，由于梗阻程度严重和伴随左心室衰竭，收缩期射流可能很小。胸骨旁长轴和短轴切面的彩色多普勒超声证实收缩期瓣膜开放严重受限（图 19.11，动图 19.8）。危重主动脉狭窄的患者依赖于动脉导管的通畅性，因此彩色多普勒检查导管血流在这些儿童的评估中有重要作用（动图 19.24）。开放较大的非限制型的动脉导管表现为收缩期右向左分流和舒张期左向右分流的双向分流（第五章）。导管的缩窄导致导管内收缩期血流加速和右向左为主的分流。另一方面，完全左向右分流的导管血流模式与危重主动脉狭窄的诊断相矛盾。在整个心动周期中导管的分流时间和持续时间仍需进行脉冲波和连续波多普勒的研究。

评估新生儿危重主动脉狭窄的重要部分是彩色多普勒评估主动脉弓远端的血流。在情况较好的病例中，左心室能够支持左锁骨下动脉水平以上整个主动脉弓的顺行灌注。在情况较差的病

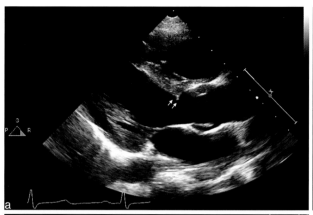
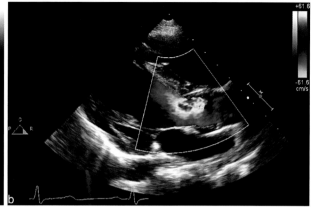
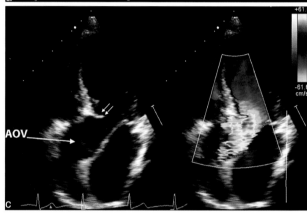

图 19.8　一例 4 岁儿童的胸骨旁长轴切面显示由一个靠近主动脉瓣的小膜状结构（箭头）导致的纤维肌性主动脉瓣下狭窄（a）；彩色多普勒显示其导致的湍流（b）；由纤维肌性膜导致的严重主动脉瓣下梗阻，心尖五腔心切面彩色多普勒显示血流加速（c）

例中，由于瓣水平的梗阻程度等级高和左心室衰竭，彩色多普勒超声显示通过来自动脉导管的血流反向灌注主动脉弓（图 19.5，动图 19.25）。胸骨旁左心室长轴切面和四腔心切面可以观察到伴随的二尖瓣反流（图 19.4，动图 19.8）。通过四腔心切面连续多普勒二尖瓣反流频谱可以估测左心室收缩压。在严重或危重主动脉狭窄的新生儿或婴儿中，通过彩色多普勒探查三尖瓣以确定可能的三尖瓣反流和反流束的准确位置是十分重要的。通过连续波多普勒对三尖瓣反流的探查可以无创伤性评估右心室收缩压。在危重主动脉狭窄新生儿中需要常规评估右心室收缩压和肺高压。

彩色多普勒超声是发现和定量主动脉瓣反流的最重要工具。在胸骨旁长轴和心尖五腔心切面检测主动脉瓣反流有很高的敏感性（图 19.6，动图 19.26）。在胸骨旁短轴切面，可以观察射流和主动脉瓣的关系。主动脉瓣反流的严重程度与射流最窄处的宽度（即反流于瓣叶起源处宽度，所谓缩流径）有关 [30]（图 19.6）。反流束长度和面积与主动脉瓣反流程度的相关性较弱。因此尽管彩

色血流成像为反流的可视化评估提供了半定量的信息，但不再推荐使用反流束彩色血流面积法来定量评估主动脉反流程度 [30]。由于反流束可能是偏心的，需要通过不同的平面来评估，包括胸骨旁左心室长轴、心尖四腔心（心尖五腔心）和剑突下切面 [28]。在成年人中被高度推荐采用 PISA 法 [30]。在儿童中没有被常规使用。胸骨上窝主动脉弓长轴切面显示的主动脉弓远端和降主动脉的彩色多普勒可以用于半定量评估主动脉瓣反流的严重性（图 19.12，图 19.13），在中度和重度主动脉瓣反流的患者中，主动脉弓远端和降主动脉出现全舒张期的逆向血流。

主动脉瓣下狭窄儿童，左心室流出道彩色多普勒检查显示主动脉瓣下水平的血流加速（图 19.8，动图 19.14）。左心室流出道可以在胸骨旁长轴、心尖五腔心和剑突下长轴切面评估。肥厚型梗阻性心肌病（HOCM）的左心室流出道可以在胸骨旁长轴和心尖四腔心（心尖五腔心）切面观察。二尖瓣前叶异常运动（SAM 现象）常导致轻度以上的二尖瓣反流（图 19.9，动图 19.17）。

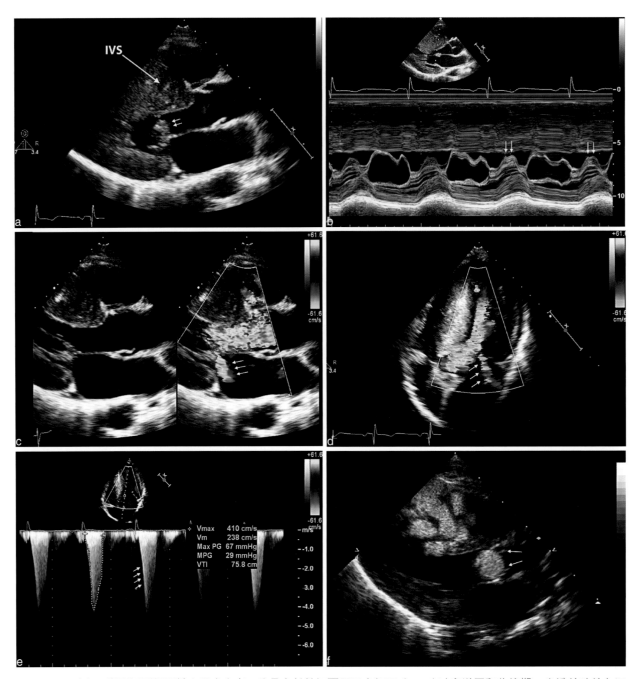

图 19.9 一例 14 岁肥厚型梗阻性心肌病患者，胸骨旁长轴切面显示室间隔（IVS）过度增厚和收缩期二尖瓣前叶前向运动（SAM）（箭头，a）；胸骨旁长轴 M 型确定 SAM 征现象（箭头，b）；胸骨旁长轴（c）和心尖四腔心（心尖五腔心）（d）彩色多普勒显示左心室流出道血流加速和二尖瓣反流（箭头）；连续波多普勒显示明显的压差梯度，由于梗阻的动态（肌性的）机制出现速度增加的延迟（e）；患有结节性硬化和多发心脏横纹肌瘤的新生儿，胸骨旁长轴切面显示由于肿瘤突入主动脉瓣（箭头）导致左心室流出道严重梗阻（f）

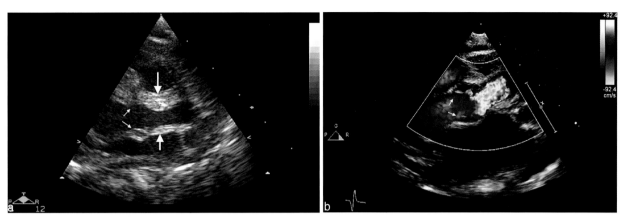

图 19.10　在一例 Williams-Beuren 综合征婴儿的胸骨旁左心室长轴切面（a）显示细小的主动脉、漏斗型主动脉瓣上狭窄伴随主动脉壁增厚（箭头）；彩色多普勒显示血流加速（b）点远高于主动脉瓣叶水平（小箭头）

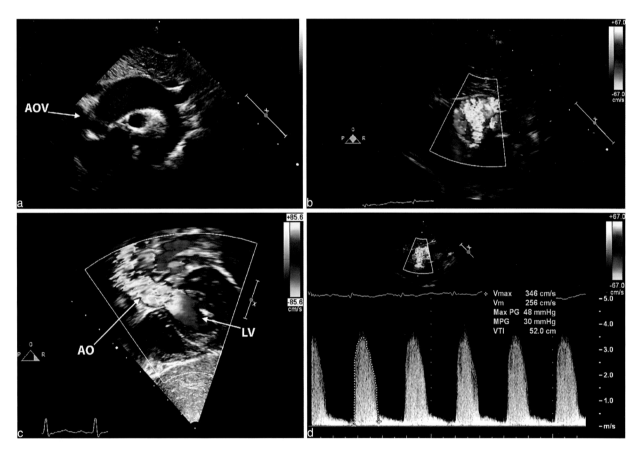

图 19.11　高位右侧胸骨旁长轴（a）、短轴（b）和剑突下冠状切面（c）为多普勒观察主动脉瓣跨狭窄血流（d）提供了很好地观察条件

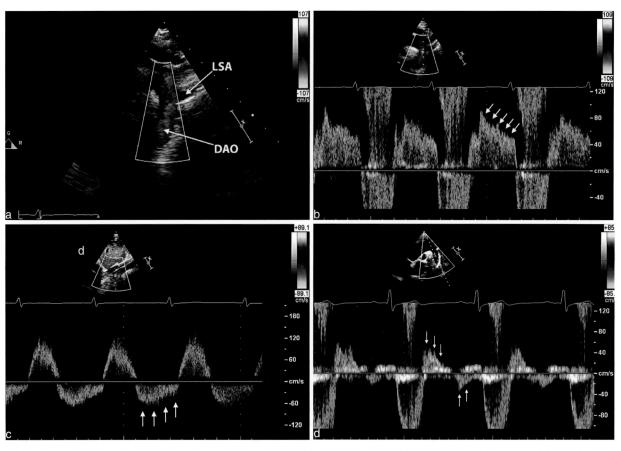

图 19.12　一例严重主动脉瓣反流儿童，主动脉弓远端的彩色多普勒显示明显的舒张期逆向血流（a），这经脉冲波多普勒检测（箭头）降主动脉而得到证实（b）；舒张期逆向血流同样出现在腹主动脉（c）；轻度主动脉反流患者降主动脉（胸骨上窝长轴切面）脉冲波多普勒检查显示舒张早期逆向血流，舒张晚期前向血流

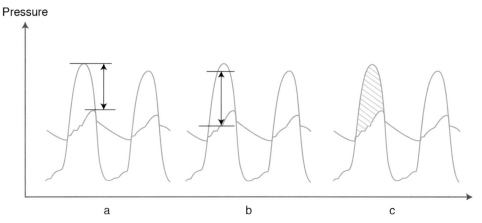

图 19.13　主动脉狭窄患者的压差图：峰值 - 峰值梯度代表左心室和主动脉的最大收缩压差（a），峰值瞬时梯度代表左心室和主动脉在整个心动周期的最大压差（b）；平均差通过左心室和主动脉的压力差积分获得

第四节　脉冲波和连续波多普勒

多普勒对左心室流出道和升主动脉血流的检查是评估主动脉狭窄严重性的重要的工具。跨瓣最大速度的最优化测量需要多普勒声束与射流方向一致。要做到这一点，有两个主要先决条件，由于通过主动脉瓣的射流经常是偏心的，它的方向不能通过二维超声来预测，因此应该始终使用彩色多普勒来探查其空间方向。多平面观察寻找多普勒声束和跨瓣射流方向一致性最好的切面。在婴儿和较小的儿童中，可能的观察切面有高位胸骨右缘切面、胸骨上窝切面、心尖四腔心（心尖五腔心）切面和剑突下切面。新生儿和婴儿的最佳观察切面经常是高位胸骨右缘切面（图 19.11）。如果需要在较大的儿童中使用这一切面，需要患者处于右侧卧位。

跨狭窄的压差不仅依赖于梗阻的严重性，还依赖于左心室功能和心输出量。这特别适用于危重主动脉狭窄的患者：随着心脏功能的失代偿，新生儿可能存在较低的跨瓣压差，因为左心室无法产生明显的前向血流。

基于跨瓣最大速度（v）（以 m/s 表示），峰值瞬时压差可以通过简化的伯努利方程来计算（图 19.11）。

$$峰值瞬时压差（mmHg）=4V^2$$

峰值瞬时压差代表在整个心动周期中左心室和升主动脉之间的最大压差。但是，峰值瞬时压差与心导管测量的峰值 - 峰值压差是不相同的。后者代表心室和主动脉最大收缩压的差值，而这两种压力不是在心动周期的同一时间点测量的（第一章）。因此，多普勒测量不是高估了跨主动脉瓣的压差，而是测量了不同的参数[31, 32]。在过去通过心导管获得的峰值 - 峰值压差往往低于峰值瞬时压差。心导管获得的峰值 - 峰值压差为主动脉狭窄严重性分级、治疗决策和结局研究奠定了基础。由于超声心动图已经成为先天性主动脉狭窄的主要诊断工具，未来的决策将越来越依赖于多普勒测量的压差。

在所有严重主动脉狭窄患者中需要常规测量的另一个参数是平均压差。该参数通过多普勒速度曲线的速度时间积分（VTI）计算获得（图 19.11）。平均压差显著低于峰值瞬时压差。已有研究证实平均压差与心导管侵入性测得的平均压差有很好地一致性[31, 32]。

基于连续性方程计算主动脉瓣面积的方法在儿科中很少使用。该方法有一定的局限性，不能作为婴幼儿的常规参数使用。这个方程是基于通过左心室流出道（LVOT）的血流量同样也通过狭窄的主动脉瓣[28, 31, 32]。搏出血流量可以根据血管的横截面积和多普勒血流曲线获得的速度时间积分（VTI）计算。

$$面积_{LVOT} \times VTI_{LVOT}=面积_{主动脉瓣} \times VTI_{主动脉瓣}$$

如果已知左心室流出道的血流 VTI、左心室流出道切面面积以及狭窄主动脉瓣（AV）的高速血流 VTI，则可以计算出狭窄主动脉瓣的面积。

$$主动脉瓣面积 = 面积_{LVOT} \times VTI_{LVOT} \div VTI_{AV}$$

因此主动脉瓣面积计算需要测量以下参数（图 19.14）：

1. 胸骨旁左心室长轴切面在主动脉瓣下方测量左心室流出道直径。在假设左心室流出道为圆形结构的基础上，可根据公式计算出左心室流出道横截面积：

$$面积_{LVOT}=（1/2 直径_{LVOT}）^2 \times \pi$$

2. 于心尖五腔心切面测量左心室流出道血流，将脉冲波取样容积置于主动脉瓣下方，该位置血流仍为层流。左心室流出道 VTI 通过血流曲线下的面积测量法获得。

3. 在心尖五腔心切面连续波测量跨狭窄瓣膜的血流，或者当胸骨旁、胸骨上窝或剑突下窗口可以提供多普勒取样线与射流方向更好的一致性时，在这些切面测量狭窄瓣膜血流。

超声设备提供有基于上述参数测量后自动计算主动脉瓣面积的工具。

计算主动脉瓣面积的主要优势在于连续性方程中包括心输出量。因此主动脉瓣口面积的测定与左心室功能收缩状态无关。收缩功能衰竭可导致心输出量显著减少，继发跨瓣膜的压差下降。在这种情况下，仅根据峰值或平均压差来判断狭窄程度可能会导致对狭窄严重程度的显著低估。在儿童时期，这特别适用于危重主动脉狭窄的新

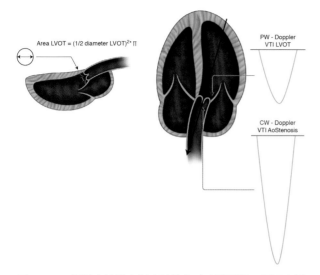

图 19.14 根据连续性方程法计算主动脉瓣面积，需要在测量左心室流出道直径的基础上确定左心室流出道（LVOT）面积；采用脉冲波多普勒测量方法，在心尖五腔心切面测量 LVOT 血流的 VTI 值；主动脉瓣狭窄血流的 VTI 值是通过连续波多普勒血流测量来确定的，测量切面可以是在心尖五腔心切面，也可以是在胸骨旁或胸骨上窝切面

生儿，而较大的儿童左心室的收缩功能通常较好地保留。测定主动脉瓣口面积的另一个优点是一般它不会因主动脉反流而改变。另一方面，显著的反流会引起主动脉瓣血流增加，从而导致对主动脉瓣多普勒压差的高估。

但是根据连续性方程计算主动脉瓣口面积有明显的局限性，在应用时需要注意。它需要测量三个不同的参数，任一参数都可能导致最终计算的误差。最关键的是左心室流出道直径的测量。由于需要进行面积计算，测量误差将被平方化。在较小的儿童中，由于流出道较细，测量误差对最终结果的影响要比较大。

在成年人群中，超声心动图已成为评价主动脉瓣反流的主要无创成像方法[33]。然而，对主动脉反流的评估不能完全基于彩色多普勒或多普勒评估，必须包括对瓣膜解剖、功能和形态，以及对左心室大小和功能的评估[33~36]。在评估主动脉瓣反流的严重程度时，通过连续波多普勒对反流束的检测可以显示整个舒张期进入左心室的反向血流。最好使用心尖切面来进行评估（图 19.15）。

严重的主动脉瓣反流导致主动脉舒张压急剧下降，而回流到左心室的血流则导致左心室舒张压升高。因此舒张末期主动脉和左心室的压差

下降导致连续波多普勒测得的主动脉瓣反流频谱快速下降（图 19.15）。反流速度的下降可以用斜率（cm/s^2）或者压力半降时间表示。然而，这两个测值都受到几个因素的影响，包括左心室和主动脉的顺应性以及血压。对成年患者的研究表明，这些参数与主动脉反流的严重程度有合理的相关性[28]。压力半降时间值 < 200 ms 提示严重主动脉反流，压力半降时间值 > 500 ms 提示轻度的主动脉反流[30]。由于减速度和压力半降时间受左心室顺应性和压力的影响，这些参数只能作为补充参数使用[30]。这同样也适用于儿童年龄组。由于儿童的心率和心血管结构的大小与成年人不同，目前还没有减速度或压力半降时间的正常值。因此这些值只能作为补充参数，并在个体患者中记录比较其随时间发生的变化。

通过从胸骨上窝切面对上段降主动脉舒张期血流的多普勒检测，可以对主动脉瓣反流的严重程度进行半定量评估[30, 37, 38]。取样容积置于左侧锁骨下动脉发出的远端，方向应与降主动脉长轴一致（图 19.12）。将多普勒滤波设置降至最低以便检测舒张期的低流速[30]。一项对成年人的研究表明，当存在轻度主动脉瓣反流时，只在舒张早期有短暂的逆向血流[38]。更明显的主动脉瓣反流导致舒张期逆向血流持续时间和速度的增加，而严重主动脉瓣反流导致全舒张期逆向血流，速度超过 20 cm/s[38]。虽然在儿童人群中还没有关于这一课题的广泛研究，但是在这个年龄段测量主动脉舒张期逆向血流也是一个很好地间接指标[37]，在对个体患者的随访中尤其有价值。腹主动脉和全身动脉的多普勒超声也能检测舒张期血流的改变（图 19.12）。然而，这些血流改变不能将主动脉瓣反流与其他引起舒张期主动脉血流流出性疾病区分开来。导致舒张期血流从主动脉流出的畸形包括主动脉 - 左心室隧道、主动脉窦破裂、大的冠状动脉瘘、主肺动脉窗、共同动脉干、肺动脉异常起源于升主动脉、大的动脉导管未闭和手术造成的主动脉 - 肺动脉分流等。

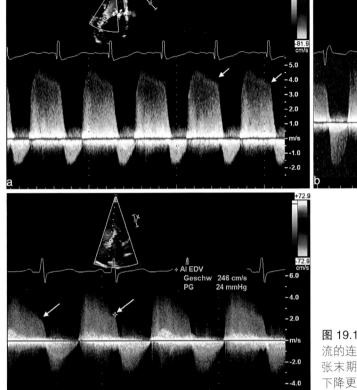

图 19.15　主动脉轻度反流（a）患者心尖五腔心切面，反流的连续波多普勒检查显示舒张期血流速度下降较缓，舒张末期血流速度较高（箭头）；在中度（b）患者中速度的下降更为明显，而在重度主动脉反流患者中速度下降更加急剧（c）导致舒张末期速度较低（箭头）

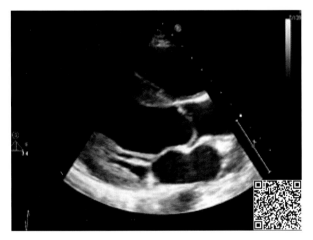

动图 19.1　儿童胸骨旁短轴切面显示主动脉瓣狭窄瓣叶开放受限（隆起）

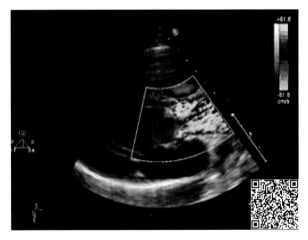

动图 19.2　胸骨旁短轴彩色多普勒显示狭窄瓣膜水平血流加速（与动图 19.1 为同一例患者）

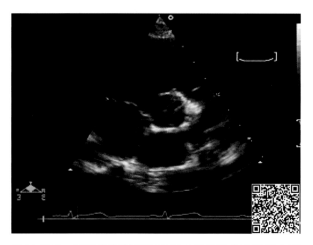

动图 19.3 胸骨旁短轴切面显示 4 岁儿童主动脉瓣水平正常三叶瓣，收缩期三叶主动脉瓣正常分离

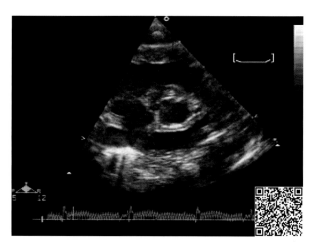

动图 19.4 新生儿主动脉瓣狭窄。胸骨旁短轴切面显示瓣叶明显增厚；在打开的左冠瓣和无冠瓣之间的后连合处不包括在内

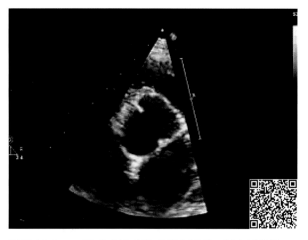

动图 19.5 一例 12 岁儿童胸骨旁短轴的二叶主动脉瓣

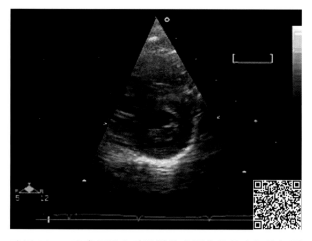

动图 19.6 患有严重主动脉瓣狭窄婴儿胸骨旁短轴切面显示左心室向心性肥大及良好的收缩功能

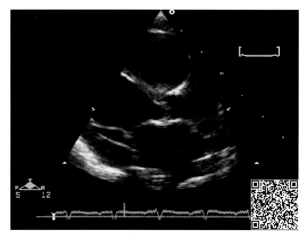

动图 19.7 危重主动脉瓣狭窄新生儿胸骨旁长轴切面显示主动脉瓣严重增厚和隆起；注：左心室功能严重受损（与动图 19.8～动图 19.10 为同一例患者）

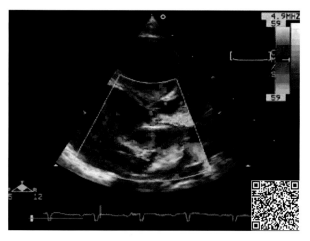

动图 19.8 彩色多普勒证实主动脉瓣狭窄伴主动脉瓣血流明显加速。此外，它还显示二尖瓣反流（与动图 19.7，动图 19.9，动图 19.10 为同一例患者）

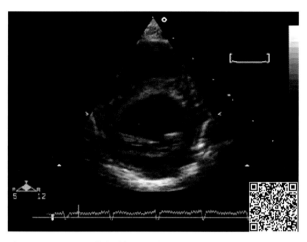

动图 19.9　胸骨旁短轴心室水平切面显示左心室扩大和收缩功能明显减低（与动图 19.7，动图 19.8，动图 19.10 为同一例患者）

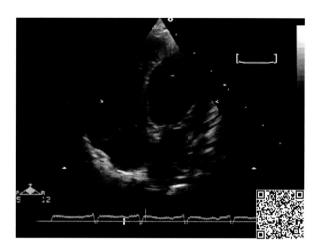

动图 19.10　心尖四腔心切面显示左心室和收缩功能明显减低

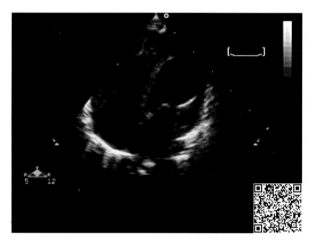

动图 19.11　另一例新生儿危重主动脉瓣狭窄，心尖四腔心切面显示二尖瓣乳头肌回声增强；注：两个心室的收缩功能均明显减低

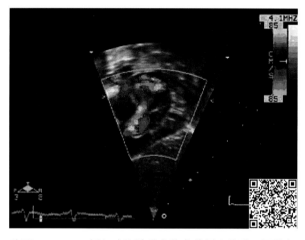

动图 19.12　一例主动脉瓣重度狭窄的新生儿肋下冠状切面彩色多普勒显示明显的左向右分流穿过伸展的卵圆孔

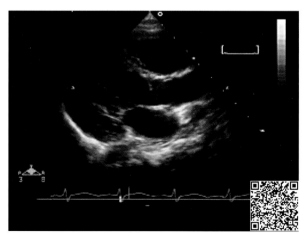

动图 19.13　胸骨旁左心室流出道长轴切面显示 4 岁儿童由于主动脉瓣近端的小隔膜导致主动脉瓣下纤维肌性狭窄

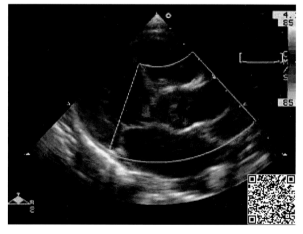

动图 19.14　一例类似的患者胸骨旁长轴左心室流出道彩色多普勒显示由于主动脉瓣下纤维肌性狭窄出现血流加速和湍流

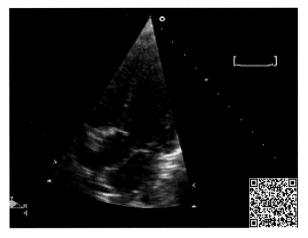

动图 19.15 心尖五腔心切面显示在主动脉瓣近端主动脉瓣下纤维膜性狭窄（与动图 19.14 为同一例患者）

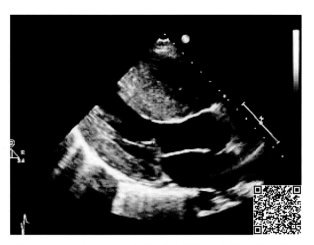

动图 19.16 在一例 14 岁肥厚性梗阻性心肌病男孩的胸骨旁长轴切面可见室间隔过度增厚和二尖瓣收缩期前叶前向收缩运动（与动图 19.17，动图 19.18 为同一例患者）

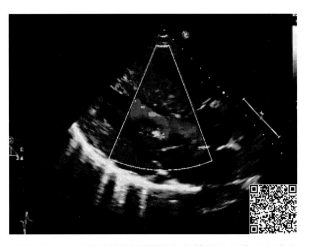

动图 19.17 胸骨旁长轴切面彩色多普勒显示的是主动脉瓣下水平血流加速；由于二尖瓣前叶收缩期前向运动引起二尖瓣反流（与动图 19.16，动图 19.18 为同一例患者）

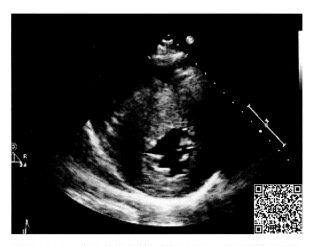

动图 19.18 在胸骨旁短轴切面可见严重非对称性室间隔增厚（与动图 19.16，动图 19.17 为同一例患者）

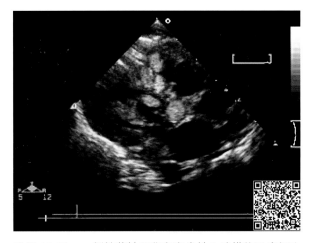

动图 19.19 一例结节性硬化和多发性心脏横纹肌瘤新生儿，胸骨旁长轴切面显示左心室流出道严重梗阻，一个带蒂的肿瘤突入主动脉瓣，左、右心室及室间隔内也可见多发性壁内肿瘤

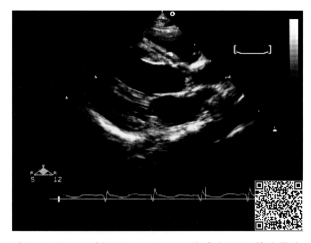

动图 19.20 一例 Williams-Beuren 综合征婴儿的胸骨旁长轴切面显示窦管交界处的主动脉壁增厚，窦管交界处呈沙漏型主动脉瓣狭窄及主动脉瓣增厚和收缩期隆起

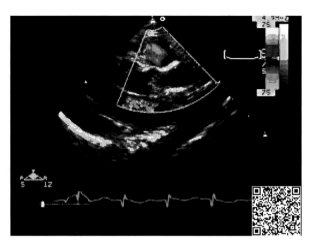

动图 19.21 胸骨旁长轴切面彩色多普勒显示始于窦道交界处血流加速及湍流（与动图 19.20 为同一例患者）

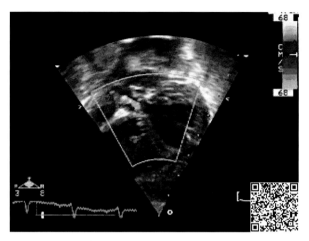

动图 19.22 患有危重主动脉瓣狭窄的新生儿肋下冠状切面彩色多普勒显示主动脉瓣水平的血流加速（与动图 19.7 ～动图 19.10 为同一例患者）注：左心室扩张和明显功能减退

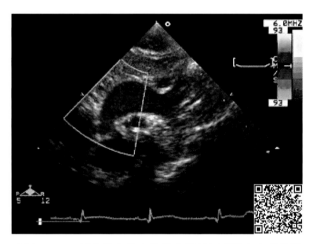

动图 19.23 新生儿高位右胸骨旁长轴切面彩色多普勒显示严重主动脉瓣狭窄朝向升主动脉前壁的喷射血流

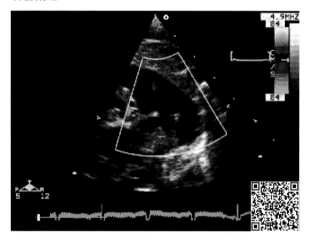

动图 19.24 一例严重主动脉狭窄新生儿在导管切面彩色多普勒显示肺动脉分叉和两支肺动脉；由于严重的主动脉狭窄，右心室和肺动脉压力达到体循环压力水平；在这种情况下，大的导管动脉显示收缩期右向左分流，舒张期左向右分流

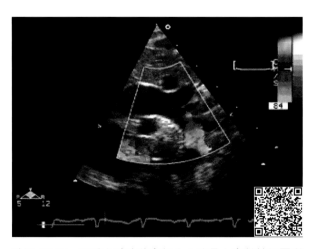

动图 19.25 严重主动脉狭窄新生儿胸骨上窝长轴切面彩色多普勒显示由动脉导管未闭提供的血流引起主动脉弓出现间歇性逆行血流（与动图 19.7 为同一例患者）

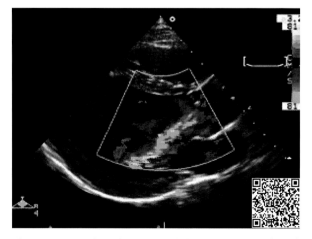

动图 19.26 一例 4 岁儿童胸骨旁长轴可见中度主动脉瓣反流导致左心室扩大

（白 洋 杨 军 译 刘学兵 校）

第二十章

左心发育不良综合征

20

第一节　解剖和血流动力学

左心发育不良综合征（hypoplastic left heart syndrome，HLHS）指以严重的左心室发育不良，包括主动脉瓣和（或）二尖瓣闭锁、狭窄或发育不良、升主动脉和主动脉弓发育不良而大动脉排列正常为特征的一组心脏畸形[1]。二尖瓣可表现为闭锁或重度狭窄。在二尖瓣闭锁患者中，左心室缩小为一裂隙样结构，或几乎不存在。当二尖瓣未闭锁时，二尖瓣环通常发育不良且伴整个瓣膜装置发育异常，包括二尖瓣瓣叶增厚、腱索缩短和乳头肌发育异常。二尖瓣未闭锁患者的左心室腔极小，不能延伸至心尖。在这些患者中，由于心内膜胶原弹力纤维增生，左心室心内膜增厚，收缩功能减低[2]。主动脉瓣也可表现为闭锁或重度狭窄。冠状动脉通常从主动脉根部发出，有时可合并冠状动脉异常，在二尖瓣狭窄合并主动脉瓣闭锁患者中，冠状动脉走行纡曲及左心室心肌内窦状隙与冠状动脉沟通并不少见[3~5]。对于二尖瓣及主动脉瓣未闭锁，左心室中度发育不良的亚组患者来说，其病情严重程度仅次于重度主动脉瓣狭窄患者[2, 6, 7]。在这些患者中，治疗方案选择采取缓解左心室流出道梗阻还是采取单心室姑息治疗往往非常困难[6, 7]。HLHS 谱系中存在一类较轻微亚组患者，特征为仅有左心室和主动脉重度发育不良，而无二尖瓣、主动脉瓣狭窄或闭锁，被称为"复合性左心发育不良"[8]。

在主动脉瓣闭锁患者中，升主动脉重度发育不良通常可累及至头臂血管水平，来源于动脉导管和主动脉弓的逆向血流通过升主动脉逆向灌注冠状动脉。在二尖瓣狭窄且主动脉瓣未闭锁患者中，一部分前向血流可到达升主动脉，因此升主动脉仅为中度发育不良。绝大多数 HLHS 患者为左位主动脉弓，然而主动脉横弓通常为中度发育不良，由于动脉导管组织延伸至主动脉壁，相当比例的 HLHS 患儿有潜在的主动脉峡部梗阻风险[2]。患儿出生后右心房、右心室和肺动脉明显扩张，肺动脉干通过动脉导管与降主动脉相连，在动脉导管收缩之前，主动脉弓峡部缩窄可能不明显。

绝大多数病例室间隔完整[1, 2]。在极少数情况下，二尖瓣和左心室发育良好，由于存在巨大的 VSD，可致主动脉瓣闭锁[1]。大多数新生儿存在不同大小的卵圆孔未闭和继发孔型房间隔缺损。在约 30% 患者中，由头端向下生长的房间隔原发隔向左侧移位，将导致左心房向右心房分流受阻[9, 10]。在 4%~10% 的患者中，由于卵圆孔非常小或房间隔完整，在产前胎儿期即可导致肺血管床充血[2, 9~11]。这些新生儿的组织学检查显示包括淋巴管扩张在内的肺血管严重组织学改变[2, 11]。如果左心房存在其他减压途径，如左心房主静脉与无名静脉相连接或汇入冠状静脉窦，这些改变可能不会出现[2, 12]。伴有卵圆孔分流严重受限或房间隔完整的患儿生后立即出现重度发绀与心源性休克，需要急诊通过介入或手术方式创建心房间沟通通道[13]。大部分 HLHS 患儿肺静脉与心房连接正常，少数合并部分或完全型肺静脉异位连接[14]，而体静脉连接通常正常。

HLHS 必然导致房水平左向右分流。左心室在维持体循环中无作用或未起到重要作用，而右心室不仅承担了维持肺循环同时承担了维持体循环的重任[2]。动脉导管的收缩导致新生儿在出生后数小时或数天内临床症状迅速恶化。由于体循环的维持依赖于右心室，动脉导管收缩可引起右心室压力负荷增加及体循环低压，导致肾、肝、脑等重要器官及冠状动脉缺血。如果前列环素 E_1 不能迅速拮抗动脉导管收缩的过程，新生儿将死于心血管休克、四肢动脉低灌注和代谢性酸中毒。此外，心肌缺血可能永久性损害三尖瓣乳头肌的功能，导致三尖瓣（HLHS 患者的体循环瓣膜）出现反流[15]。

进行前列环素 E_1 治疗后，患者的生存依赖于体循环与肺循环是否取得良好平衡。肺血管阻力下降可导致肺血容量显著增加，容量负荷增大对维持体循环的右心室具有潜在威胁，因此必须避免肺血容量显著增加[16]。此外，肺血管阻力下降使血液从包括冠状动脉在内的体循环流出，导致体循环低灌注和低血压。体循环低灌注损害心肌、肾和肝功能。虽然适度限制型的房间隔水平分流对患者是有利的，但严重而渐进性的房间隔分流受限会导致肺充血，使患者病情恶化[17]。

通过平衡肺循环和体循环的阻力来建立稳定的血流动力学，是 HLHS 新生儿获得手术机会的先决条件，且对于新生儿手术成功与否至关重要[18]。根据 Fontan 原则，HLHS 患者的主要术式为单心室姑息治疗[1, 8]。仅有少数二尖瓣和主动脉瓣狭窄病变较轻的 HLHS 或复合性左心发育不良患者适合进行双心室矫治。由于新生儿肺血管阻力较高，不适宜在新生儿期或婴儿期将体循环与肺循环分离。因此，由 Norwood 提出的 HLHS 患者的单心室姑息治疗将分为三个连续步骤进行[1]：

第一阶段治疗的基本原则是通过右心室维持体循环：在 Norwood 一期手术中，将主肺动脉与发育不良的升主动脉、主动脉弓相吻合，从前的肺动脉瓣成为新的主动脉瓣，切除动脉导管，重建主动脉弓。肺动脉可通过无名动脉根部的 PTFE 管道连接到体循环，或通过 PTFE 管道连接到右心室（Norwood-Sano 手术）[19-22]。

在一期手术后，二期手术通常在患儿 6 个月左右时进行，术式为双向 Glenn 术，即将上腔静脉与右肺动脉相吻合，其目的是减轻右心室容量负荷[1]。在患儿 2~4 岁时，通过心内或心外管道将下腔静脉内的体循环静脉血重新分布到右肺动脉，此为单心室姑息治疗的第三阶段，至此 Fontan 循环建立[1]。

最新引入的另一种治疗方法是杂交疗法，在第一阶段治疗时采用手术与介入相结合的方法[23-25]。通过介入方法在动脉导管内置入支架，以保证足够的右心室内血液流入主动脉。在左、右肺动脉近端放置双侧环可使周围肺动脉不受体循环压力的影响。与 Norwood 一期手术相反，采用杂交疗法的新生儿不需要进行建立心肺旁路的外科手术治疗，避免了潜在的新生儿神经发育不良的后遗症。

在所有活产儿中，HLHS 的患病率是 0.0015%~0.0036%[26, 27]。在德国的一项 PAN 研究中，HLHS 占所有出生一年内确诊先天性心脏病儿童的 1.4%[27]。

第二节　二维超声心动图

二维超声心动图应用于 HLHS 新生儿时必须要明确其解剖结构，并对左心结构进行准确测量。心尖四腔心切面显示明显增大的右心房及右心室，且由右心室构成心尖（图 20.1，动图 20.1，动图 20.2，动图见本章末尾）。此外，该切面可清晰显示左心室大小，并对发育不良的二尖瓣进行评估。彩色多普勒超声心动图可确定二尖瓣叶是否闭锁（动图 20.3，动图 20.4）。由于心内膜胶原弹力纤维增生，二尖瓣未闭锁患者的左心室心内膜回声增强是常见的。当二尖瓣闭锁时，左心室可能缩小为一裂隙样结构，甚至无法探查（图 20.2，动图 20.5，动图 20.6）。

胸骨旁长轴切面可显示发育不良的主动脉瓣和升主动脉（图 20.3，动图 20.7，动图 20.8）。此切面可评估主动脉瓣环和主动脉根部的内径，并提供主动脉瓣活动性的信息（如果主动脉瓣是通畅的）。在主动脉瓣闭锁患者中，此切面难以确定狭小的升主动脉，对于此类患者，从胸骨上窝和胸骨旁长轴主动脉弓切面开始寻找升主动脉起始部位是有帮助的。

胸骨旁大动脉短轴切面有助于显示大动脉排列及连接关系（图 20.4，动图 20.9，动图 20.10）。在 HLHS 患者中，增大的右心室与扩张的主肺动脉相连接。肺动脉分叉可通过与左、右肺动脉的连接明确地显示（图 20.4，动图 20.9）。升主动脉横切面位于主肺动脉右外侧缘（动图 20.9，动图 20.10）。肺动脉分叉通过动脉导管与降主动脉相连（图 20.5，动图 20.11）。动脉导管的管径大小与动脉导管是否存在潜在收缩（特别是肺动脉端）对 HLHS 新生儿的血流动力学至关重要（图 20.6）。

高位左侧胸骨旁矢状切面（动脉导管切面）可清晰显示动脉导管与肺动脉和降主动脉相连接。当未出现动脉导管收缩时，其特征为粗大的动脉导管与管径正常的降主动脉呈平滑连接（图 20.5，图 20.6，动图 20.11）。主动脉峡部也可于动脉导管切面观察。当动脉导管开放时，通常不会出现主动脉峡部梗阻，当动脉导管收缩时，可导致大多数 HLHS 新生儿主动脉峡部梗阻（动图 20.12）。胸骨上窝主动脉弓长轴切面可显示主动脉弓全长及其与发育不良的升主动脉相连接（图 20.7，动图 20.13，动图 20.14）。主动脉横弓通常管径适中，但作为逆向供应冠状动脉管道的升主动脉将出现不同程度发育不良（动图 20.15，动图 20.16）。

评估 HLHS 新生儿的另一个重要内容是对房间隔的评估。剑突下矢状和冠状切面可以很好地显示房间隔的形态及心房间沟通的大小（图 20.8，图 20.9）。在大多数病例中，心房间沟通表现为卵圆孔未闭或继发孔型房间隔缺损（动图 20.17，动图 20.18）。在约 30% 的患者中，由头端向下生长的房间隔原发隔向左侧移位，将导致左心房

向右心房分流受阻（图 20.8，动图 20.19，动图 20.20）。在大约 10% 的患者中，心房间沟通极少或房间隔完整，房间隔原发隔卵圆孔瓣明显增厚（动图 20.21，动图 20.22）。在房间隔完整或卵圆孔分流受限患者中，左心房主静脉可能减轻肺静脉回流对左心房的压力[12]。所有伴有限制型心房间沟通的 HLHS 新生儿应探查有无左心房主静脉。大多数左心房主静脉直接起源于左心房，少数情况下起源于肺静脉。在大多数情况下，左心房主静脉引流入无名静脉或上腔静脉。胸骨上窝和高位胸骨旁短轴切面可显示左心房主静脉（图 20.10）。彩色多普勒超声心动图有助于对左心房主静脉的诊断（见下节）。

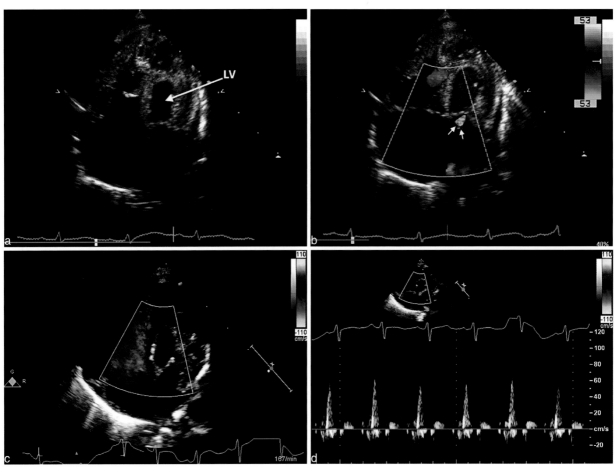

图 20.1　一例 HLHS 新生儿，心尖四腔心切面显示发育不良的左心室（LV）未构成心尖（a）；彩色多普勒超声显示收缩期二尖瓣微量反流（b，箭头）；彩色多普勒（c）和脉冲波多普勒（d）超声显示舒张期二尖瓣口血流，提示二尖瓣未闭锁

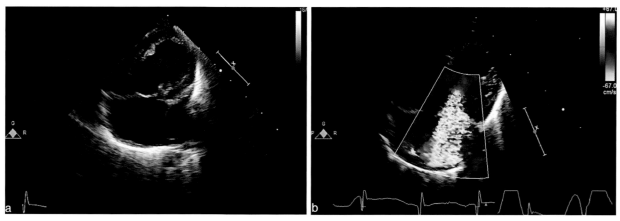

图 20.2　一例二尖瓣合并主动脉瓣闭锁新生儿，心尖四腔心切面显示右心室明显增大而左心室腔难以识别（a）；患儿动脉导管自发闭合后，导致右心室心肌严重受损，彩色多普勒显示三尖瓣重度反流（b）

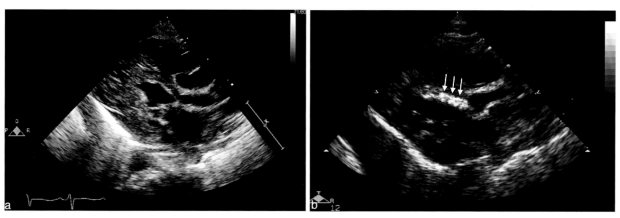

图 20.3　一例二尖瓣合并主动脉瓣闭锁新生儿，胸骨旁长轴切面显示（a）左心室严重发育不良且心肌肥厚；另一例二尖瓣合并主动脉瓣闭锁新生儿，胸骨旁长轴切面显示（b）左心室心内膜胶原弹力纤维增生，室间隔心内膜回声增强（箭头）

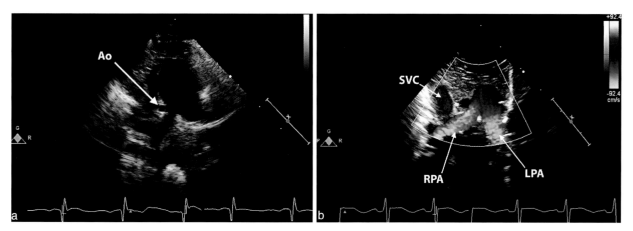

图 20.4　一例主动脉瓣闭锁新生儿，胸骨旁短轴切面显示升主动脉（箭头）明显发育不良（a）；彩色多普勒（b）显示右肺动脉（RPA）、左肺动脉（LPA）与上腔静脉（SVC）内前向血流

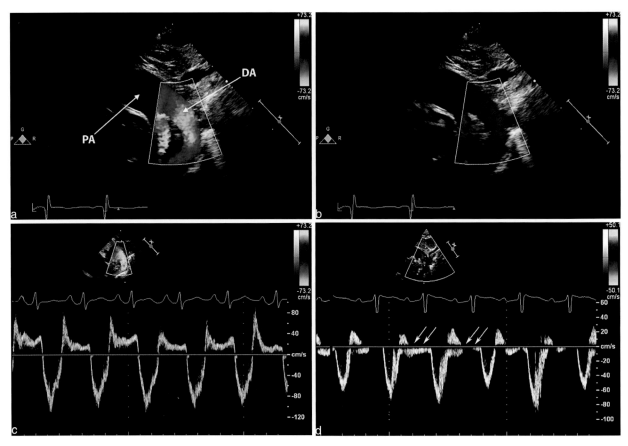

图 20.5 应用彩色多普勒检测一例 HLHS 新生儿导管切面，可显示一个巨大的非限制型动脉导管，动脉导管内收缩期为右向左分流（a），舒张期为主动脉至肺动脉的左向右分流（b）；该新生儿伴有非限制型心房间沟通，脉冲波多普勒证实动脉导管内为双向分流（c）；另一例 HLHS 新生儿卵圆孔显著受限，脉冲波多普勒显示舒张期左向右分流（箭头）明显减少（d）

第三节　彩色多普勒超声心动图

彩色多普勒是解决 HLHS 新生儿关键问题的重要工具。首先，彩色多普勒有助于确定二尖瓣通畅程度，可通过心尖四腔心切面显示舒张期左心室充盈和收缩期二尖瓣反流（图 20.1，动图 20.2，动图 20.4）。彩色多普勒是评估三尖瓣反流的必要手段。微量与轻度三尖瓣反流在 HLHS 新生儿中十分常见（动图 20.2），但中度或重度三尖瓣反流是右心室心肌缺血前或持续损伤的一个标志（图 20.2，动图 20.6）。

彩色多普勒显示来源于动脉导管内的血流通过主动脉峡部逆向灌注主动脉弓及头颈部动脉（图 20.7，动图 20.14，动图 20.16）。主动脉瓣和二尖瓣狭窄患者至少可在升主动脉和主动脉弓近端显示前向血流。体循环的灌注依赖于右心向左心分流，因此，在心脏收缩期，彩色多普勒

显示动脉导管内血流为右向左分流（图 20.5，动图 20.11）。然而，患儿出生后随着肺血管阻力下降，心脏舒张期由主动脉到肺动脉的左向右分流有所增加。动脉导管缩窄通常从导管的肺端插入部开始，由于在收缩处出现湍流、彩色混叠及血流速度加快，彩色多普勒可以很容易地观察到动脉导管收缩（图 20.6）。

彩色多普勒对肺静脉的显示对确认肺静脉正常引流入左心房，或是全部或部分肺静脉异位引流入体循环具有重要意义[20]。高位胸骨旁或胸骨上声窗可以很好地显示肺静脉（动图 20.23），也可以在肋下冠状切面的后方观察上肺静脉（动图 20.24）。对卵圆孔分流受限或房间隔完整的 HLHS 患者，胸骨上窝或高位胸骨旁切面的彩色多普勒图像对识别可能存在的减轻左心房压力的左心房主静脉非常重要（图 20.10，动图 20.25）。左心房通过左心房主静脉与无名静脉相连接，左

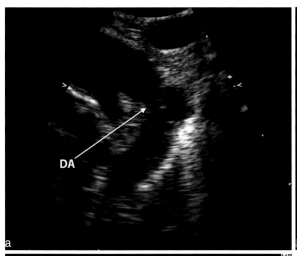

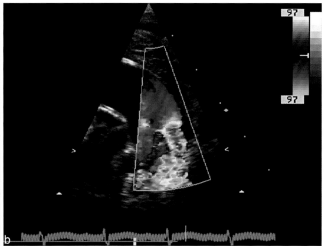

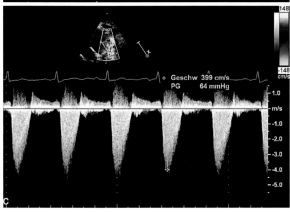

图 20.6　二维超声检测一例 HLHS 新生儿导管切面显示动脉导管（DA）缩窄（a）；彩色多普勒显示收缩期动脉导管内血流呈湍流且血流速度加快（b）；连续多普勒测量动脉导管收缩期峰速为 399 cm/s，证实为动脉导管缩窄（c）

心房主静脉与心上型完全型肺静脉异位引流连接的垂直静脉作用相似[12]。

　　HLHS 新生儿彩色多普勒显示心房间沟通处为左向右分流。当房间隔分流束呈湍流且出现色彩混叠时，即为卵圆孔分流受限（图 20.8，图 20.9，动图 20.18，动图 20.20，动图 20.27）。彩色多普勒有助于进一步选择脉冲波或连续波多普勒检测左向右分流的速度与血流模式，当存在偏心性射流时彩色多普勒对射流束的显示尤为重要（动图 20.27）。

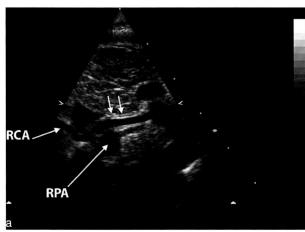

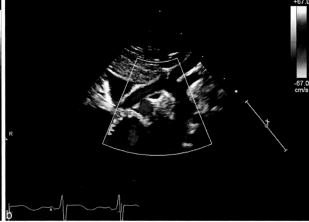

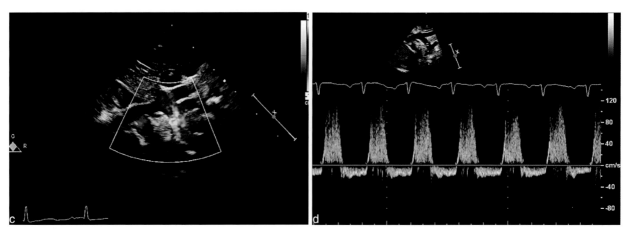

图 20.7 一例主动脉瓣闭锁患儿，胸骨旁长轴切面显示升主动脉（箭头）重度发育不良，右冠状动脉（RCA）管径与升主动脉管径近似。右肺动脉（RPA）的短轴位于主动脉后方（a）；彩色多普勒显示升主动脉（b）和主动脉弓（c）内逆向血流。脉冲波多普勒证实主动脉弓内出现逆向血流（d）

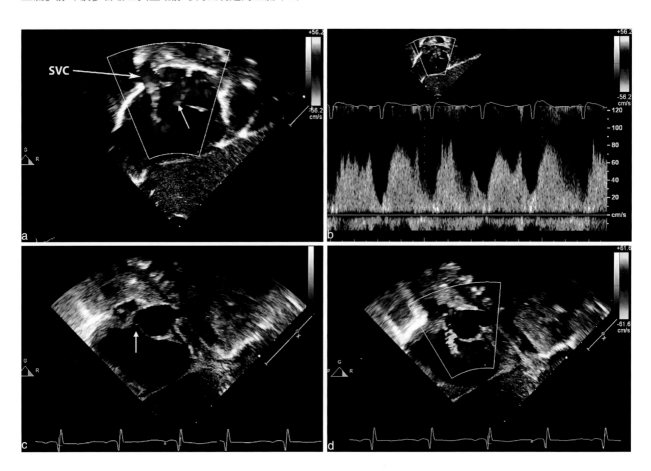

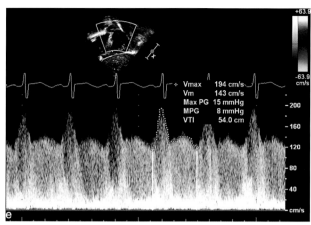
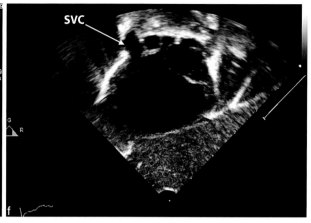

图 20.8　一例 HLHS 新生儿，彩色多普勒肋下冠状切面显示心房间非限制型沟通（箭头）为低速左向右分流（a）；应用脉冲波多普勒测量房间隔分流频谱，为单相频谱，证实其为非限制型分流（b）；另一例 HLHS 新生儿，肋下短轴切面显示（c）心房间为限制型沟通（箭头），彩色多普勒显示分流速度明显加快（d），应用连续多普勒测量分流频谱，为连续高速分流，证实其为限制型分流（e）；肋下短轴切面显示房间隔原发隔明显向左侧移位（箭头）；SVC：上腔静脉

第四节　脉冲波和连续波多普勒

应用脉冲波或连续波多普勒观察房室瓣的最佳切面是心尖四腔心切面（图 20.1）。由于 HLHS 患儿通过右心室维持体循环，三尖瓣反流（TR）反映了体循环心室的压力，测量三尖瓣反流需使用连续波多普勒。在不出现动脉导管缩窄的情况下，右心室收缩压可通过简化伯努利方程计算，右心室收缩压 $=4 \times TR^2+$ 右心房平均压。当存在明显的动脉导管缩窄时，右心室压力超过体循环压力，这种情况需要紧急干预（如增加前列环素 E_1 的剂量），否则将导致体循环心室（右心室）严重受损。

由于平衡体循环和肺循环对稳定 HLHS 新生儿至关重要，因此应用多普勒超声对动脉导管血流评估有助于这些患儿的术前管理[17]。动脉导管切面是应用脉冲波或连续波多普勒观察动脉导管内血流模式的最佳切面（图 20.5）。HLHS 新生儿动脉导管的血流模式反映了肺循环与体循环的阻力比[17]。在 HLHS 患儿出生后早期，其肺血管阻力高，开放的动脉导管内的血流为以右向左分流为主的双向血流[17]，其血流特征为收缩期为右向左分流，舒张期为左向右分流（图 20.5）。随着患儿肺血管阻力下降，舒张期左向右分流增加，表现为主动脉向肺动脉的分流速度加快和持续时间延长。动脉导管的血流模式可以通过计算前向的右向左分流和逆向的左向右分流的速度时间积分获得[17, 28]。在 Rychik 等人的研究中，舒张期动脉导管内逆向血流的速度时间积分与收缩期前向血流的速度时间积分的比值与动脉血氧分压和心房

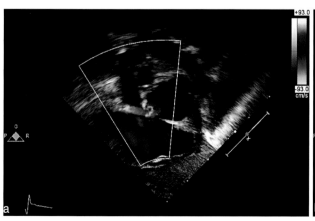
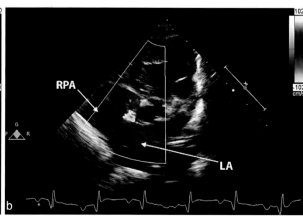

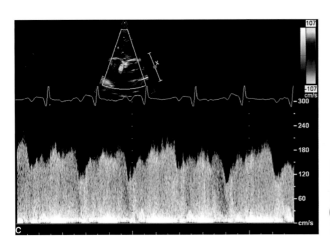

图 20.9 一例 HLHS 新生儿，彩色多普勒肋下冠状切面显示限制型卵圆孔处为偏心性射流（a）；胸骨旁主动脉根部短轴切面（b）可以很好地显示由左心房（LA）向右心房（RA）的偏心性射流（箭头），连续多普勒显示该处为连续高速分流（c）

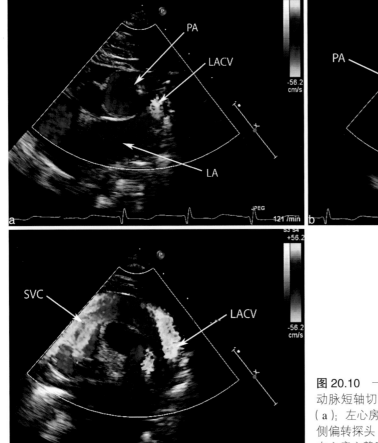

图 20.10 一例房间隔完整的二尖瓣闭锁新生儿，胸骨旁大动脉短轴切面显示左心房（LA）位于主肺动脉（PA）后方（a）；左心房主静脉（LACV）位于左心房左上角，向患儿头侧偏转探头（b）证实左心房主静脉与无名静脉相连接（c）；左心房主静脉通过扩张的无名静脉将肺静脉血流引流入上腔静脉（SVC）

间沟通大小相关性良好[17]。当肺血管阻力显著下降时，将导致肺血容量过多，右心室容量负荷增加而体循环灌注减少。因此，当新生儿动脉导管过度分流时，临床医师应及时采取措施降低体循环血管阻力并减少肺动脉扩张[16, 18]。

动脉导管内分流情况可反映肺血管阻力，当舒张期左向右分流减少且收缩期右向左分流增加时提示肺血管阻力升高。心房间沟通受限患儿的肺血管阻力升高，可通过多普勒超声对心房间分流血流的检测来证实（图 20.8，图 20.9）。

HLHS 新生儿的体循环依赖于动脉导管的逆向供应，动脉导管内血流来源于右心室。因此，动脉导管收缩将阻碍体循环血供，导致右心室和主肺动脉压力超过体循环压力。收缩期动脉导管内右向左分流速度加快提示动脉导管的缩窄或狭窄（图 20.6）。右心室 / 肺动脉和降主动脉间的收缩期压差可通过简化伯努利方程计算，该方程中的速度参数即动脉导管收缩期峰值速度。当动脉导管收缩期峰值速度 > 2 m/s 时，可疑动脉导管缩窄。对于 HLHS 新生儿来说，动脉导管明显收缩危害极大，不仅会导致肾、肝、大脑和冠状动脉等重要器官灌注不足，而且可能对右心室和三尖瓣造成不可逆的损伤。因此，当 HLHS 新生儿

动脉导管收缩时必须立即处理，如增加前列环素 E_1 的剂量。

脉冲波多普勒检测房间隔左向右分流模式是除外限制型心房间交通的重要工具。在未出现限制的情况下，房水平分流表现为单相低速血流（图 20.8）。当房水平分流逐渐失去时相性并过渡为血流速度超过 1~1.5 m/s 的连续性血流时，即为限制型心房间沟通（图 20.8，图 20.9）。必须指出的是：HLHS 患儿可在出生后的初期逐渐进展为限制型心房间交通。特别是当肺血管阻力下降，血流量增加时，这种情况在心房间交通中度受限的患儿中表现得尤为明显。

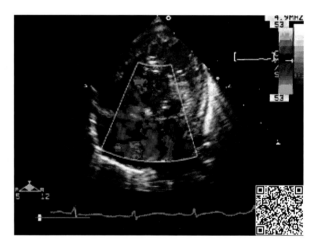

动图 20.1 一例患有 HLHS 新生儿的心尖四腔心切面显示二尖瓣和左心室严重发育不全，血流不能到达心尖

动图 20.2 心尖四腔心切面彩色多普勒显示收缩期较小二尖瓣反流，提示二尖瓣的通畅性（与动图 20.1 为同一例患者）

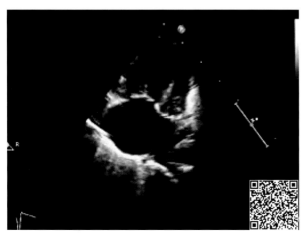

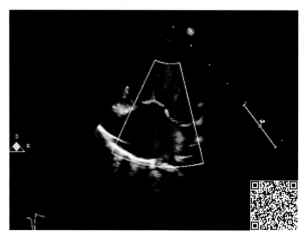

动图 20.3 在另一例 HLHS 新生儿心尖四腔心切面显示二尖瓣及狭长形左心室发育不全

动图 20.4 心尖四腔心切面彩色多普勒显示经发育不全瓣膜顺流入左心室（与动图 20.3 为同一例患者）

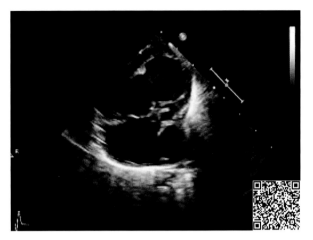

动图 20.5 这例新生儿患有二尖瓣和主动脉闭锁，心尖四腔心切面无法显示任何可以识别的左心室腔

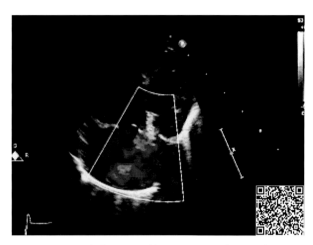

动图 20.6 患者的彩色多普勒显示严重的三尖瓣反流提示动脉导管自发性闭合后右心室肌和乳头肌的损伤（与动图 20.5 为同一例患者）

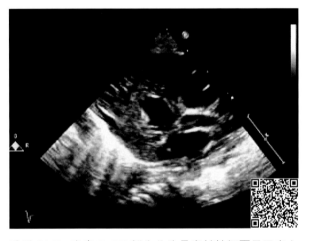

动图 20.7 患有 HLHS 新生儿胸骨旁长轴切面显示左心室、二尖瓣和升主动脉发育不全

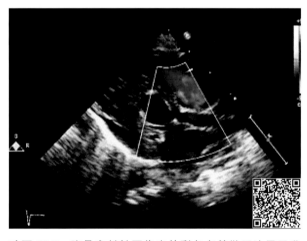

动图 20.8 胸骨旁长轴图像中的彩色多普勒无法显示升主动脉中的顺流血流信号（与动图 20.7 为同一例患者）

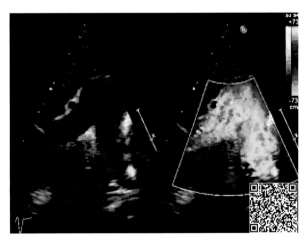

动图 20.9 患有 HLHS 新生儿在胸骨旁短轴切面中的彩色多普勒显示在肺动脉分叉层流顺流血流信号；升主动脉极度发育不全可在肺动脉主干右缘横切面上显示

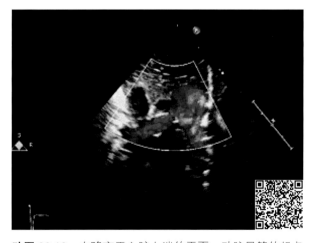

动图 20.10 在略高于心脏上端的平面，动脉导管的起点正好显示在左肺动脉的起点附近；上腔静脉显示在升主动脉右侧的横截面上

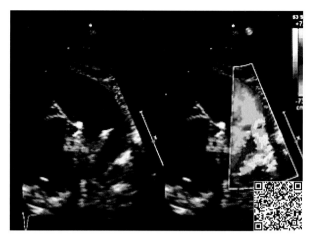

动图 20.11　在一例患有 HLHS 新生儿的导管切面中的彩色多普勒显示了一个较大的动脉导管未闭，在收缩期出现右向左分流同时在舒张期出现左向右分流

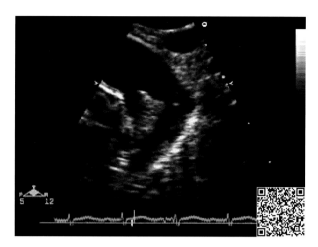

动图 20.12　另一名 HLHS 的新生儿的导管切面显示主动脉端动脉导管受限；此外，导管切面显示主动脉峡部有一层膜，代表导管前收缩

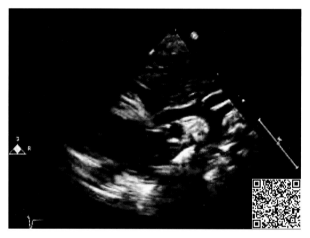

动图 20.13　胸骨上窝长轴切面显示一例 HLHSHE 和主动脉瓣闭锁患者的升主动脉发育不良；右肺动脉显示在主动脉横切面后部

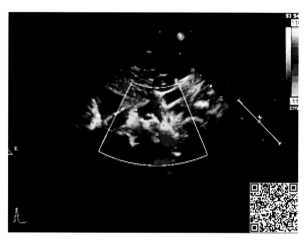

动图 20.14　在胸骨上窝长轴切面彩色多普勒超声检查显示主动脉弓血流逆行；动脉导管在这个切面中没有显示

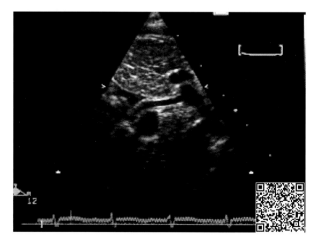

动图 20.15　主动脉瓣闭锁患者从高位右胸骨旁长轴显示升主动脉极度发育不全；这个右冠状动脉直径仅略＜升主动脉直径

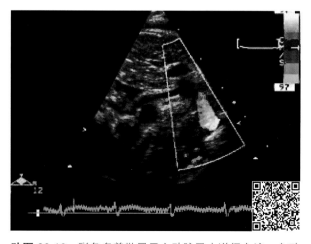

动图 20.16　彩色多普勒显示主动脉弓内逆行血流，主动脉弓的内径可达到无名动脉内径水平（与动图 20.15 为同一例患者）

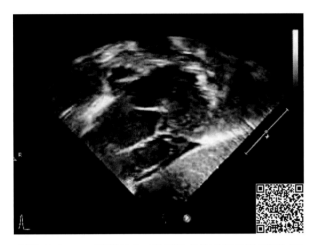

动图 20.17 一例患有 HLHS 新生儿的肋下短轴切面显示了房间隔上方限制型房间交通

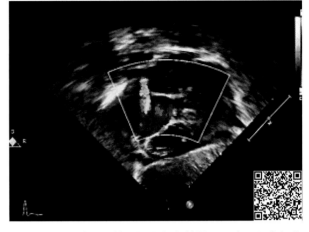

动图 20.18 肋下短轴切面彩色多普勒显示由于心房间交通的阻塞性导致左向右分流血流明显加速（与动图 20.17 为同一例患者）

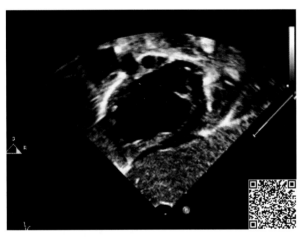

动图 20.19 另一例患有 HLHS 新生儿的肋下冠状切面显示连接上方的原发房间隔向左侧明显移位

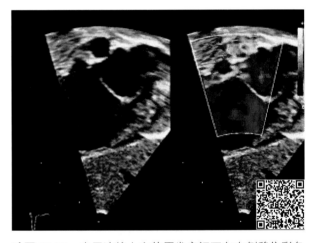

动图 20.20 由于连接上方的原发房间隔向左侧移位彩色多普勒显示房间隔上端的左向右分流（与动图 20.19 为患者相同）

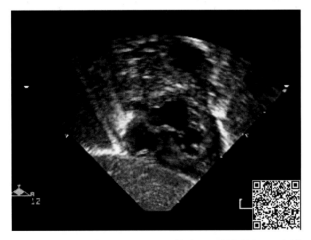

动图 20.21 患有 HLHS 新生儿的肋下冠状切面（二尖瓣狭窄和主动脉闭锁）显示一个增厚且完整的房间隔

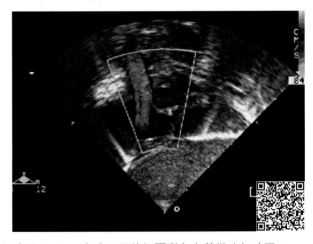

动图 20.22 在肋下冠状切面彩色多普勒（与动图 20.21 为同一例患者）显示来自上腔静脉的血流进入右心房，但没有房间交通；只有在房间隔下端近冠状窦口处可见细小加速血流

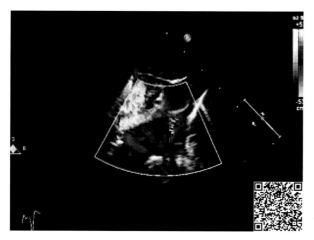

动图 20.23 一例患有 HLHS 新生儿，高位胸骨旁短轴切面彩色多普勒显示在肺动脉分叉后方可见左心房和肺静脉

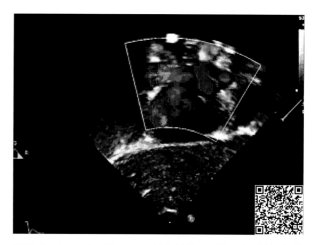

动图 20.24 另一例 HLHS 新生儿肋下冠状切面彩色多普勒显示左右上肺静脉进入左心房，在这个切面不能显示房间交通

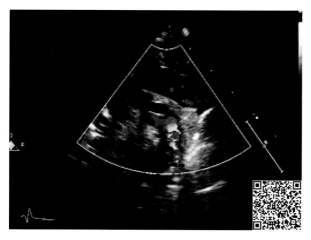

动图 20.25 在一例患有 HLHS 且房间隔完整的新生儿中，彩色多普勒从高位左胸骨旁短轴开始扫查显示无名静脉；左房心静脉与无名静脉的左侧相连；探头的尾部倾斜显示左房心静脉起源于左心房左上角的过程，将肺静脉的血液引流到系统循环

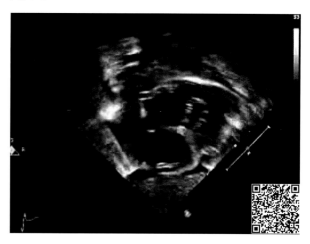

动图 20.26 患有 HLHS 新生儿房间隔的肋下冠状切面显示明显的限制型房间隔

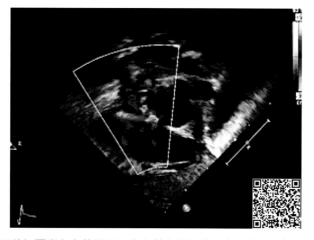

动图 20.27 在肋下冠状切面彩色多普勒显示偏心射流朝上进入右心房（与动图 20.26 为同一例患者）

（韩 舒 杨 军 译 刘学兵 校）

第二十一章
主动脉缩窄

第一节　解剖和血流动力学

主动脉弓出现梗阻可以表现为多种形式，包括主动脉缩窄、主动脉弓管状发育不良、主动脉闭锁或主动脉弓离断。本章主要讲述主动脉缩窄和发育不良，主动脉弓离断和闭锁将在第二十二章阐述。

主动脉缩窄是一种局限性的狭窄，通常位于动脉导管与降主动脉连接附近。狭窄是由血管腔内的隔膜导致，通常由导管组织延伸到主动脉管壁形成[1~3]。隔膜常伴有主动脉腔内的一些折叠，对于年长儿，梗阻多由内膜增生引起[1]。根据缩窄处和动脉导管的位置关系，可以分为导管前型、导管周围型及导管后型缩窄（图21.1）。大部分新生儿表现为导管前缩窄，成年患者多为导管后狭窄[1]。主动脉缩窄多发生在位于左锁骨下动脉和动脉导管之间的主动脉峡部，表现为该处逐渐变细。形态学上这种孤立的主动脉缩窄应该和管状主动脉弓发育不良区分开来，后者是主动脉弓某一节段上的狭窄，非常少见，可能合并主动脉离断[3]。

缩窄引起的血流动力学改变是由狭窄程度、动脉导管的开放或闭合时间、侧支循环的建立及最后但同样重要的相关心血管畸形决定的。对于新生儿严重的缩窄，动脉导管自然闭合会导致降主动脉灌注严重不足。儿童出现症状，下肢脉搏减弱和血压降低，肾功能和肝功能受损，肠道灌注减少。临床上常伴有心血管功能低下，因肝功能障碍而凝血功能紊乱，播散性血管内凝血和肾功能衰竭与败血症相似，常需要鉴别诊断。严重缩窄的婴儿常出现肺动脉高压，导致右心室扩张和三尖瓣反流，由于左、右心室功能下降，可能表现为严重的充血性心力衰竭。严重缩窄是新生儿期高发病率和死亡率的心血管畸形[4,5]。严重缩窄的婴儿常伴有左心室功能减低，很少可以渡过新生儿期存活下来[6]。因此，在对扩张型心肌病的病因进行鉴别诊断时必须除外主动脉缩窄。

如果主动脉缩窄不严重或者狭窄进展缓慢，儿童和青少年往往没有症状[7]。年龄较大的儿童主动脉缩窄进展缓慢，多可形成侧支血管，为下

肢提供足够的血流灌注[8]，这种情况甚至存在于主动脉峡部的次全闭锁或后天性闭锁中[9,10]。然而，这类患者多形成头臂动脉的高血压[7,8,11]，头臂动脉的血压升高导致升主动脉、冠状动脉和脑血管过早发生动脉硬化[8]。因此，孤立性缩窄的患者在相对年轻时就有发生心肌梗死、主动脉和脑血管破裂及夹层的风险[8]。大多数孤立性缩窄的儿童和青少年中，左心室能够承受头臂动脉的高压负荷，心脏检查仅表现为左心室轻度或中度向心性肥厚。

主动脉缩窄多合并其他心血管畸形，尤其是在新生儿期[12]，包括室间隔缺损、动脉导管未闭、主动脉弓发育不良、主动脉瓣二叶畸形、主动脉狭窄和二尖瓣异常[13~16]。主动脉缩窄也可以合并大动脉转位、右心室双出口和功能单心室等复杂畸形。另一方面，主动脉缩窄很少合并右心梗阻性疾病（如肺动脉狭窄，法洛四联症）和右位主动脉弓等[16~18]。在德国的一项PAN研究中，在诊断为先天性心脏病的婴儿中，主动脉缩窄占3.6%[19]。

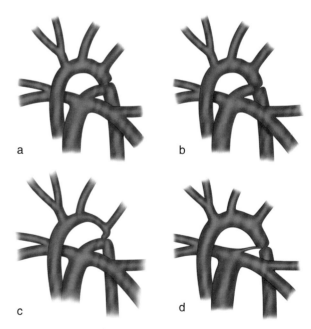

图21.1　根据缩窄部位和动脉导管的位置关系分型：导管前型缩窄梗阻位于近端（a）；导管旁型缩窄梗阻位于主动脉端动脉导管的正对面（b）；新生儿主动脉缩窄常伴有部分主动脉弓发育不良（c）；在年龄较大的儿童和青少年中，动脉导管通常是闭合的（d）；导管后型缩窄为梗阻位于动脉导管插入主动脉的远端（d）

第二节　二维超声心动图

由于主动脉缩窄常合并其他先天性心血管畸形，因此对心脏解剖形态的评估需要一个系统的方法，包括评估心脏连接、心腔大小和可能的瓣膜异常。

新生儿期严重的孤立性缩窄可以引起左心和右心衰竭，导致肺动脉高压和右心室扩张（图 21.2，动图 21.1~ 动图 21.3，动图见本章末尾）。发现新生儿右心房、右心室、肺动脉扩张应仔细寻找是否存在主动脉缩窄。

主动脉弓的影像可以从右侧高位胸骨旁切面和胸骨上窝切面获得[20, 21]。通过抬高肩膀（如用一条小毛巾）来伸展孩子的脖子，对提高这些切面的成像质量非常有帮助。评估主动脉弓应从胸骨上窝或胸骨旁短轴升主动脉开始，并显示主动脉弓的侧面（第二十二章和第二十三章）。主动脉

缩窄合并右位主动脉弓十分罕见[17]。

胸骨上窝获得的主动脉弓长轴图像是显示缩窄的最佳成像切面[20]。由于新生儿的肋骨和胸骨还没有骨化[22]，因此主动脉弓也可以在右侧胸骨旁切面显示。胸骨上窝探查主动脉弓长轴在描述头部和颈部动脉的起源，显示靠近峡部的主动脉弓发育不良很重要（图 21.3，动图 21.4~动图 21.6）。最常见的发育不良出现在左侧颈总动脉的起始处，而在主动脉弓长轴切面，远端的狭窄容易被忽略（动图 21.7）。从左侧胸骨旁矢状切面获得的"导管切面"，是主动脉弓远段、主动脉峡部和近端降主动脉的最佳显示切面[23]，因此该切面能很好地显示缩窄处和峡部的形态（图 21.4，动图 21.8，动图 21.9）。

通过二维超声心动图应着重观察主动脉弓和峡部的解剖形态，超声心动图在诊断缩窄时患者要调整好体位（患者不能合作时给予镇静、肩部

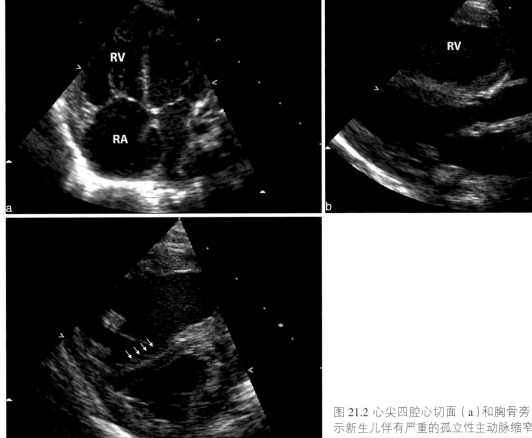

图 21.2 心尖四腔心切面（a）和胸骨旁长轴切面（b）显示新生儿伴有严重的孤立性主动脉缩窄时右心房和右心室明显扩张。胸骨旁短轴切面显示室间隔左移（c，箭头），提示右心室压力升高

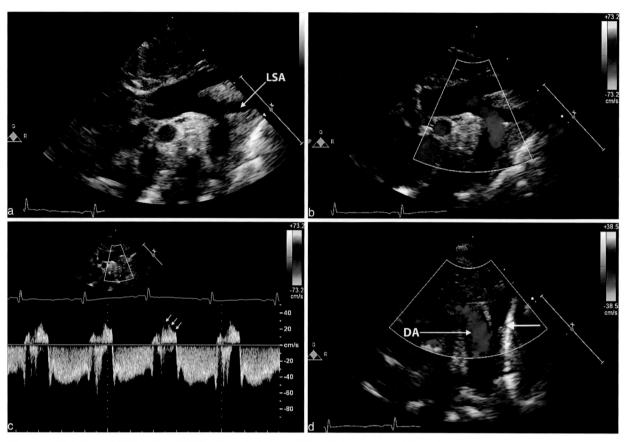

图21.3 新生儿主动脉缩窄伴动脉导管未闭,主动脉弓长轴切面(a)显示左锁骨下动脉远端的主动脉狭窄;彩色多普勒未能显示主动脉狭窄处血流加速(b);脉冲波多普勒显示峡部异常血流,收缩期反向血流(箭头)和舒张期加速的正向血流(c);导管切面(d)显示较大的动脉导管和显著狭窄的主动脉峡部(箭头)

抬高)和设置好超声参数。评估主动脉弓时应描述头臂动脉的起源,测量无名动脉起始处、横弓、左锁骨下动脉和峡部水平的主动脉直径,以及限局狭窄处的形态(图21.5,动图21.8,动图21.9)。根据狭窄部位与动脉导管的关系,分为导管前、导管旁或导管后(动图21.10)。

由于动脉导管未闭或左心室功能减低的患者主动脉峡部压力阶差也可能不明显,因此不能仅仅通过多普勒来诊断主动脉缩窄(动图21.11,动图21.12)。

右侧锁骨下动脉异常起源于降主动脉而导致的缩窄比较罕见,该锁骨下动脉通常起源于缩窄下方或峡部狭窄部位。术前发现锁骨下动脉起源异常对于制定手术方案十分重要:术中通过右侧桡动脉进行有创血压监测,异常起源的右侧锁骨下动脉可能对其测量产生影响,尤其在它起源于

狭窄远端时。除此之外,外科医师发现来自峡部的额外血管时,对于正常血管结构的识别更加困难,也延长了手术时间。最坏的情况是,这可能会延长主动脉的阻断时间,增加脊柱损伤的风险。目前绝大多数主动脉缩窄的新生儿是根据超声心动图检查结果进行手术的,因此对于右侧锁骨下动脉异常起源于降主动脉,应在术前检查时仔细观察无名动脉而予以排除。通过观察无名动脉分叉部至右侧锁骨下动脉和右侧颈总动脉来排除锁骨下动脉起源异常(第二十二章和第二十三章)。罕见的右位主动脉弓缩窄常与左锁骨下动脉异常有关[17, 18]。

脉冲波多普勒和连续多普勒是评价新生儿和婴儿缩窄术后疗效的最重要工具,二维超声心动图可以显示缩窄切除后吻合口的情况及残余主动脉弓发育不良的情况(图21.6,动图21.13,动图21.14)。

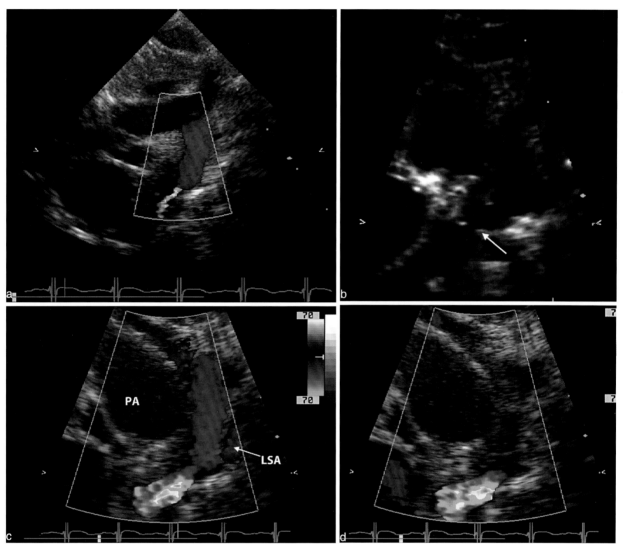

图 21.4　新生儿胸骨上窝长轴切面彩色多普勒显示远端明显狭窄，残余血流径明显变细（a）；"导管切面"放大的主动脉峡部（b）显示缩窄处（箭头）。彩色多普勒在收缩期（c）和舒张期（d）显示持续的血流通过梗阻处。PA：肺动脉；LSA：左侧锁骨下动脉

第三节　彩色多普勒超声心动图

　　彩色多普勒超声心动图对主动脉缩窄的诊断、主动脉弓及头臂血管起源的显像、鉴别节段发育不良及局限性狭窄等具有重要意义。然而，彩色多普勒存在一定的局限，需要在不同的血流动力学条件下仔细分析。

一、新生儿主动脉缩窄合并动脉导管未闭

　　存在较宽的动脉导管时，彩色多普勒在管状

主动脉弓发育不全或限局缩窄时无明显的加速和变异（图 21.3，图 21.5，动图 21.11，动图 21.12）。这是由于新生儿存在动脉导管未闭，右心室可以维持降主动脉中体循环的压力。因此，主动脉弓和降主动脉之间无压力阶差。只要存在动脉导管未闭，即便彩色多普勒检查无加速血流并不能排除严重的缩窄，此时需要二维超声对主动脉峡部进行扫查。动脉导管的血流模式取决于缩窄的严重程度和导管的直径。如果新生儿导管未闭，则表现为双向分流，即收缩期的右向左分流和舒张期的左向右分流，表明收缩期右心室参与对降主动脉的灌注（图 21.5，图 21.7，动图 21.12）。动

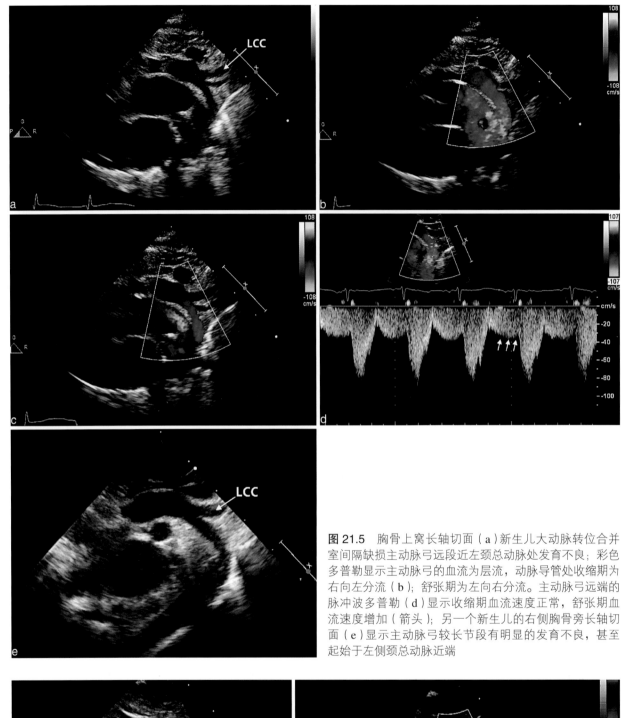

图 21.5 胸骨上窝长轴切面（a）新生儿大动脉转位合并室间隔缺损主动脉弓远段近左颈总动脉处发育不良；彩色多普勒显示主动脉弓的血流为层流，动脉导管处收缩期为右向左分流（b）；舒张期为左向右分流。主动脉弓远端的脉冲波多普勒（d）显示收缩期血流速度正常，舒张期血流速度增加（箭头）；另一个新生儿的右侧胸骨旁长轴切面（e）显示主动脉弓较长节段有明显的发育不良，甚至起始于左侧颈总动脉近端

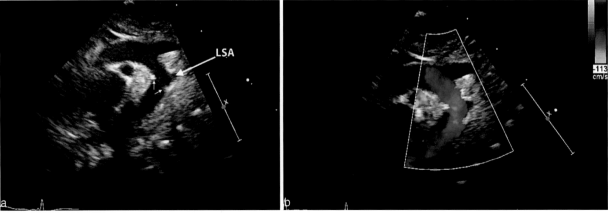

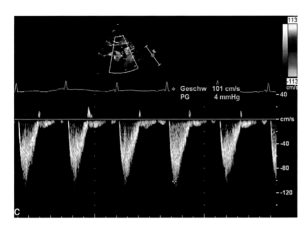

图 21.6 婴儿胸骨上窝长轴切面显示在行缩窄处切除及主动脉端端吻合术后，主动脉弓形态正常（a），左锁骨下动脉远端可见吻合口缝合线（箭头）。彩色多普勒显示为层流（b）；脉冲波多普勒显示主动脉弓远端血流速度正常（c）

脉导管的多普勒检查应包括彩色多普勒、脉冲波多普勒和连续多普勒的逐帧分析。"导管切面"既可以帮助诊断和排除动脉导管未闭，又可以对未闭的动脉导管进行多普勒检查。

二、新生儿主动脉缩窄合并动脉导管限制或闭合

当严重缩窄时，降主动脉的灌注依赖于通畅的动脉导管。这种情况下，由于肺动脉和降主动脉之间的压差增加，导管的收缩导致从右到左分流的速度增加，彩色多普勒显示颜色混叠。如果动脉导管闭合，主动脉缩窄处彩色多普勒显示收缩期和舒张期血流加速，表现因梗阻部位而有不同（图 21.4，动图 21.7，动图 21.9），如果缩窄位于锁骨下动脉远端，则要识别主动脉缩窄就有困难[6]。此外，如果主动脉危重缩窄和左心室收缩功能衰竭，可能只有很少的血流通过缩窄部位，彩色多普勒对其诊断也有一定困难（图 21.4）。在这两种情况下，胸骨上窝和胸骨旁长轴切面可能会

遗漏梗阻[6]，左侧胸骨旁长轴切面（导管切面）更容易显示远端缩窄（动图 21.9）。

三、年长儿主动脉缩窄

对于主动脉缩窄伴导管闭合的大龄儿童，血流动力学通常已很好地适应，即使存在有意义的狭窄，胸骨旁长轴和短轴切面也可无明显左心室肥厚表现（动图 21.15），狭窄前主动脉弓内径亦可正常（图 21.8，动图 21.16，动图 21.17）。儿童和青少年的狭窄多位于较远的位置，因此彩色多普勒在胸骨上窝切面难以发现（动图 21.17），通常"导管切面"可以充分显示狭窄（图 21.9，动图 21.18，动图 21.19）。如果患儿年龄在 3~4 岁，可以让其左侧倾斜来获得满意的图像。在年长儿、青少年和成年人，超声心动图可能无法显示完整的解剖图像，这时就需要其他成像方式，如心脏磁共振和胸部 CT[16, 24]，可以完整的显示主动脉弓、降主动脉和侧支循环的解剖图像（图 21.10）。

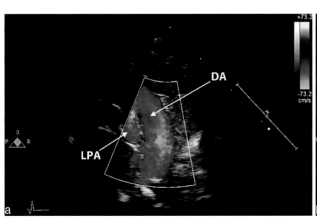

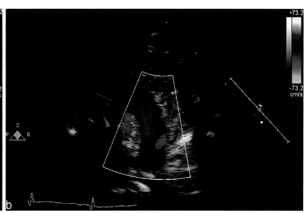

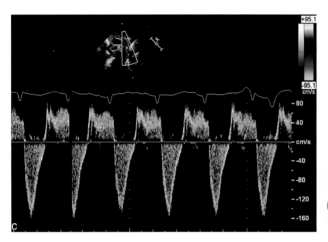

图 21.7　新生儿伴严重的主动脉缩窄和动脉导管未闭，彩色多普勒在"导管切面"上显示导管处收缩期右向左分流（a）和舒张期左向右分流（b）；脉冲波多普勒显示动脉导管处双向分流（c）；LPA：左侧肺动脉

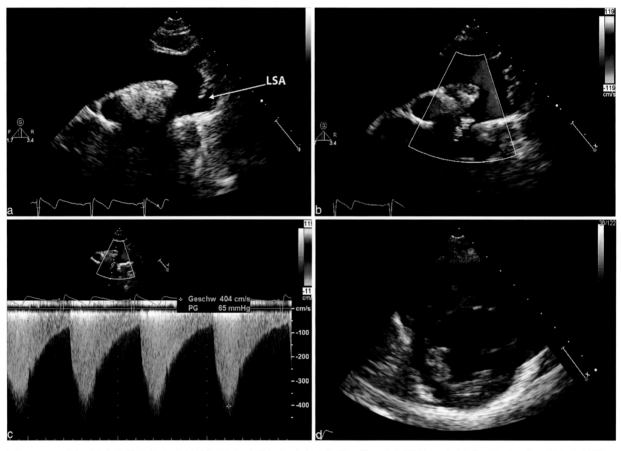

图 21.8　一例 9 岁患儿的胸骨上窝长轴切面（a）显示主动脉弓内径正常，左侧锁骨下动脉以远严重缩窄；彩色多普勒显示主动脉峡部由于严重缩窄而血流速度加快，降主动脉显示不清（b）；连续多普勒显示收缩期和舒张期血流加速（c）；胸骨旁短轴切面未见明显的左心室肥厚（d）

第四节　脉冲波和连续波多普勒

诊断新生儿和婴儿主动脉缩窄时，多普勒测量能够对主动脉和外周动脉提供有价值的信息。

一、主动脉流量测量

主动脉弓近端、远端以及峡部的多普勒检查可以从高位右侧锁骨下切面和胸骨上窝切面获得。狭窄处血流速度在 2 m/s 以下时，可以通过脉冲波

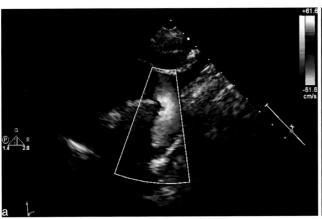
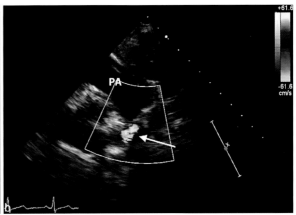
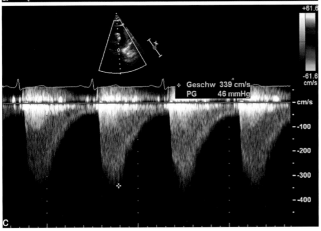

图 21.9　一例 16 岁患者胸骨上窝长轴切面，彩色多普勒显示峡部缩窄（a）；由于严重的缩窄，患者左侧卧位时"导管切面"可见峡部（箭头）的血流明显加速（b）；连续多普勒测得峡部收缩期和舒张期明显加速（c）；PA：肺动脉

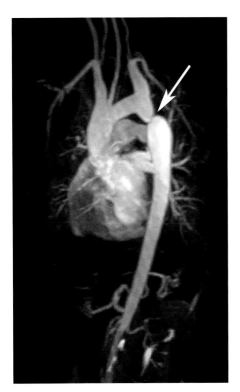

图 21.10　一例年轻患者心脏磁共振成像显示以往未曾诊断的位于左锁骨动脉起始处远端的主动脉严重缩窄（箭头）

多普勒进行测量，如果超过 2.5 m/s，必须用连续多普勒定量。与连续多普勒相比，脉冲波多普勒更有优势，因为其可以测量主动脉弓特定位置的血流速度，来确定是受限导致的加速或来源异常的血流（图 21.3，图 21.5）。测量主动脉弓远端血流时，脉冲波多普勒取样容积应置于左锁骨下动脉起始部远端后。对缩窄处流量进行定量测量时，应将取样容积放置在狭窄处，尽量使多普勒声束与血流方向平行。对于位于远端缩窄的新生儿和年龄较大的儿童，通过胸骨上窝切面探查主动脉峡部时，多普勒声束与狭窄部位的血流方向可能不平行，而左侧胸骨旁矢状切面（导管切面）可能更好。应用多普勒对峡部进行检查或在排除新生儿缩窄时，必须考虑上一节曾提到的局限性。

• 动脉导管未闭的新生儿升主动脉和降主动脉的血压相同，狭窄处无压力阶差。因此，频谱多普勒超声通常无法检测出狭窄处血流速度明显加快（图 21.5）。然而，频谱多普勒超声可以发现主动脉弓远端的血流异常，包括舒张期速度相对加快，收缩期流速相对减低（图21.3，图21.5）。动脉导管逐渐闭合导致导管和缩窄部位血流速度、压差增加。动脉导管多普勒探查的最佳切面是左侧胸骨旁长轴切面（导管切面），未闭的导管显示双向分流，收缩期右向左分流，舒张期左向右分流（图21.7）。

- 在明显缩窄和动脉导管闭合的新生儿和婴儿中，近端主动脉的收缩压和舒张压都超过降主动脉的压力，导致收缩期和舒张期流速加快。在脉冲波多普勒和连续多普勒检查中，狭窄处出现连续的血流模式。收缩期峰值流速和狭窄的严重程度有关，但要保证左心室功能正常，对于新生儿严重左心衰，尽管缩窄严重，也不会产生明显的压差。此外，如果狭窄处只有少量的血流，就很难记录到可靠的多普勒信号。因此，在这类患者中，要将取样容积放在狭窄处。严重缩窄的新生儿常发生肺动脉高压，三尖瓣反流是发现和定量检测肺动脉高压的重要方法，可以根据简化的伯努利方程间接估测右心室收缩压（第一章）。

- 对于年龄较大的儿童，通过多普勒检查峡部缩窄比较困难，因为狭窄可能位于较远的位置（图21.8，图21.9）。随着年龄增长，探查峡部和降主动脉的图像越来越困难，想要看到最狭窄的部位或者使声束和降主动脉平行基本不可能。可以尝试从胸骨上窝或者胸骨旁矢状切面探查主动脉峡部（图21.9）。如果患者左侧卧位与床面较垂直，后一个切面（导管切面）图像质量能够得到改善。

在婴儿期以后发生缩窄的患者，导管通常是闭合的，即使是开放的，也没有血流动力学意义。对于严重的狭窄，狭窄前主动脉的收缩压和舒张压均超过降主动脉。因此，由于整个心动周期持续存在压差，多普勒超声显示收缩和舒张期血流均加速，狭窄处出现典型的锯齿形频谱（图21.8，图21.9）。轻度缩窄仅表现为收缩期血流速度加快（图21.11）。婴儿期以后，严重缩窄处流速常常超过2 m/s，因此需要连续多普勒测量，瞬时峰值压差可以通过简化的伯努利方程计算[25]。然而，与心导管测量的峰间压差相比，这种方法

通常会高估压差[26, 27]。如果应用简化的伯努利方程，要考虑到狭窄前血流加速导致高估的情况。这种情况见于左心梗阻性疾病（主动脉瓣下狭窄、主动脉瓣或瓣上狭窄）或近端主动脉弓发育不良的患者[25]。当预计狭窄处速度超过1 m/s时，用修正的伯努利方程可以避免对压差的高估。

$$缩窄处压差 =4\left(V_2^2-V_1^2\right)$$

采用脉冲波多普勒获得狭窄近端收缩压（V_1），连续多普勒获得狭窄处收缩压（V_2），应用修正的伯努利方程与心脏导管检查结果有较好的相关性[26, 27]。如果多普勒超声计算的压差和狭窄程度不匹配，应考虑两种可能性：

- 青少年或青年，严重的缩窄可能会进展到完全闭锁[10]，没有血流通过峡部，就没有压差。主动脉严重缩窄的青少年和青年会出现明显的侧支血管，这些侧支血管可以有效地降低峡部压差。

二、体循环动脉的多普勒流量测量

在新生儿和婴儿中，主动脉缩窄的血流动力学可以狭窄前和狭窄后的动脉为参考通过多普勒流量来评估[28]。狭窄前的参照动脉是大脑动脉，如大脑前动脉，狭窄后的参照动脉是腹部动脉，如腹腔干[29, 30]。第三脑室前的矢状正中切面可以测量大脑前动脉（图21.12）。大脑前动脉是颈内动脉的分支之一，颈内动脉起源于主动脉缩窄前，频谱多普勒表现为收缩期峰值流速高的脉动样频谱。腹腔干是降主动脉在腹部的第一个分支（图21.12），血流可以通过正中矢状切面或上腹部冠状切面测量。健康婴儿表现为收缩期-舒张期前向脉动样血流频谱[28]。

主动脉缩窄的患者，动脉导管关闭后，腹主动脉的灌注显著减少[29, 30]，腹腔动脉的搏动性减低，呈静脉样（图21.12），收缩期峰值流速明显低于大脑前动脉流速（图21.12）。腹腔动脉灌注减少可以引起坏死性小肠结肠炎、少尿、无尿及弥散性血管内凝血，腹腔干血流恢复正常是主动脉缩窄矫治术成功的血流动力学标志（图21.12）。

术前应用前列腺素 E_1 使动脉导管再开放，改

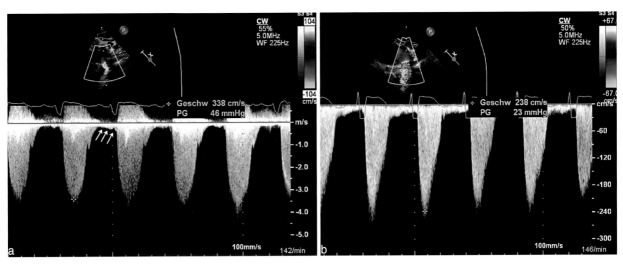

图 21.11　连续多普勒显示主动脉发育不良的婴儿行主动脉重建后，峡部收缩期血流速度明显加快，峰值流速达 338 cm/s（a）。舒张期血流速度轻微加快（箭头）；在缩窄处行球囊扩张术后立即复查，无压力阶差，收缩期流速降低到 238 cm/s（b）

善降主动脉血流灌注，恢复腹部动脉的收缩期峰值流速和平均流速[28]。这种情况下，舒张期流速取决于肺血管阻力：出生后肺血管阻力立即升高，舒张期流速正常。肺血管阻力的降低导致舒张期血流从主动脉流向肺动脉，根据舒张期主动脉流向肺动脉的流量大小，脉冲波多普勒能够显示体循环动脉舒张期流速明显减低，严重者甚至出现负向血流（图 21.13）。

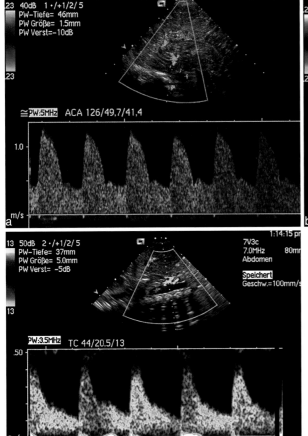

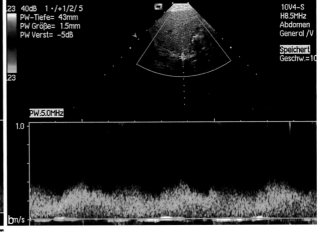

图 21.12　超声多普勒测量新生儿大脑前动脉血流，该患儿主动脉缩窄伴动脉导管关闭（a），脉冲波多普勒取样容积位于大脑前动脉正中矢状切面，血流频谱呈脉动样，收缩期峰值流速加快达 126 cm/s；腹腔干的血流测量在上腹部正中矢状切面获得。脉冲波多普勒显示为非脉动、静脉样频谱，峰值流速减低（40 cm/s），明显低于大脑前动脉峰值流速（b）；术后复查呈脉动样频谱，收缩期峰值流速增加至 44 cm/s，平均流速也增加（c）

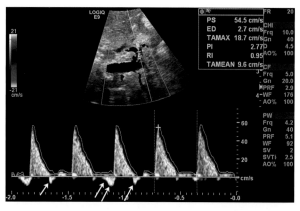

图 21.13 一早产儿的腹腔干血流，该患儿为唐氏综合征伴房室间隔缺损、主动脉弓发育不良、主动脉缩窄、动脉导管未闭。血流频谱呈脉动样，舒张期流量减少，有时消失甚至反向（箭头），阻力指数升高

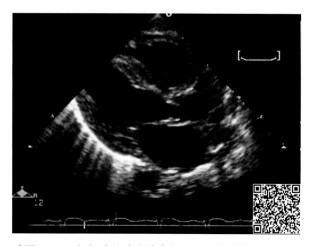

动图 21.1 患危重主动脉缩窄新生儿胸骨旁长轴切面显示左心室功能受损

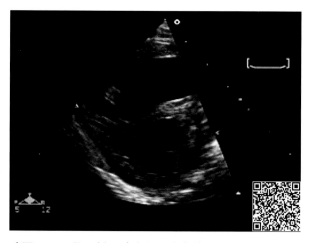

动图 21.2 另一例主动脉危重缩窄的新生儿胸骨旁短轴显示左心室功能下降和右心室扩张。室间隔左移与室间隔异常运动显示右心室压力显著升高

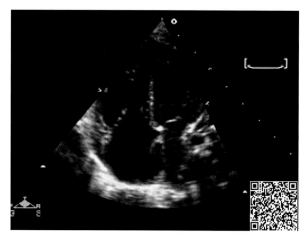

动图 21.3 心尖四腔心切面显示右心房和右心室显著扩大，以及左心室功能严重受损（与动图 21.2 为同一例患者）

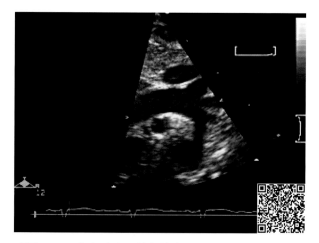

动图 21.4 患主动脉弓峡部缩窄新生儿胸骨上窝长轴切面显示主动脉弓发育不全，起始位置在左侧颈总动脉远端

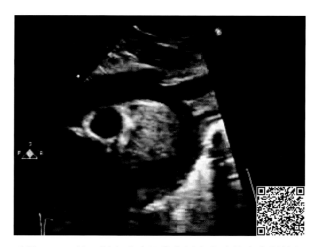

动图 21.5　另一例主动脉弓缩窄新生儿胸骨上窝长轴切面显示主动脉弓中度发育不良，起始位置在无名动脉的远端

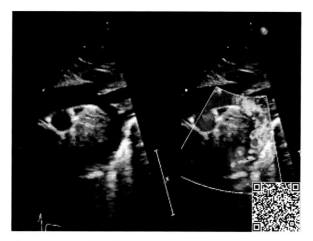

动图 21.6　彩色多普勒显示主动脉弓的顺行灌注，在左颈总动脉远端有一定的血流加速（与动图 21.5 为同一例患者）

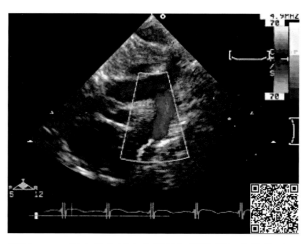

动图 21.7　新生儿胸骨上窝长轴切面的彩色多普勒显示远端非常明显的缩窄，其特征是狭窄区域内有连续流动的射流

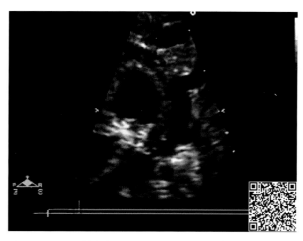

动图 21.8　导管切面显示新生儿严重缩窄的腔内支架。与动图 21.7 中的情况类似，峡部狭窄位于离锁骨下动脉较远的地方

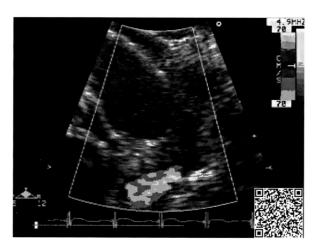

动图 21.9　导管切面中的彩色多普勒显示狭窄处整个心动周期的持续血流（与动图 21.7 为同一例患者）

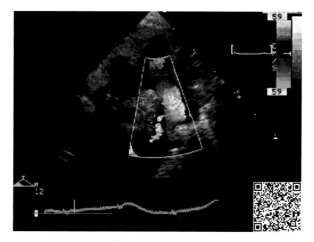

动图 21.10　在严重缩窄新生儿胸骨上窝长轴切面中彩色多普勒显示位于左锁骨下动脉远端和动脉导管近端的周围狭窄，该狭窄显示出最小的残余血流通过

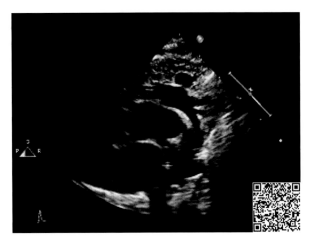

动图 21.11 转位和室间隔缺损新生儿的导管切面显示左颈总动脉端主动脉弓发育不全；此外，主动脉峡部也有明显的狭窄；动脉导管未闭将肺动脉和降主动脉连接在峡部缩窄的远端

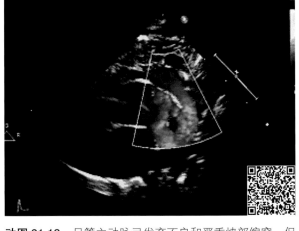

动图 21.12 尽管主动脉弓发育不良和严重峡部缩窄，但彩色多普勒显示通过主动脉弓和主动脉峡部的层流；收缩期可见动脉导管的右向左分流，舒张期可见左向右分流（与动图 21.11 为同一例患者）

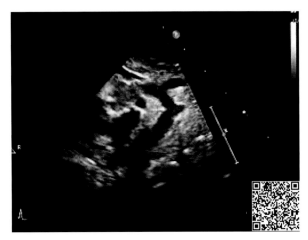

动图 21.13 婴儿胸骨上窝长轴切面显示主动脉缩窄切除和端-端吻合后主动脉弓大小正常；在左锁骨下动脉端可见吻合口的缝合线

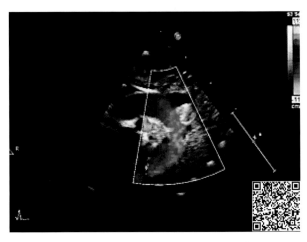

动图 21.14 彩色多普勒显示通过吻合口处的层流血流（与动图 21.13 为同一例患者）

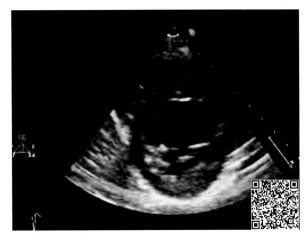

动图 21.15 一例 9 岁严重峡部缩窄患儿的胸骨旁短轴图像未显示左心室明显肥大

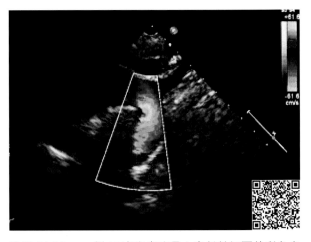

动图 21.16 一例 16 岁患者胸骨上窝长轴切面的彩色多普勒显示正常，未能显示严重的峡部缩窄（与动图 21.18，动图 21.19 为同一例患者）

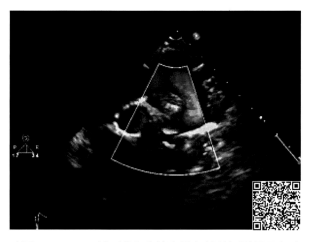

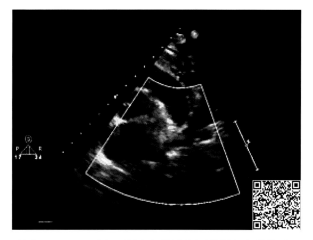

动图 21.17　一例 9 岁患儿的胸骨上长轴切面显示主动脉弓的正常直径。彩色多普勒显示左锁骨下动脉端主动脉弓严重缩窄，而降主动脉在该视图中显示不好（与动图 21.15 为同一例患者）

动图 21.18　一例 16 岁患者的导管切面彩色多普勒显示主动脉直径有所减小，主动脉峡部的血流可能加速（与动图 21.16，动图 21.19 为同一例患者）

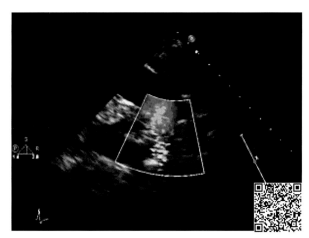

动图 21.19　患者左侧卧位（与动图 21.16，动图 21.18 为同一例患者）可改善主动脉弓峡部血流加速及血流轮廓的显像效果

（宁红霞　杨　军　译　刘学兵　校）

第二十二章
主动脉弓离断

第一节　解剖和血流动力学

　　主动脉弓离断（IAA）是主动脉弓阻塞性病变最严重的形式。绝大多数以主动脉弓缺如为特征，仅在极少数情况下，存在主动脉弓闭锁，其特征在于膜性闭锁或纤维束连接近端和远端节段。与主动脉峡部获得性闭锁有本质区别。后者存在于最初患有主动脉峡部缩窄的青少年和成年人中，病变经多年进展后最终形成主动脉闭锁。这种缓慢的病变进程为形成明显的侧支动脉提供了足够的时间，从而可以为降主动脉提供足够的血流量。这些患者在 20 岁前，除了头臂动脉高压

影响狭窄前血管床包括升主动脉、冠状动脉和脑血管之外，可能无其他任何临床症状。

　　IAA 分类是 Celoria 和 Patton 基于离断的位置划分[1]。IAA A 型，离断位于左锁骨下动脉的远端（图 22.1）。B 型，离断位于左颈总动脉的远端，左锁骨下动脉起源于离断远端的降主动脉。在极为罕见的 C 型中，离断位于头臂动脉（无名动脉）和左颈总动脉之间。先天性心脏病外科学会报告了 472 名患者，其中 B 型占 70%，A 型占 28%，C 型占 1%[2]。主动脉弓离断是罕见的先天性心血管畸形。在德国一项 PAN 研究中，IAA 患者占出生后第一年检测到的先天性心脏病患者的 0.3%[3]。

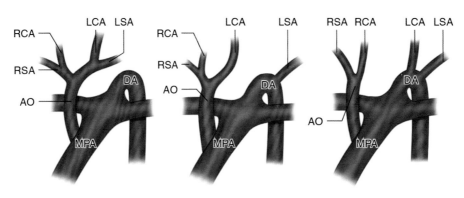

图 22.1　主动脉弓离断 Celoria 和 Patton（Celoria 和 Patton 1959）分型的解剖示意图；A 型，离断位于左锁骨下动脉（LSA）的远端；B 型，离断位于左颈总动脉（LCA）和左锁骨下动脉（LSA）之间；在罕见的 C 型中，离断位于右侧颈总动脉（RCA）和左侧颈总动脉之间（根据 Freedom[4] 许可，重新绘制）

　　右锁骨下动脉异常会使主动脉弓离断的解剖更为复杂（图 22.2）。这些异常包括右锁骨下动脉异常起源于降主动脉、孤立性锁骨下动脉或异常起源于右肺动脉和右颈总动脉[5~7]。锁骨下动脉异常在 IAA B 型患者中更为常见，而 A 型非常少见[8~10]。锁骨下动脉异常对于外科手术方式的决策非常重要，应当事先了解：主动脉弓离断矫治术中，锁骨下动脉异常起源于降主动脉使得降主动脉的移动变得更加困难。在右锁骨下动脉起源于导管或孤立性锁骨下动脉的病例中，右臂的血压明显低于体循环血压。因此，无法通过右臂动脉监测这些婴儿围手术期的血压。此外，锁骨下动脉起源于导管可导致锁骨下动脉盗血，椎动脉逆行灌注右臂。为避免这种情况，在矫治手术中应考虑重建右锁骨下动脉。

　　大多数主动脉弓离断的患者存在左位主动

脉弓。然而，在极少数情况下，IAA 可能合并右位主动脉弓[8, 11, 12]。在右位主动脉弓患者中，可以观察到相同的离断模式，并且可以镜像方式分类。右位主动脉弓患者中，锁骨下动脉异常影响左侧无名动脉和左锁骨下动脉。

　　除了极罕见的病例外，离断远端的主动脉连接到动脉导管，因此降主动脉血流依赖于导管开放。在绝大多数患者中，IAA 常合并其他先天性心脏病[2]，包括 3 种常见组合：

- 最常见的是 IAA 合并大的膜周部 VSD 和动脉导管未闭，而心室和大动脉（房-室和心室-大动脉的一致性）连接正常。在儿科心脏病护理联盟（262 名患者）和先天性心脏病外科学会（472 名患者）的大型系列报告中，这一组合占主动脉弓离断婴儿的 69%~72%[2, 13]。

- 在 26% 的病例中，IAA 常合并复杂的先天性心

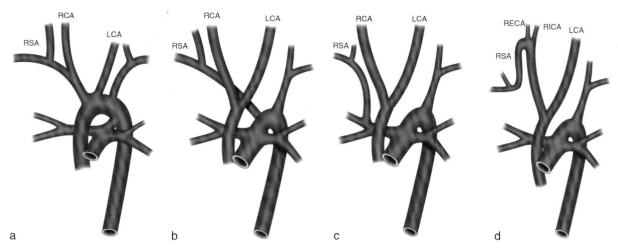

图 22.2　正常主动脉弓（a）和 IAA 中不同类型锁骨下动脉异常。这些异常在 IAA B 型中最常见，包括锁骨下动脉异常起源于降主动脉（b）、孤立性锁骨下动脉或起源于肺动脉（c）和起源于颈动脉（d）。在右位主动脉弓患者中，这些异常以镜像方式存在，影响左锁骨下动脉（征得 Kutsche 和 Van Mierop[5] 许可重新绘制）

脏病，包括 A4 型永存动脉干（第十三章）、右心室双出口、大动脉转位、单心室、三尖瓣闭锁、二尖瓣闭锁和矫正型大动脉转位[13~15]。

- 如果 IAA 患者室间隔完整，则绝大多数合并主肺动脉窗（第六章）。据报道 4% IAA 婴儿中存在主肺动脉窗[13, 16]。

B 型 IAA 患者大多合并 22q11.2 缺失综合征相关心脏畸形，包括 DiGeorge 综合征[9, 10, 12, 17]。随着常规 FISH 分析在心脏畸形的临床诊断中的应用，发现 IAA A 型和 B 型患者之间存在着显著差异。极少数单个病例报告 IAA A 型患者有单体 22q11.2，超过 50% 的 IAA B 型患者中存在 22q11.2 微缺失[12, 17]。IAA B 型合并锁骨下动脉异常患者中，单体 22q11.2 可达到 90%（图 22.2）。

IAA A 型与 B 型患者之间的差异还与 VSD 的性质有关。IAA B 型患者中，VSD 常为膜周部错位缺损，漏斗部（圆锥）间隔后移，结果导致左心室流出道梗阻。因此，IAA B 型和后部错位 VSD 患者属于锥体畸形[17]。在 IAA A 型患者中，VSD 常常为膜周部的，这些患者不存在主动脉瓣下梗阻[8]。总之，IAA A 型和 B 型患者发育不同[10]。

IAA 患者在新生儿期由于动脉导管自发闭合或伴有明显的充血性心力衰竭而出现症状。由于 VSD 较大，右心室和肺血管床暴露于体循环动脉压。新生儿期肺血管阻力的生理性降低导致心室水平明显的左向右分流，漏斗部间隔后移致主动

脉瓣下梗阻的患者，更为明显。降主动脉的灌注取决于动脉导管的通畅性，动脉导管的逐渐收缩导致降主动脉血流减少，对包括肾、肝和肠的下半身重要器官的灌注产生负面影响，这导致肾功能衰竭，凝血障碍和可能由肠道缺血所致坏死性结肠炎。

第二节　二维超声心动图

超声心动图在新生儿期能够很好地诊断不同类型的 IAA，诊断 IAA 要基于 2 个必备条件。

- 对于 IAA 患者，从胸骨上窝和高位右胸骨旁声窗不可能获得正常的主动脉弓长轴图像（图 22.3，动图 22.1，动图见本章末尾）。

- 必须避免的主要误区是把肺动脉主干-动脉导管-降主动脉的连续（所谓的导管弓）误认为主动脉弓降部。当动脉导管扩张时，这种"导管弓"可能看起来非常类似于真正的主动脉弓（图 22.3，动图 22.2，动图 22.3）。导管弓可以通过没有头臂血管分支来区分。此外，检查它近端连接可见其起源于肺动脉分叉。当不确定时，多普勒显示"导管弓"的血流与正常或狭窄的主动脉弓血流完全不同（图 22.3）。

在不能识别主动脉弓的情况下，检查重点首先应放在升主动脉。在左心室胸骨旁长轴的延伸

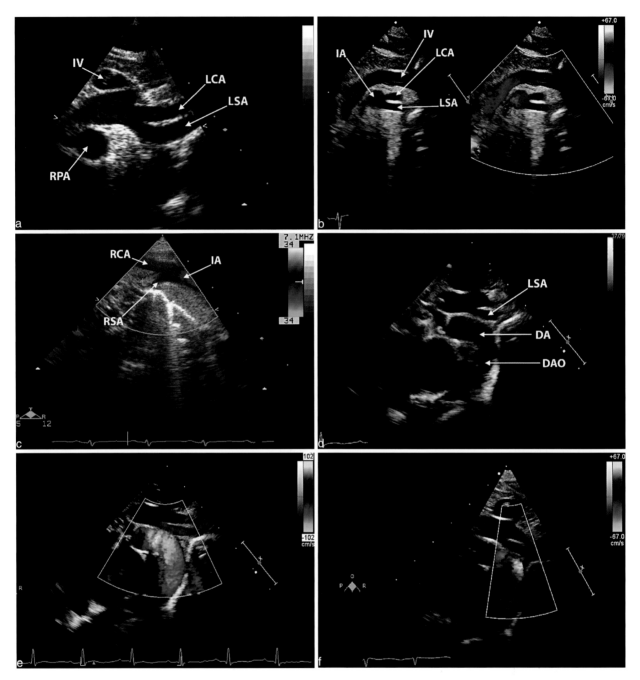

图 22.3 新生儿高位右胸骨旁长轴切面（a）显示左侧颈动脉（LCA）和左锁骨下动脉（LSA）远端的主动脉弓 A 型离断；高位胸骨旁短轴切面（b）显示无名静脉（IV）和主动脉分支无名动脉（IA）、左颈总动脉（LCA）及左锁骨下动脉（LSA）；超声探头向头侧倾斜并顺时针旋转（c）显示无名动脉（IA）的纵切面，其分支为右颈总动脉（RCA）和右锁骨下动脉（RSA）；导管切面（d）证实左锁骨下动脉（LSA）远端主动脉弓离断，而粗大的动脉导管（DA）连接肺动脉和降主动脉（DAO）；彩色多普勒显示"导管弓"中的收缩期正向（e）和舒张期反向血流（f）

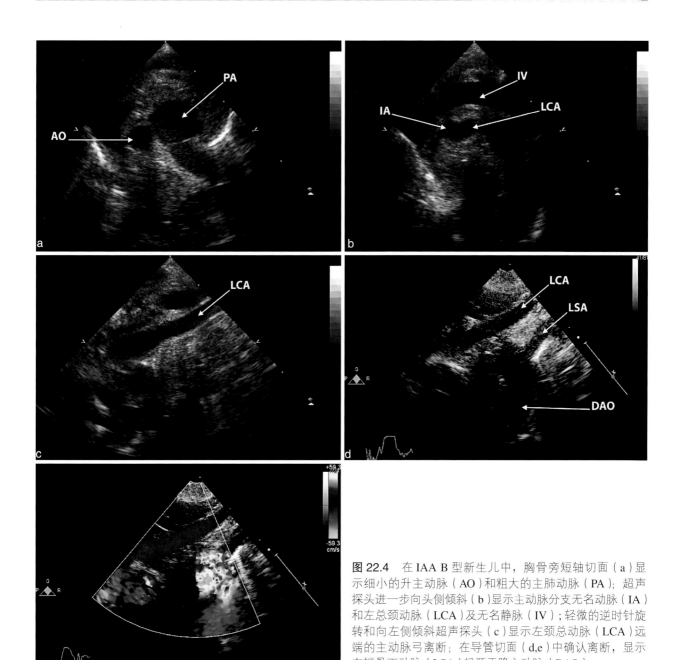

图 22.4　在 IAA B 型新生儿中，胸骨旁短轴切面（a）显示细小的升主动脉（AO）和粗大的主肺动脉（PA）；超声探头进一步向头侧倾斜（b）显示主动脉分支无名动脉（IA）和左总颈动脉（LCA）及无名静脉（IV）；轻微的逆时针旋转和向左侧倾斜超声探头（c）显示左颈总动脉（LCA）远端的主动脉弓离断；在导管切面（d,e）中确认离断，显示左锁骨下动脉（LSA）起源于降主动脉（DAO）

切面中，升主动脉的长轴图像将显示主动脉的直径相对较小（动图 22.4）。胸骨旁短轴切面证实主动脉直径变小和主肺动脉和中央肺动脉直径的明显增宽（图 22.4）。胸骨旁短轴切面超声探头向头侧倾斜并轻微逆时针旋转，显示主动脉弓近端的解剖结构（图 22.4，动图 22.5）：

- 在 IAA A 型患者中，可以确定三个起源于主动脉近端的分支血管：在头臂动脉和左颈总动脉之后，主动脉在左锁骨下动脉的远端中断（图 22.3，动图 22.6，动图 22.7）。

- IAA B 型患者仅见两支头臂动脉血管起源于主动脉近端（图 22.4，动图 22.8）。

- 在极为罕见的 IAA C 型患者中，主动脉在无名（头臂动脉）动脉的远端中断。

必须注意准确描述头臂血管，如果主动脉弓的第一个分支走行于颈部右侧，那么就表明多半存在左主动脉弓。超声探头顺时针旋转显示该血管的长轴图像，如果它是正常的头臂动脉或仅仅是右颈动脉，则可以区分：如果超声探头向头侧倾斜显示头臂动脉正常分支为右锁骨下动脉和右

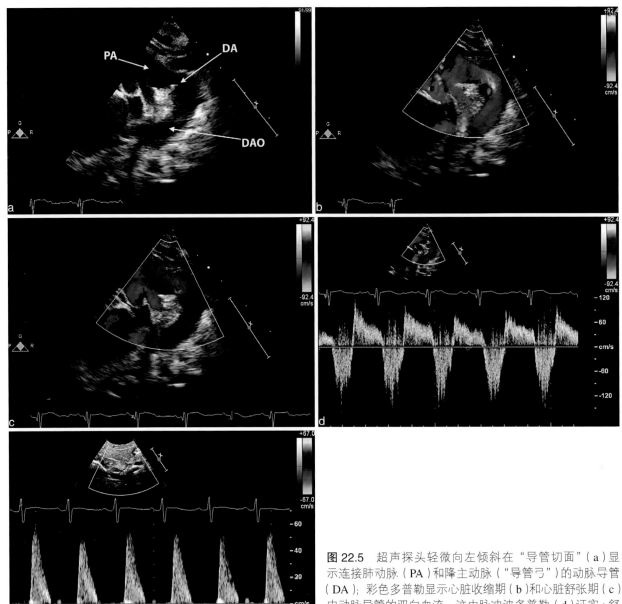

图 22.5　超声探头轻微向左倾斜在"导管切面"（a）显示连接肺动脉（PA）和降主动脉（"导管弓"）的动脉导管（DA）；彩色多普勒显示心脏收缩期（b）和心脏舒张期（c）中动脉导管的双向血流，这由脉冲波多普勒（d）证实；舒张期由主动脉到肺动脉的分流导致腹腔动脉舒张期血流反向（e，箭头）

侧颈总动脉（图 22.3），那么就可以排除右锁骨下动脉异常的所有可能变异，包括异常起源于降主动脉、肺动脉远端以及颈动脉。

如果无法显示头臂动脉的正常分支，仅见孤立的血管延续到颈部，则为右颈总动脉。尽量明确右锁骨下动脉的解剖，因为右锁骨下动脉不同的异常对于矫治手术方式的制定非常重要。由于这种鉴别需要应用彩色多普勒超声心动图，因此关于锁骨下动脉异常的诊断，将放在下一节阐述。

在高位左胸骨旁长轴（导管切面）中，"导管

弓"最易显示（图 22.5，动图 22.2，动图 22.6）。尽管二维超声可以观察导管缩窄，但多普勒检查是评估导管血流动力学所必须的。超声探头从导管切面向中线和右肩倾斜，以显示近端主动脉。通过这个扫查方法或向左侧的高位右胸骨旁切面可以评估离断主动脉之间的间隙（图 22.3，动图 22.7，动图 22.8）。

在高位胸骨旁短轴可以清晰显示胸腺的缺失或发育不全，后者影响了高位胸骨旁切面对大血管的显像。新生儿胸腺的缺失或发育不全应考虑

到 22q11.2 微缺失的可能性[8]。

　　超过三分之二病例的心脏解剖学特征：双心室心脏连接关系正常，存在大的室间隔缺损[2, 13]（动图 22.9）。IAA B 型的患儿常表现为膜周（圆锥隔）VSD 和漏斗部（锥状）间隔的后部对合错位（图 22.6）。漏斗形间隔后移常导致左心室流出道显著梗阻，这可能与升主动脉的发育不全有关。VSD 的位置和延伸及主动脉瓣下梗阻在胸骨旁长轴（动图 22.10，动图 22.11）和短轴切面（动图 22.12，动图 22.13）、心尖五腔心切面（动图 22.14，动图 22.15）和剑下冠状切面（动图 22.7，动图 22.16）可以显示。超过三分之一的 IAA B 型患者中存在二叶主动脉瓣，在胸骨旁短轴切面可以显示[8]（动图 22.17）。

　　IAA A 型患者中，由于圆锥室间隔后移所致主动脉瓣下左心室流出道梗阻较少见[8]。如果没有发现 VSD，应仔细筛查患者是否存在主肺动脉窗（第六章）。

第三节　彩色多普勒超声心动图

　　大多数 IAA 患者存在大的非限制型 VSD，两个心室间压力相等。彩色多普勒显示这些病例中穿过缺损的非限制型左向右分流（图 22.6，动图 22.11，动图 22.13）。尽管圆锥（漏斗部）间隔的后移伴有左心室流出道的明显梗阻，但大多数患者的彩色多普勒显示在该区域内血流速度正常且没有湍流（图 22.7，动图 22.11，动图 22.15，动图 22.18）。这可以通过以下原因来解释：因升主动脉仅与头臂血管连接，只有少量的血液通过左心室流出道。此外，左心室存在大的室间隔缺损。

　　彩色多普勒对动脉导管及其与降主动脉关系扫查的最佳显示平面是高位左侧胸骨旁长轴切面（导管切面）。具有非限制型导管的新生儿呈现双向血流而没有显著的压差，因为它可以通过收缩期右向左分流和舒张期左到右分流的

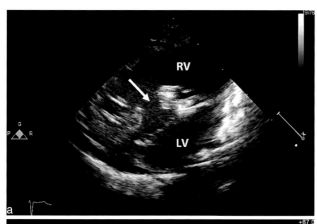
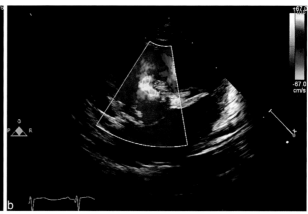
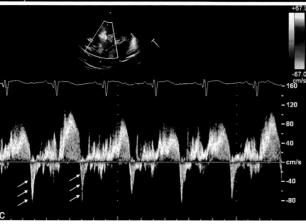

图 22.6　IAA B 型的新生儿的胸骨旁短轴切面（a）显示大的膜周部 VSD（箭头）；RV：右心室；LV：左心室。彩色多普勒显示左向右分流（b）；脉冲波多普勒（c）显示左向右分流，同时显示间歇性右向左分流（箭头），表明肺血管阻力升高

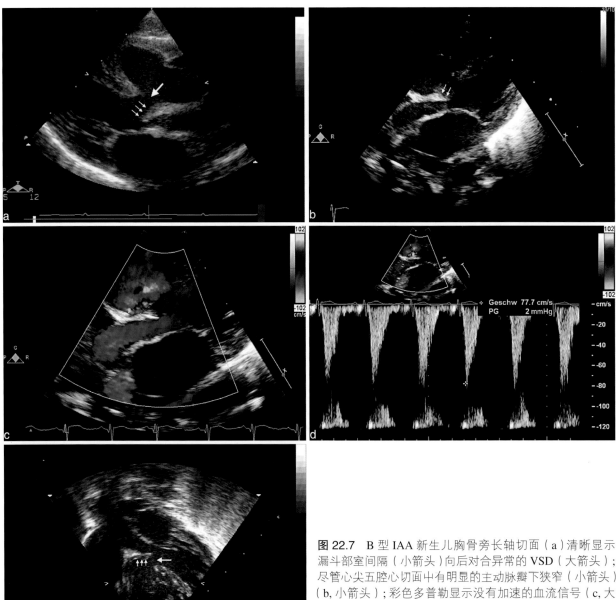

图 22.7 B 型 IAA 新生儿胸骨旁长轴切面（a）清晰显示漏斗部室间隔（小箭头）向后对合异常的 VSD（大箭头）；尽管心尖五腔心切面中有明显的主动脉瓣下狭窄（小箭头）（b, 小箭头）；彩色多普勒显示没有加速的血流信号（c, 大箭头）。通过升主动脉脉冲多普勒获取的正常流速证实。在剑下冠状切面也可以清晰显示漏斗部室间隔后移（小箭头）和由此导致的后方对合异常的 VSD（e, 大箭头）

流动模式减压（图 22.3，图 22.5，动图 22.3）。在存在限制型导管的情况下，血流模式将变为右向左分流为主或仅有右向左分流，表现为血流明显加速。

彩色多普勒对于明确主动脉弓和头臂血管的解剖至关重要，是获得确切诊断所必需的。对于 B 型 IAA 患者，导管切面的彩色多普勒可以识别左锁骨下动脉起源于降主动脉（图 22.4，动图 22.19）。评估连接到主动脉近端的头臂血管，要先从高位胸骨旁或胸骨上窝短轴切面开始（图

22.3）。超声探头向头侧倾斜然后轻微的逆时针旋转，显示无名动脉的长轴切面。彩色多普勒对于明确无名动脉正常分支右颈总动脉和右锁骨下动脉非常有帮助（图 22.3）。如果无法显示无名动脉的正常分支，则应明确锁骨下动脉的解剖：

1. 最常见的是锁骨下动脉异常起源于降主动脉 [5, 7]。通过右锁骨下窗口的胸骨旁短轴切面略微倾斜可以显示右锁骨下动脉异常自主动脉起源。异常的锁骨下动脉远端走行与右颈总动脉平行（图 22.8，动图 22.20）。降低彩色多普勒量程

更易于显示异常锁骨下动脉。然而，从高位右胸骨旁短轴不可能看到异常起源于降主动脉的锁骨下动脉，这可以在胸骨上窝窗口的后切面中（至少在一些患者中）显示。这种方法需要抬高患者的肩部和增加胸骨上窝超声探头的压力，在没有镇静的情况下，患者通常难以忍受。

2. 颈动脉是第二常见的锁骨下动脉异常起源部位，沿颈总动脉进一步向远端追踪到达颈部时，可以很容易地显示出来（图 22.9，动图 22.21，动图 22.22）。该异常的特征在于锁骨下动脉的异常起源接近于颈内动脉和颈外动脉的分

叉[5, 6, 18]，从该处颈部下行至右臂。右锁骨下动脉异常起源于颈动脉是 22q11.2 缺失综合征最具预测性的异常[6, 7, 18]。

3. 其余的锁骨下动脉异常，包括自导管起源和孤立性锁骨下动脉都比较少见[5, 7, 11]。在这两种异常中，右椎动脉逆行灌注右锁骨下动脉。在导管来源的情况下，锁骨下动脉通过未闭的动脉导管与右肺动脉连接。彩色多普勒显示椎动脉、锁骨下动脉的逆行灌注和进入右肺动脉的血流[11]。孤立性锁骨下动脉仅见右锁骨下动脉的逆行灌注[11]。

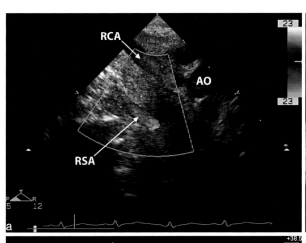

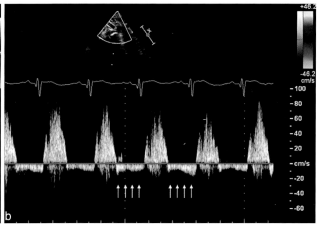

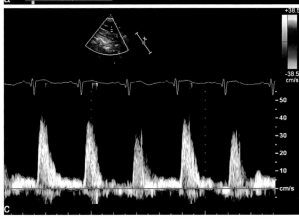

图 22.8　B 型 IAA 患者的高位右锁骨下动脉短轴切面显示（a）右颈动脉（RCA）起源于升主动脉，右锁骨下动脉（RSA）异常起源于降主动脉，在颈动脉下方平行走行；右侧锁骨下动脉由于异常起源于降主动脉，所以脉冲波多普勒显示舒张期反向血流（箭头）（b）；右颈动脉起源于升主动脉，脉冲波多普勒显示舒张期正向血流（c）

第四节　脉冲波和连续波多普勒

由于 IAA 患者的 VSD 通常较大且不受限制，因此脉冲波多普勒显示左向右分流没有明显的压差（图 22.6）。漏斗部间隔的后移可能导致明显的主动脉瓣下梗阻。然而，在大多数这些病例中，即使存在明显梗阻，脉冲波多普勒

对左心室流出道的扫查也没有显示出明显加速的血流（图 22.7）。

对于 IAA 患者，脉冲波多普勒有助于评估动脉导管和术前监测前列腺素 E_1 治疗。绝大部分的动脉导管未闭脉冲波多普勒显示双向血流，收缩期右向左分流，舒张期左向右分流（图 22.5）。舒张期左向右分流取决于肺血管阻力。刚出生的时候，

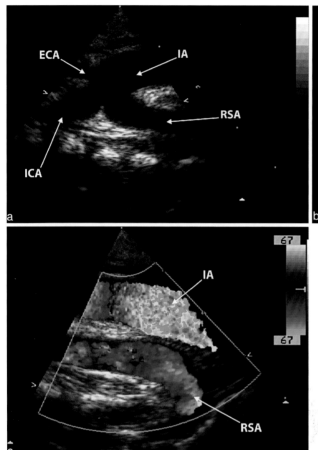

图22.9　B型IAA新生儿右无名动脉（IA）的长轴切面（a）显示血管分支右颈内动脉（ICA）和右颈外动脉（ECA）；彩色多普勒（b）证实右锁骨下动脉起源（RSA）于分叉下方；右锁骨下动脉从颈部向下走行到右臂，平行于无名动脉（IA），在后方切面更易显示（c）

在肺血管阻力升高的情况下，舒张期分流的流速很低。而在出生后的最初几天内，随着肺血管阻力的生理性降低，舒张期分流的流速会显著增加。

收缩期流速超过 2 m/s 提示可能存在导管缩窄，动脉导管的显著收缩导致收缩期和舒张期右向左为主或只有右向左分流，因为在这些情况下肺动脉压力超过了整个心动周期中降主动脉的压力。在这种情况下，可能需要使用连续多普勒来显示通过导管的最大流速。发现这种血流模式应立即治疗，通过静脉注射增加前列腺素 E_1 使动脉导管重新开放。与主动脉缩窄患者类似（第二十一章），外周全身动脉（如腹腔动脉或肠系膜动脉）的脉冲波多普勒可用于监测降主动脉的血流灌注（图 22.5）。

与 A 型 IAA 相比，锁骨下动脉异常更多见于 B 型 IAA[1, 8, 10]。在 B 型 IAA 患者中，异常的右锁骨下动脉起源于缩窄后的降主动脉。在绝大部分动脉导管未闭的情况下，异常起源的锁骨下动脉中舒张期反向血流明显不同于源于降主动脉的其他体循环动脉（图 22.8）。如果动脉导管明显狭窄或甚至闭合，则异常起源的右锁骨下动脉和左锁骨下动脉均将作为侧支循环的一部分发挥作用，从 Willis 环流向左右椎动脉和降主动脉，导致锁骨下动脉同基底动脉和椎动脉血流反向，这可以通过 Willis 环的经颅多普勒来检测[19]。

在孤立性锁骨下动脉或起源于导管远端的患者中，锁骨下动脉与主动脉无关[11]。在这两种情况下，锁骨下动脉接受来自右椎动脉的逆行血流。这些患者的经颅多普勒显示 Willis 环的异常血流逆行灌注右侧椎动脉。

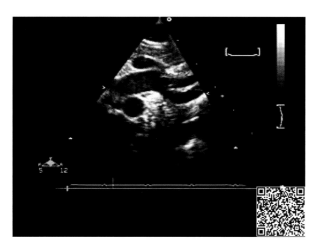

动图 22.1　在新生儿高位右胸骨旁长轴切面显示左颈总动脉和左锁骨下动脉间的主动脉弓离断，根据 Celoria 和 Patton 分类代表主动脉弓 A 型离断；在升主动脉和升主动脉旁的无名静脉下方的横切面上可见右肺动脉（与动图 22.2，动图 22.3 为同一例患者）

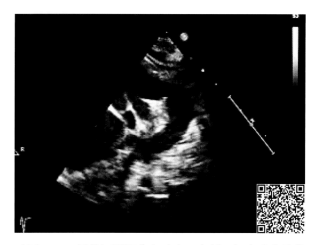

动图 22.2　导管切面证实主动脉弓离断；粗大动脉导管连接肺动脉与降主动脉。必须注意不要混淆 "导管弓" 和真正的主动脉弓（与动图 22.1，动图 22.3 为同一例患者）

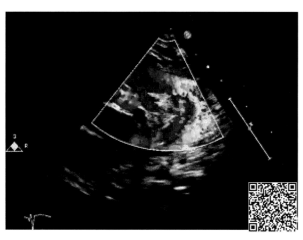

动图 22.3　导管切面中的彩色多普勒显示 "导管弓" 中的收缩期前向流动和舒张期逆向流动（与动图 22.1，动图 22.2 为同一例患者）

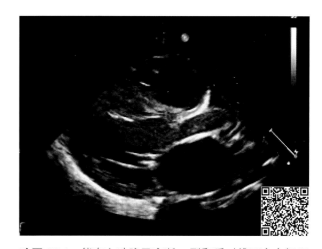

动图 22.4　伴有主动脉弓离断 B 型和后对线不齐室间隔缺损新生儿胸骨旁长轴可见漏斗部室间隔向后偏移，导致严重的主动脉瓣下梗阻；由于漏斗部室间隔向后偏移引起的主动脉瓣下狭窄高度提示存在主动脉弓阻塞的可能

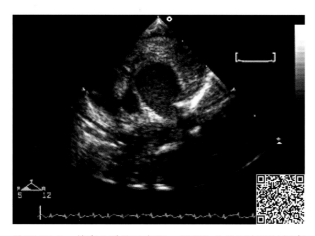

动图 22.5　伴有主动脉弓离断 B 型新生儿胸骨旁短轴扫查是从大动脉水平开始；主动脉明显 ＜主肺动脉；倾斜探头头端显示肺动脉分叉，进一步倾斜不能显示主动脉横弓；升主动脉分为无名动脉和左颈总动脉，这代表主动脉弓的末端

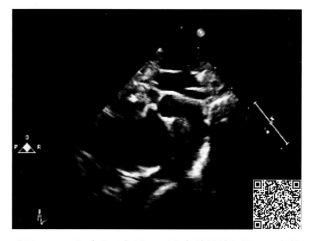

动图 22.6　主动脉弓离断 A 型患者的导管切面显示左锁骨下动脉远端主动脉弓离断，而粗大动脉导管连接肺动脉和降主动脉

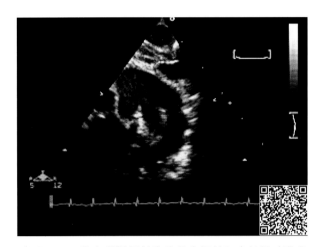

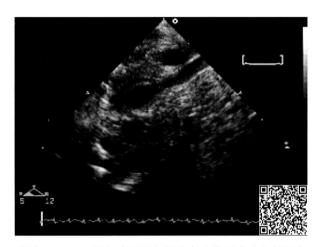

动图 22.7 这个稍微倾斜的胸骨旁短轴扫查从肺动脉分叉平面开始；肺动脉分叉由一个粗大动脉导管与降主动脉相连；探头向上倾斜显示主动脉弓的离断，而进一步的向上倾斜探头显示主动脉弓的近端，其末端位于左锁骨下动脉端（主动脉弓离断 A 型）

动图 22.8 B 型主动脉弓离断患者左胸骨旁高矢状面扫查从左颈总动脉长轴切面开始，这代表近主动脉弓的末端；探头侧倾联合顺时针旋转可显示主动脉弓的离断，最后显示主肺动脉和肺动脉分叉通过一个粗大的动脉导管连接到降主动脉

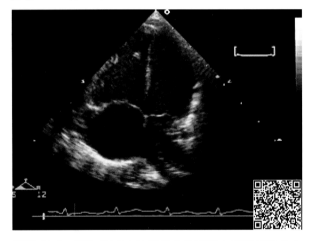

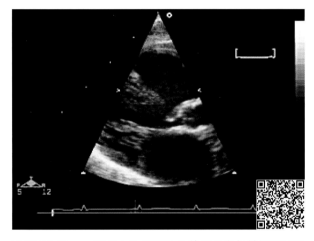

动图 22.9 新生儿 IAA B 型的心尖四腔心切面显示右心房和右心室增大。此视图中不显示大的膜周室间隔缺损

动图 22.10 一例 IAA B 型新生儿的胸骨旁长轴切面显示大的室间隔缺损对位不齐伴漏斗部室间隔后偏移，导致严重的主动脉瓣下梗阻；注：小主动脉根部和大肺动脉之间的大小差异

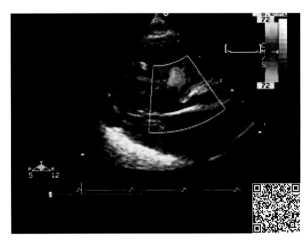

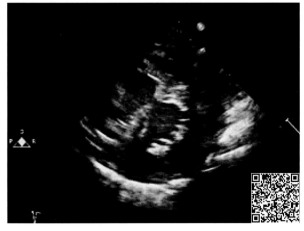

动图 22.11 胸骨旁长轴切面中的彩色多普勒无法显示通过阻塞的左心室流出道的血流加速；这可以解释为只存在有限的体循环血流量通过左心室流出道到头臂血管（与动图 22.10 为同一例患者）

动图 22.12 患有 IAA B 型的新生儿的胸骨旁短轴切面显示巨大的、非限制型膜周室间隔缺损

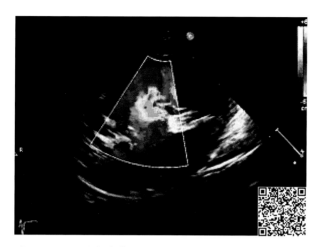

动图 22.13　彩色多普勒证实非限制型室间隔缺损有明显的左向右分流（与动图 22.12 为同一例患者）

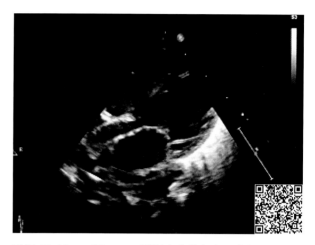

动图 22.14　一例 IAA B 型新生儿的心尖五腔心图显示了因漏斗部室间隔后偏移而导致显著的主动脉瓣下狭窄

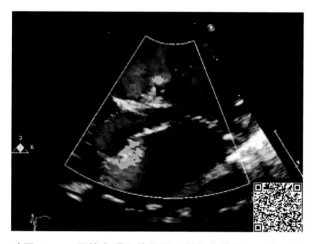

动图 22.15　尽管有明显的梗阻，彩色多普勒显示左心室流出道无血流加速（与动图 22.14 为同一例患者）

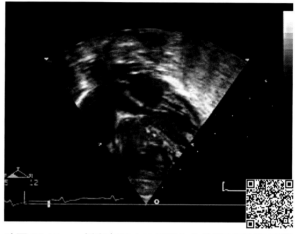

动图 22.16　一例患有 IAA B 型新生儿的肋下冠状切面很好地显示由漏斗部室间隔后偏移引起的后方室间隔缺损对位不齐和左心室流出道梗阻

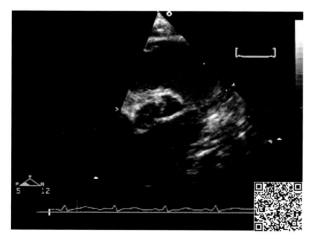

动图 22.17　一例 IAA B 型患者的胸骨旁短轴切面显示二叶主动脉瓣（与动图 22.16 为同一例患者）

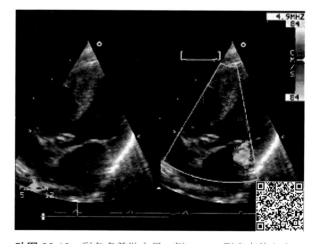

动图 22.18　彩色多普勒在另一例 IAA B 型患者的心尖五腔心切面上显示了巨大的 VSD 排列不齐、漏斗部室间隔后偏斜和横穿室间隔缺损的左向右分流；在梗阻的左心室流出道也无明显的加速血流

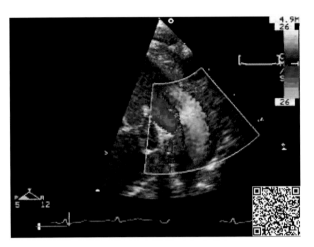

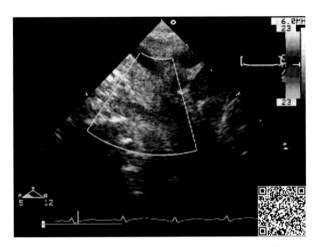

动图 22.19 一例 IAA B 型的新生儿高位左胸骨旁长轴切面彩色多普勒显示粗大动脉导管连接肺动脉和降主动脉；彩色多普勒显示动脉导管的双向血流；靠近动脉导管的主动脉端，左锁骨下动脉起源于降主动脉，证实为 IAAB 型诊断

动图 22.20 一例 IAA B 型和左主动脉弓患者在高位右胸骨旁短轴切面探头顺时针旋转彩色多普勒；向上血管代表起源于小升主动脉的右颈总动脉；异常起源于降主动脉的右锁骨下动脉显示在右侧颈总动脉下方平行走向

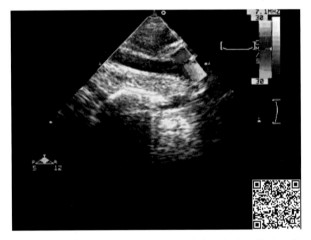

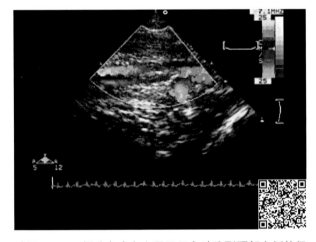

动图 22.21 患有 IAA B 型和左主动脉弓新生儿的右无名动脉长轴切面显示，该血管的近端没有右颈总动脉和右锁骨下动脉分支（与动图 22.22 为同一例患者）

动图 22.22 探头角度向上显示无名动脉到颈部右侧的行程；彩色多普勒显示右锁骨下动脉刚好起源于右颈内动脉和颈外动脉分叉处下方的颈总动脉（与动图 22.21 为同一例患者）

（孟庆国　邓燕译　　刘学兵　校）

第二十三章
血管环和主动脉弓发育异常

第一节　解剖和血流动力学

由于在上纵隔存在密切的空间位置关系，主动脉弓或肺动脉分叉的位置或分支异常均可导致中央气道和食管的梗阻，本章重点探讨上述病变的超声心动图诊断及其对上气道血管源性梗阻无创伤性诊断的意义。

一、主动脉弓偏侧化

J.E.Edwards 提出的双主动脉弓假说模型，为主动脉弓及其分支的正常或异常发生提供了解释[1~3]。根据该模型，上行的胚胎腹侧主动脉通过包绕气管和食管的双侧弓动脉连接到背主动脉（图 23.1）。右侧和左侧弓动脉形成相应的颈总动

脉和锁骨下动脉。锁骨下动脉起始远端，两侧主动脉弓分别通过右位和左位动脉导管连接到肺动脉（图 23.2）。

正常左位主动脉弓的形成需要这双侧主动脉弓系统的部分退化（图 23.2），正常发育的特征表现为右锁骨下动脉起始远端的右背侧主动脉根部退化。此外，右位动脉导管完全退化。使主动脉弓经气管左前方连接到左侧降主动脉（图 23.2）。无名动脉是右位主动脉弓的残余结构，分出右颈总动脉和右锁骨下动脉。

右位主动脉弓伴头臂血管镜像分支形成的胚胎学解释为：右位主动脉弓持续存在，左锁骨下动脉起始远端左背主动脉根部退化（图 23.2）。右位主动脉弓作为一种孤立畸形较为罕见，有报道其发生率为 0.1%[3]。在多数病例中，右位主动脉弓镜像分支与先天性心脏缺陷相关。在各种先天性心脏畸形中，右位主动脉弓的发生率可能

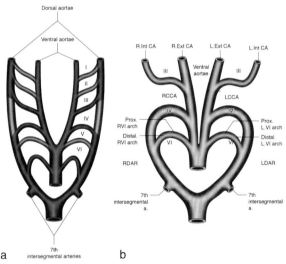

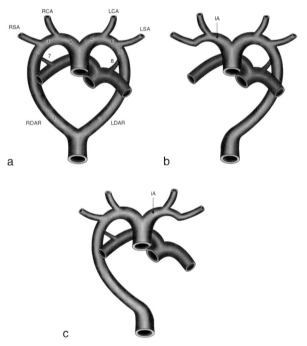

图 23.1　根据 Edwards 的双主动脉弓假说模型（根据 Moes and Freedom[4] 许可修改）；腹侧主动脉和背侧主动脉通过成对的弓动脉连接（a）；正常主动脉弓的发育源于弓动脉的持续存在（深色区域）或退化吸收（透明区域）。腹侧主动脉跨越第三对弓动脉往头侧延伸部分形成颈外动脉，而第三对弓动脉和背侧主动脉的上部形成颈内动脉（b）；右侧第四对弓动脉形成右锁骨下动脉的基部，而左侧第四对弓动脉形成左颈总动脉与左锁骨下动脉间的主动脉弓段；第六对弓动脉的近心段形成左右肺动脉的一部分，远心段形成左位或右位动脉导管（根据 Moes and Freedom 1992 年修改）；RADAR/LDAR：右 / 左背侧主动脉根部，Dorsal aortae：背侧主动脉，Ventral aortae：腹侧主动脉，R.Int CA：右颈内动脉，R.Ext CA：右颈外动脉，L.Ext CA：左颈外动脉，L.Int CA：左颈内动脉，Prox. L.VI/ RVI arch：左 / 右第六对弓动脉近端，Distal. L.VI/ RVI arch：左 / 右第六对弓动脉远端，7th intersegmental：第七节间动脉

图 23.2　Edwards 双主动脉弓假说模型定义不同的胚胎弓动脉节段；主动脉弓偏侧化和头臂动脉解剖结构的异常可解释通常应该退化的节段持续开放及通常不应该开放的节段发生退化（a）；在正常左位主动脉弓发育过程中，右背主动脉根部（RDAR）、右位动脉导管和右位动脉导管 - 右锁骨下动脉之间的节段（节段 1、7 和 9 段）退化消失（b）；右位主动脉弓伴头臂动脉镜像分支的形成（c）是左背侧主动脉根部、左位动脉导管和左位动脉导管 - 左锁骨下动脉之间的节段（节段 2、8 和 10）退化消失的结果；IA：无名动脉（根据 Moes and Freedom[4]）经许可修改）

存在显著差异 [2]。圆锥动脉干畸形，如法洛四联症、肺动脉闭锁和 VSD、永存动脉干和右心室双出口患者的右位主动脉弓发生率最高 [2]。但在完全型大动脉转位、先天性矫正型大动脉转位和左心阻塞性病变如主动脉瓣狭窄、主动脉缩窄或左心发育不良综合征患者中，右位主动脉弓则相当罕见 [2]。

二、锁骨下动脉异常

左位主动脉弓伴迷走右锁骨下动脉是最常见的主动脉弓发育异常，发生率为 0.5% [2]。然而，锁骨下动脉异常起源于降主动脉仅是锁骨下动脉起源异常中的一种。这些异常包括：异常起源于降主动脉，孤立性锁骨下动脉、异常起源于动脉导管、异常起源于颈部血管 [5]。锁骨下动脉异常从胚胎学角度解释为右侧第四对弓动脉发育障碍 [5]。

锁骨下动脉异常起源于降主动脉是右颈总动脉与右锁骨下动脉之间的主动脉段（右侧第四对弓动脉）中断所致。右背侧主动脉根部的持续存在保证了右锁骨下动脉从降主动脉的灌注（图 23.3）。这种异常导致右无名动脉缺如，右颈总动脉作为第一支，右锁骨下动脉作为最后一支从主动脉弓发出（图 23.3）。该异常通常不形成血管环 [2]。尽管锁骨下动脉经食管后方向右侧走行，对食管产生压迹，可在食管 X 线侧位片上显示，但临床上吞咽困难并不多见。最近报道发现，唐氏综合征胎儿中这种异常的发生率增加 [6, 7]。

右侧颈总动脉和右侧锁骨下动脉之间的右位主动脉弓近端离断常合并孤立性锁骨下动脉（图 23.3）。这些病例中的锁骨下动脉与右背侧主动脉根部无交通 [2, 5, 8, 9]。若同时右位动脉导管关闭，则孤立性右侧锁骨下动脉仅接受右侧椎动脉的逆向灌注（图 23.3）。如果动脉导管保持开放，则锁骨下动脉与右肺动脉和椎动脉均保持连接。由于孤立性锁骨下动脉和导管起源患者的右锁骨下动脉均与同侧椎动脉相连，因此该异常患者可能出现锁骨下动脉窃血综合征 [8, 10, 11]：右椎动脉的多普勒检查可显示流向右锁骨下动脉的逆向血流 [8, 10]。右位主动脉弓患者镜像模式可见孤立性

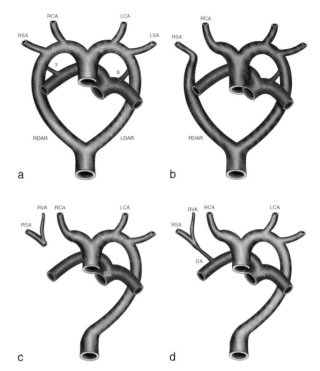

图 23.3　a. 锁骨下动脉异常与右侧第四对弓动脉（双主动脉弓模型中的节段 3）发育障碍有关；b. 在异常起源于降主动脉的情况下，右锁骨下动脉（RSA）通过右背主动脉根部（RDAR）与降主动脉相连；c. 如果右背主动脉根部也退化，则孤立性锁骨下动脉仅接受右侧椎动脉（RVA）的逆向灌注；d. 如果右位动脉导管（DA）持续存在，则右锁骨下动脉与右肺动脉和右椎动脉均相连（根据 Moes and Freedom[4]，经许可后修改）

左锁骨下动脉和异常起源于动脉导管 [9, 11]。实际上，这种异常更常见于右位主动脉弓患者 [11, 12]。

Kutsche 和 van Mierop 最初描述的最后一种异常是右锁骨下动脉起源于颈部 [13]。右侧第四弓动脉发育障碍，右锁骨下动脉在第三与第四弓之间与右背主动脉相连（图 23.4）。这导致右锁骨下动脉异常起源于右颈总动脉，靠近颈内动脉和颈外动脉分叉处 [13~15]。

所有这些锁骨下动脉异常也可能以镜像模式出现于右位主动脉弓伴左锁骨下动脉患者。虽然这些异常通常不会引起临床症状（孤立性锁骨下动脉和动脉导管起源导致的锁骨下动脉窃血除外），但它们对外科手术和围手术期监测仍有显著的临床意义：来自降主动脉的迷走锁骨下动脉可能导致主动脉弓峡部缩窄或主动脉弓离断的手术修复难度加大（第二十一章）。在大多数情况下，

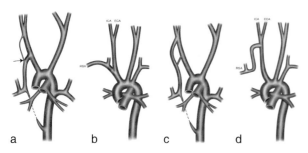

图 23.4 在正常胚胎发育过程中，右侧第四弓动脉（箭头）形成右锁骨下动脉基底段（a,b）；右侧第四弓动脉发育障碍可致右锁骨下动脉颈部起源（c,d）；在这些病例中，锁骨下动脉（RSA）保留其与第三对弓动脉的连接，并接近颈内动脉和颈外动脉（ICA，ECA）分叉部（根据 Kutsche and Van Mierop[13]，经许可修改）

迷走锁骨下动脉起源于主动脉弓梗阻远端，如果在围手术期使用右锁骨下动脉有创监测动脉血压，则必须考虑到这一点。孤立性锁骨下动脉可显著降低相应上肢的血压，这使得相应上肢的桡动脉无法用于有创血压监测，必须在围手术期监测计划中再次考虑这一点。此外，在伴有心血管畸形的手术中，应考虑孤立的锁骨下动脉再植术，以防止这些患者在晚年发生锁骨下动脉盗血[10, 11]。

第四对弓动脉发育障碍所导致的各型锁骨下动脉异常，与 22q11.2 缺失综合征密切相关。75%~80% 的 22q11.2 单体患者有心血管异常，其中多数属于所谓的圆锥动脉干畸形[16-18]。在圆锥动脉干畸形（包括主动脉弓离断、肺动脉闭锁和 VSD 及永存动脉干）患者中，锁骨下动脉异常的存在是 22q11.2 缺失综合征的一个标志性指标[16-18]，尤其表现为锁骨下动脉异常起源于颈部时[14]。由于有 24% 的孤立性主动脉弓偏侧性或分支异常的病例出现 22q11.2 缺失，提醒临床出现此类情况时即使患者没有圆锥动脉干畸形也需要考虑对其进行基因检测[19]。

三、血管环

在主动脉弓系统众多可能的畸形中，有一类较为特殊，表现为形成一个闭合环包绕气管和食管。双主动脉弓假说模型中血管异常退化或持续存在可以解释血管环的发生[1, 2, 4]。但必须注意的是，即使是完整血管环也可能无症状，或成年后

才出现症状[2]。

最显著的异常是双主动脉弓（图 23.5），可导致新生儿和年幼婴儿出现严重的气道梗阻。在该异常情况下，左、右主动脉弓持续开放构成闭合血管环包绕气管和食管。这类患者没有无名动脉，而是颈总动脉和锁骨下动脉分别起源于两侧主动脉弓。在大多数情况下，右弓＞左弓，仅在极少数情况下，两个主动脉弓大小相等[2]。

患者可能会出现双主动脉弓变异，其中包含纤维组织构成的闭锁段。此时，主动脉弓段闭锁主要影响部分左主动脉弓[2, 4]。闭锁段可位于左颈总动脉与左锁骨下动脉之间、左锁骨下动脉远端或左锁骨下动脉与动脉导管之间（图 23.5）。在后一种情况下，动脉导管连接主动脉憩室（Kommerell 憩室 - 代表左主动脉弓开放的背侧部分）与左肺动脉。如果锁骨下动脉远端的左主动脉弓闭锁，可能难以与右主动脉弓伴镜像分支鉴别（图 23.5）。然而，可通过两个特别之处可进行鉴别：由于左位主动脉弓闭锁段纤维束在左头臂动脉上尾端的张力，锁骨下动脉在此种情况下常出现下扭转。此外，Kommerell 憩室表现为闭锁左主动脉弓（左背侧主动脉根部）远端降主动脉膨大（图 23.5）。

其他主动脉弓异常导致的血管环或吊带形成，可能压迫气管。其中最常见的是右位主动脉弓伴迷走左锁骨下动脉[2, 9]。该畸形表现为右位主动脉弓开放，而左位主动脉弓在左颈总动脉和左锁骨下动脉之间中断（图 23.6）。由于该中断，左颈总动脉作为第一支头臂血管发自主动脉弓，随后主动脉弓再发出右颈总动脉和右锁骨下动脉。左锁骨下动脉作为最后一根头臂血管自主动脉弓发出，并于食管后方走行（图 23.6）。如果迷走的锁骨下动脉起源于降主动脉膨大处，即所谓的 Kommerell 憩室，则形成血管环。在这些病例中，Kommerell 憩室通过动脉导管与左肺动脉相连。动脉导管可能保持开放，但多数病例的动脉导管闭合，变成纤维韧带。

左旋主动脉弓是一种非常罕见的异常，其表现为最初正常的左主动脉弓以正常方式越过气管到达左侧[2]，在食管后方，主动脉弓向右走行延

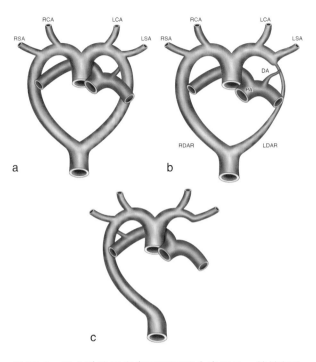

图 23.5 双主动脉弓患者可出现两个未闭弓，其特征为双侧颈动脉（RCA，LCA）和锁骨下动脉（RSA，LSA）分别起源于各自弓（a）；虽然任一主动脉弓都可能部分闭锁，但左弓闭锁更为常见（b）；最常见异常是左锁骨下动脉（LSA）远端闭锁；由于超声心动图无法观察到闭锁部分，因此解剖结构可能类似于右位主动脉弓伴头臂动脉镜像分支（c）（根据 Moes and Freedom[4] 许可修改）

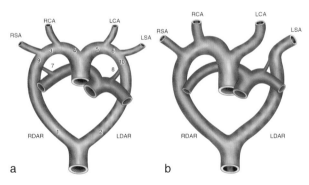

图 23.6 右位主动脉弓合并迷走左锁骨下动脉的患者（a），左侧第四弓动脉发育障碍，相当于左颈总动脉和左锁骨下动脉之间的主动脉节段 6；左锁骨下动脉（LSA）通过左背侧主动脉根部即 Ko mmerell 憩室与降主动脉连接；血管环由动脉导管或动脉韧带连接 Ko mmerell 憩室及左肺动脉构成（b）（根据 Moes and Freedom[4] 许可修改）

续为右降主动脉，可伴有头臂血管分支正常或右锁骨下动脉的异常起源[2]。如果降主动脉通过开放的动脉导管或动脉韧带连接右肺动脉，则这些患者存在完整的血管环[2]。

颈位主动脉弓是一种以主动脉弓异位为特征

的畸形，表现为主动脉弓进一步向头侧延伸，超过锁骨水平进入颈部[2, 20]。颈位主动脉弓可表现为右位或左位主动脉弓，可伴有头臂动脉异常或主动脉缩窄。头臂动脉异常可形成血管环，随后出现气管压迫症状。若触诊发现胸骨上切迹和颈部搏动性包块，则临床上可疑诊。

四、肺动脉吊带

肺动脉吊带表现为左肺动脉异常起源于右肺动脉[21]。左肺动脉起源于气管右侧，跨过右主支气管，沿气管后方和食管前方到达左肺门（图 23.7）。由于这种异常走行，左肺动脉可能压迫右主支气管近端以及气管远端。约 1/3 的患者伴有严重心血管异常[22, 23]，包括室间隔和房间隔缺损、动脉导管未闭、法洛四联症、单心室和主动脉缩窄[23]。

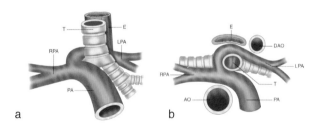

图 23.7 a. 在肺动脉吊带中，异常左肺动脉（LPA）起源于右肺动脉（RPA），跨过右主支气管，在气管（T）与食管（E）之间穿行至左侧；b. 对气管右侧和后方形成明显的压迫。AO：升主动脉；DAO：降主动脉

肺动脉吊带有 2 种不同的解剖亚型，因为需要不同的治疗策略，所以必须加以区分[24]。第一种亚型（Ⅰ型根据 Wells 等的分类）伴有正常长度的气管和正常数量的气管软骨环[24]。第二种亚型（根据 Wells 等的分类为Ⅱ型）伴有支气管桥。支气管桥特征是起源于左主支气管的共同右中下叶支气管，从左向右穿过中线（"桥"）[24, 25]。这种共同中下叶支气管起源于比正常隆突水平低的假性隆突，右肺上叶支气管可能起源于正常分叉水平的气管（Wells 等分类为Ⅱa 型），甚至可能缺如（Ⅱb 型）。在Ⅱ型患者中，肺动脉吊带穿过支气管桥通向左肺门。识别Ⅱ型肺动脉吊带和支气管桥患者很重要，因为它们经常在气管和主支气管中出现完整的软骨环，缺乏膜部，导致严重气

管和左主支气管狭窄 [24~28]。

伴随气管支气管畸形导致 II 型肺动脉吊带患者呼吸问题显著加重。对此类患者，无法像 I 型患者一样通过手术矫治肺动脉吊带解除气道阻塞（如离断左肺动脉并进行再植）。支气管桥患儿的手术修复需要重新定位左肺动脉，并结合复杂的气管和支气管重建，包括滑动气管成形术、自体气管移植术、气管切除术或心包补片气管成形术 [26, 29, 31]。

第二节 二维和彩色多普勒超声心动图

三维成像技术如 MRI 和多层 CT 彻底改变了血管环或吊带引起的儿童上呼吸道阻塞的诊断，因为其实现了血管、周围结构和气道的三维空间显像 [25, 32, 33]。但超声心动图仍是一种有价值的诊断工具，其可检测绝大多数导致上呼吸道阻塞的心血管异常 [20, 34]。尤其是在新生儿期和婴幼儿期，胸腺的存在优化了上纵隔的超声心动图成像。此外，新生儿和婴儿的超声心动图可检测主动脉弓及其头臂血管异常，这些异常与气道阻塞无关，但与治疗的其他方面相关 [9, 11, 15, 18]。由于通过血流的检测大大加强了对头臂血管及其连接的识别，因此超声心动图诊断几乎总是离不开彩色多普勒检查。

一、主动脉弓偏侧化的评估

主动脉弓和头臂血管可能的血管环或吊带的超声心动图检查需要应用系统的方法 [20, 34, 35]。若不仔细检查，即使是右位主动脉弓伴头臂动脉镜像分支也易漏诊。患者肩部抬高后大大方便了检查。检查通常需要镇静，尤其是在大龄婴幼儿中。

我们建议从高位胸骨旁或胸骨上窝开始检查 [34]。从升主动脉横截面显示的短轴切面开始，探头向头侧倾斜（图 23.8）。在正常左位主动脉弓患者，无名动脉是主动脉弓向右侧发出的第一支血管 [20, 34, 35]（动图 23.1，动图 23.2，动图见本章末尾）。顺时针轻微旋转探头拉长无名动脉，验证

该血管分叉形成右颈总动脉和右锁骨下动脉（图 23.8，动图 23.3）。确认右无名动脉分支正常可以排除锁骨下动脉异常，如异常起源于降主动脉、孤立性、导管起源或颈部起源。经上述步骤后，探头倾斜回至高位胸骨旁或胸骨上窝短轴切面。确认主动脉弓的偏侧化是通过从主动脉短轴旋转探头显示开始：逆时针旋转并略向左倾斜拉长主动脉弓，最后呈现左位主动脉弓的长轴切面。

在右位主动脉弓伴镜像头臂动脉分支时，从高位胸骨旁或胸骨上窝短轴切面开始，探头向头侧倾斜显示左侧起源的第一支头臂血管（动图 23.4，动图 23.5），左无名动脉随后分为左颈总动脉和左锁骨下动脉（图 23.9）。通过旋转探头确认右位主动脉弓：从胸骨旁短轴切面开始，顺时针旋转并略向右倾斜探头可显示右位主动脉弓长轴（动图 23.6，动图 23.7）。

二、双主动脉弓

在双主动脉弓患者，我们在高位胸骨旁或胸骨上窝短轴切面中开始超声心动图检查，横截面显示升主动脉（图 23.10）。探头往头侧倾斜显示主动脉的正常圆形短轴过渡到 8 的水平图形（图 23.10，动图 23.8，动图 23.9）。双弓开放情况下，进一步向头侧倾斜探头显示两侧主动脉弓（包绕气管和食管），两侧分别走行汇入降主动脉（图 23.10，动图 23.10）。顺时针旋转探头显示右侧主动脉弓；逆时针旋转显示左侧主动脉弓（图 23.11）。颈总动脉和锁骨下动脉自双侧主动脉弓上分别发出（图 23.11）。从高位胸骨旁或胸骨上窝切面进行矢状扫描可连续显示双弓长轴（动图 23.11）。右弓通常明显＞左弓 [2]。

双主动脉弓患者可出现一侧弓部分闭锁。绝大多数情况下为左侧主动脉弓闭锁，仅留下一个开放的右侧主动脉弓 [19]。这些患者的超声心动图表现取决于其就诊时间。在产前发现主动脉弓异常后，越来越多的儿童在新生儿期接受检查 [36]。新生儿期检查可发现与双弓开放患者非常相似的情况。彩色多普勒检查显示主动脉弓血流顺行性灌注。在有主动脉弓闭锁时，彩色多普勒检查显示

血流顺行灌注直至闭锁处（图 23.12，动图 23.12）。主动脉弓闭锁段远端（通常是左锁骨下动脉远端）显示从降主动脉通过左主动脉弓远端的逆向血流（图 23.12）。如果在出生后几天内进行检查，导管可能仍然开放。右侧主动脉弓开放伴锁骨下动脉远端左弓闭锁的情况下，主动脉弓远端通过左侧动脉导管与左肺动脉相连（图 23.12，动图 23.13）。

大龄儿童闭锁相邻的弓段连续性已不明显。在右位主动脉弓开放的情况下，动脉导管闭合后，左降主动脉远端（左背侧主动脉根部）消退，形成 Ko mmerell 憩室。近端弓终止于颈总动脉远端或锁骨下动脉远端（图 23.13）。前种情况类似右位主动脉弓，左锁骨下动脉异常起源于降主动脉。锁骨下动脉远端离断的患者，超声心动图表现类似右位主动脉弓，头臂血管呈镜像分支（图 23.5）。但如果左锁骨下动脉出现急剧下弯，则可疑存在双主动脉弓伴左弓部分闭锁，这是由于闭锁的左侧弓纤维韧带牵拉所致（图 23.13，动图 23.14，动图 23.15）。心脏 MRI 和胸部 CT 显示存在代表左背侧主动脉根部残余的 Ko mmerell 憩室（图 23.13）。

三、右位主动脉弓和迷走左锁骨下动脉

造成上呼吸道阻塞的常见血管环异常是右位主动脉弓伴通过 Ko mmerell 憩室异常起源于降主动脉的左锁骨下动脉[19]。这些患者的超声心动图可见右位主动脉弓（图 23.14，动图 23.16），起源于主动脉弓的第一支头臂动脉为左颈总动脉，后续依次为右颈总动脉和右锁骨下动脉（图 23.14，动图 23.17）。刚出生几天时，动脉导管未闭可在高位胸骨旁长轴切面（"导管切面"）中见到，连接左降主动脉远端（表现为 Ko mmerell 憩室）与左肺动脉（图 23.14，动图 23.18）。左锁骨下动脉作为最后一支头臂动脉起源于该憩室（动图 23.18）。

在这些患者中，大多数在新生儿期动脉导管自行闭合。形成的导管韧带不再被超声心动图显示。新生儿期后，超声心动图可显示右位主动脉弓及作为第一支头臂血管起源的左颈总动脉（图 23.15）。在婴幼儿，通常可以通过彩色

多普勒检查显示异常起源的左锁骨下动脉：它可以在斜向高位左侧胸骨旁或胸骨上窝切面中显示，向远心端走行，几乎与左颈总动脉平行（图 23.15，动图 23.19，动图 23.20）。然而，随着患者年龄增加，超声显示迷走锁骨下动脉愈加困难，常需要 MRI 或胸部 CT 等影像技术进行诊断（图 23.15）。

四、不伴血管环的锁骨下动脉异常

主动脉弓和头臂血管的系统评价显示锁骨下动脉异常与血管环形成后对气管和食管的压迫无关[9, 11, 15]。图表显示这些异常涉及左位主动脉弓患者，但在右位主动脉弓患者，所有锁骨下动脉异常均可能以镜像模式出现，累及左锁骨下动脉[9]。

在左位主动脉弓且头臂动脉分支正常的患者，顺时针旋转探头并向头侧倾斜显示指向右侧的第一支头臂血管。右无名动脉的特点是分支成右颈总动脉和右锁骨下动脉（图 23.8）。第一支头臂血管缺乏正常分支明确证明存在锁骨下动脉异常，应提示仔细寻找潜在的病理结构。超声心动图可以对大多数新生儿的解剖结构进行评价，但随着声窗受限图像质量下降，对高龄儿童的评价变得越来越困难。尽管在年长患者中可以很容易地确定是否存在正常分支，但是对该年龄组根本的解剖结构的剖析常需进行心脏 MRI 或胸部 CT。

锁骨下动脉异常起源于降主动脉最为常见。在此类患者中，升主动脉发出的第一支头臂血管是右颈总动脉（图 23.16，动图 23.21）。从高位右胸骨旁或胸骨上窝切面的右颈总动脉长轴开始，探头向外侧倾斜显示迷走锁骨下动脉向外走行并平行于颈总动脉（图 23.16，动图 23.22）。彩色多普勒极大地方便了迷走锁骨下动脉显像。由于锁骨下动脉走行角度不利于彩色多普勒检查，彩色多普勒速度应降至 20 cm/s，从胸骨上窝开始，探头后倾可于冠状面显示迷走锁骨下动脉在降主动脉起始部（动图 23.23）。为得到充分的显示，须抬高肩关节并让颈部后仰。

次常见的锁骨下动脉异常是颈部起源[5, 14, 18]。在这种异常中，在正常位置不会发出第一支头臂动脉[15]。无名动脉远端长轴切面显示锁骨下动

脉于邻近颈总动脉分叉处发出（图 23.17，动图 23.24，动图 23.25）。经彩色多普勒证实，锁骨下动脉逆行进入右上肢（图 23.17，动图 23.26，动图 23.27）。

最后一种异常为孤立性锁骨下动脉，其特征为孤立性右颈总动脉起源，即主动脉向右侧发出的第一条血管。在左位主动脉弓的情况下孤立性锁骨下动脉罕见，其更常见于右位主动脉弓患者，以镜像模式影响左锁骨下动脉[9, 12]。若受累锁骨下动脉供血上肢测量血压显著降低，临床上可以怀疑这种异常。相应的锁骨下动脉可以完全孤立，仅通过右侧椎动脉接受来自 Willisii 动脉环的逆行血流（图 23.3）。因为锁骨下动脉仅有少量血流，即便应用彩色多普勒，超声心动图对这种罕见异常也很难显示。从高位右胸骨旁切面的探头位置与显示右锁骨下动脉从降主动脉异常起源所需的位置相似。在右位主动脉弓患者中，采用镜像模式，需要将探头放置于胸骨上窝或高位左胸骨旁。由于没有顺行灌注，彩色多普勒显示锁骨下动脉为逆向血流（动图 23.28）。

锁骨下动脉可能未完全孤立，而仍通过动脉导管与同侧肺动脉相连[8, 9, 11]。此外，锁骨下动脉可通过椎动脉与 Willisii 动脉环相连（图 23.18）。在这些病例中，锁骨下动脉的血压取决于相关心血管异常的存在和肺动脉内的压力。如果肺动脉压正常，低压也会影响锁骨下动脉压，导致右臂血压明显降低[11]。此外，由于有锁骨下动脉窃血综合征，右侧椎动脉会出现逆向血流[8]。在高位胸骨旁短轴切面上可诊断孤立性锁骨下动脉起源，显示锁骨下动脉与同侧肺动脉相连（图 23.18）。经脉冲波多普勒和彩色多普勒检查 Willisii 动脉环和椎动脉内的血流，证实相应椎动脉内存在逆行血流[8]。

颈位主动脉弓是一种主动脉弓异常，不一定与血管环形成和气道阻塞导致的临床症状相关[2, 20]。由于主动脉弓靠前侧走行，在胸骨上窝可触及主动脉的搏动。胸骨上窝切面的超声心动图显示了主动脉弓向颈部延伸，位置非常接近探头（图 23.19，动图 23.29）。由于在合并头臂血管特别是锁骨下动脉异常的情况下可能形成血管环，颈位主动脉弓可能会出现相关的症状。

五、肺动脉吊带

肺动脉吊带的超声心动图诊断比排除这种异常困难得多。在高位胸骨旁短轴切面（动图 23.30）显示正常肺动脉分叉，很容易排除肺动脉吊带。如果在这个切面上不能显示左右肺动脉起始部的正常肺动脉分叉，则鉴别诊断包括肺动脉吊带、左肺动脉起源于左位动脉导管和肺动脉起源于升主动脉。后者的诊断与上呼吸道阻塞无关。超声心动图证实肺动脉吊带通常需要抬高患者的肩部并使其头部后仰。在胸骨上窝或高位胸骨旁切面超声心动图确认在肺动脉分叉部无左肺动脉起源（图 23.20，动图 23.31，动图 23.32）。左肺动脉起始部远离右侧，向左后走行至左肺门（图 23.20）。如果怀疑左肺动脉吊带，则超声心动图很可能发现这种异常[29, 33]。

第三节　脉冲波和连续波多普勒

脉冲波多普勒是确认和记录主动脉弓不同部位或异常血管中血流方向的重要工具。双主动脉弓可合并右位或左位主动脉弓梗阻。此时，脉冲波多普勒检查通常不会显示梗阻部位的血流加速：不存在通过狭窄处的显著压差，因为开放的对侧主动脉弓允许远端降主动脉逆向血流充盈。但双侧主动脉弓狭窄已有报道。在这些病例中，脉冲波和连续波多普勒检查显示了两侧主动脉弓缩窄的血流特征及收缩期和舒张期的血流加速。

在新生儿和小婴儿，颅内血管的经颅脉冲波多普勒检查有助于孤立性锁骨下动脉或无名动脉的诊断。Willisii 动脉环和同侧椎动脉的检查能显示受累锁骨下动脉窃血导致的逆行性血流[8, 10]。锁骨下动脉窃血甚至可致受累肺动脉过度灌注[11]。

肺动脉吊带患者可出现左肺动脉梗阻，梗阻部位在其右肺动脉起始处远端。脉冲和连续多普勒检查将检测出左肺动脉起始处血流加速，从而确认梗阻（第七章）。

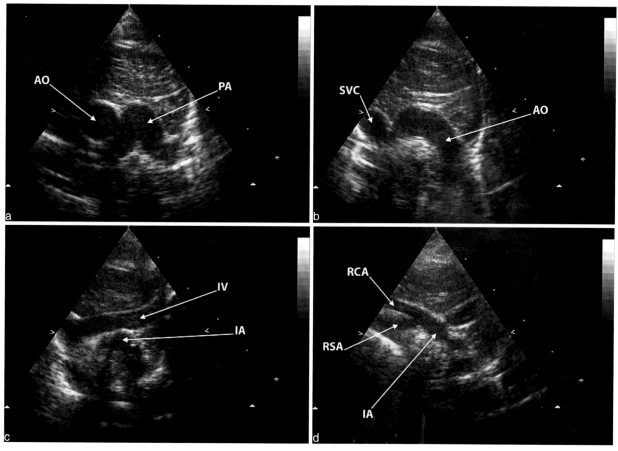

图 23.8 主动脉弓的偏侧化评价从高位胸骨旁或胸骨上窝短轴切面（a）开始，横断面显示肺动脉分叉（PA）和升主动脉（AO）；探头向头侧倾斜（b）显示主动脉横弓（AO）和上腔静脉（SVC）；进一步倾斜（c）显示无名动脉（IA）起源于主动脉和无名静脉（IV）；顺时针旋转探头并进一步倾斜（d）后，纵切面显示无名动脉分叉为右锁骨下动脉（RSA）和右颈动脉（RCA）

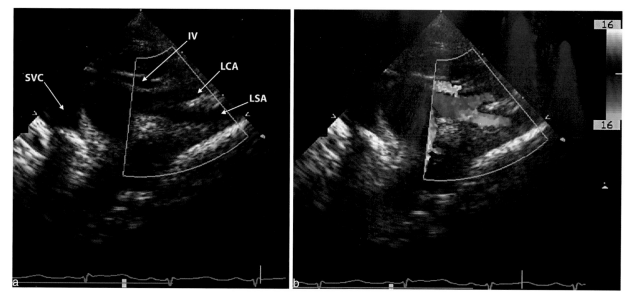

图 23.9 右位主动脉弓患者高位胸骨旁短轴显示左侧第一支头臂动脉起始部；根据左锁骨下动脉（LSA）和左颈总动脉（LCA）的起始可判断出该血管为左无名动脉；通过彩色多普勒检查确认解剖结构；IV：无名静脉、SVC：上腔静脉

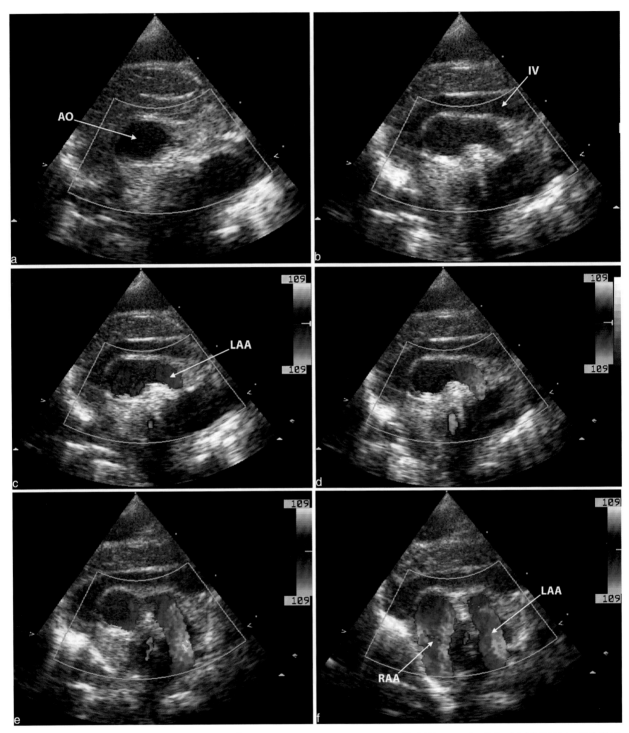

图 23.10 一例双主动脉弓患者的高位胸骨旁短轴切面显示升主动脉（AO）横截面（a）；探头向头侧倾斜显示无名静脉（IV），并显示两个主动脉弓均起源于升主动脉，主动脉由短轴圆形过渡到水平 8 结构（b）；彩色多普勒（c）显示血流流向左侧主动脉弓（LAA），通过探头进一步向头侧倾斜（d，e）证实，并显示右侧（RAA）和左侧（LAA）主动脉弓（f）开放

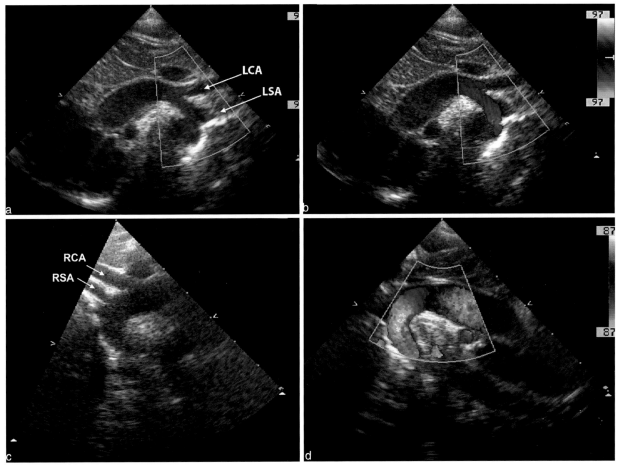

图 23.11　a. 左位主动脉弓胸骨上窝长轴切面显示左颈总动脉（LCA）和左锁骨下动脉（LSA）独立起源；b. 通过彩色多普勒确认弓部通畅；c. 在右位主动脉弓的胸骨上窝长轴切面中显示右颈总动脉（RCA）和右锁骨下动脉（RSA）的独立起源；d. 彩色多普勒显示右位主动脉弓血流通畅（与图 23.10 为同一例患者）

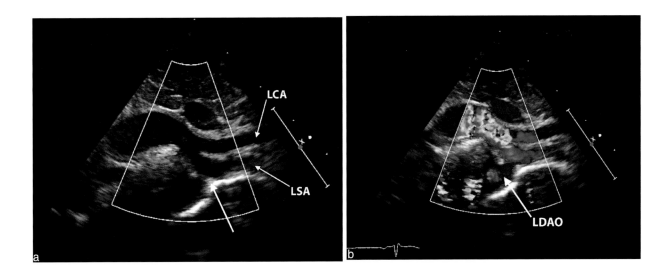

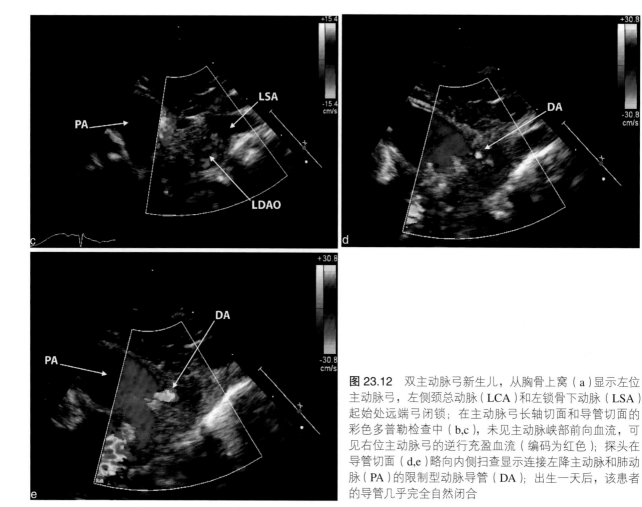

图 23.12　双主动脉弓新生儿，从胸骨上窝（a）显示左位主动脉弓，左侧颈总动脉（LCA）和左锁骨下动脉（LSA）起始处远端弓闭锁；在主动脉弓长轴切面和导管切面的彩色多普勒检查中（b,c），未见主动脉峡部前向血流，可见右位主动脉弓的逆行充盈血流（编码为红色）；探头在导管切面（d,e）略向内侧扫查显示连接左降主动脉和肺动脉（PA）的限制型动脉导管（DA）；出生一天后，该患者的导管几乎完全自然闭合

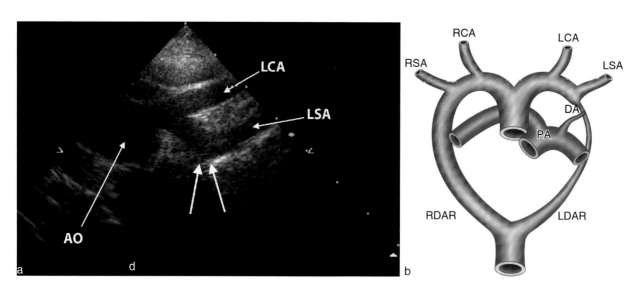

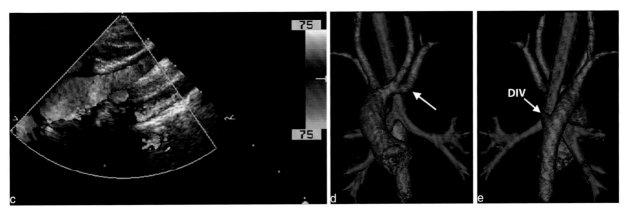

图 23.13 a. 一例 4 个月大婴儿的高位左胸骨旁短轴图，右位主动脉弓明显，显示左无名动脉分为左颈总动脉（LCA）和左锁骨下动脉（LSA）；b. 左锁骨下动脉显示下弯（箭头），提示双主动脉弓伴左锁骨下动脉远端左弓部分闭锁诊断正确；c. 彩色多普勒显示无名动脉血流；d. 通过 CT 胸廓三维重建确认解剖结构，前视图显示通畅的右位主动脉弓和锁骨下动脉弯曲（箭头）；e. 后视图显示降主动脉憩室（DIV），连同左锁骨下动脉的成角，确认存在闭锁的左位主动脉弓，在气管周围形成完整的血管环，以蓝色显示（德国图宾根大学医院放射科 Dr. J. Schaefer 提供 CT- 胸部三维重建）

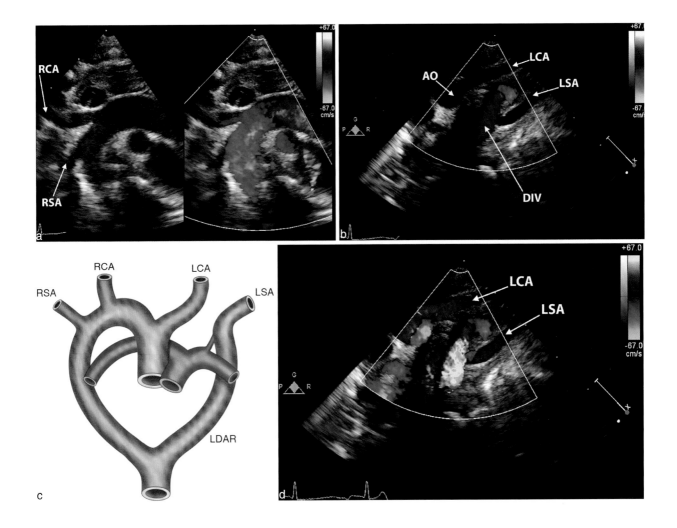

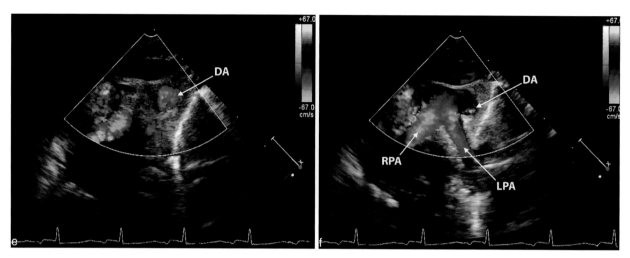

图 23.14 新生儿胸骨上长轴切面（a）显示右位主动脉弓，发出右颈总动脉（RCA）和右锁骨下动脉（RSA）；同一患者（b）的斜向左胸骨旁短轴切面显示升主动脉（AO）短轴，并发出左侧颈总动脉（LCA），作为第一支头臂血管。左锁骨下动脉（LSA）作为最后一支头臂血管起源于 Ko mmerell 憩室（DIV）即左主动脉弓的远端部分（c）；收缩期（d）左颈动脉和左锁骨下动脉血流明显；顺时针旋转（e）使探头尾部倾斜，显示动脉导管（DA）起源于 Ko mmerell 憩室，与肺动脉分叉（f）相连；RPA：右肺动脉，LPA：左肺动脉

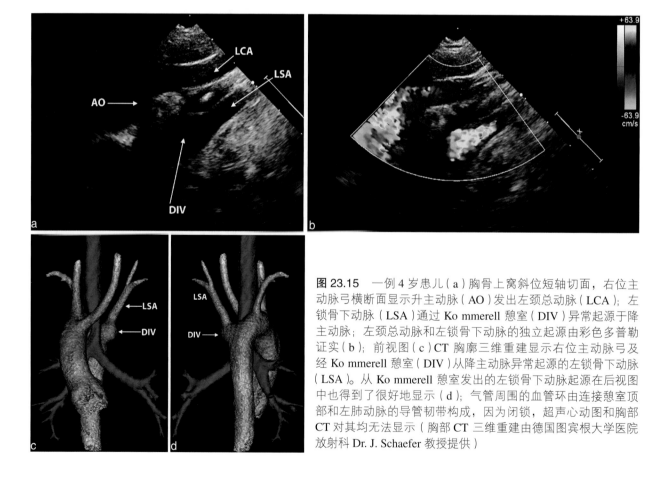

图 23.15 一例 4 岁患儿（a）胸骨上窝斜位短轴切面，右位主动脉弓横断面显示升主动脉（AO）发出左颈总动脉（LCA）；左锁骨下动脉（LSA）通过 Ko mmerell 憩室（DIV）异常起源于降主动脉；左颈总动脉和左锁骨下动脉的独立起源由彩色多普勒证实（b）；前视图（c）CT 胸廓三维重建显示右位主动脉弓及经 Ko mmerell 憩室（DIV）从降主动脉异常起源的左锁骨下动脉（LSA）。从 Ko mmerell 憩室发出的左锁骨下动脉起源在后视图中也得到了很好地显示（d）；气管周围的血管环由连接憩室顶部和左肺动脉的导管韧带构成，因为闭锁，超声心动图和胸部 CT 对其均无法显示（胸部 CT 三维重建由德国图宾根大学医院放射科 Dr. J. Schaefer 教授提供）

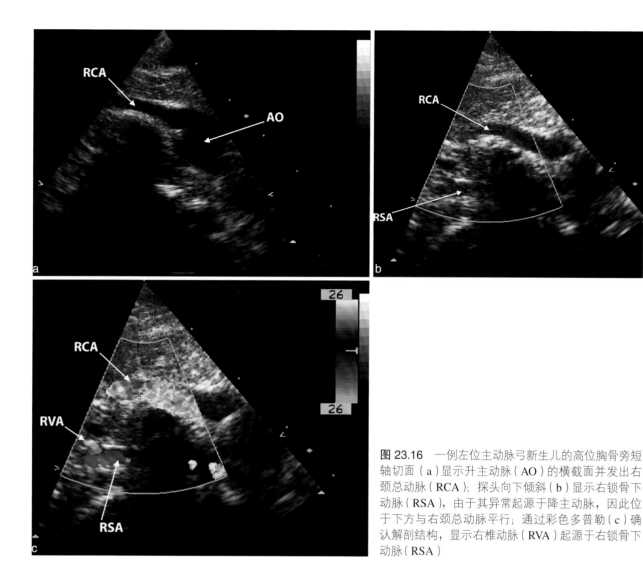

图 23.16　一例左位主动脉弓新生儿的高位胸骨旁短轴切面（a）显示升主动脉（AO）的横截面并发出右颈总动脉（RCA）；探头向下倾斜（b）显示右锁骨下动脉（RSA），由于其异常起源于降主动脉，因此位于下方与右颈总动脉平行；通过彩色多普勒（c）确认解剖结构，显示右椎动脉（RVA）起源于右锁骨下动脉（RSA）

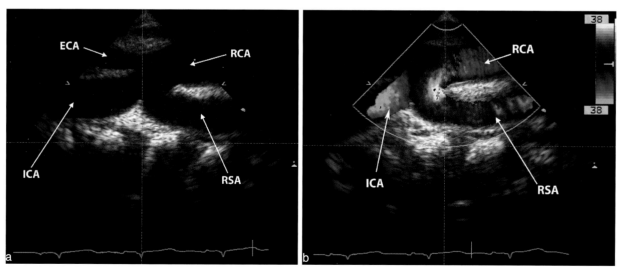

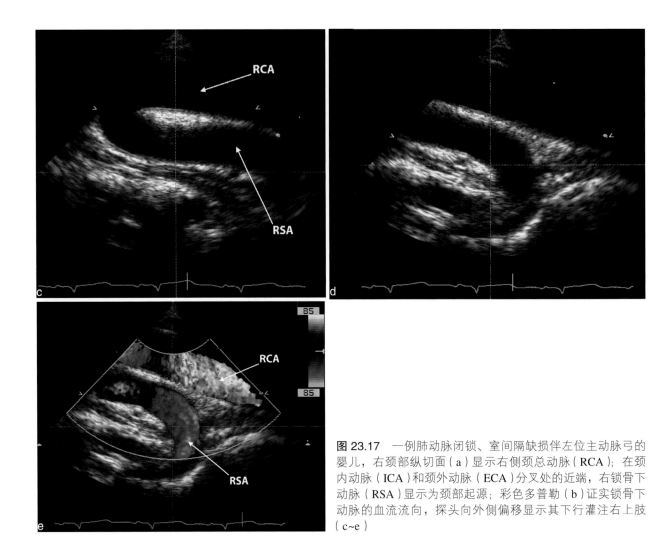

图 23.17　一例肺动脉闭锁、室间隔缺损伴左位主动脉弓的婴儿，右颈部纵切面（a）显示右侧颈总动脉（RCA）；在颈内动脉（ICA）和颈外动脉（ECA）分叉处的近端，右锁骨下动脉（RSA）显示为颈部起源；彩色多普勒（b）证实锁骨下动脉的血流流向，探头向外侧偏移显示其下行灌注右上肢（c~e）

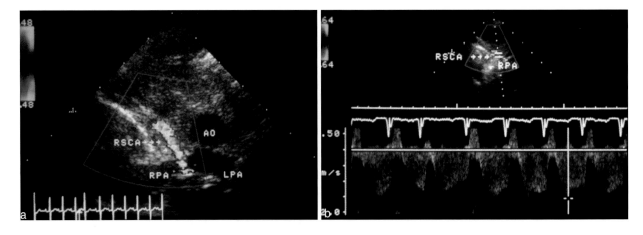

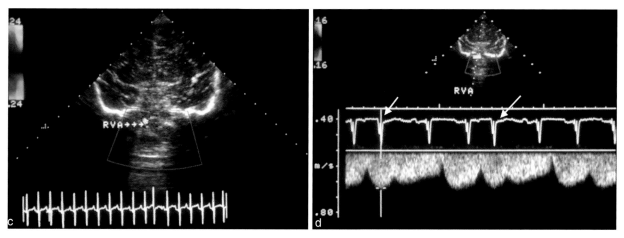

图 23.18 大动脉转位新生儿高位胸骨旁短轴显示大动脉前后位（a）。彩色多普勒显示右锁骨下动脉（RSCA）逆行性血流通过右侧动脉导管与右肺动脉（RPA）相连，脉冲波多普勒证实主要从右锁骨下动脉到肺动脉的逆行血流；右侧椎动脉（RVA）通过 Willis 环向右锁骨下动脉逆行供血（b）；脑冠状切面的后平面彩色多普勒（经颅超声）显示，由于锁骨下动脉窃血综合征，右椎动脉（RVA）中的逆行血流编码为蓝色（c）；通过脉冲波多普勒检查证实右椎动脉内的血流逆行流向右锁骨下动脉（d）；由于频发室上性期前收缩，血流频谱发生改变（箭头）

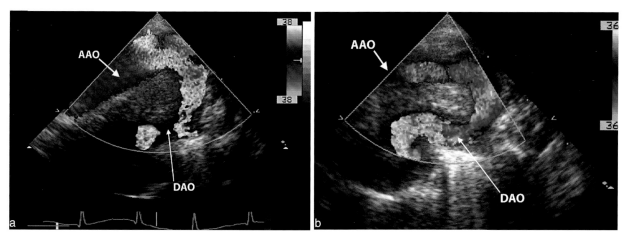

图 23.19 一例左颈位主动脉弓新生儿高位右胸骨旁切面的彩色多普勒显示主动脉弓向头侧延伸（a），也可通过右侧颈部声窗看到主动脉弓的头侧延伸和纡曲走行（b）；AAO：升主动脉，DAO：降主动脉

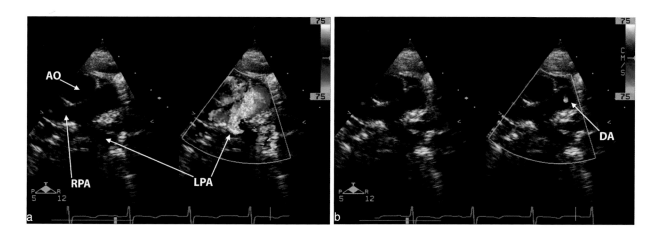

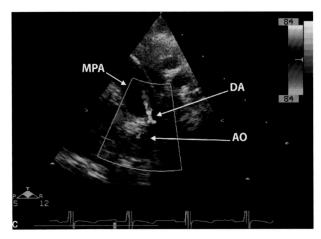

图 23.20 肺动脉吊带新生儿胸骨上窝短轴切面（a）显示主动脉（AO）短轴及右肺动脉（RPA）长轴；左肺动脉（LPA）起源于右肺动脉远端，逆行进入左肺门；舒张期（b）显示从分叉处左肺动脉原本起源处的小动脉导管（DA）血流分流入主肺动脉；导管切面（c）确认降主动脉（AO）与主肺动脉（MPA）间的小导管开放，而左肺动脉在此平面无法显示

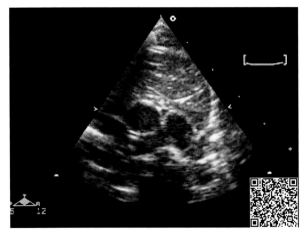

动图 23.1 高位胸骨旁短轴切面扫查显示左主动脉弓正常患者的侧卧位评估；从肺动脉分叉的胸骨旁短轴视图开始，横切面显示升主动脉；探头向上倾斜显示横主动脉弓、横切面的上腔静脉和长轴切面的无名静脉；进一步的向上倾斜显示右无名动脉起源于主动脉；顺时针旋转探头结合向上倾斜，无名动脉在纵切面上显示出分叉成右锁骨下动脉和右颈总动脉

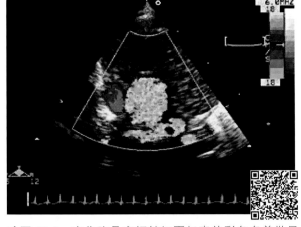

动图 23.2 高位胸骨旁短轴切面扫查的彩色多普勒显示了与动图 23.1 相似的正常左主动脉弓患者的侧卧位评估结果

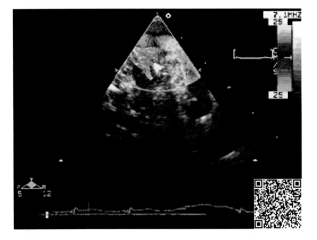

动图 23.3 在无名动脉长轴切面轻微旋转探头可显示其分支为右锁骨下动脉和右颈总动脉

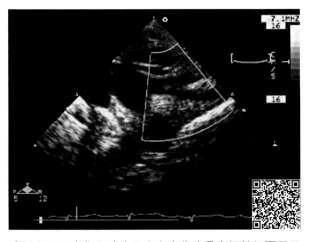

动图 23.4 右位主动脉弓患者高位胸骨旁短轴切面显示第一支左侧头臂动脉的起源；无名动脉分支为左锁骨下动脉和左颈总动脉，其特征为左无名动脉

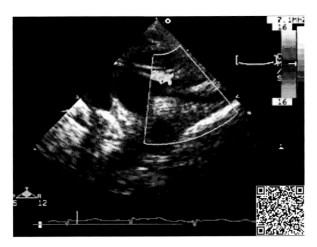

动图 23.5　通过彩色多普勒探查显示主动脉上方的无名静脉和主动脉右侧的上腔静脉证实解剖结构

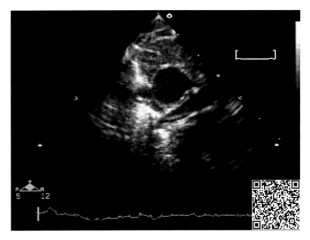

动图 23.6　高位胸骨旁短轴扫查显示右位主动脉弓患者侧卧位的评估；从胸骨旁短轴切面开始横截面显示升主动脉；探头向头侧倾斜横切面显示上腔静脉，纵切面显示无名静脉；进一步向头侧倾斜显示来自主动脉的无名动脉左侧分支为左锁骨下动脉和左颈总动脉

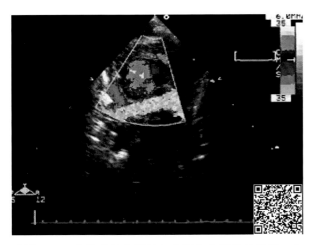

动图 23.7　高位胸骨旁短轴扫查彩色多普勒显示了一个右位主动脉弓患者侧卧位的评估；它从肺动脉分叉的胸骨旁短轴切面开始，显示升主动脉的横切面；探头向头侧倾斜显示横切面的上腔静脉，纵切面显示无名静脉；顺时针旋转向右倾斜探头显示主动脉弓及右降主动脉

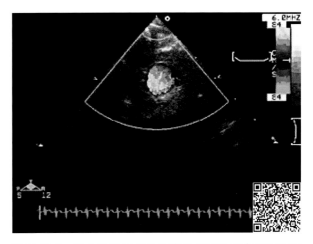

动图 23.8　双主动脉弓婴儿的彩色多普勒扫查从高位胸骨旁短轴开始，显示升主动脉横切面；探头向上倾斜显示无名静脉及从升主动脉开始的两个主动脉弓的起源，主动脉的圆形转变为水平"8"字形；进一步向上倾斜显示左、右主动脉弓分离；彩色多普勒显示左、右主动脉弓开放

357

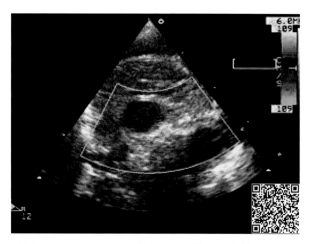

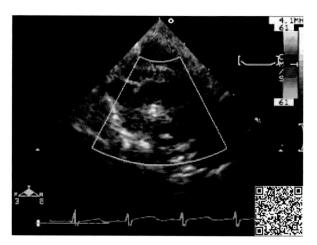

动图 23.9 另一例双主动脉弓婴儿的彩色多普勒扫查从高位胸骨旁短轴开始，显示升主动脉横切面；向上倾斜显示主动脉上方的无名静脉及主动脉分离成一个主要的右主动脉弓和一个明显较小的左主动脉弓；探头进一步向上倾斜证实两个主动脉弓的开放

动图 23.10 在向上短轴切面中的彩色多普勒显示由右主动脉弓和左主动脉弓形成的完整血管环（与动图 23.8 为同一例患者）

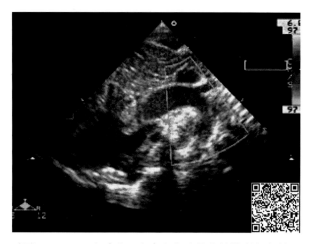

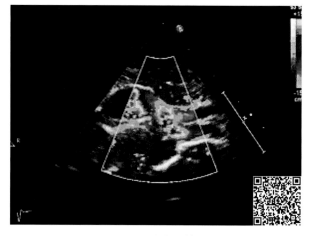

动图 23.11 双主动脉弓患者高位胸骨旁长轴彩色多普勒扫查从右主动脉弓长轴开始；探头向左倾斜显示食道长轴切面；探头进一步向左倾斜显示左主动脉弓及左颈总动脉远端较小的节段；由于动脉导管前壶腹形成，左锁骨下动脉端主动脉较大；最后，探头向右后倾斜可再次显示较大的右主动脉弓

动图 23.12 在一个有双主动脉弓的新生儿中，从胸骨上窝显示左主动脉弓，显示左颈总动脉和左锁骨下动脉起源闭锁点。彩色多普勒显示主动脉峡部无顺行血流，来自右主动脉弓的左降主动脉端（Ko mmerell 憩室）逆行充盈（红色血流）

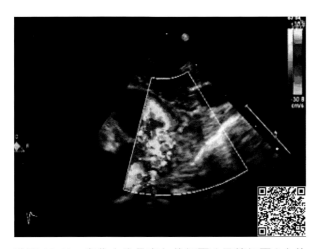

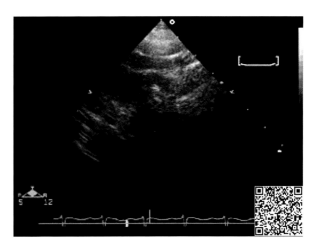

动图 23.13　高位左胸骨旁矢状切面（导管切面）中的彩色多普勒扫查从显示主肺动脉和左肺动脉的侧面开始；探头向左倾显示一个小而狭窄的动脉导管连接到主肺动脉，就在左肺动脉起源的近端；导管起源于左降主动脉端；进一步向右倾斜显示左主动脉弓在左锁骨下动脉远端离断，而左主动脉弓远端逆行充盈；最后，探头再次向左倾斜（与动图 23.12 为同一例患者）

动图 23.14　一例 4 个月大婴儿的高位左胸骨旁短轴切面显示左侧无名动脉分为左颈总动脉和左锁骨下动脉提示右位主动脉弓；然而，左锁骨下动脉显示出下倾角度，表明诊断左锁骨下动脉远端左弓部分闭锁的双主动脉弓是正确的

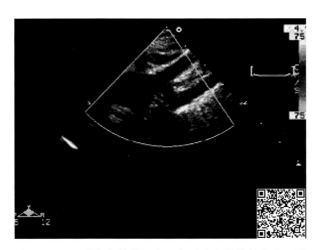

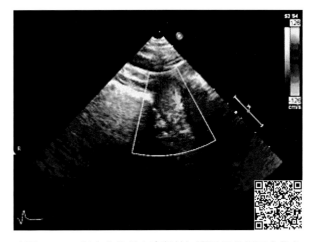

动图 23.15　彩色多普勒证实无名动脉有规律的血流，并分支到左颈总动脉和左锁骨下动脉（与动图 23.14 为同一例患者）

动图 23.16　新生儿胸骨上窝长轴切面显示起源于右位主动脉弓的右颈总动脉和右锁骨下动脉；从胸骨上窝短轴切面顺时针旋转探头获得该切面（与动图 23.17，动图 23.18 为同一例患者）

第二十三章

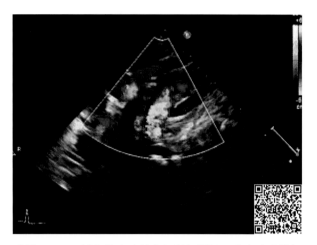

动图 23.17 斜高位左胸骨旁短轴切面显示升主动脉横切面发出源于第一头臂血管的左颈总动脉。左锁骨下动脉起源于左主动脉弓远端 Ko mmerell 憩室发出的最后一支头臂动脉，左侧动脉导管起源于 Ko mmerell 憩室的顶部，这在动图 23.18 扫查中有进一步描述（与动图 23.16，动图 23.18 为同一例患者）

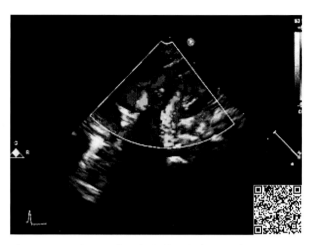

动图 23.18 新生儿的彩色多普勒扫查显示诊断为 RAA、左锁骨下动脉和左动脉导管异常起源于 Ko mmerell 憩室；从斜高位左胸骨旁短轴切面开始显示左锁骨下动脉从 Ko mmerell 憩室异常起源；探头顺时针旋转和向下移位显示一个弯曲的动脉导管起源于 Ko mmerell 憩室顶部连接到肺动脉分叉（与动图 23.16，动图 23.17 为同一例患者）

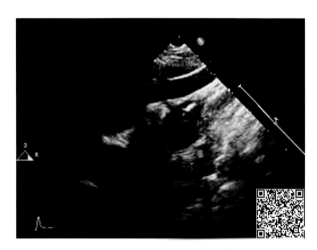

动图 23.19 一例 4 岁右位主动脉弓患者的胸骨上斜位短轴切面显示，升主动脉横切面上发出左颈总动脉，该动脉起源于第一头臂血管；左锁骨下动脉异常地起源于经 Ko mmerell 憩室的降主动脉（与动图 23.20 为同一例患者）

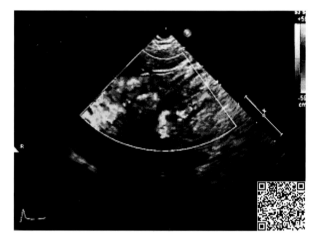

动图 23.20 彩色多普勒证实左颈总动脉和左锁骨下动脉单独起源；彩色多普勒未提示存在动脉导管持续开放的证据（与动图 23.19 为同一例患者）

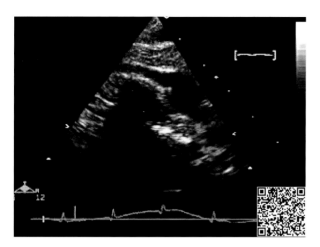

动图 23.21 左主动脉弓新生儿高位右胸骨旁短轴切面显示升主动脉横切面右侧发出一条头臂血管；第一条较小内径血管表明它可能不代表右无名动脉，而仅代表右颈总动脉

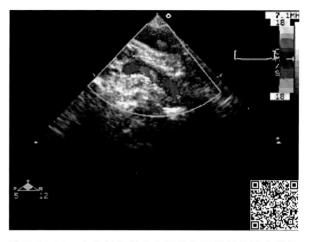

动图 23.22 在类似发绀患儿探头向下倾斜显示右锁骨下动脉从降主动脉异常起源，沿着与颈总动脉平行向下走行

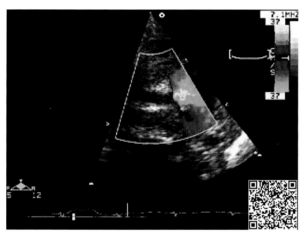

动图 23.23 左主动脉弓新生儿后位胸骨上窝短轴平面彩色多普勒显示右锁骨下动脉异常起源于降主动脉；注：舒张期降主动脉内有明显的逆行血流，这可以通过永存动脉干的诊断及舒张期血流流出到肺动脉导致降主动脉血流逆行来解释

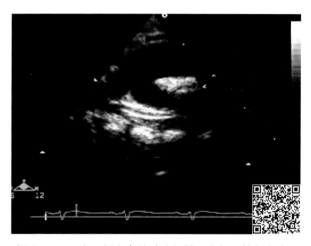

动图 23.24 在一例患有肺动脉闭锁、室间隔缺损和左主动脉弓的婴儿，右颈部纵向的彩色多普勒显示右颈总动脉；在颈内动脉和颈外动脉分叉处附近显示右锁骨下动脉起源于颈部（与动图 23.25～动图 23.27 为同一例患者）

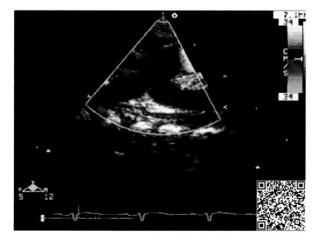

动图 23.25 右锁骨下动脉的颈部起源由彩色多普勒在右颈部长轴切面中确认（与动图 23.24，动图 23.26，动图 23.27 为同一例患者）

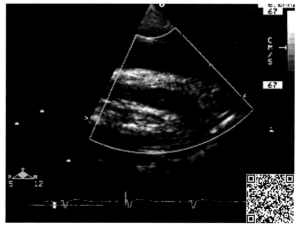

动图 23.26 探头角度向下显示右颈下部区域的右头臂血管，右锁骨下动脉与右颈总动脉平行向下走行（与动图 23.24，动图 23.25，动图 23.27 为同一例患者）

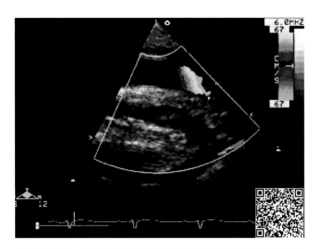

动图 23.27 彩色多普勒证实这条锁骨下动脉内向下的血流与颈总动脉内向上的血流方向相反（与动图 23.24 ～动图 23.26 为同一例患者）

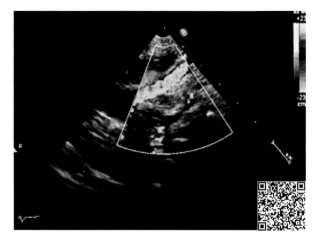

动图 23.28 右主动脉弓新生儿斜位胸骨上窝短轴切面显示升主动脉横切面探及左颈总动脉，该动脉起源于第一头臂血管；在更靠下的位置，可以看到 Ko mmerell 憩室与升主动脉有一定距离；彩色多普勒不能显示从憩室到左锁骨下动脉的顺行血流；彩色多普勒显示左锁骨下动脉逆行血流提示左椎动脉灌注，这证实了罕见的离断诊断

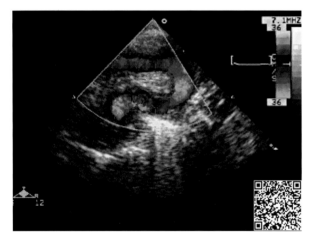

动图 23.29 左颈位主动脉弓新生儿，右颈声窗彩色多普勒显示主动脉弓向上扩张和扭曲

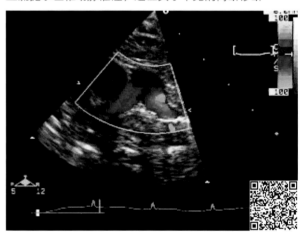

动图 23.30 彩色多普勒在正常新生儿胸骨旁短轴切面中显示正常起源的右肺动脉和左肺动脉肺分叉

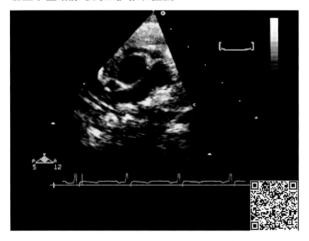

动图 23.31 有肺动脉吊带新生儿的胸骨上窝短轴切面显示主动脉的横断面和右肺动脉纵切面；左肺动脉起源于右肺动脉的远端向左肺门逆行（与动图 23.32 为同一例患者）

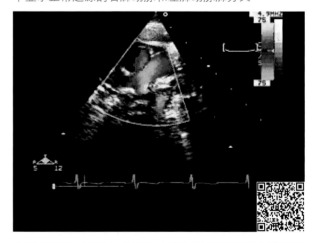

动图 23.32 该新生儿胸骨上窝短轴切面图像中的彩色多普勒证实了左肺动脉端起源。彩色多普勒显示近端舒张期源自一支位于左肺动脉分叉处起始点的小动脉导管血流流入主肺动脉（与动图 23.31 为同一例患者）

（王正阳 邓 燕 译 刘学兵 校）

第二十四章
超声心动图对婴儿
发绀的鉴别诊断

第一节 引 言

新生儿发绀的鉴别诊断包括心血管疾病、持续性肺动脉高压（PPHN）、血液高黏稠度综合征、新生儿感染特别是肺部感染以及其他肺部疾病。通过体格检查，胸部 X 线检查和血气分析 pCO_2 升高，可以排除新生儿肺炎、气胸和膈疝等肺部疾病。

通过全面的血液检查和血红蛋白水平的测量，可以排除新生儿感染、血液浓缩和血液高黏稠度综合征。

心脏畸形引起的发绀必须通过超声心动图排除[1~7]。在下列情况下，发绀最有可能为心源性：

- 血红蛋白水平正常
- 体格检查和 X 线检查提示没有肺部疾病
- 动脉血 pCO_2 低或正常
- 动脉血 pO_2 低，饱和度低

第二节　与发绀相关的心脏畸形

需要鉴别 3 种不同类型的发绀型心脏畸形[7]：

- 右心梗阻或无连接导致的肺血流减少（如三尖瓣闭锁，肺动脉闭锁和肺动脉发育不良）
- 由于连接异常引起的非串联连接（如大动脉转位或肺静脉异位引流）
- 导致血液混合的共同腔病变（如永存动脉干和单心室）

有 11 种不同心脏畸形与发绀相关，需要鉴别和排除（表 24.1[8]）。常见的伴有发绀的先天性心脏畸形有法洛四联症（TOF），大动脉转位（TGA），伴有或不伴有室间隔缺损的肺动脉闭锁（PA 或 PAiVS），以及左心发育不良综合征（HLHS）[1~7, 9]罕见的伴有发绀的先天性畸形有三尖瓣闭锁（TA）、永存动脉干（TAC）、右心室双出口（DORV）、三尖瓣 Ebstein 畸形、完全型肺静脉异位引流和充血性心肌病[1~7, 9]。上面提到的大多数心脏畸形引起中心性发绀；充血性心肌病由于外周灌注不良，可能引起周围性发绀。

表 24.1 发绀型心脏畸形发病率

法洛四联症（TOF）	2.5%
肺动脉闭锁伴室间隔缺损（PAVSD）	0.6%
永存动脉干（TAC）	0.5%
右心室双出口（DORV）	1.0%
三尖瓣闭锁（TA）	?
d型大动脉转位（d-TGA）	2.2%
完全型肺静脉异位引流（TAPVR）	0.6%
严重肺动脉狭窄（PS）/室间隔完整的肺动脉闭锁（PAiVS）	0.3%
三尖瓣Ebstein畸形（EA）	0.4%
充血性心肌病（CCM）	?
左心发育不良综合征（HLHS）	1.4%

Lindinger 等（2010）[8]

所有的发绀病例都必须排除发绀型心脏病。如果没有从事超声心动图技术的儿科专家，如在周末和夜间，由新生儿专家找到线索来诊断或排除发绀型心脏病就很重要。根据超声心动图的基础知识，如果三个基本切面正常，就可以排除前面提到的那些发绀型先天性畸形。

第三节　排除或诊断发绀型心脏病时所需的切面

完整的超声心动图检查包括胸骨旁、心尖、剑突下和胸骨上窝的长轴和短轴切面[4, 6, 7]。这可以给儿科心脏病专家提供详尽的超声心动图信息。

通过基本的超声心动图检查可以排除上述不同的发绀型先天性心脏畸形。

以下章节的目的是介绍心脏的三个基本超声切面（胸骨旁长轴和短轴切面、心尖或剑突下四腔心切面）。如果这些切面是正常的，新生儿科医师就可以排除所有主要的伴有发绀的心脏畸形。具有超声心动图基本经验的新生儿科医师可以轻松完成这个最简化的超声心动图程序：

- 经过左心室的胸骨旁长轴切面（图 24.1）
- 经过右心室和肺动脉的胸骨旁短轴切面（图 24.8）

- 经过心房和心室的心尖或剑突下四腔心切面（图24.13）

这些切面说明了以下问题：

- 患者有两个心室还是仅有一个心室？
- 两个心室的大小如何？（正常大小？发育不良？单心室？）它们是如何工作的？
- 房室瓣（AV）的功能如何？有没有狭窄、闭锁或是关闭不全？
- 主动脉和肺动脉起源于心脏何处？（VSD对位是否整齐？）
- 主动脉和肺动脉的排列方式如何？有无大动脉转位迹象？（心室与大动脉的连接是否一致？）
- 半月瓣的功能如何？有没有半月瓣狭窄或闭锁？
- 有没有完全型或部分型肺静脉异位引流的征象？

如果所有三个切面都是正常的，并且在心脏不同节段的血流（彩色多普勒）是正常的，就可以排除发绀型心脏病。至于有发绀型先天性心脏病显著特征的病例，则必须由经验丰富的儿科心脏病专家进行彻底的心脏检查。

一、经过左心的胸骨旁长轴切面

为了获得经过左心室的胸骨旁长轴切面，需要将探头放在第二和第三肋间隙。切面在右肩和左髋关节之间走行。扫描切面呈心脏长轴断面，从心脏基底和主动脉根部至心尖。这个切面的图像显示了左心结构，包括左心房、二尖瓣、左心室、室间隔和主动脉根部（图24.1a）。该切面是M型超声心动图测量左心房和左心室内径和功能的标准切面，除了评价二维解剖结构，还可以实时或用M型超声心电图判断左心室的收缩功能和二尖瓣、主动脉瓣的运动，可以用彩色多普勒显示流入左心室（红色）和流出左心室（蓝色）的正常血流（图24.1b，图24.1c）。

经过左心室胸骨旁长轴切面的正常表现为：正常形状的左心室、正常的收缩功能、正常的主动脉根部及从左心室流入和流出的正常血流，该切面正常可排除以下先天性心脏畸形：

- 左心发育不良综合征（HLHS）（图24.2a，图24.2b）[6, 7, 9~11]
- 左心室充血性心肌病（图24.3）[12~15]

- 完全型肺静脉异位引流（TAPVC）（图24.3）
- 法洛四联症（TOF）（图24.5）[16]
- 肺动脉闭锁伴室间隔缺损（PAVSD）[16~18]
- 右心室双出口（DORV）
- 永存动脉干（TAC）（图24.5c）[19, 20]
- D型大动脉转位（d-TGA）（图24.6）[4, 6, 7, 21~23]

（一）左心发育不良综合征

左心发育不良综合征：二尖瓣和主动脉瓣严重狭窄或闭锁，左心室非常小而且收缩性差[6, 7, 9~11]（图24.2）。心尖由右心室形成（正常情况下是左心室形成心尖）。主动脉根部的内径测值 < 6 mm。彩色多普勒和频谱多普勒超声可以鉴别二尖瓣和主动脉的闭锁和严重狭窄（图24.2c）。瓣膜狭窄时，可以显示过瓣血流，甚至显示瓣膜反流（图24.2c）。二尖瓣闭锁或主动脉闭锁时看不到过瓣血流。

（二）充血性心肌病

充血性心肌病的特征是左心室扩张伴随收缩功能降低（图24.3）[24]。经过左心室的M型图像显示扩张的心室收缩功能显著降低：缩短率显著低于新生儿正常值28%。不同类型充血性心肌病的鉴别：在心肌致密化不全心肌病（以前称为海绵状心肌）中，左心室没有光滑的心内膜线，而是显示与右心室类似的较多肌小梁（图24.3a）。

（三）完全型肺静脉异位引流

完全型肺静脉异位引流（TAPVC）的特征是胸骨旁长轴切面显示左心房小，二尖瓣和左心室小（图24.4，表24.2），而右心室则显得很大。与左心发育不良综合征（HLHS）相反，此病左心室的收缩功能正常，心尖由小的左心室形成。彩色和频谱多普勒显示从左心室流入和流出的正常血流。尽管无法在胸骨旁长轴切面确诊TAPVC，但能显示正常的胸骨旁长轴切面（包括正常的左心室大小和正常的左心室流入流出血流）就可以排除TAPVC。所有胸骨旁长轴切面出现左心房和左心室明显变小的婴儿，必须通过四腔心切面或胸骨上窝切面排除完全型肺静脉异位引流。心脏发育过程中肺静脉未能汇入左心房，形成TAPVC。

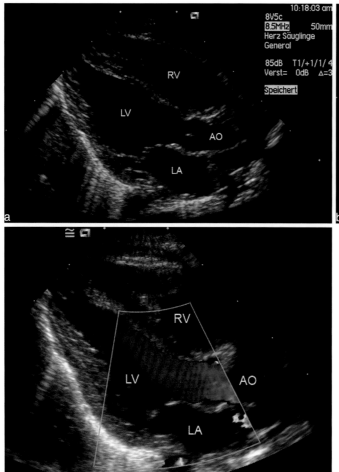

图 24.1 健康新生儿的胸骨旁长轴切面图像（a）；彩
色多普勒超声图像，流入左心室的血流显示为红色
（b）；彩色多普勒超声图像，从左心室流出并进入主
动脉的血流显示为蓝色（c）；AO：主动脉；LA：左心
房；LV：左心室；RV：右心室

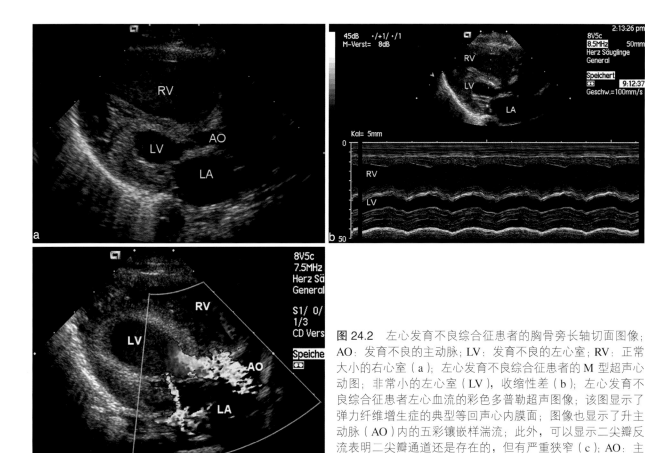

图 24.2　左心发育不良综合征患者的胸骨旁长轴切面图像；AO：发育不良的主动脉；LV：发育不良的左心室；RV：正常大小的右心室（a）；左心发育不良综合征患者的 M 型超声心动图；非常小的左心室（LV），收缩性差（b）；左心发育不良综合征患者左心血流的彩色多普勒超声图像；该图显示了弹力纤维增生症的典型等回声心内膜面；图像也显示了升主动脉（AO）内的五彩镶嵌样湍流；此外，可以显示二尖瓣反流表明二尖瓣通道还是存在的，但有严重狭窄（c）；AO：主动脉；LA：左心房；LV：左心室；RV：右心室

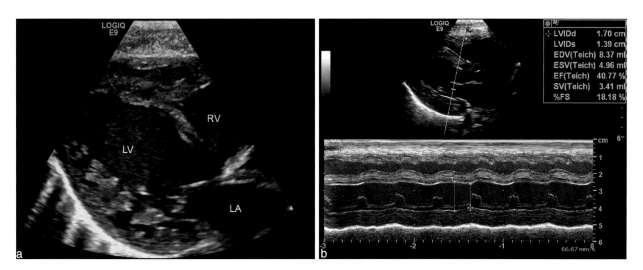

图 24.3　充血性心肌病（心肌致密化不全心肌病引起肌小梁增多）婴儿的左心室 M 型图像；左心室扩张，收缩功能降低（缩短率 18%）；LA：左心房；LV：左心室；RV：右心室

肺静脉可以汇入任何体循环静脉内：门静脉、冠状静脉窦、右心房或上行垂直静脉。根据静脉汇入的位置可划分 3 种不同类型的 TAPVC：

- 心上型 TAPVC
- 心内型 TAPVC
- 心下型 TAPVC

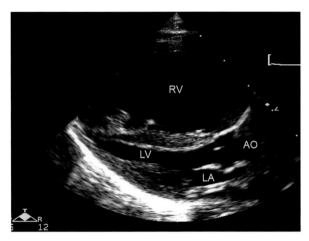

图 24.4　完全型肺静脉异位引流；胸骨旁长轴切面显示左心房（LA）和左心室（LV）小；与左心结构小相反，右心室（RV）很大；AO：主动脉（感谢 Tübingen 的 M. Hofbeck 教授提供图片）

表 24.2　11 类发绀心脏畸形的最佳超声心动图显示切面

胸骨旁长轴切面	胸骨旁短轴切面	四腔心切面
TOF	TOF	/
PAVSD	PAVSD	/
CAT	/	/
DORV	DORV	/
/	TA	TA
d-TGA	d-TGA	/
TAPVR	（TAPVR）	TAPVR
/	PS/PAiVS	PS/PAiVS
（EA）	EA	EA
CCM	/	CCM
HLHS	/	HLHS

注：CAT：永存动脉干；CCM：充血性心肌病；DORV：右心室双出口；d-TGA：d 型大动脉转位；EA：三尖瓣；Ebstein：畸形；HLHS：左心发育不良综合征；PaiVS：室间隔完整的肺动脉闭锁；PAVSD：肺动脉闭锁伴室间隔缺损；PS：严重的肺动脉狭窄；TA：三尖瓣闭锁；TOF：法洛四联症

（四）错位的室间隔缺损

室间隔与主动脉前壁连续就可以排除法洛症候群的所有疾病，如法洛四联症（TOF）、肺动脉闭锁伴室间隔缺损（PAVSD）、永存动脉干（TAC）、右心室双出口（DORV）（图 24.5a）。整个症候群的特征是错位的室间隔缺损伴随体

循环动脉（通常是主动脉）骑跨，左心室和右心室同时向该动脉供血（图 24.5b）[16, 19]。根据在胸骨旁短轴切面测量的右心室流出道和主肺动脉内血流，可以鉴别诊断该症候群的各种疾病（图 24.9c，图 24.9d，图 24.10b，图 24.10c）。

（五）法洛四联症

TOF 特点是错位的 VSD，主动脉骑跨，肺动脉瓣下梗阻和右心室肥大[16]。在 TOF 中，采用彩色和频谱多普勒可以显示通过肺动脉瓣的过瓣湍流，而 PAiVS 则没有通过肺动脉瓣的过瓣血流（图 24.9c，图 24.9d，图 24.10b，图 24.10c，图 24.11）。TOF 有许多变异，必须通过全面的超声心动图检查进行评估[25]。需要鉴别以下畸形：

- 肺动脉瓣下梗阻的程度
- 肺动脉瓣的大小，通畅度和是否存在肺动脉瓣（特殊类型：肺动脉瓣缺如的 TOF）
- 肺动脉的大小
- 侧支循环血流的来源
- 多发的 VSD（当右心室和左心室的压力相同时难以诊断）
- 伴发的 ASD 的大小
- 伴发的二尖瓣狭窄（罕见）

（六）永存动脉干

永存动脉干（TAC）是单支动脉（即共同的动脉干）起源于心脏[19, 20]，其上发出主动脉、肺动脉和冠状动脉。TAC 总是伴随巨大错位的动脉下 VSD[19, 20]。TAC 中，肺动脉不是起源自右心室。一支或两支肺动脉起源于大的永存动脉干侧边（图 24.5c）。短轴切面可见动脉干瓣膜有四或五个瓣叶，这些瓣叶通常是增厚的。彩色和脉冲波多普勒检查可以发现是否伴有动脉干瓣膜反流和狭窄。瓣膜的质量对预后至关重要[7]。必须排查的常见并发病变包括：

- 动脉干瓣膜狭窄或反流
- 二尖瓣狭窄
- 多发 VSD
- 主动脉弓离断

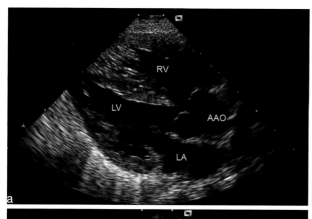

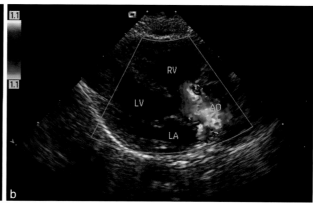

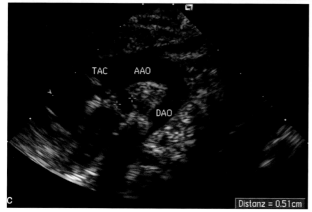

图24.5　伴随错位室间隔缺损的法洛四联症（a，b）和永存动脉干（c）患者的胸骨旁长轴切面（a，b）；（a）二维超声心动图；（b）彩色多普勒超声；图像显示室间隔缺损错位伴主动脉骑跨；主动脉（AAO）从左心室和右心室获得血液；（c）胸骨上窝切面显示永存动脉干患者的主动脉弓：图像显示来自心脏的动脉，即永存动脉干（TAC），发出升主动脉（AAO）和肺动脉主干（测量标记）；DAO：降主动脉；AO：骑跨的主动脉，LA：左心房；LV：左心室；RV 右心室

（七）大动脉转位

　　健康人的胸骨旁长轴切面仅显示主动脉。通常主动脉和肺动脉相互交叉，永远不会在同一图像上显示。如果主动脉和肺动脉同时显示并且彼此平行排列，则患者为 d 型大动脉转位（d-TGA）（图24.6）[6, 7]。在健康的婴儿中，由于大动脉的交叉关系，永远不可能获得这样的图像。d-TGA患者的主动脉在前方起源于右心室，肺动脉在后方起源于左心室（图24.6）。位于前方起源于右心室的动脉不分叉，直接延伸为主动脉弓，主动脉弓上发出头颈部动脉，根据这些特征确认该动脉为主动脉（图24.6c）。此外，冠状动脉起源于前方动脉的基部，也确认其为主动脉。在后方起源于左心室的血管向后走行并且立即分叉，表明为肺动脉（图24.6）。

　　本病通过在心房或心室水平混合体静脉血和肺静脉血来进行氧合。如果不存在 VSD 并且ASD 是限制型的，需要立即进行房间隔球囊造口术，因为此时体循环动脉通过开放的导管进行的氧合作用非常有限。

（八）右心发育不良 – 三尖瓣闭锁和室间隔完整的肺动脉闭锁

　　伴有右心发育不良的心脏畸形通常无法通过胸骨旁长轴切面诊断。如果胸骨旁长轴切面中右心室非常小，可以怀疑有右心室发育不良畸形（图24.7）。在三尖瓣闭锁和室间隔完整的肺动脉闭锁中，在胸骨旁长轴切面中只能看到残存的右心室（图24.7a，图24.7b）。不过，确诊还是要靠胸骨旁短轴和四腔心切面。

（九）小　结

　　正常的胸骨旁长轴切面，有正常的左心室流入道和流出道，可以排除上述 11 种发绀型心脏病中的 8 种：

- 左心发育不良综合征
- 完全型肺静脉异位引流
- 充血性心肌病
- 法洛四联症
- 肺动脉闭锁伴室间隔缺损
- 右心室双出口
- 永存动脉干
- 大动脉转位

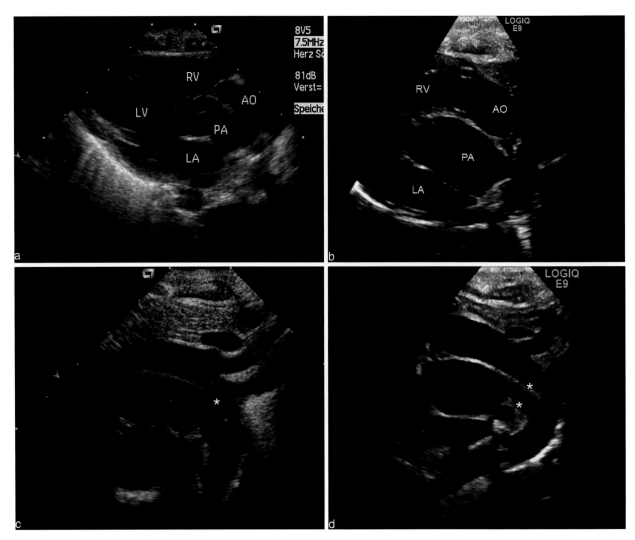

图24.6 （a，b）型大动脉转位患者的胸骨旁长轴切面。主动脉和肺动脉平行起源于心脏。两条动脉可以同时显示。主动脉（AO）从前方起源于右心室（RV）；肺动脉（PA）在后方起源于左心室（LV）；（c，d）胸骨上窝切面显示大动脉起源于心脏；前面的血管（升主动脉）延续为动脉弓，并发出上肢和头部的动脉；后方的动脉（肺动脉）向后走行并分成两个分支；AO：升主动脉；LA：左心房；LV：左心室；PA：肺动脉；RV 右心室；*：开放的导管

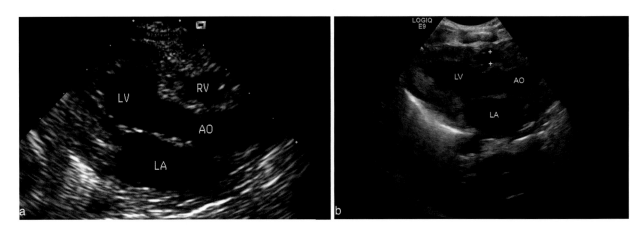

图24.7 右心发育不良综合征胸骨旁左心室长轴切面图像；（a）室间隔完整的肺动脉闭锁。右心室（RV）发育不良；正常的左心结构；与正常图像相比，右心室（RV）极小。AO：主动脉；LA：左心房；LV：左心室；（b）三尖瓣闭锁伴小室间隔缺损；右心室（测量标记）发育不良

二、经过右心的胸骨旁短轴切面

短轴切面与长轴切面成 90°，横切心脏，切面从右髋关节指向左肩。在胸骨旁长轴切面将探头顺时针旋转 90° 可获得短轴切面。通过倾斜探头可显示不同的结构。标准切面显示的图像为右心系统包绕主动脉根部（呈"香肠包绕圆饼"形状）（图 24.8a）。右心房、三尖瓣、右心室流入和流出道、肺动脉瓣和肺动脉都可显示（图 24.8a）。正常进入右心室的血流显示为红色（图 24.8b），从右心室流出并进入肺动脉的正常血流显示为蓝色（图 24.8c）。

（一）三尖瓣闭锁

三尖瓣闭锁时右心室是严重发育不良的[1-7, 9, 26]。

二维超声图像上无法显示三尖瓣。瓣膜被一层等回声膜代替或完全缺失。彩色或频谱多普勒显示没有从右心房进入右心室的过瓣血流。必然存在房间隔缺损，静脉血流通过缺损从右心房流向左心房。没有心房间交通的三尖瓣闭锁患儿不可能存活。彩色多普勒显示通过房间隔缺损的右向左分流，血液通过伴随的室间隔缺损进入右心室，然后流入肺动脉。右心室的大小取决于伴随的室间隔缺损的大小。伴随小的 VSD 时右心室会严重发育不良，伴随大的 VSD 时右心室大小则可能接近正常。肺动脉的大小也取决于伴随的室间隔缺损的大小。伴随的室间隔缺损的大小决定了右心室流出道梗阻的严重程度。小的室间隔缺损或多或少与严重的右心室流出道梗阻和严重的肺动脉

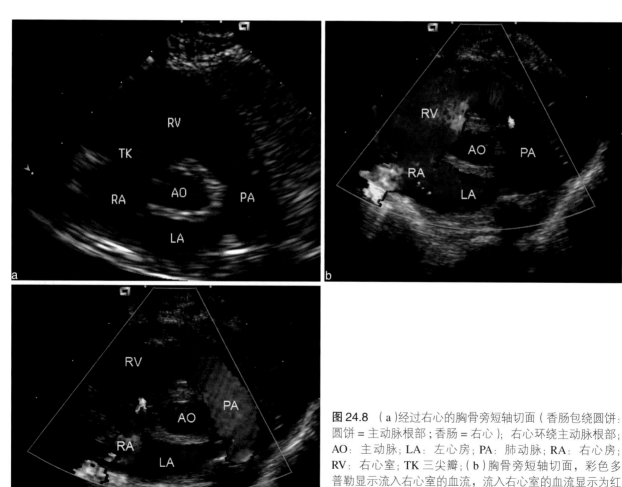

图 24.8 （a）经过右心的胸骨旁短轴切面（香肠包绕圆饼：圆饼 = 主动脉根部；香肠 = 右心）；右心环绕主动脉根部；AO：主动脉；LA：左心房；PA：肺动脉；RA：右心房；RV：右心室；TK 三尖瓣；（b）胸骨旁短轴切面，彩色多普勒显示流入右心室的血流，流入右心室的血流显示为红色；AO：升主动脉；LA：左心房；PA：肺动脉；RA：右心房；RV：右心室；（c）胸骨旁短轴切面，彩色多普勒显示从流出道进入肺动脉的血流，肺动脉内的正常血流呈蓝色

发育不良有关（图 24.9）。

相关畸形有肺动脉转位，VSD 和右心室流出道梗阻。

在严重肺动脉狭窄时，肺动脉或多或少有发育不良（图 24.9，图 24.10a，图 24.10b），肺动脉中的血流图像呈五彩镶嵌状（图 24.9b，图 24.10c）。所有的肺动脉狭窄都可以用连续波多普勒计算跨右心室流出道的压差，以估计狭窄的严重程度（图 24.9c，图 24.10d）。

总之，房间隔缺损和室间隔缺损的大小决定了右心室和肺动脉的大小。对伴随的右心室流出道梗阻以及心室大动脉连接关系（是否并发 TGA）也必须予以评估。

（二）肺动脉闭锁

当肺动脉闭锁时，肺动脉通常是发育不良的（图 24.11a）。彩色多普勒或频谱多普勒显示没有过瓣血流（图 24.11b，图 24.11c）。肺动脉中的湍流显示为五彩镶嵌状图像（图 24.11b）。通过开放的动脉导管或体 - 肺侧支过来的血流逆行灌注肺

动脉，显示为红色（图 24.11c）。需要鉴别两种类型的肺动脉闭锁（PA）：

- 室间隔完整的 PA（PAiVS）
- PA 伴随室间隔缺损（PAVSD）

两种类型的不同点在于右心室和肺动脉的大小。PAiVS 时右心室极度发育不良[26]。而 PAVSD 时右心室通常具有基本正常的尺寸，这是因为右心室有正常的流入血流并且可以通过 VSD 将右心室血液泵入主动脉[16]。PAVSD 患者的肺动脉比 PAiVS 婴儿的要小些[16, 26]。

（三）永存动脉干

如果在胸骨旁短轴切面中未能显示右心室流出道，则必须排查有无永存动脉干。永存动脉干时，在高位胸骨旁短轴切面可以显示一支或两支肺动脉起源于永存动脉干侧面（图 24.12）[19, 20]。

（四）法洛四联症和重度肺动脉狭窄

法洛四联症和重度肺动脉狭窄的特征是小的（发育不良的）肺动脉，肺动脉瓣增厚，过瓣血流

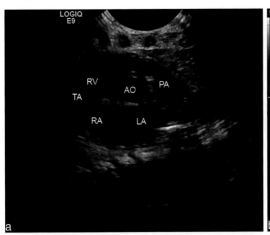
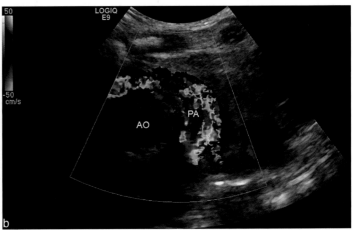
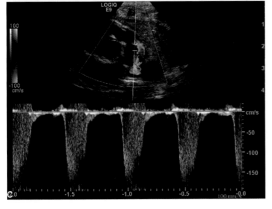

图 24.9 肺动脉狭窄的胸骨旁短轴切面图像；（a）经过右心室流出道和肺动脉的胸骨旁短轴切面，此例为三尖瓣闭锁和肺动脉狭窄患者；闭锁的三尖瓣（TA）显示为等回声膜；小的室间隔缺损；右心室（RV）发育不良，肺动脉瓣狭窄和肺动脉（PA）发育不良；AO：主动脉；LA：左心房；RA：右心房；（b）在彩色多普勒图像上，发育不良的肺动脉中的血流显示为不同颜色的五彩镶嵌状，这是瓣膜狭窄引起的血流加速；AO：主动脉；PA：肺动脉；（c）轻度肺动脉狭窄患者，多普勒超声测量肺动脉内血流压差为 16 mm Hg

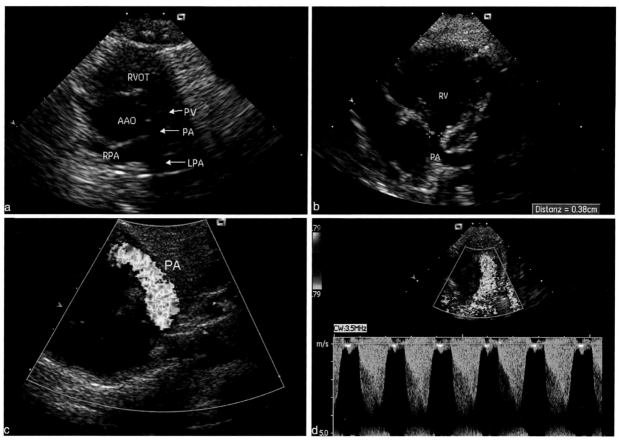

图 24.10 法洛四联症的胸骨旁短轴切面图像；（a，b）法洛四联症经过穿过右心室流出道的胸骨旁短轴切面显示肺动脉发育不良；AAO：升主动脉；LPA：左肺动脉；PA：肺动脉；PV：肺动脉瓣；RPA：右肺动脉；RV：右心室；RVOT：右心室流出道；（c）发育不良的肺动脉（PA）中血流的彩色多普勒图像显示肺动脉狭窄时过瓣血流的特征性五彩镶嵌状图像；（d）肺动脉血流的连续波多普勒图像：加速的湍流，压差为 60~70 mmHg

加速显示为五彩镶嵌状（图 24.10a，图 24.10b，图 24.10c）。通过使用修正的伯努利方程（$\Delta p=4 \times V^2$）计算压差，连续波多普勒可以定量评价狭窄的严重程度（图 24.10d）。

有一种特殊类型的 TOF，即伴随肺动脉瓣缺如的 TOF。患者有错位的 VSD，主动脉骑跨。与 TOF 相比，因为肺动脉瓣缺如，此型没有肺动脉瓣下狭窄。这导致右心室流出道内往返血流和肺动脉以及右心室的严重扩张。虽然左心室和主动脉具有正常的大小，但与扩张的右心结构相比，左心室和主动脉显得发育不足。出生后，扩张的肺动脉可压迫支气管并引起严重的呼吸窘迫和发绀。

（五）肺动脉闭锁

肺动脉闭锁的特征是发育不良的肺动脉（图

24.11a）依靠开放的 PDA 和（或）体 - 肺动脉侧支动脉逆行灌注（图 24.11b，图 24.11c）。逆行灌注血流显示为红色（图 24.11c）。在血流加速时，肺动脉内血流呈五彩镶嵌状，并且没有可检出的过瓣血流（图 24.11b）。在法洛四联症、严重的肺动脉狭窄和肺动脉闭锁中，通过仔细的超声心动图检查，可以显示或多或少发育不良的肺动脉是起源自右心室的（图 24.10a，图 24.10b，图 24.11a）。

（六）永存动脉干

永存动脉干无法获得肺动脉起源自右心室的图像。在永存动脉干时，一支或两支肺动脉起源于永存动脉干（图 24.12）[19, 20]。为了显示肺动脉起源，应检查胸骨上窝长轴或短轴切面。

（七）结 论

正常大小的右心室和肺动脉，以及右心室流

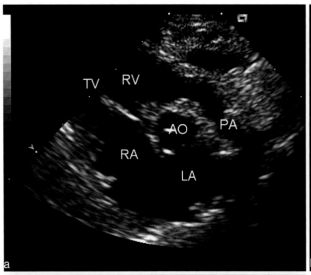

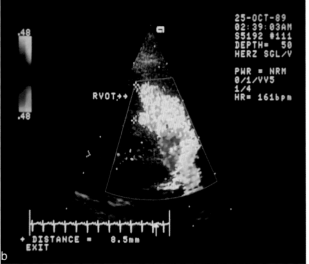

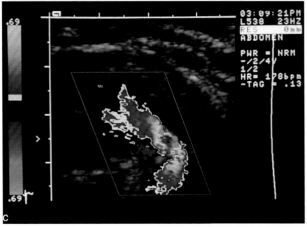

图 24.11 室间隔完整的肺动脉闭锁；(a)室间隔完整的肺动脉闭锁，胸骨旁短轴切面显示发育不良的右心室和肺动脉；AO：主动脉；LA：左心房；PA：发育不良的肺动脉；RA：右心房；RV：室壁增厚发育不良的右心室；TV：三尖瓣；(b)肺动脉闭锁患者肺动脉内的彩色血流；肺动脉中的五彩镶嵌状图像。没有通过右心室流出道（RVOT）的过瓣血流；(c)肺动脉闭锁患者的肺动脉逆行灌注；逆行灌注血流显示为红色（正常血流为蓝色）；没有可显示的过瓣血流

出道内正常的流入和流出血流（通过彩色和脉冲波多普勒显示），可以排除右心室流入道、右心室流出道以及肺动脉的下列梗阻畸形：

- 三尖瓣闭锁
- 法洛四联症
- 肺动脉闭锁伴室间隔缺损
- 室间隔完整的肺动脉闭锁
- 严重的肺动脉狭窄
- 永存动脉干

三、心尖或剑突下四腔心切面

四腔心切面与胸骨旁长轴和短轴切面成 90° 角。四腔心切面可从心尖或剑突下声窗获取。为了获取心尖四腔心切面，要将探头放在心尖位置，切面穿过左肩和右侧乳头。可以计算"四腔"

（左心房、右心房、左心室和右心室）的大小及心室的收缩性（图 24.13a），此外还可以评价房室瓣。通常三尖瓣在室间隔的附着点比二尖瓣稍低。在左心房的上缘可以显示肺静脉汇入左心房的血流。彩色多普勒显示流入两个心室的血流（图 24.13b），从心房到心室的血流在心尖四腔心切面中显示为红色（图 24.13c）。房室瓣闭锁（HLHS，TA）及严重的瓣膜反流（如三尖瓣 Ebstein 畸形）也可在此切面显示。

四腔心切面可提供两个心室的大小和功能的信息，另外还可以评价房室瓣的大小和功能，可以显示瓣膜闭锁和严重的瓣膜反流。

在 TOF 和其他所有伴错位 VSD 及体循环大动脉骑跨的畸形中，四腔心切面都是正常的，这是因为 VSD 和骑跨的动脉位于四腔心检查切面的前方。

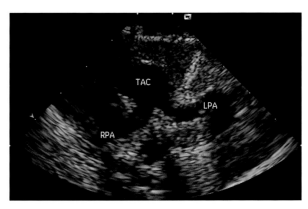

图 24.12　胸骨旁短轴切面显示永存动脉干（TAC）患者的共同动脉干；右肺动脉（RPA）和左肺动脉（LPA）起源于共干

正常的心尖四腔心切面可以排除 11 个发绀心脏畸形中的 6 个：

- 左心发育不良综合征（HLHS）[6, 7, 9~11]
- 三尖瓣闭锁（TA）伴右心室发育不良 [26]
- 室间隔完整的肺动脉闭锁（PAiVS）[26]
- 三尖瓣 Ebstein 畸形
- 完全型肺静脉异位引流（TAPVC）
- 充血性心肌病 [12~15]

（一）左心发育不良综合征

左心发育不良综合征（HLHS）时，左心室极小，收缩无力或无收缩运动（图 24.14a）[1-3, 5-7, 9, 11]。HLHS 患者较好的结局类似于严重主动脉瓣狭窄患者较差的结局 [7]。二尖瓣和主动脉瓣是严重狭窄或闭锁的，在严重狭窄时，过瓣血流或反流可通过彩色或频谱多普勒显示，闭锁的特征则是没有过瓣血流（图 24.14b）。

（二）完全型肺静脉异位引流

完全型肺静脉异位引流的特点是左心房和左心室小，而右心室很大（图 24.15）。与左心发育不良综合征相反，彩色多普勒显示左心室有正常流入和流出血流，左心室虽小但收缩功能正常 [7]。能显示一支或几支肺静脉引流入左心房就可以排除完全型肺静脉异位引流（TAPVR），没有必要显示所有肺静脉。TAPVR 时，没有肺静脉进入左心房。在 TAPVR 中，左心房和左心室非常小（图 24.15）。TAPVR 患者一定存在房间隔缺损，

而且必然为右向左分流。流经开放房间隔缺损的左向右分流加上正常大小的左心，就可以排除 TAPVR。肺静脉引流有三种不同的途径，必须加以鉴别：心上型，心内型和心下型 [1-7, 9]。在心上型，肺静脉汇合后，在上方与异常的垂直静脉相连，垂直静脉引流入显著扩张的无名静脉。在心内型，肺静脉引流入冠状静脉窦或直接进入右心房。在心下型，肺静脉汇合后引流入下行的垂直静脉，该垂直静脉汇入门静脉。超声心动图经验丰富的儿童心脏病专家可以为鉴别诊断提供详细的超声心动图资料 [4, 6, 7]。此处不再详细讨论（第十八章）。

（三）三尖瓣闭锁

在三尖瓣闭锁以及室间隔完整的肺动脉闭锁，右心室非常小并且收缩不足（图 24.16，图 24.17）[1-7, 9]。三尖瓣闭锁患者无三尖瓣（图 24.16a，图 24.16c，图 24.16d）。在另一些病例，瓣膜被膜状回声取代（图 24.16a，图 24.17a）。彩色多普勒显示从右心房进入右心室的血流缺失（图 24.16c，图 24.17b）。三尖瓣闭锁或多或少伴随大的房间隔缺损，血液经缺损从右心房流入左心房（图 24.17b）。如果存在室间隔缺损，则通过心室交通来灌注肺（图 24.16d）。在这种情形下，伴随的肺动脉发育不良仅为中度。而在没有室间隔缺损的三尖瓣闭锁病例中，严重的右心室发育不良和严重的肺动脉狭窄或肺动脉闭锁就是必然的。

（四）室间隔完整的肺动脉闭锁

在室间隔完整的肺动脉闭锁中，右心室严重发育不良，伴有心腔小和心肌肥厚，收缩差（图 24.18a）。三尖瓣可能是闭锁的，甚至可能是狭窄的。彩色多普勒超声检查可以鉴别严重狭窄和闭锁。在三尖瓣闭锁，没有从右心房到右心室的血流可显示（图 24.16c，图 24.16d，图 24.17b）。严重狭窄病例的特征是有过瓣血流或三尖瓣关闭不全（图 24.18c）。在中度至重度三尖瓣关闭不全的患者中，右心室发育不良仅为中度。三尖瓣关闭不全可用于测量右心房和右心室之间的压差，该压差等于或高于体循环压力。彩色多普勒显示右心室流出道内没有血流，胸骨旁短轴切面中没

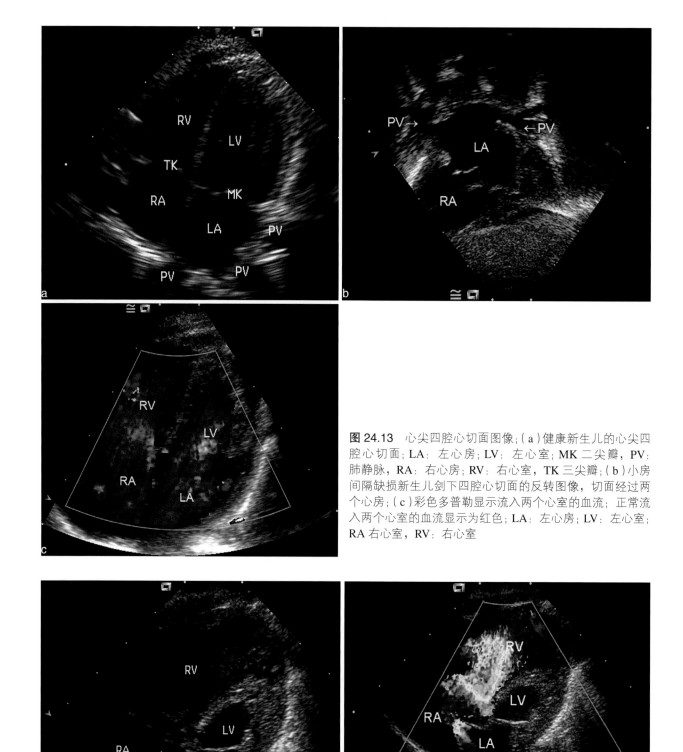

图 24.13 心尖四腔心切面图像;(a)健康新生儿的心尖四腔心切面;**LA**:左心房;**LV**:左心室;**MK** 二尖瓣,**PV**:肺静脉,**RA**:右心房;**RV**:右心室,**TK** 三尖瓣;(b)小房间隔缺损新生儿剑下四腔心切面的反转图像,切面经过两个心房;(c)彩色多普勒显示流入两个心室的血流;正常流入两个心室的血流显示为红色;**LA**:左心房;**LV**:左心室;**RA** 右心室,**RV**:右心室

图 24.14 左心发育不良综合征;(a)心尖四腔心切面图像;左心室非常小伴心内膜回声增强,可疑心内膜弹力纤维增生症;限制型卵圆孔未闭(测量标记)由左心房突向右心房;**LA**:左心房;**LV**:左心室;**RA**:右心房;**RV**:右心室;(b)左心发育不良综合征彩色多普勒图像显图示二尖瓣闭锁未见由左心房到左心室的血流,左心房血流经小卵圆孔未闭排空

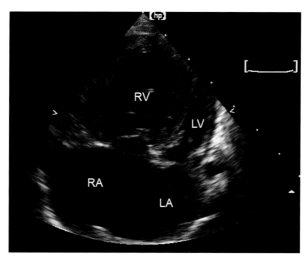

图24.15　完全型肺静脉异位引流；心尖四腔心切面显示小的左心和扩张的右心；LA：左心房；LV：左心室；RA：右心房；RV：右心室（感谢 Tübingen 的 M. Hofbeck 教授供图）

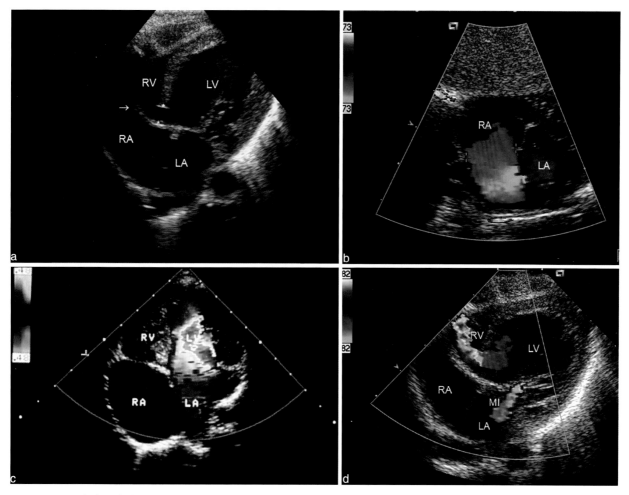

图24.16　三尖瓣闭锁伴小室间隔缺损；（a）三尖瓣被膜状回声（箭头）取代；血流经伴随的小室间隔缺损（测量标记）灌注发育不良的右心室；LA：左心房；LV：左心室；RA：右心房；RV：右心室；（b）伴有大型 ASD 的三尖瓣闭锁；从右心房（RA）到左心房（LA）的血流在彩色多普勒上显示为蓝色；右心房通过大的房间隔缺损（测量标记）排空到左心房；（c）三尖瓣闭锁的彩色多普勒声像图；没有从右心房（RA）流入右心室（RV）的血流，从左心房（LA）到左心室（LV）的血流正常；（d）一例三尖瓣闭锁患者，彩色多普勒图像显示通过室间隔缺损的血流；LA：左心房；LV：左心室；RA：右心房；RV：右心室，MI 二尖瓣关闭不全

有过瓣血流（图 24.11b，图 24.11c）。来自开放的动脉导管或体肺侧支循环的逆行血流可以通过彩色多普勒显示，呈不同颜色的五彩镶嵌状（图 24.11b，图 24.11c）。与原发性肺动脉高压患者相比，本病导管内血流为完全的左向右分流。与伴有 VSD 的肺动脉闭锁患者的一个重要鉴别点是肺动脉通常有良好形状。在开放的房间隔缺损处始终存在右向左分流，这是因为如果没有心房间交通，本病患者是不可能存活的。PAiVS 患者的超声心动图应评估以下异常[18]：

- 右心室腔的大小
- 房间隔缺损的大小
- 三尖瓣的大小和功能
- 右心室流出道闭锁节段的长度
- 通过开放的导管或体-肺侧支循环的交通血流
- 主动脉弓位于哪一侧

（五）三尖瓣 Ebstein 畸形

三尖瓣 Ebstein 畸形以三尖瓣瓣叶异常下移为特征（图 24.19a）。通常三尖瓣隔瓣附着于右心室内侧壁和室间隔。四腔心切面显示三尖瓣附着于右心室的位置远远低于正常。通常二尖瓣和三尖瓣之间很小的距离显著变大。三尖瓣常有严重关闭不全（图 24.19b）。三尖瓣关闭不全可用彩色多普勒超声显示（图 24.19b）。三尖瓣反流导致右心房压力升高。右心室腔非常小，限制了动脉前向血流，而右心房的大小明显增加。右心房由"房化"右心室和真正的右心房组成。真正的三尖瓣环（与房室沟对应处）与三尖瓣叶的对合平面之间的区域就是"房化"右心室。右心室的"房化"部分与右心室同步收缩，但与右心房自由连通。这导致血流在心房内往返，增加了右心房压力，妨碍了右心和肺动脉的前向血流。三尖瓣反

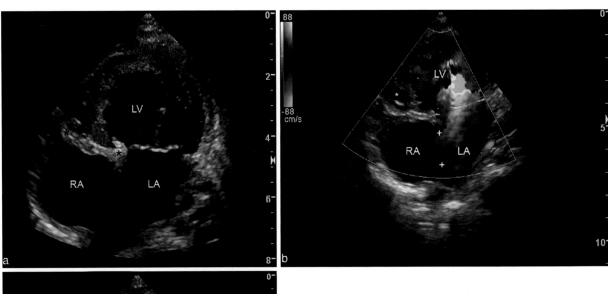

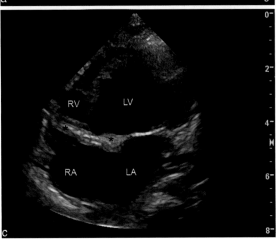

图 24.17 不伴室间隔缺损的三尖瓣闭锁；（a）心尖四腔心切面（第五天）；由于患者没有室间隔缺损，右心室极度发育不良。三尖瓣被膜状回声（星号）取代；右心房（RA）通过大的房间隔缺损与左心房（LA）相通；左心室（LV）正常；（b）彩色多普勒显示穿过大房间隔缺损的血流；由于三尖瓣是闭锁的，为单纯的右向左分流，显示为红色（测量标记）；（c）三尖瓣闭锁伴随室间隔小缺损的患者的心尖四腔心切面；闭锁的三尖瓣（星号）；巨大房间隔缺损；右心室（RV）发育不良；

流的严重程度可以通过彩色多普勒超声心动图显示（图 24.19b）。

必须仔细评估真正的右心室和肺动脉流出道的大小，右心室和流出道可能被下移的发育不良的三尖瓣阻塞。

三尖瓣 Ebstein 畸形患儿如果在新生儿期出现发绀，说明病变严重并且预后不良（图 24.19）。

（六）结　论

两个心房和两个心室大小正常，加上流入相应心室的血流正常，就足以排除与严重心室发育不良、严重房室瓣狭窄或关闭不全、充血性心肌病相关的所有畸形诸如：

- 三尖瓣闭锁
- 完全型肺静脉异位引流
- 严重的肺动脉狭窄和室间隔完整的肺动脉闭锁
- 三尖瓣 Ebstein 畸形
- 充血性心肌病
- 左心发育不良综合征

四、总　结

对新生儿发绀各种病因的快速鉴别诊断包括对先天性心脏病的诊断或排除。通过超声心动图的三个基本切面（胸骨旁长轴切面，胸骨旁短轴和四腔心切面），可以排除所有的先天性心脏畸

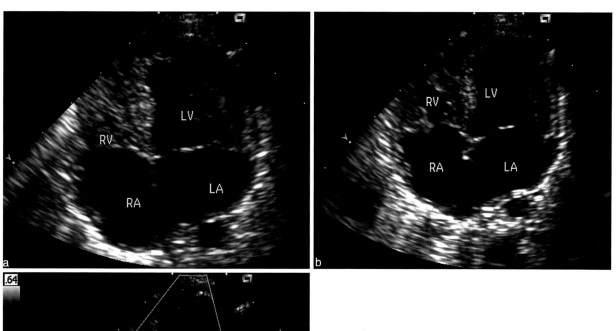

图 24.18　室间隔完整的肺动脉闭锁；（a）心尖四腔心切面；右心室（RV）肥厚，收缩期无明显心腔可见；LA：左心房；LV：左心室；RA 右心房；（b）室间隔完整的肺动脉闭锁；右心室肥厚，舒张期右心室（RV）腔很小（厚壁小腔，类似去核的黄桃）；（c）室间隔完整的肺动脉闭锁患者的彩色多普勒声像图；三尖瓣关闭不全，从右心室（RV）到右心房（RA）的彩色血流束；LA：左心房；LV：左心室

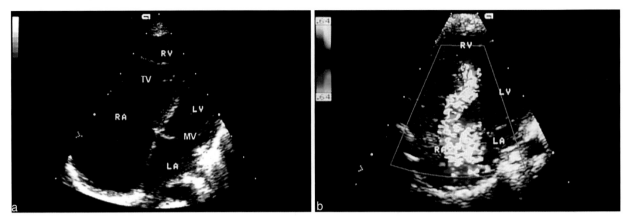

图 24.19 三尖瓣 Ebstein 畸形;（a）三尖瓣 Ebstein 畸形患者的心尖四腔心切面图像；右心室（RV）非常小，由于三尖瓣（TV）向心尖下移，右心房（RA）极度扩大；三尖瓣隔瓣附着于室间隔的位置下移尤其明显；MV：二尖瓣;（b）三尖瓣 Ebstein 畸形的彩色多普勒声像图；严重的三尖瓣关闭不全五彩镶嵌状图像；LA：左心房；LV：左心室；RA：右心房；RV：右心室

形。所有新生儿科医师都应该了解超声心动图的基本知识。基本知识包括上述三个很易于获取的超声心动图切面。如果这三个切面是正常的，就可以排除发绀型心脏病。如果发现异常，应当由经验丰富的儿科心脏病专家或新生儿科医师进行详细的超声心动图检查。

（李 爽 邓 燕译 刘学兵 校）

第二十五章
新生儿超声心动图

第一节　引　言

超声心动图和多普勒超声是判断早产儿、足月新生儿和婴儿血流动力学的重要床旁工具[1]。因此，新生儿科医师应有这两种方法的基础知识[1]。在下面章节中，仅对于判断新生儿和婴儿心脏和外周循环超声心动图和多普勒超声检查的基础知识做一必要的概述。

第二节　多普勒超声心动图基础知识

以下超声心动图和多普勒超声方法用于新生儿：

- 二维超声心动图
- M 型超声心动图
- 彩色多普勒超声心电图
- 频谱（脉冲波）多普勒超声心电图
- 连续波多普勒超声心电图
- 外周的大脑和腹部动脉血管多普勒血流测量

一、二维和彩色多普勒超声心动图

新生儿科医师应该能够用至少 4 个基本超声心动图切面来观察心脏：

- 左心室的胸骨旁长轴切面（图 25.1）
- 右心的胸骨旁短轴切面，包括右心室流入道和流出道以及肺动脉（图 25.2）
- 心尖或剑突下四腔心切面（图 25.3）
- 升主动脉和主动脉弓的胸骨上窝长轴切面（图 25.4）（另见第一章关于正常二维超声心动图）

1. 左心室的胸骨旁长轴切面显示左心房大小、二尖瓣、左心室大小、主动脉瓣和升主动脉（图 25.1a）。另外还可以定性判断左心室收缩功能。彩色多普勒显示血流进入左心室的流入道和流向升主动脉的左心室流出道（图 25.1b）。胸骨旁长轴是必不可少的，可以用 M 型超声心电图测量左心房大小和左心室短轴缩短率。

2. 胸骨旁短轴切面显示了右心房的大小、三尖瓣、右心室流出道、肺动脉瓣和肺动脉（图 25.2a）。彩色多普勒显示右心室血流的流入和流出（图 25.2b）。此外，彩色多普勒可以显示三尖瓣和肺动脉的反流和狭窄。使用脉冲波和连续波多普勒，可以测量反流的流速或狭窄的射流。

3. 心尖或剑突下四腔心切面可以同时显示两个心房和心室的大小，以及二尖瓣和三尖瓣的解剖和功能（图 25.3a）。彩色多普勒显示流入两个心室的血流（图 25.3b）。如果存在反流，则可以显示从心室到心房的血流反流。依据脉冲波或连续波多普勒，三尖瓣或二尖瓣关闭不全射流的流速是可以被估测的。由收缩期峰值流速 v，可以用简化的伯努利计算公式（$\Delta p = 4 \times v^2$）计算相应的心室和心房之间的压差 Δp。

4. 胸骨上窝长轴切面可以显示升主动脉和主动脉弓的大小（图 25.4a），主动脉、主动脉弓的发育不良或弓缩窄都可以显示。彩色多普勒显示主动脉内血流（图 25.4b）。从胸骨上窝显示为红色的是升主动脉血流，蓝色为降主动脉血流（图 25.4b）。在瓣膜狭窄的情况下，加速的血流在升主动脉内显示为马赛克式（彩色镶嵌）。使用连续波多普勒，可用简化的伯努利方程计算跨狭窄处的压力阶差：

$$\Delta p = 4 \times v^2$$

二、M 型超声心动图测量

M 型超声心动图测量可以应用于心脏的任何位置。然而，两个特殊部位的 M 型超声心动图测量经常用于分析：LA / AO 的估测和短轴缩短分数 SF 的测量。因此，所有新生儿科医师都应该熟悉这两种 M 测量模式。

1. 使用通过主动脉瓣和左心房的胸骨旁切面测量左心房大小，也作为一种大的室缺或大的 PDA 左向右分流的间接测量方法[2]（图 25.5）。

2. 使用通过二尖瓣瓣尖的胸骨旁切面测量缩短分数来评估左心室的功能（图 25.6）。

（一）LA 与 AO 的比率

LA / AO 用于判断左心房的大小。在所有存在显著再循环的情况下（ASD，VSD，PDA，

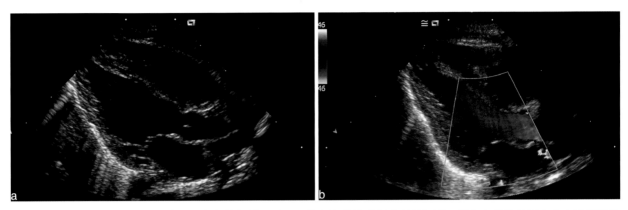

图 25.1　正常新生儿通过左心的胸骨旁长轴切面（a）；正常新生儿的胸骨旁长轴切面，彩色多普勒显示左心室流出道的血流（b）

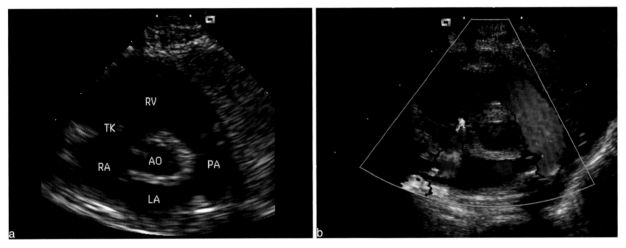

图 25.2　（a）健康新生儿通过右心的胸骨旁短轴切面（AO：主动脉，LA：左心房，PA：肺动脉，RA：右心房，RV：右心室，TK：三尖瓣）;（b）健康新生儿的彩色多普勒显示血流从右心室流出至肺动脉，肺动脉中的正常血流显示为蓝色

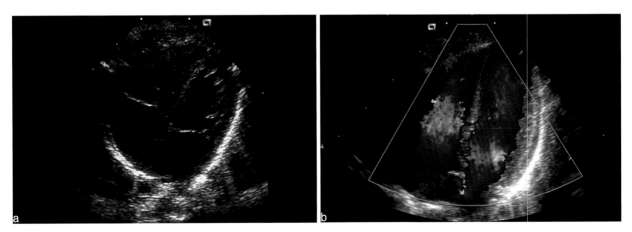

图 25.3　正常新生儿的心尖四腔心切面（a）; 心尖四腔心切面中流入两个心室的血流在彩色多普勒显示为红色（b）

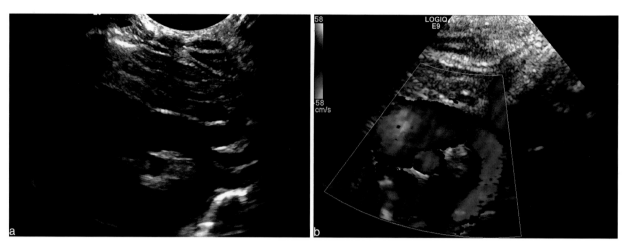

图 25.4　健康新生儿的胸骨上窝主动脉弓长轴切面，在主动脉弓旁边，显示到手臂和头部的动脉起源（a）；彩色多普勒显示主动脉弓的血流，升主动脉中的正常顺行血流显示为红色，降主动脉中的正常血流显示为蓝色（b）

TAC），左心房的大小都是增加的。

　　测量左心房的大小时，M 型超声心电图的测量线应置于通过主动脉瓣（图 25.5a）。M 型超声心电图测量线应垂直于升主动脉和左心房的壁，在舒张期测量这两种解剖结构。如果没有连接同步心电图，则在左心房最大时进行测量（主动脉壁最大前移）（图 25.5）。为了测量升主动脉和左心房的直径，使用"前沿法"：在测量升主动脉的内径时，包含主动脉前壁，而后壁则被排除在外（图 25.5）。

　　测量左心房时，包含主动脉后壁，而左心房的后壁被排除在外（见正常超声心动图）。

　　左心房大小的评估可以对房间隔缺损和室间隔缺损左向右分流的大小进行半定量评估，也包括有明显的左向右分流其他再循环的心脏缺损，如动脉干或动脉导管。明显的分流导致了左心房增大，以及 LA / AO 的增加。健康新生儿的 LA / AO < 1.4，年长婴儿< 1.3[2]。

（二）短轴缩短率 SF

　　在新生儿中，短轴缩短率 SF 是迄今为止左心室功能测量最重要和最有用的方法。用于成年人的射血分数 EF 将不会在这里详细讨论。

　　测量短轴缩短率 SF 需使用胸骨旁长轴切面。M 型超声心电图下取样线置于通过二尖瓣瓣尖的位置（图 25.6）。短轴缩短率是左心室收缩期 S 和舒张期 D 直径的百分比变化，收缩期和舒张期

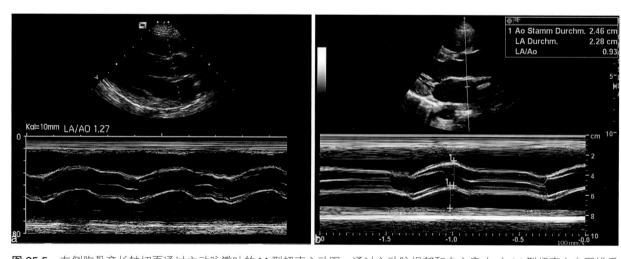

图 25.5　左侧胸骨旁长轴切面通过主动脉瓣叶的 M 型超声心动图；通过主动脉根部和左心房（a）；M 型超声心电图线垂直于主动脉壁和左心房；测量主动脉和左心房的直径使用前沿法，即测量主动脉时包含主动脉的前壁，测量左心房时包含主动脉后壁；测量应该在主动脉壁最大向前运动的区域进行（b）

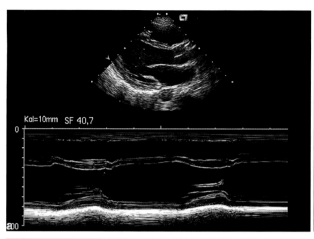

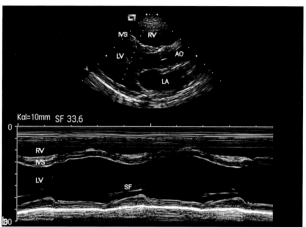

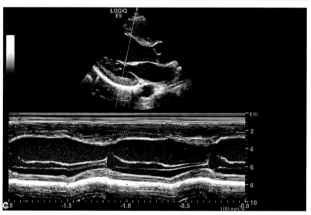

图 25.6　左心室收缩功能的 M 型超声心电图测量，测量就在二尖瓣下方到乳头肌之间；AO：主动脉；IVS：室间隔；LA：左心房；LV：左心室；RV：右心室；SF

测量的直径决定短轴缩短率（图 25.6）。如果没有连接心电图，那么左心室后壁的最大偏移定义为舒张末期，最大前移定义收缩末期（图 25.6）。

短轴缩短率根据以下等式计算：

$$SF = \left(\frac{D-S}{D}\right) \times 100\%$$

SF= 短轴缩短率

D= 左心室的舒张内径

S= 左心室的收缩内径

通常在收缩期，左心室舒张期直径减小约 1/3，短轴缩短率约为 30%。短轴缩短率与年龄和重量无关。正常值为 28% ~44%，平均值为 36% [3, 4]。

充血性心肌病儿童的短轴缩短率明显降低，为（16±7）% [4]。对于血容量过多的患者，短轴缩短率较高 [4]。

如果左心室后负荷增加，像主动脉瓣狭窄一样，短轴缩短率也会高 [4]。新生儿的短轴缩短率稍低＞ 25% [2]。在新生儿期，由于有明显的右心室优势可能导致 SF 较低，为 20%~25% [2]。在大龄儿童中，SF ＞ 28% [2]。

SF 的测量是高度可重复的，独立于心率和年龄，只受到前负荷和后负荷影响 [2]。

（三）射血分数 EF

EF 的评估在成年人超声心动图中非常常见，因为左心室的形状几乎是圆形的。计算射血分数时，必须评估左心室收缩期和舒张期容积。左心室收缩期和舒张期的容积可以从相应的半径（r=1/2 × d）计算。

$$(V = 4/3r^3\pi)$$

EF 可以在胸骨旁长轴或短轴切面或心尖四腔心切面中测量 [4]。由于新生儿和婴儿左心室的形状是椭圆形而不是圆形，EF 很少用于儿科患儿，特别是新生儿。不使用 EF 的其他原因是在容积测量中出现的收缩期或舒张期直径时的误差。因此，新生儿科医师应该使用 SF 而不是 EF。

在文献中描述的其他 M 型超声心电图超声心动图测量不是新生儿科医师所必需，在这里不讨论。

三、多普勒超声血流测量

新生儿科医师应该熟悉心脏血流速度的测量，包括在升主动脉、降主动脉、肺动脉和三尖瓣关闭不全的血流速度。从主动脉、肺动脉和三尖瓣反流射流的收缩期峰值流速，可以计算压力阶差（表25.2）。除收缩期峰值流速外，还可测量速度时间积分（VTI）（表25.1，表25.2）。VTI代表血流曲线下的面积，又叫每搏距离。在儿科心脏病学，VTI是平均血流流速的一种测量（表25.2）。

除了测量心脏的血流，也应该测量外周动脉的血流，如脑动脉和腹部动脉。估测大脑血流的参考动脉是大脑前动脉、基底动脉和颈内动脉。虽然也可以使用其他动脉，但最容易获得的是大脑前动脉。估测腹部血流的参考动脉是腹腔干或肾动脉，最容易测量的是腹腔干动脉。多普勒超声对大脑和腹部参考动脉的血流测量对于评估主动脉缩窄的血流动力学非常有帮助。

（一）多普勒超声对升主动脉血流的测量

升主动脉的血流可以在两个不同切面进行测量：胸骨上窝长轴切面和心尖五腔心切面（图25.7）。在这两个切面中，多普勒的取样线和主要方向的血流之间可以在没有明显角度的情况下显示升主动脉。从血流方面，可以测量收缩期峰值流速和速度时间积分（表25.1，表25.2）。速度时间积分是测量心脏平均速度的最佳方法。其与流量V相关性很好，理论上可以通过等式计算：V=A×VTI。在该等式中，A是主动脉横截面积，VTI是速度时间积分。由于主动脉的横截面积A是恒定的，所以流量是仅依赖于VTI的变化。如

果VTI增加，则流量增加；如果VTI下降，则流量减少。

临床医师可以根据VTI判断内科治疗的效果（容量或儿茶酚胺治疗，没有药物）。

Skinner和Takenaka测量了新生儿出生后第一天主动脉VTI的正常值[5, 6, 7]。在6小时以内的足月新生儿中，VTI为（15±3.4）cm/s（单位修正为cm），24小时后为（14.7±3.4）cm/s（单位修正为cm）[6]。其他研究者获得的数值低于该数值的20%。Skinner测量了胎龄28~36周早产新生儿12小时以内的VTI数值为9.6（7.2~10.7）cm/s（单位修正为cm），13~36小时为9.3（7.3~11.3）cm/s（单位应为cm），而在37~72小时为9.8（7.2~11.5）cm/s（单位修正为cm）[5]。

（二）多普勒超声对肺动脉血流的测量

对于肺动脉血流的测量，可以使用胸骨旁长轴或短轴切面（图25.8）。在这两个切面中，均可以没有角度的显示肺动脉。这使检查者能够测量肺动脉内的血流。从血流方面，可以测量收缩期峰值流速和速度时间积分。如前所述，速度时间积分是测量心脏平均速度最佳方法。VTI与肺动脉中流量相关性很好。

Takenaka和Skinner测量了新生儿的正常值[5, 6]（表25.1，表25.2）。Takenaka[6]在年龄＜6小时的足月新生儿中VTI测量值为（11.7±2.4）cm，24小时新生儿测量值为（14.6±2.7）cm（表25.1）。Skinner[5]测量了胎龄28~36周早产儿的VTI值，出生后12小时之内为6.4（3.9~9.6）cm，13~36小时为7.0（4.9~10.1）cm，而在37~72小时为8.3（6.2~12.1）cm（表25.2）。

表25.1 Takenaka等对新生儿早期肺动脉和主动脉正常瓣膜血流峰值速度和速度时间积分（VTI）的研究

指标	胎儿期	＜6 h	6~24 h	＞24 h
主肺动脉收缩期血流速度峰值（cm/s）	66±14	60±9	61±8	66±12
主肺动脉VTI（cm）		11.7±2.4		14.7±2.7
升主动脉收缩期血流速度峰值（cm/s）	78±14	88±14	74±10	76±8
升主动脉VTI（cm）		15±3.4		14.7±3.4

表 25.2　Sknner 在早产儿（26~28 周，1165~2290 g）生后前三天的 VTI 正常值

时间（h）	0~12	13~36	37~72
肺动脉VTI值（cm）	6.4（3.9~9.6）	7.0（4.9~10.1）	8.3（6.2~12.1）
升主动脉VTI值（cm）	9.6（7.2~10.7）	9.3（7.3~11.3）	9.8（7.2~11.5）

注：平均值和第 10 与第 90 百分位数

一些研究者使用收缩期峰值流速[8~10]，这些作者指出右心室输出量的主要决定因素是肺动脉中的收缩期峰值流速[8, 10]，这为筛查低体循环血流量提供了一种简便的方法。如果在出生后 48 小时肺动脉中的收缩期峰值流速超过 0.45 m/s，体循环血流量是正常的[8~10]。如果收缩期峰值流速＜0.35 m/s，大多数患者的体循环血流量较低。而在 0.35~0.45 m/s 是一个灰色区域，准确性不高[9]，这些流速对应最小的右心室输出体循环血流量的阈值为 150 ml/kg/min[9]。

（三）压差的测量

连续多普勒超声可以测量经过狭窄瓣膜（肺动脉瓣或主动脉瓣狭窄）或反流束（如三尖瓣关闭不全）的加速血流流速。将多普勒取样线沿射流放置，与之无明显夹角之处（＜30°）。连续多普勒可以测量收缩期峰值流速 Vmax，使用简化的伯努利方程，心脏高压和低压区域间的压力阶

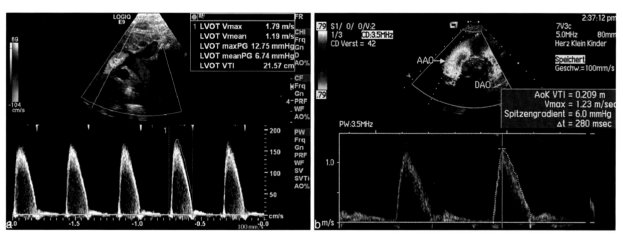

图 25.7　（a，b）在胸骨上窝长轴切面中，升主动脉血流的脉冲波多普勒记录。多普勒取样线经过升主动脉（AAO），血流频谱为前行，流速分别为 1.2 cm/s 和 1.8 cm/s，VTI 分别为 21.6 cm 和 21 cm

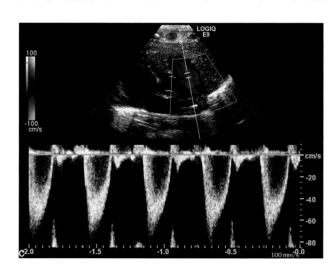

图 25.8　胸骨旁短轴切面，多普勒超声测量肺动脉血流速度，多普勒取样线放置于肺动脉中央，血流为层流和前向，流速约为 1 m/s

差 Δp（如狭窄前和狭窄后），可以通过测量峰值流速 Vmax 来计算：

$$\Delta p = 4 \times V_{\max}^2$$

最常用的适应证是计算主动脉和肺动脉狭窄压力阶差，或使用三尖瓣反流计算右心压。

（四）根据三尖瓣反流测量右心室压力

评估右心室或肺循环压力，可以使用三尖瓣反流。很多婴儿的三尖瓣反流为少量，但如果肺阻力升高，则反流量增加。

使用心尖四腔心切面观察三尖瓣关闭不全反流束，首先，彩色多普勒超声显示是否存在三尖瓣关闭不全（图 25.9a）。如果存在反流，将脉冲波多普勒或连续波多普勒取样线放置于反流束中心，根据简化的伯努利方程（$\Delta p = 4 \times V_{\max}^2$），运用反流束收缩期峰值计算右心室和右心房之间压差值（图 25.9）。依据以下等式，将右心房压力与压差 Δp 相加估测右心室 P_{RV} 和肺循环的压力：

$P_{RV} = \Delta p + P_{RA}$

P_{RV}= 右心室（和肺动脉）内压力，P_{RA} = 右心房内压力，Δp：右心房和右心房之间的压差

如果右心房大小正常，则 P_{RA} 为 5 mmHg；如果右心房扩大，则 P_{RA} 为 10 mmHg。

如果患者没有肺动脉狭窄，右心室与肺动脉的压力一致。

早产儿持续性动脉导管未闭（PDA）

诊断及判断持续性动脉导管未闭（PDA）的大小和血流动力学是超声心动图在早产儿中最常用的适应证。尤其是极早产的婴儿，其有发展成 PDA 相关血流动力学的风险。当肺动脉阻力在第一周末下降时，从左到右分流量增加，PDA 相关性越来越大。

新生儿科医师应该能够诊断 PDA 和判断其大小及与血流动力学相关的左向右分流量。首先，需要鉴别是单纯性 PDA，或是 PDA 依赖性的左心梗阻心脏畸形，如主动脉缩窄、左心发育不良综合征及肺循环减少的心脏畸形，如肺动脉或三尖瓣闭锁。在关闭持续性的 PDA 之前，一定要排除体循环或肺循环依赖性 PDA 开放的先天性心脏畸形（主动脉缩窄、主动脉弓中断、左心发育不良综合征和三尖瓣或肺动脉闭锁）。

除外导管依赖性循环

对于导管依赖性的发绀型先天性心脏病，应使用胸骨旁长轴、短轴及四腔心切面诊断。如果这三个切面都正常，可以除外发绀型心脏病（见快速鉴别发绀型心脏畸形章节）。正常的胸骨旁和正常的四腔心切面可以除外所有不对称 VSD 的心脏畸形，如法洛四联症、室间隔缺损型的肺动脉闭锁、共同动脉干和右心室双出口。常规的胸骨旁和四腔心切面也可以除外左心发育不良综合征，右心发育不良综合征如三尖瓣闭锁和室间隔完整的肺动脉闭锁、Ebstein 畸形及完全型肺静脉异位引流。

通过主动脉弓的胸骨上窝长轴切面可以排除左心梗阻，如左心发育不良综合征、主动脉弓中断和弓缩窄。

如果胸骨旁长轴和胸骨上窝主动脉长轴切面正常，则可以除外导管依赖性的左心梗阻型先天性心脏病；若胸骨旁长轴切面正常，可以除外左心发育不良综合征和严重的主动脉狭窄；若胸骨上窝切面正常，可以除外主动脉缩窄和主动脉弓中断。

在排除导管依赖性先天性心脏畸形后，如果需要可以关闭持续的动脉导管。

第三节 早产儿动脉导管未闭的诊断

在二维超声图像上直接观察 PDA 较为困难，且不适合评估血流动力学（图 25.10）。

有几种诊断 PDA 的图像技术和判断其血流动力学的方法（表 25.3）：

• PDA 的二维超声图像（图 25.10）
• 肺动脉血流的彩色多普勒（图 25.11~ 图 25.13）
• 左心房大小的 M 型超声（图 25.14）
• 多普勒超声测量 PDA 流入肺动脉血流（图 25.15，图 25.16）
• 外周动脉的血流测量（图 25.17）
• 降主动脉的血流测量（图 25.15c~ 图 25.15e）

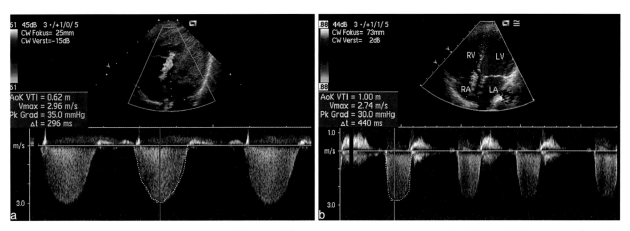

图 25.9 （a，b）通过三尖瓣反流估测三尖瓣的压力阶差；在心尖四腔心切面中，脉冲波多普勒取样线置于三尖瓣反流束中，根据简化的伯努利方程，采用收缩期峰值流速计算右心房和心室之间的压力阶差

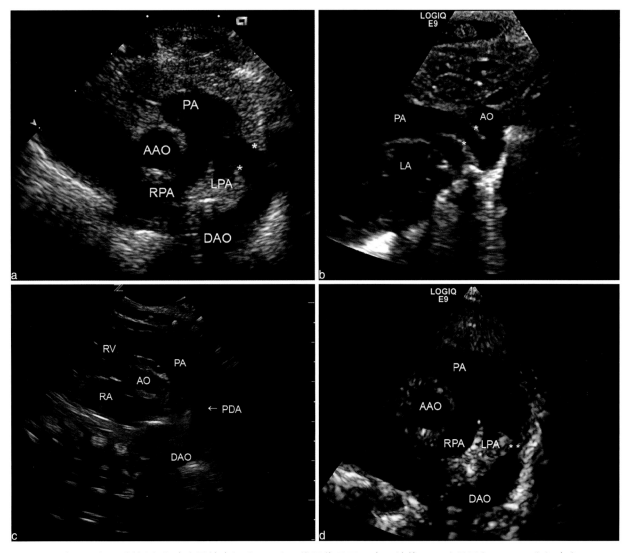

图 25.10 （a，b）.一例新生儿动脉导管未闭（PDA）二维图像显示一个开放的 PDA（星号）；AAO：升主动脉，DAO：降主动脉，LPA：左肺动脉，PA：主肺动脉，RPA：右肺动脉；（c）一个大的 PDA 连接肺动脉主干与降主动脉；AO：主动脉；RA：右心房；RV：右心室；（d）一个小的 PDA（星号）；AAO：升主动脉，DAO：降主动脉，LPA：左肺动脉，PA：主干为肺动脉，RPA：右肺动脉

一、PDA 的二维超声图像

在二维超声图像上常不能显示开放的动脉导管。PDA 起源于主动脉峡部的区域，位于左锁骨下动脉起源的对侧，PDA 走行偏头侧并稍向后至左肺动脉，即在左肺动脉起始处上方与肺动脉连接[11]（图 25.10）。将探头沿逆时针轻度旋转，可以在胸骨旁短轴切面上显示 PDA[12]。在大的 PDA 病例中可以看到典型的三血管征（图 25.10a）。左右肺动脉位于右侧和中间，PDA 是第三支（图 25.10a）。PDA 是最靠近头侧的血管结构（图 25.10）。如果选择的切面在通过主动脉弓的胸骨上窝长轴切面和通过肺动脉的胸骨旁长轴切面之间，那么可以在二维超声图像上显示连接主动脉和肺动脉的持续管道[12]（图 25.10b）。它起源于左肺动脉起始处的上方，连接肺动脉主干和降主动脉（图 25.10b）。在胸骨上窝长轴切面中显示主动脉弓，如果探头稍微后偏，可以完整显示 PDA 三血管切面[12]（图 25.10）。

在出生时，PDA 与降主动脉一样宽，就像在胎儿时期一样。导管收缩首先开始于肺动脉末端，然后主动脉末端（图 25.10d）。由于收缩区域是偏心性的，往往不能被看到，因而无法在二维超声图像上精确测量管道直径。总之，二维超声图像显示早产儿整个 PDA 困难且往往不可能。用二维超声图像测量 PDA 的大小和评估其血流动力学通常是不可能的。

二、彩色多普勒显示 PDA 患者的肺动脉血流

用于诊断左向右分流 PDA 的最佳和最简单的方法是彩色多普勒，显示肺动脉内流入的导管血流（图 25.11~ 图 25.13）。对于超声心动图，在胸骨旁短轴或长轴切面中显示肺动脉，通常肺动脉的血流呈蓝色。若存在从左向右分流的 PDA，流入肺动脉的导管血流显示为红色[11, 13, 14, 15]（图 25.11a，图 25.11b，图 25.12，图 25.13）。如果在肺动脉高压中存在从右到左分流，PDA 中的血流则显示为蓝色（图 25.11c，图 25.11d）。通过流入肺动脉的颜色评估 PDA 从左到右分流的血流动力学相关性非常困难。Skinner 认为，小的 PDA 会导致微小的分流，而这种分流无法到达肺动脉瓣（图 25.12a），中等的 PDA 导致射流较宽，更好地进入肺动脉，但不能完全到达肺动脉瓣[11]（图 25.12b，图 25.12c）。在一个大的分流中，花彩信号非常宽，可以到达肺动脉瓣并返回肺动脉[11]（图 25.12c）。

肺动脉中的彩色多普勒花色血流信号取决于降主动脉压力和肺动脉阻力。由于流入肺动脉的血流不仅有赖于 PDA 的直径，也与主肺动脉之间的压力阶差相关，彩色多普勒流入肺动脉的面积不是判断 PDA 大小的好方法。在患有压力阶差大而 PDA 小的患者中，尽管有一个血流动力学无关紧要的 PDA，但通过 PDA 的血流也可以

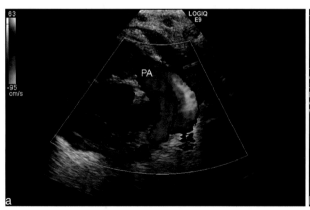

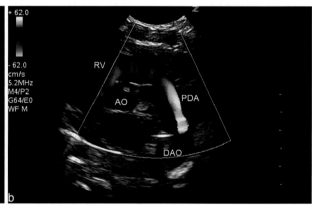

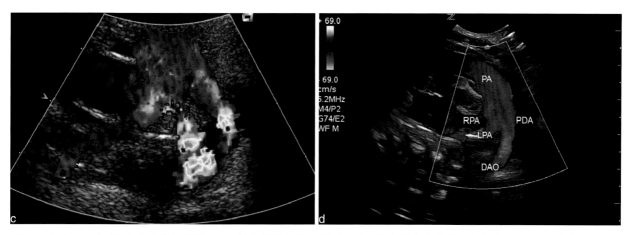

图 25.11 （a，b）. 彩色多普勒显示经 PDA 的血流流入肺动脉（PA），从左到右分流显示为红色；AO：主动脉，DAO：降主动脉，PDA：持续性动脉导管未闭，PA：肺动脉主干，LPA：左肺动脉，RPA：右肺动脉，RV：右心室；（a）左向右分流大的 PDA；（b）左向右分流中等的 PDA；（c、d）. 右向左分流中等的 PDA，严重主动脉缩窄依赖 PDA 灌注下半身，肺动脉和开放的导管中血流显示为蓝色；降主动脉是由开放的 PDA 灌注的

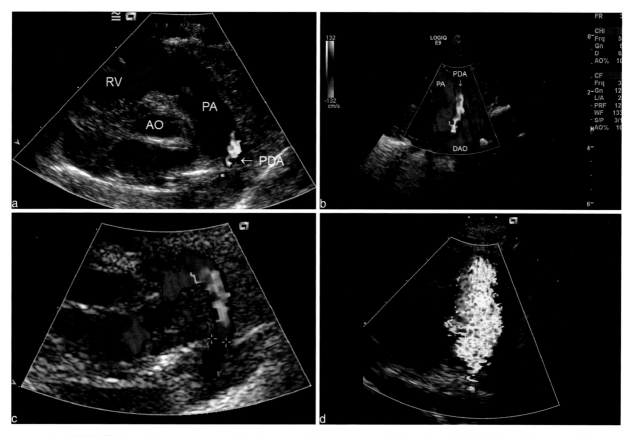

图 25.12　彩色多普勒显示不同大小左向右分流的 PDA；根据 PDA 的大小和主动脉、肺动脉的压力阶差不同，彩色花色分流表现为小或大，颜色是深红（低压差）或彩色镶嵌（高压梯度）；（a）微小的花色血流 - 小的 PDA；（b）小的花色血流只填充了 20% 的肺动脉 - 小的 PDA；（c）中等深红色的花色血流 - 中等大小 PDA；（d）大的彩色镶嵌花色血流表明压力阶差高和低肺阻力 - 小的 PDA

填满整个肺动脉（图 25.12d）。而另一方面，可能 PDA 的直径较大而主动脉与肺动脉间的压力阶差较小，通过 PDA 的血流较少而提示为小的 PDA（图 25.11a，图 25.11b）。

为了判断 PDA 的大小，Kluckow 建议测量肺动脉中花色直径最窄处[10]。根据 Kluckow 分型，小型 PDA 的直径< 1.5 mm；中等 PDA 的直径 1.5~2.0 mm；大的 PDA 直径> 2 mm[10]（图 25.13）。

由于彩色外溢现象，未闭动脉导管直径不能用彩色多普勒测量。彩色多普勒会高估直径，不应当用于测量分流的宽度。

在我们看来，彩色多普勒是最好的早期诊断左向右分流 PDA 的方法，但是难以鉴别小、中和大的 PDA。

三、PDA 中的 LA 与 AO 比率

在二维超声心动图和不同的多普勒技术应用之前，M 型超声心动图是鉴别 PDA 大小的最佳方法。血流动力学相关的 PDA 引起了相应的肺血流量，以致肺静脉回流增加，左心房直径增大（图 25.14）。通常 LA /AO < 1.4，小的 PDA 的 LA / AO 比率仍然< 1.4，中度 PDA 的 LA / AO 比率为 1.4~1.6。大的 PDA 可导致该比值增加，LA / AO > 1.6[11]（图 25.14）。具有明显左向右分流的其他心脏畸形，如大的室间隔缺损或共同动脉干，也都会引起左心房增大。

四、多普勒超声测量 PDA 中肺动脉血流频谱

存在持续左向右分流的动脉导管患者，肺动脉血流是不同的。通常在肺动脉主干和肺动脉分支，只存在收缩期血流（图 25.8）。若 PDA 存在，可以用不同的多普勒技术测量到舒张期血流（图 25.15）。在主肺动脉干，收缩 - 舒张期紊乱的湍流可以显示在基线下方（图 25.15a）；在左肺动脉和右肺动脉，收缩 - 舒张期的前向血流也均显示在基线下方，这些都是是典型的 PDA 表现（图 25.15b）

五、多普勒超声波测量 PDA 中主动脉血流频谱

在降主动脉，合并明显的左向右分流血流动力学相关的 PDA 会出现逆行的舒张期血流，如果血流频谱测量是在 PDA 起点之后进行，那么逆行血流显示在基线上方（图 25.15d）。如果血流频谱是在升主动脉或主动脉弓中 PDA 起点之前测量，那么可以找到舒张期顺行血流（图 25.15c，图 25.15d）。在健康婴儿的主动脉中，没有明显的舒张期血流。

Evans 和 Iyer 观察了在 PDA 起点之后的降主动脉血流和导管内径之间的关系[12]。他们发现当导管直径为 1.5 mm 或更小时，导管后的主动脉舒张期血流是正常顺行的（无舒张期逆行）；而当导管直径> 1.5 mm 时，往往异常或者出现逆行。

六、多普勒超声测量 PDA 频谱

如果将频谱多普勒的取样线放在 PDA 内，则可显示基线上方的湍流（图 25.16）。流入肺动脉的峰值速度取决于降主动脉和肺动脉之间的压力阶差。如果压力阶差低，收缩期峰值流入速度也很低（约 1 m/s）。当肺血管阻力下降时，则流入速度增加（1~2 m/s）（图 25.16b）。如果肺血管阻力低，则可获得高速血流（> 2 m/s）（图 25.16c），在这种病例中，连续的收缩 - 舒张血流显示在基线上方（图 25.16c~ 图 25.16e）。

七、多普勒超声测量 PDA 患者的外周动脉频谱

在 PDA 患者中，明显左到右分流的导管是主动脉"储气罐"主要的泄漏。如果肺动脉阻力已降至正常值 20~30 mmHg，那么到整个肺循环的分流量增加，则导致低外周阻力的体循环动脉舒张期前向血流明显下降。正常情况下，在这些动脉中收缩期和舒张期存在着持续的前向血流，低阻力动脉是指大脑动脉和灌注肝，脾和肾的腹部动脉。

舒张末期血流速度通常约为收缩期峰值流速

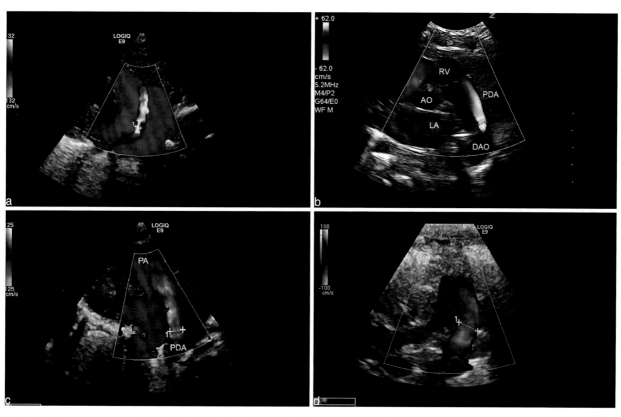

图 25.13 在最窄处估测 PDA 的直径；（a）直径 1.9mm 为中等 PDA；（b）直径 2.5mm 为大的 PDA；（c）直径 3.8 mm 为巨大 PDA；（d）直径 3.9 mm - 巨大 PDA

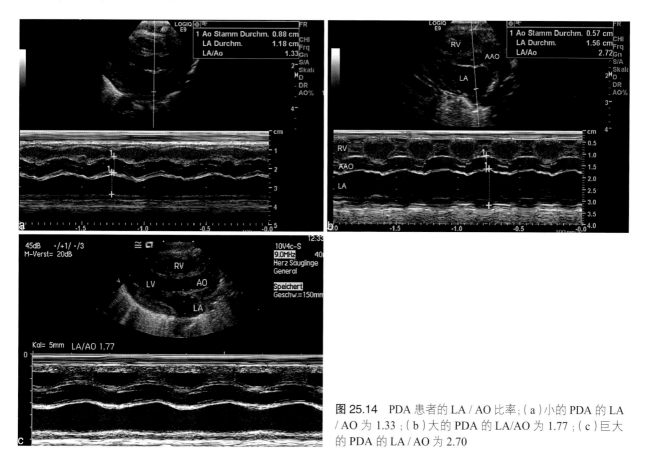

图 25.14 PDA 患者的 LA / AO 比率；（a）小的 PDA 的 LA / AO 为 1.33；（b）大的 PDA 的 LA/AO 为 1.77；（c）巨大的 PDA 的 LA / AO 为 2.70

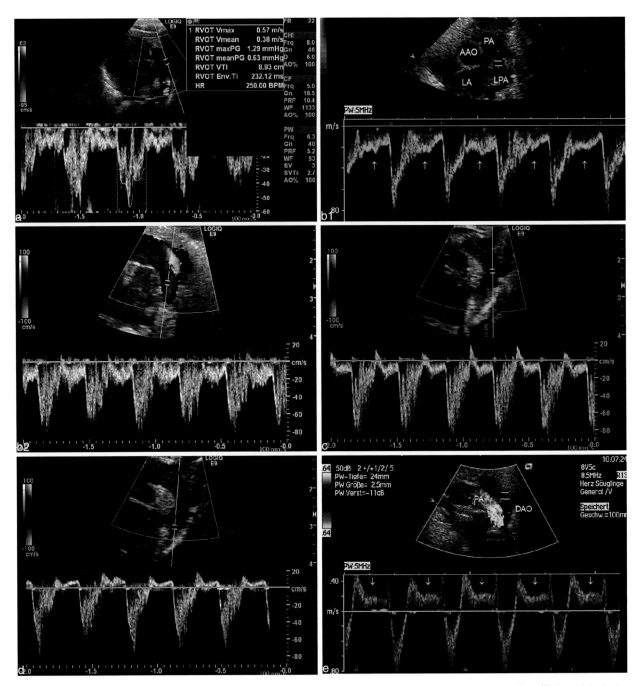

图 25.15 （a）PDA 患儿肺动脉和降主动脉血流多普勒超声频谱测量肺动脉主干血流频谱显示收缩 - 舒张期均为前向血流，该舒张期血流是由开放导管引起的舒张期分流特征；（b）左肺动脉和右肺动脉的血流频谱显示收缩 - 舒张期均为前向血流，舒张期分流的特征是由开放的导管引起（箭头）；AAO：升主动脉，LA：左心房，LPA：左肺动脉，PA：肺动脉；（c）在 PDA 起源后降主动脉血流频谱，收缩 - 舒张期均为前向血流；舒张期前向血流由经过 PDA 的左向右分流引起；（d）一日龄合并 PDA 的新生儿降主动脉中的血流频谱显示在基线上方存在逆行舒张期血流；（e）大的 PDA 中降主动脉的血流频谱，为通过大的 PDA 从左到右分流的高振幅舒张期回流频谱，显示在基线上方（箭头）

的 1/3，此时阻力指数为 65%~75%。随着血管阻力下降且到肺动脉的分流量增加，低阻力外周动脉舒张期血流量减少及阻力指数增加：

- 一个小的、血流动力学不重要的 PDA 可导致舒张期前向流量减少和阻力指数增加，为 0.80~1.00（图 25.17a）。
- 中度 PDA 会导致舒张期血流进一步下降至零，且阻力指数增加到 1.0（图 25.17b，图 25.17c）。
- 存在明显从左到右分流的大型 PDA 可引起大脑和腹部动脉的舒张期反流和阻力指数超过 1.0（图 25.17d，图 25.17e）。在这种情况下，大脑和腹部动脉的灌注严重不足[14~20]。如果这种低灌注持续时间较长，可能会导致器官衰竭和器官损害，如脑室周围白质软化，坏死性小肠结肠炎和肾功能衰竭。在这种情况下，低灌注是由时间平均血流速度 TAV 急剧下降引起。理论上流量可以通过以下等式计算：Q = A × TAV。A 是血管横截面积，由于动脉的横截面积不会发生变化，流量仅取决于时间平均速度。当 TAV 下降时，则灌注下降[8, 13~16, 19, 21~24]。

大的 PDA 导致收缩末期或舒张末期血流速度显著降低，并且阻力指数明显增加（图 25.18）。变化比中等 PDA 更明显[15]，可以在大脑动脉和腹部动脉都观察到。

在我们看来，外周动脉的血流测量是量化左向右分流量和血流动力学评估的最佳方法。然而，这种评估只有在肺阻力低的情况下（见三尖瓣反流测量右心室压力），才能对 PDA 的相关血流

力学和外周血流进行评估。

在内科或手术关闭 PDA 后，收缩期末期和舒张末期血流速度均增加，阻力指数降至正常值（图 25.19）。

八、PDA 血流动力学相关性的评估

如上所述，有几种方法诊断 PDA 的存在。PDA 量化的金标准既不是彩色多普勒，脉冲波或连续波多普勒，二维图像，M 型超声心电图，也不是外周动脉血流测量。因此我们使用了一个评分系统判断前面提到的五个不同参数（表 25.3）：

- PDA 流入血流的彩色多普勒（最小直径）[10]
- 左心房大小（LA / AO 比率）
- 用脉冲波和连续波多普勒测量进入肺动脉的导管血流
- 低阻力动脉（RI）的外周血流
- 在降主动脉中逆行舒张期血流[11]

  这些参数中的每一个得分为 0~2：

  0 表示没有或小 PDA。

  1 表示中度 PDA。

  2 表示大的 PDA。

  评分系统如下（表 25.3）：

  1. 彩色多普勒测量的 PDA 血流直径[10]

     0 = < 1.5 mm

     1 = 1.5~2.0 mm

     2 = > 2 mm

  2. 左心房的大小：LA / AO 比率[11]

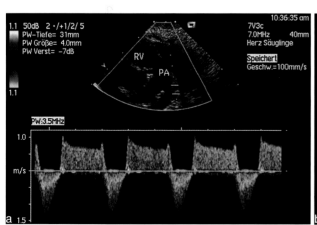

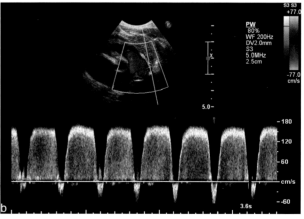

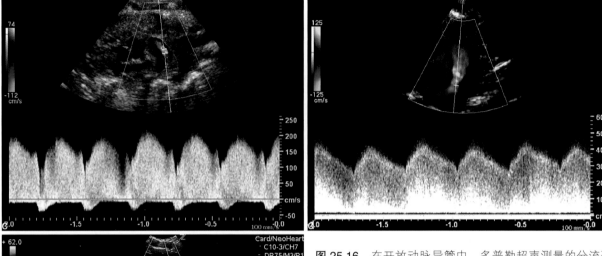

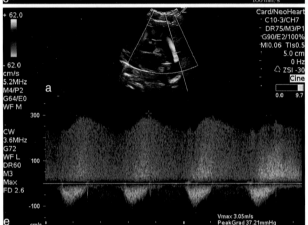

图 25.16 在开放动脉导管中，多普勒超声测量的分流速度依赖于降主动脉和主肺动脉之间的压力阶差；（a）合并肺动脉高压的 PDA 患者：PDA 舒张期血流频谱的特点是位于基线上方，1 m/s 的低舒张血流速度表示肺血管阻力高和左向右分流量低；（b）PDA 舒张期分流速度为 1.5 m/s，表示肺阻力较低，分流量较多；主动脉和肺动脉之间的压力阶差为 9 mmHg；（c）PDA 舒张期血流速度为 2 m/s 时，表示肺动脉阻力较低，分流量较多，主动脉和肺动脉之间的压力阶差为 16 mmHg；（d）PDA 收缩-舒张期流速均为 3 m/s，是低肺阻力和中等分流的特点，主动脉和主动脉之间的压力阶差为 36 mmHg；（e）PDA 收缩-舒张期的流速为 4 m/s 时，表示肺阻力低，主动脉和肺动脉之间压力阶差为 64 mmHg

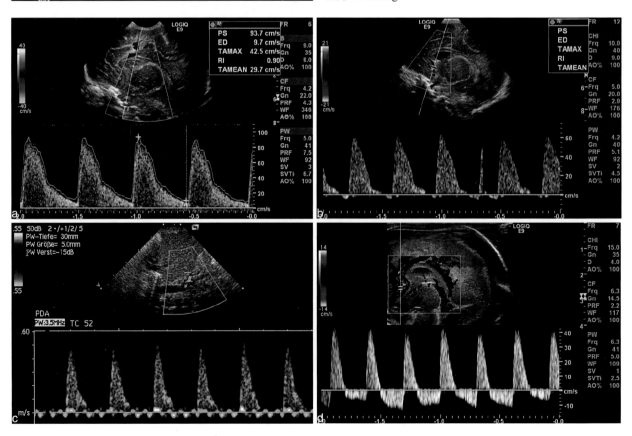

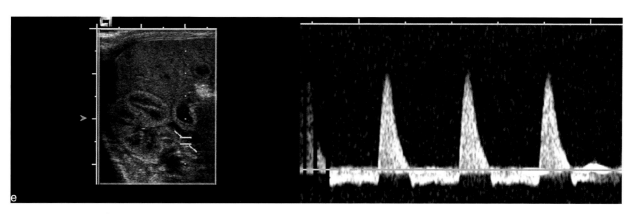

图 25.17　PDA 患者多普勒超声测量外周动脉血流频谱。(a)多普勒超声测量大脑前动脉显示收缩 - 舒张期均为正向血流，舒张期振幅低，是小的 PDA 的特征。(b)多普勒超声测量大脑前动脉显示中等 PDA 的舒张期前向血流消失。(c)多普勒超声测量腹腔干血流频谱显示中等 PDA 的舒张期前向血流消失，在基线周围的小振荡是由高频振荡引起的。(d)大脑前动脉的多普勒超声测量显示舒张期为逆行血流，出现于肺阻力低而导致大的左向右分流的 PDA。(e)多普勒超声频谱测量显示在大的 PDA 中，由于低肺阻力引起的左向右大量分流，从而出现肾动脉在舒张期逆行的特点。在 d 和 e 的情况下，脑（ d ）和肾脏（ e ）的灌注是导致器官衰竭（无尿）或器官损伤（PVL）的原因

0 = ＜ 1.4

1 = 1.4~1.6

2 = ＞ 1.6

3. 进入肺动脉的导管血流

　　0 = 无舒张期流入

　　1 = 收缩期 – 舒张期流入，峰值速度＞ 2 m/s

　　2 = 仅舒张流入，峰值速度＜ 2 m/s

4. 舒张前向流量减少和 RI 增加

　　0 = RI ＜ 0.80

　　1 = RI 0.80~1.00

　　2 = RI ＞ 1.00

5. 降主动脉的舒张期反向血流[11]

　　0 = 无舒张期反流

　　1 = 舒张期反流＜正向流量的 30%

　　2 = 舒张期反流＞ 30% 的正向流量

最大得分为 10，如果得分≥ 5，则从左到右分流可以发展为肺水肿，在这种情况下，PDA 应由布洛芬 ® 或吲哚美辛 ® 内科关闭或手术结扎治疗。

表 25.3　PDA 大、中、小的评分系统

1.彩色多普勒测量PDA的直径（Kluckow）
0=＜1.5 mm　0分：＜1.5 mm
1=1.5~2.0 mm　1分：1.5~2.0 mm
2=＞2 mm　2分：＞2 mm

2.左心房大小：左心房内径/主动脉内径（Skinner）
0=＜1.4　0分：＜1.4
1=1.4~1.6　1分：1.4~1.6
2=＞1.6　2分：＞1.6

3.肺动脉端PDA的血流速度
0：舒张期无血流经过
1：收缩和舒张期PDA内血流＞2 m/s
2：舒张期血流＜2 m/s

4.舒张期前向血流流速下降和RI的升高
0=RI＜0.8
1=RI 0.8~1.0
2=RI＞1.0

5.降主动脉舒张期血流（Skinner）
0：无舒张期反流
1：舒张期反流＜30%前向血流
2：舒张期反流＞30%前向血流

　　注：最高得分为 10 分，如果得分超过 5 分，有明显的左向右分流可能发展为肺水肿

九、PDA 关闭后超声心动图和多普勒检查

肺动脉的彩色多普勒是显示 PDA 是否已关闭的最好方法。多普勒超声检查显示外周动脉舒张末期和收缩末期血流速度增加和阻力指数降低（图 25.19）。外周血流正常后，脑部、肾脏和肠道的灌注增加到正常并且器官功能正常化。

十、PDA 患者肺动脉压力的测量

肺动脉压在生后第一天是升高的，尤其在合并肺部疾病的早产儿。在急性或慢性肺病合并原发性或继发性肺动脉高压患者中，肺动脉和右心室压力也升高。

多普勒超声心动图可以提示肺动脉压升高，有三种方法估测右心内的压力：
- 通过 PDA 的血流速度
- 三尖瓣反流的峰值速度
- 右心室的收缩时间间隔

三种方法中最好和最简单的是测量三尖瓣反流的峰值速度，它准确且可重复，从三尖瓣反流射流，可以直接量化右心室和肺动脉的压力。

收缩时间间隔的可重复性和准确性很差，因此它们不用于临床实践，它们将不再进一步讨论。

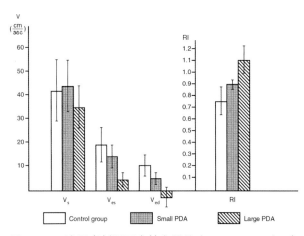

图 25.18 该图表例证了在健康婴儿（control group）、小的 PDA（Small PDA）和大的 PDA（Large PDA）、小的 PDA 和大的 PDA 患儿大脑前动脉的血流速度。在 PDA 患者中，收缩末期（Ves）和舒张末期（Ved）流量速度降低了，该 Ves 和 Ved 在大 PDA 患者中减少更明显，阻力指数增加

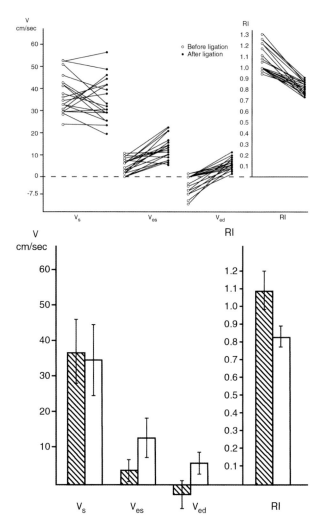

图 25.19 大脑前动脉在手术结扎 PDA 前后的血流速度变化，收缩和舒张末期血流速度增加，以及阻力指数降低

PDA 血流频谱可以为肺动脉压力的评估提供线索，目前还不能直接测量肺动脉压力。

通过 PDA 测量血流频谱

PDA 可以在修正的通过肺动脉胸骨旁短轴切面很容易获得 "ductal cut（导管切面）"[8]。使用彩色多普勒可以完全显示从右到左或从左到右的分流（图 25.11）。

在脉冲波多普勒，特别是连续多普勒可以测量 PDA 内的血流流速。如果发现流速低（< 2 m/s），可以使用频谱多普勒，若流速 > 2 m/s，则使用连续多普勒。

PDA 的流量取决于 PDA 两端的压力差，即降主动脉和肺动脉的压力。分流形式可以分为从左到右，双向或从右到左[8]。

完全的右向左分流在彩色多普勒显示为蓝色（图 25.11c，图 25.11d，图 25.20a），在这种情况下，肺动脉压力高于主动脉压力，这表明婴儿存在严重问题，或在严重缺氧下存在持续胎儿循环或呼吸衰竭，或先天性心脏病如主动脉缩窄，主动脉弓中断或完全型肺静脉异位引流。必须首先排除这些心脏畸形。

当出现双向分流时，主动脉和肺动脉压力大致相等（图 25.20b）。这种情况可发生于健康新生儿，在生后的最初几个小时，肺血管阻力下降之前。右向左分流出现在收缩期，左向右分流出现在舒张期，这是由于肺动脉分支比降主动脉更接近心脏。肺动脉压力波形比主动脉更早到达导管。

在健康的新生儿 > 12 h 可以看到完全的左向右分流，因为在整个心动周期中主动脉内的压力高于肺动脉（图 25.20c，图 25.20d）。最初收缩期（< 1 m/s）的血流流速比舒张期低[5]。当肺动脉压力持续下降，同时体循环动脉压升高，而 PDA 同时收缩，因此，从左到右分流的流速增加。最终在关闭导管之前，可以获得最高的分流流速：在收缩末期到舒张早期的过渡期最高（2~3 m/s）[5]（图 25.20e，图 25.20f）。

通过 PDA 压力阶差计算肺动脉压力

脉冲波多普勒或连续波多普勒可用于计算降主动脉和肺动脉之间的压力阶差。多普勒取样线置于 PDA 分流束上，多普勒取样容积放置在分流束内（图 25.16a~c，图 25.20b~d）。流速超过 2.5 m/s 必须使用连续多普勒测量（图 25.16d，图 25.16e，图 25.20e，图 25.20f）。PDA 内的流速为 1~2 m/s 表示肺动脉高压（压力阶差 10~20 mmHg）（图 25.16a~c，图 25.20b~d）。流速超过 3m/s 是肺动脉压力低的特征（压差 64 mmHg）（图 25.16d，图 25.16e，图 25.20e，图 25.20f）。

从理论上讲，肺循环压力可以通过降主动脉压力和经过 PDA 的压力阶差 Δp 计算出来。

经过 PDA 的压力阶差 Δp 可以使用简化的伯努利方程式，根据峰值流速计算：

$$\Delta p = 4 \times V_{max}^2$$

肺动脉（和右心室）压力 PA 也可以计算如下：

PA= RR$_{syst}$−Δp

PA = 肺动脉压

RR$_{syst}$ = 收缩压（无创伤性测量）

Δp= 通过 PDA 的主动脉和肺动脉之间的压力阶差（由多普勒测量）

不幸的是，在生后 1 个月的婴儿，有效的研究结果不一致[5]。Skinner 建议不要使用简化的伯努利方程估计早产儿的肺动脉压力[5]。然而他建议使用一系列的多普勒超声测量 PDA 内血流的变化定性分析肺动脉压的变化（增加与减少）。

十一、与 PDA 相关的不常见问题

（一）动脉导管瘤（DAA）

动脉导管瘤（动脉导管动脉瘤）是非常罕见的，可伴有严重并发症的病变包括血栓栓塞，破裂和死亡。扩张可发生在产前，并引起胎儿窘迫、积水和胎儿死亡。在新生儿期间，导管的动脉瘤样扩张可引起吸气性喘鸣、发绀、呼吸窘迫和哭声微弱。男孩更容易受到影响，PDA 动脉瘤可能并发自发性破裂、血栓栓塞、感染、穿孔进入邻近的气道和压迫相邻胸部结构。

在大多数情况下，动脉瘤可在几周内消退，其有 4 个阶段：

第一节段：压缩阶段

第二阶段：分隔阶段

第三阶段：进展性血栓形成阶段

第四阶段：机化阶段

由于大多数 PDA 动脉瘤可自发消退，因此孤立的 PDA 动脉瘤的诊断并非手术指征。

在 24 例病例的回顾性分析中，Dyamenahalli 报告了 7 例必须手术切除的病例[26]。产前诊断出 15 例，所有产前诊断的动脉瘤均是在妊娠晚期胎儿超声检查中被偶然发现的。24 例婴儿中，只有 4 例有动脉瘤相关症状，4 例有相关的综合征。3 例有 DAA 相关的并发症：血栓延伸至肺动脉、自发性破裂和脑梗死[26]。6 例患者接受了简单的 DAA 切除术：其中 3 例患者的动脉瘤非常大，2 例患有血栓，1 例婴儿患有血流动力学变化

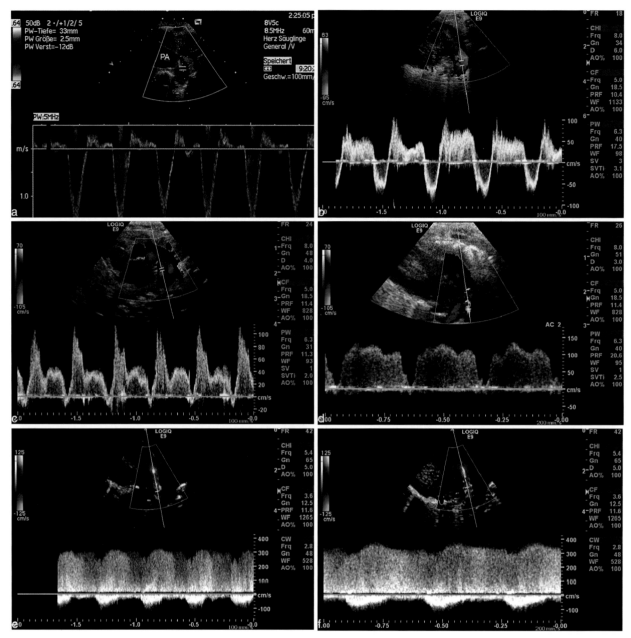

图 25.20　多普勒超声测量开放动脉导管中的血流，主要依赖肺血管阻力：（a）右向左为主的分流表明肺血管阻力高，超过体循环血管阻力；（b）双向分流且流速为 1 m/s 时，表明肺血管阻力高，基本等同于体循环血管阻力，在收缩期右到左分流，在舒张期左到右分流（主动脉"储气罐"）；（c，d）完全的收缩及舒张期左向右分流，低流速分流，约为 1~1.5 m/s，表明肺血管阻力低于体循环阻力，然而，1.5 m/s 的低流速表明肺血管阻力尚未降至正常值；（e，f）在收缩期和舒张期内只由左向右分流，3~4 m/s 的高速分流速度及低（正常）肺血管阻力。根据峰值流速，主动脉和肺动脉的压力阶差可以用简化的伯努利方程计算：$\Delta p = 4 \times v^2$

的 PDA，在 1 例婴儿因为诊断原因切除了动脉瘤[26]。有证据表明该病与内膜垫减少或弹性蛋白表达异常有关。

　　手术适应证是过了新生儿期动脉瘤仍持续存在、血栓栓塞、延伸进入邻近血管和显著压迫相邻胸部结构。

PDA 动脉瘤的二维图像

　　动脉瘤是圆形或椭圆形的邻近降主动脉和肺动脉分叉的结构（图 25.21a，图 25.21b）。由于三维解剖结构的缘故，不太可能同时显示动脉瘤、肺动脉分叉和降主动脉（图 25.21）。动脉瘤内的血栓表现为在动脉瘤内缘附着的实性回声（图

25.21a，图 25.21b），动脉瘤中心可能呈囊状，彩色多普勒可探测到血流（图 25.21b，图 25.22c）。

动脉瘤的并发症是在肺动脉和主动脉内有血栓形成（图 25.21）。该血栓可能延伸到降主动脉和肺动脉（图 25.21c）。血栓形成可能会阻塞肺动脉分支并导致肺动脉栓塞和婴儿猝死（图 25.21c，图 25.22a）。肺动脉及分支动脉的部分阻塞是肺动脉瓣上狭窄的罕见原因（图 25.21，图 25.22b）。无症状的动脉瘤可以保守治疗。通常它们会缩小，并随着时间的推移消失，如前所述，复杂的动脉瘤必须手术切除（图 25.22d）。

第四节　肺动脉高压（PH）患儿的评估

患有肺动脉高压的婴儿应该进行完整的超声心动评估，以除外心脏原因导致的肺动脉高压。PH 可能由影响右心或左心的心脏问题或特定呼吸系统疾病引起。

肺动脉高压可出现于高的、正常或低的肺血流量。

- 伴有大的左向右分流患者如 VSD、共同动脉干、主肺动脉窗或大的持续性动脉导管，可能有高血流量的肺动脉高压（PH）
- 过渡期的健康新生儿可能有正常肺血流量的 PH

- 肺血管阻力升高的患者可能表现出低肺血流量的 PH（持续性肺动脉高压 PPH）。PPH 患者会出现左心室心输出量减低。如果是肺血管阻力足够高，肺血流量和肺静脉回流可减少。由于左心室从肺循环中只能得到很少的血流量（左心室前负荷减低），左心室输出量因此减少，左心室只能将来自肺循环的血流量泵至全身，因此左心房和心室体积较小，体循环血流量减少。

在所有这些病理生理情况下，肺动脉和右心室内的压力均升高。

右心室和肺动脉内的压力可经无创伤性地计算右心房和右心室之间的压力阶差而获得。

在肺动脉高压，右心房、三尖瓣、右心室和肺动脉都是增大的（图 25.23a）。

肺动脉高压可能是由大的分流引起如大的室间隔缺损或房间隔缺损、PDA、共同动脉干、部分或完全肺静脉异位引流。首先须通过完整的超声心动图检查排除这些畸形，这些病如前所述会增加肺动脉的血流量。

肺动脉高压也可由左心系统的梗阻引起，如二尖瓣瓣膜上（三房心）或瓣膜狭窄、左心室心肌病、主动脉瓣重度狭窄或主动脉缩窄。在这些畸形中，左心室流入道或流出道受损，血液受阻于肺静脉和肺。这些畸形也须除外。

如果超声心动图检查正常，需要考虑原发性肺部疾病，在这些患者存在肺缺血。

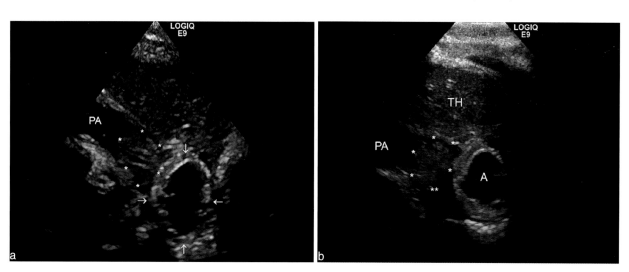

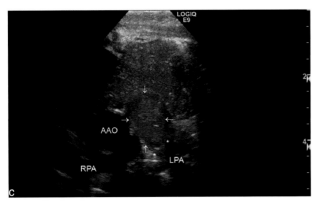

图 25.21　一例 6 周大患儿有新的进展性的心脏杂音，可见 PDA 巨大动脉瘤及肺动脉内血栓形成；经过肺动脉（PA）的胸骨旁长轴切面，可见实性回声的血栓（星号）使肺动脉近乎完全闭塞（a，b）；另外还有与肺部相邻的囊性结构，为动脉瘤的回声边界（a，箭头）；TH：胸腺；胸骨旁短轴切面显示左肺动脉近乎完全闭塞（LPA），并延伸到主肺动脉（c，箭头）；AAO：升主动脉，RPA：右肺动脉

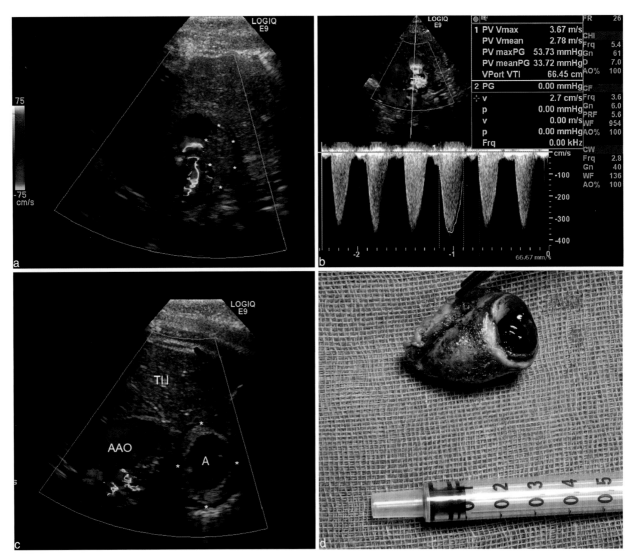

图 25.22　多普勒超声测量导管动脉瘤和肺动脉血栓。（a）肺动脉彩色多普勒显示在肺动脉分叉区域出现血流偏移，是由于血栓（标记区域）从左肺动脉进入肺动脉主干。（b）肺动脉分叉的频谱多普勒显示血流加速为 3.67 m/s，压力阶差为 66 mmHg。（c）彩色多普勒显示升主动脉（AAO）和动脉瘤（A）中的血流，在动脉瘤中可以看到微量的花色血流。（d）切下的动脉瘤病理解剖标本显示动脉瘤内的血栓形成（图 25-2-2，图 25-3-13d，Cesnjevar 教授，博士，Erlangen 提供）

一、通过三尖瓣反流估测肺动脉压力

无创计算肺动脉压的最佳和最简单的方法是测量三尖瓣反流束的收缩期峰值流速，特别在生后的最初几天，大多数婴儿或多或少都有三尖瓣关闭不全，这是由于肺血管床内持续的血管收缩和 PDA 的收缩和关闭引起的。如此导致了右心室和肺血管内的高压并或多或少引起三尖瓣反流（图 25.23，图 25.24）。随着肺动脉阻力下降，右心室压力下降和三尖瓣关闭不全消失，同时跨三尖瓣的压力阶差下降。至此，在急性或慢性肺病的患者中，肺动脉高压持续存在，三尖瓣关闭不全就可能存在。

如何通过三尖瓣反流测量右心室压力

对于三尖瓣关闭不全的测量，可以使用心尖或剑突下四腔心切面（图 25.9）。彩色多普勒显示三尖瓣反流束为蓝色为主的彩色镶嵌，起源于三尖瓣，指向右心房（图 25.23b，图 25.23c，图 25.24）。多普勒取样线应该与反流束平行。反

流束和多普勒线之间的夹角不应该超过 30°，以避免低估峰值流量速度。如果心尖四腔心或剑突下切面不能实现小的入射角，可以使用通过三尖瓣的左侧胸骨旁短轴切面（图 25.25a）。通过右心室流入道的左侧胸骨旁切面，探头从胸骨旁长轴切面向右肩略微倾斜，在该切面中也能显示三尖瓣反流束（图 25.25b）。

可以使用脉冲波多普勒和连续波多普勒或连续多普勒测量反流束的流速，若血流速度超过 2.5 m/s，则使用连续多普勒。清晰的信号对于测量右心房和心室间的压差至关重要（图 25.24），应该在反流束的中央测量（图 25.24a～图 25.24c）。

只有在无右心室流出道梗阻且三尖瓣反流存在的情况下，才能计算右心（和肺循环）的压力。从三尖瓣反流可以测量右心房和右心室之间压差 Δp。根据压差 Δp，能够计算右心室压力（和肺动脉压），在右心房 P_{RA} 中加入估测的右心室 RV 和右心房 RA 间的压差 $\Delta P_{RV\text{-}RA}$，依据以下等式计

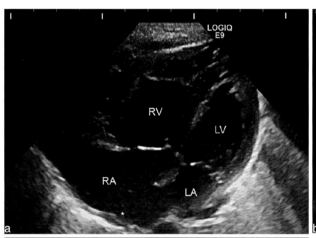
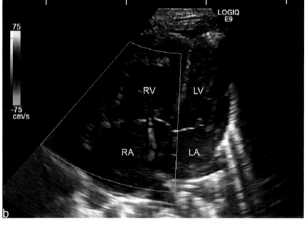
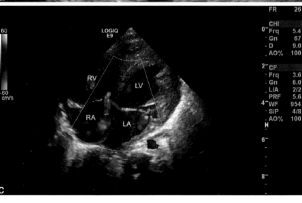

图 25.23　肺动脉高压；肺血管阻力高，肺动脉高压的新生儿四腔心切面显示扩张的右心房和右心室，左心房和心室大小正常（a）；另外，可以看到一个大的房间隔缺损（*）；心尖四腔心切面中彩色多普勒显示出三尖瓣微量反流，三尖瓣关闭不全的反流可用于测量右心室和肺动脉压（b，c）；二尖瓣、三尖瓣微量反流（c）；LA：左心房，LV：左心室，RA：右心房，RV：右心室

算获得：

$$P_{RV} = \Delta P_{RV-RA} + P_{RA}$$

P_{RV} = 右心室的压力

ΔP_{RV-RA} = 右心室与右心房之间的压差

P_{RA} = 右心房内的压力（估计压力 5~10 mmHg；当右心房正常时为 5 mmHg，当右心房扩大时为 10 mmHg）

在有三尖瓣反流和无右心室流出道梗阻（肺动脉狭窄）的情况下，通过测量三尖瓣反流束峰值速度成为无创计算右心室和肺动脉压最佳、最简单和最可靠的方法。

二、肺动脉高压患儿的超声心动图检查（PH）

（一）除外重要分流畸形

如前所述明显的分流畸形可以导致 PH，所以必须首先排除（表 25.5）。在胸骨旁长轴和短轴切面以及心尖或剑突下四腔心切面，在两个心室和心房间可以看到明显的分流。小的室间隔缺损相伴的系统右心室压力，可以引起双向分流，左向右和右向左，反之亦然（图 25.26）。在胸骨旁长轴和心尖四腔心切面中，双向分流在收缩早期显示为红色，在收缩晚期显示为蓝色（图 25.26a，图 25.26b）。超过系统右心室压力会将会伴发完全的右向左分流（图 25.26b）。频谱多普勒显示主要的分流方向较彩色多普勒更好（图 25.26c）。

与肺动脉高压相关的其他明显分流畸形有共同动脉干和 PDA，可以通过肺动脉、升主动脉和主动脉弓的图像进行排除。在共同动脉干的患儿中，肺动脉没有发自心室，而是与健康的婴儿相反，他的一个或两个肺动脉发自主动脉，由于存在明显的左向右分流，这些患儿很早就发展为肺动脉高压。

伴发左向右分流的 PDA 可以通过多普勒超声测量肺动脉内的血流而得到显示（图 25.11~图 25.13）。

表 25.4　肺动脉高压患者的评估

通过三尖瓣反流计算跨三尖瓣的压差评估肺动脉压

除外显著的左向右分流
　室间隔缺损（VSD）
　房间隔缺损（ASD）
　持续性动脉导管未闭（PDA）
　共同动脉干（TAC）
　部分或完全肺静脉异位引流（TAPVR）

除外显著的左心室梗阻
　瓣膜上或瓣膜狭窄（MS）
　左心室心肌病（CMP）
　严重主动脉瓣狭窄和左心发育不全综合征（AS，HLHS）
　主动脉缩窄（COA）

考虑原发性肺病

（二）除外肺静脉异常回流

- 最后但也很重要的是，必须排除完全或部分型肺静脉异位引流（TAPVR）。在这些患者中，左心室相对较小，而右心较大（图 25.27a，图 25.27b）。与左心发育不良综合征不同的是，左心室收缩力是正常的，二尖瓣和主动脉瓣是发育好的。TAPVR 与 HLHS 另一个鉴别点是 TAPVR 中，心尖部是由左心室形成的（而在 HLHS 中，心尖是由右心室构成的）。肺静脉没有回流入左心房：它们回流入右心房（心内型 TAPVR）或进入体静脉（心上型或心下型 TAPVR）。在可疑肺静脉异常回流的患者中，经验丰富的儿科心脏病专家应该通过对肺静脉回流的完整检查除外 TAPVR。

- 一种罕见的 PH 形式是弯刀综合征，合并部分肺静脉异常回流。部分右侧肺静脉会流入下腔静脉或右心房。通过弯刀静脉的左向右分流可能导致 PH（图 25.27）。在某些病例中，超声心动图探查右侧肺静脉回流入体静脉或右心房可能非常困难（图 25.27）

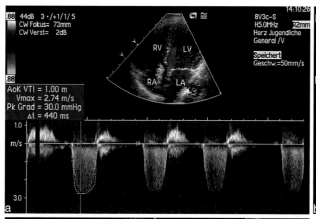

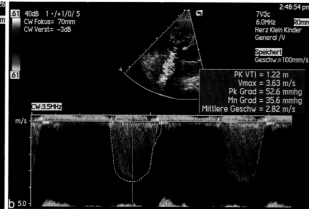

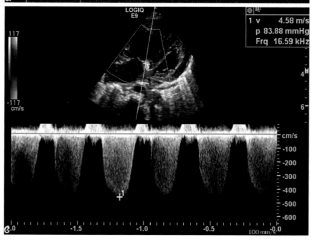

图 25.24　通过测量三尖瓣关闭不全反流估测右心房和右心室的压力阶差和计算肺动脉压（心尖四腔心切面）；肺动脉压略微升高，压力阶差 30 mmHg（a）；肺动脉压中度升高，压力阶差为 53 mmHg（b）；肺动脉压严重升高，压力阶差为 84 mmHg（c）

（三）除外左心梗阻和左心室收缩功能减低

• 肺动脉高压也可由左心和主动脉梗阻、左心室顺应性减低或收缩功能不全所致（表 25.4）。

左心梗阻包括二尖瓣瓣膜上或瓣膜狭窄，由于进入左心室的血流减少，而导致被动的肺血增多。在这种婴儿中，左心房增大（图 25.28）。左心房增大可以在胸骨旁长轴或心尖四腔心切面中看到（图 25.28a），LA / AO 比率增加（图 25-.29b）。彩色多普勒显示加速的彩色镶嵌血流（图 25.28c）。跨过狭窄瓣膜的压力阶差可以用频谱多普勒测量（图 25.28d）。左心房压力的升高引起 PH，这也可以通过三尖瓣关闭不全来测量（图 25.28e）。

左心室梗阻的其他原因是严重的主动脉瓣狭窄和左心发育不良，伴有左心室收缩功能不全[27,28]。

可以用胸骨旁长轴和剑突下五腔心切面评估二尖瓣异常，左心室形态、大小及收缩功能，主动脉瓣和左心室流出道（图 25.28）。主动脉缩窄可通过主动脉弓和峡部的显像而除外。

PH 也可能是肥厚型心肌病患者由于左心室顺应性不良引起（图 25-.29）。在这些患者中，左心室的舒张松弛功能受损，阻碍舒张期充盈。患有心肌病的婴儿最好用胸骨旁长轴和短轴切面进行评估（图 25.29a，图 25.29b）。肥厚型心肌病最好通过 M 超显示心脏的超强收缩性，收缩期左心室塌陷（图 25.29c）。

充血性心肌病或左心室弹力纤维增生症患者，左心室收缩功能差和心输出量低也可能引起肺动脉高压。

第五节　评估婴儿心力衰竭、低血压和休克

一、诊断心脏畸形原因

在患有心力衰竭的新生儿中，结构性心脏病

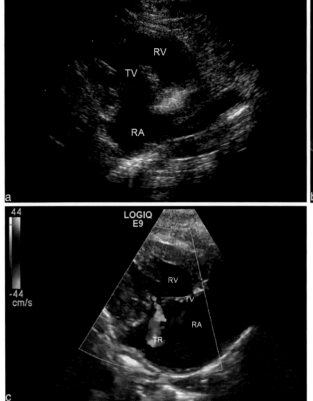

图 25.25 通过右心室流入道的胸骨旁长轴切面显示三尖瓣反流图像（探头从长轴切面稍向到右肩偏斜）；（a）三尖瓣（TV）和右心室流入道的二维图像；RA：右心房，RV：右心室；（b，c）彩色多普勒显示从右心室（RV）到右心房（RA）的微量三尖瓣反流（TR）；TI：三尖瓣关闭不全，TV：三尖瓣

需被排除在外。这些患者的心脏衰竭通常是在生后的 12~24 小时后发生，他们可疑患有左心梗阻如二尖瓣或主动脉瓣狭窄、左心发育不良综合征或主动脉缩窄。

这些婴儿出现心动过速、呼吸急促、呼吸困难、水肿和最后脉搏减弱，病情恶化。股动脉的搏动感对临床诊断非常重要。

对于早期诊断，超声心动图是必不可少的。

最重要的切面是通过左心室胸骨旁长轴切面和主动脉弓胸骨上窝主动脉弓长轴切面。对来自左心房的血液，从左心和主动脉瓣到主动脉峡部都要探查（表 25.5）。

在心力衰竭患者中，必须排除五种主要的心脏畸形[31-32]（表 25.5）：

• 左心房内的阻塞包括二尖瓣狭窄
• 严重主动脉瓣狭窄（AS）

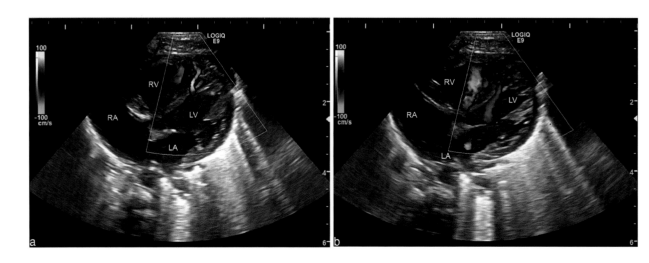

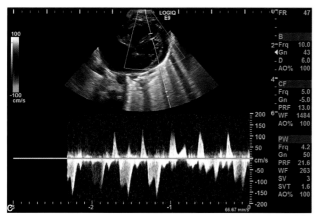

图 25.26　肺动脉高压合并小的肌部室间隔缺损（心尖四腔心切面）的患者可见从左到右和从右到左分流；彩色多普勒显示通过室间隔缺损从左到右的分流为红色（a）；彩色多普勒显示通过室间隔缺损从右向左的分流为蓝色（b）；频谱多普勒显示室间隔缺损中的双向分流，具有低分流速度的特点，右心室压力升高，高于左心室压力（c）；LA：左心房，LV：左心室，RA：右心房，RV：右心室

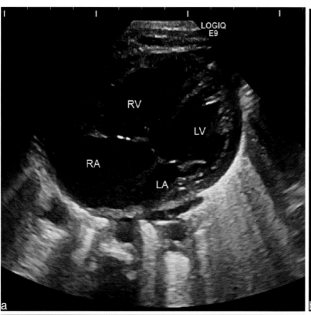

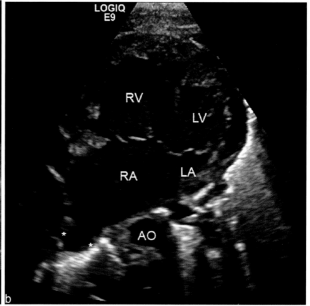

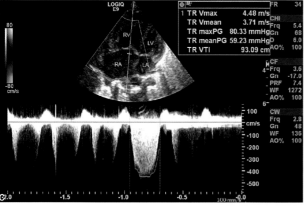

图 25.27　弯刀综合征患者合并肺动脉高压；四腔心切面显示右心明显增大，左心较小（a）；心尖四腔心切面显示肺静脉进入扩大的右心房（标记）（b）；（c）通过三尖瓣关闭不全反流束测量右心室和右心房间的压力阶差，显示右心室压力重度增高为 93 mmHg；AO：主动脉；LA：左心房，LV：左心室，RA：右心房，RV：右心室

- 左心发育不良综合征（HLHS）
- 主动脉缩窄（COA）
- 主动脉弓中断（IAA）

　　为了排除这些疾病，探查左心室的胸骨旁长轴和主动脉弓胸骨上窝长轴切面是必不可少的。

　　其他增加的心尖或剑突下四腔心切面可用于评估左心房和心室（尤其用于诊断左心发育不良综合征）（表 25.5）。

　　胸骨旁长轴切面显示左心房、二尖瓣、左心室和主动脉瓣。在胸骨旁长轴切面中，评估左心

第二十五章

室的大小和收缩性、主动脉根部的大小和主动脉的形态。使用不同的多普勒技术，可评估左心室流入道和到主动脉的流出道。主动脉缩窄和主动脉弓中断的诊断最好通过主动脉弓的胸骨上窝切面来完成（表 25.5）。

二、左心房梗阻和二尖瓣狭窄

左心房内的梗阻非常罕见。在左心房形成的隔膜（三房心）和二尖瓣的瓣上隔膜，通常非常薄，以致超声心动诊断非常困难。

先天性二尖瓣狭窄作为孤立性病变很少见（图 25.28a）。它通常与左心发育不良综合征、严重主动脉瓣狭窄和主动脉缩窄有关。在这种病例中，二尖瓣发育不良，瓣叶增厚和分离不完全（图 25.28a）。左心房扩大（图 25.28a，图 25.28b），M 超可测量左心房的大小（图 25.28b），在严重的病例中，LA / AO 比率 > 2。彩色多普勒

显示加速血流为彩色镶嵌状（图 25.29a）。用频谱多普勒可以测量跨狭窄瓣膜的血流速度和计算其压力阶差（图 25.29b）。左心房梗阻可能会引起肺动脉高压，可以用三尖瓣关闭不全反流进行量化（图 25.29c）。

由于左心房和二尖瓣的梗阻非常少见，这里不再详细讨论（请参阅前面的章节）。

三、新生儿危重主动脉瓣狭窄

严重的主动脉瓣狭窄是预后不良的先兆，具有高发病率和死亡率。严重的主动脉瓣狭窄接近左心发育不良综合征的边界，关键点在于左心室的大小和功能。左心室小而且壁厚合并收缩功能差表明预后不佳。

这种患儿表现为低心排、外周脉搏弱和收缩期杂音。

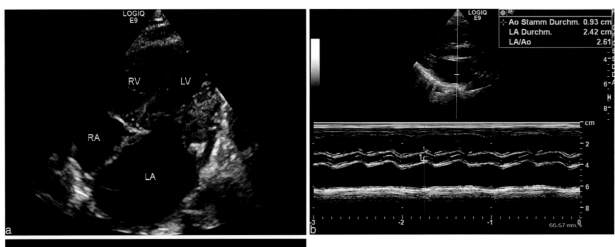

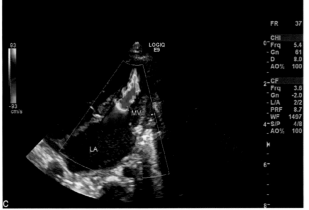

图 25.28　严重先天性二尖瓣狭窄（降落伞样）。心尖四腔心切面显示严重增大的左心房（LA）和增厚，活动度差的二尖瓣（a）；M 超显示 LA / AO 比率明显增大，为 2.41（b）；彩色多普勒显示通过狭窄二尖瓣的病理性血流增加（混叠），呈彩色镶嵌（c）；LA：左心房，LV：左心室，RA：右心房，RV：右心室

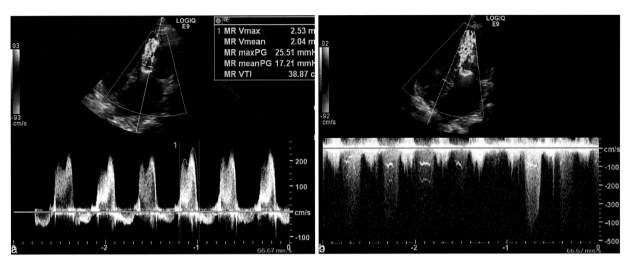

图 25.29　（a）. 频谱多普勒测量二尖瓣流入的峰值流速为 2.5m/s，峰值压差为 24 mmHg，平均压力阶差为 17 mmHg。（b）二尖瓣狭窄引起肺动脉高压，从三尖瓣反流计算的肺动脉压是大约 70~80 mmHg

表 25.5　在低氧婴儿中进行的检查

下腔静脉和肝静脉的直径

四腔心切面

　　左右心房和心室的大小

　　房间隔移位

　　三尖瓣和二尖瓣关闭不全

胸骨旁长轴切面

　　右心室的大小

　　LA / AO比率

　　左心室肥厚 - 肥厚性心肌病

瓣膜或瓣膜上二尖瓣狭窄（MS）

　　胸骨旁短轴切面

　　肺动脉的大小

　　每搏距离

　　每搏出量

　　肺动脉血流

PDA

　　肺动脉血流彩色多普勒

　　60~70％双向

　　右向左分流（严重病例）

　　左向右（低流速）

胸骨上窝长轴切面

　　PPHN中升主动脉的每搏距离

　　早产儿＜8 cm

　　足月婴儿＜12 cm

（一）超声心动图

二维超声心动图显示左心室的大小和收缩功能（图 25.30a，图 25.31a，图 25.32a）。左心室的腔可以是小的或扩张的，扩张的心室通常收缩功能差，在这类患者中，跨过严重主动脉瓣狭窄的压力阶差可能减低。如果左心室弹力纤维增多，左心室内膜回声增高（图 25.32a，图 25.32b）。

主动脉瓣的瓣膜增厚（图 25.30a，图 25.30b，图 25.31a，图 25.32a）。主动脉根部和升主动脉的直径很小。如果直径＜6 mm，则提示主动脉发育不良。

于主动脉根部瓣叶的数量和形态（单瓣，双瓣等）（图 25.30b）。

（二）M 型超声心动图

主动脉瓣 M 超显示瓣膜增厚，瓣膜也开放欠佳（图 25.30c）。

心室的 M 超显示左心室收缩功能降低，（图 25.32b）。在弹力纤维增生症的患者中，左心室收缩功能很差。

（三）多普勒超声检查

彩色多普勒显示通过二尖瓣和主动脉瓣的血流（图 25.31b，图 25.31c，图 25.33a~d），其可以区分瓣膜闭锁或狭窄，在瓣膜狭窄的情况下，湍流的血流显示彩色镶嵌状花彩颜色（图 25.31，图

25.31b，图 25.31c，图 25.33a，图 25.33b），此外，可以显示瓣膜反流（图 25.33a，图 25.33d）。使用连续多普勒，在心尖四腔心或胸骨上窝切面，可以测量跨狭窄主动脉瓣的压力阶差（图 25.30d）。主动脉瓣狭窄的严重程度不能仅仅通过主动脉瓣上的压力阶差来评估（图 25.30d）：

- 收缩功能好的左心室在跨过显著狭窄时可产生很高的压力阶差（图 25.30d）。

- 可左心室功能收缩差，伴有低心排（如左心室弹力纤维增生症）可以出现低的压力阶差，虽然狭窄也非常严重。在这种病例中，外周动脉血流速度低，时间间隔延长（图 25.31d）。加速时间延长（图 25.31d），加速斜率变平（图 25.31d）。

如前所述，严重主动脉瓣狭窄的关键因素是左心室的大小和功能。一个小的壁厚的左心室合并收缩功能差预后不良。在长轴切面测量这种左心室的面积[11]，面积将 < 2.2 cm² （图 25.35c）

左心的其他畸形如主动脉弓发育不良和主动脉缩窄也必须被排除在外（请见 COA 章节）。若在主动脉峡部存在血流动力学相关性的狭窄，腹部动脉的血流较脑动脉的明显降低[33, 34]（图 25.41）。

四、左心发育不良综合征

HLHS 是最严重且最致命的心脏畸形，占所有心脏畸形的 1.4%[35]。若没有手术（Norwood 手术 1~3），几乎 100% 的患儿死于新生儿期。在新生儿的危重主动脉瓣狭窄和 HLHS 两者间有连续过渡，该疾病涉及包括二尖瓣、左心室、主动脉瓣和升主动脉。在严重的病例中，可以出现二尖瓣和主动脉瓣闭锁，这引起左心室和升主动脉的严重发育不良（图 25.35）。而在不太严重的病例中，仅出现二尖瓣和主动脉瓣的狭窄，在这种情况下左心室和升主动脉并没有严重的发育不良（图 25.31，图 25.32）。

左侧胸骨旁长轴切面、剑突下或心尖四腔心是诊断 HLHS 的最佳切面（图 25.35）[30]。两个切面均能显示左心室发育不良和收缩功能欠佳以及二尖瓣和主动脉瓣的狭窄或闭锁（图 25.35）。

采用彩色多普勒可以鉴别闭锁与狭窄，尽管这只是学术上的（图 25.33，图 25.36）。在这种严重畸形中，开放的 PDA 提供体循环的灌注。如果 PDA 收缩，外周灌注立刻下降，患者突然恶化（图 25.37a）。外周动脉搏动非常弱并且血压急剧下降，多普勒超声检查大脑和腹部血流流速非常低，像静脉一样，没有搏动（图 25.37a）。

第一个决定性的治疗方式是前列腺素 E_1 输注维持 PDA 的开放。PDA 的开放可使临床症状的迅速改善和外周血流正常（图 25.37b，图 25.37c）。如果必须进行姑息性手术（Norwood 手术），对大脑和其他重要脏器如冠状动脉、肝、肾和肠道的正常灌注是非常必要的。

五、主动脉缩窄

主动脉缩窄是最常见的左心梗阻畸形，它占所有先天性心脏畸形的 3.6%。在多数情况下，主动脉峡部的狭窄不是单独出现的，而是合并其他心脏畸形，如主动脉狭窄，VSD，主动脉瓣二瓣化畸形和 PDA。

典型的缩窄即位于 PDA 起点之前，只要 PDA 是开放的，身体下半部分就可被灌注，因而腹股沟动脉是正常可触及的。当 PDA 关闭后，心脏的后负荷立即增加，身体下半部分和腹部器官的灌注立即下降，则会引起肾脏的低灌注，随后出现少尿或无尿以及小肠和肝脏缺血性损伤。

只要 PDA 是开放的，患者临床症状就会较轻，并可触摸到腹股沟脉搏。在这种情况下，婴儿通常以比较好的状态从产科出院。而 PDA 通常会在第二周内关闭，这导致了之前正常的孩子快速恶化。没有用前列腺素 E_1 和手术治疗立即重新开放 PDA，大多数患儿预后不好，在手术前约 80% 的患儿死亡。

（一）超声心动图诊断

通过主动脉弓的胸骨上窝长轴切面可以诊断主动脉缩窄（图 25.4a）。在胸骨上窝，可显示升主动脉、身体上半部分的动脉、主动脉峡部、降主动脉的近端部分（图 25.4a）。彩色多普勒显示升主动脉为红色血流和降主动脉为蓝色血流（图25.4b）。

主动脉弓和峡部的二维超声图像显示峡部狭窄（图25.38a，图25.38b）。狭窄可以是局部，也可以是整个主动脉弓发育不良（（图25.38a，图25.38b）。

整个主动脉弓和峡部区域并不能同时显示，尤其是极端狭窄患者。如果狭窄在远端，它可能局限在气管或支气管后面，使成像非常困难。在这种情况下，术前和术后狭窄动脉的血流频谱测量有助于诊断（见后文）。

以上提到其他的相关心脏畸形，也必须查找。

对于没有经验的新生儿科医师来说，由于峡部和弓非常小，对弓部缩窄的患者显示主动脉弓非常困难。

彩色多普勒有助于显示主动脉弓和狭窄

的峡部（图25.39）。如前所述，弓和峡部的正常流动显示为蓝色。主动脉缩窄中加速的湍流反而显示为不同颜色的彩色镶嵌（图25.39）。然而，二维和彩色多普勒对具有血流动力学相关性峡部狭窄的评估并不是很好地方法。

（二）主动脉缩窄（原文 CAO，修正为 COA）血流动力学的评估

COA 血流动力学相关的最佳量化评估方法是多普勒超声测量狭窄内（图25.40）、狭窄前和狭窄后参考动脉的血流频谱（图25.41，图25.42）[33]

跨过狭窄部位的压力阶差

对于 COA 内的血流频谱测量，应该使用连续多普勒（高流速＞2 m/s 和沿着狭窄测量）。多普勒取样线置于狭窄的峡部，并选择最小入射

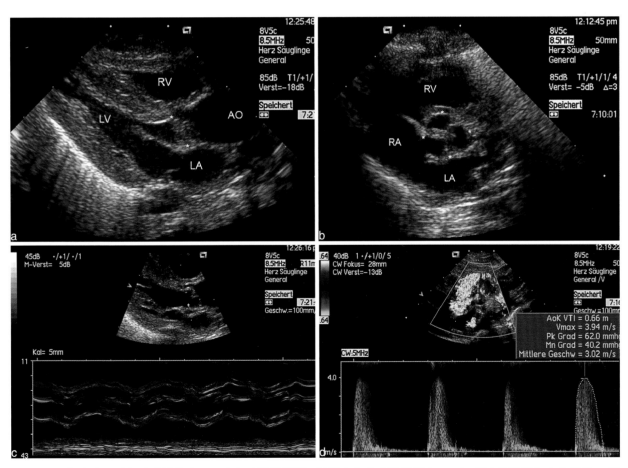

图25.30 新生儿严重主动脉瓣狭窄；三个主动脉瓣增厚，以及左心室室壁增厚（a，b）；于主动脉瓣和左心房的 M 型超声显示了增厚的主动脉瓣瓣叶（c）；多普勒超声测量升主动脉血流（胸骨上窝长轴），彩色多普勒显示病理性血流为彩色镶嵌（花彩），频谱多普勒显示增快的血流流速为 3.94 m/s，峰值梯度为 62 mmHg（d）；AO：主动脉狭窄后扩张，LA：左心房，LV：左心室，RA：右心房，RV：右心室

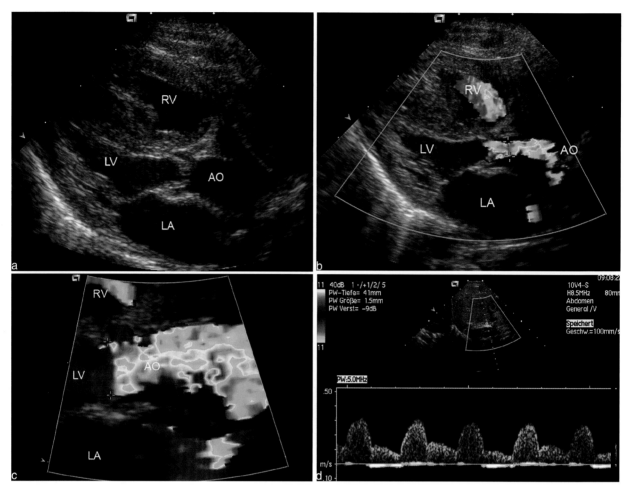

图 25.31 一例 5 天婴儿严重主动脉瓣狭窄；二维超声显示主动脉瓣增厚，主动脉瓣呈穹顶征，和左心室肥厚（a）；彩色多普勒显示通过狭窄的主动脉瓣血流，病理状态的血流呈彩色镶嵌状（b，c）；在严重主动脉瓣狭窄患者，脉冲波多普勒显示其腹腔干的血流流速降低和血流曲线幅度低，加速时间延长及加速斜率降低（d）；AO：主动脉；LA：左心房，LV：左心室，RV：右心室

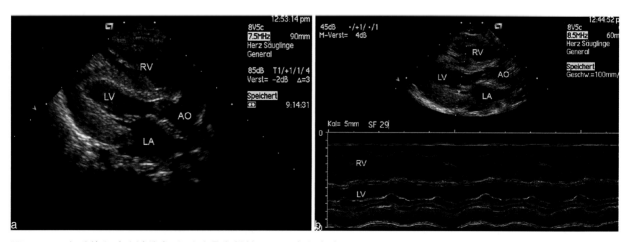

图 25.32 危重的主动脉瓣狭窄；（a）胸骨旁长轴显示主动脉瓣增厚，左心室腔小而收缩肌层增厚；左心室的心内膜回声可疑为心内膜弹力纤维增生症；（b）M 型超声心动图显示左心室小且收缩功能很差；AO：主动脉，LA：左心房，LV：左心室，RV：右心室

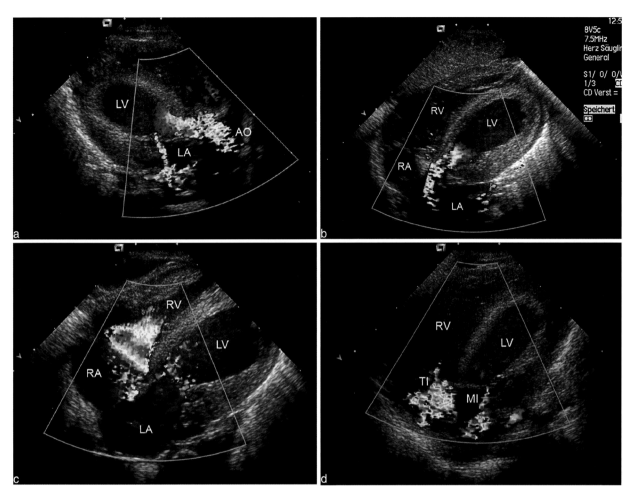

图 25.33　彩色多普勒显示危重主动脉瓣狭窄的血流及左心室纤维增生；胸骨旁长轴切面显示通过少量的主动脉瓣病理性血流呈彩色镶嵌状，相连的二尖瓣反流，除外二尖瓣闭锁（a）；心尖五腔心切面显示通过狭窄的主动脉瓣病理性加速的血流（b）；心尖四腔心切面显示流左心室的正常血流；病理性加速血流通过三尖瓣（c）；心尖四腔心切面显示在收缩期二尖瓣和三尖瓣关闭不全，表明二尖瓣是未闭合的（d）；AO：主动脉，LA：左心房，LV：左心室，MI：二尖瓣关闭不全，RA：右心房，RV：右心室，TI：三尖瓣关闭不全

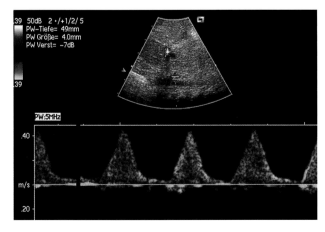

图 25.34　频谱多普勒测量严重主动脉瓣狭窄和左心室纤维增生患者腹腔干中的血流频谱，显示病理性搏动血流，流速低，加速斜率下降，加速时间延长

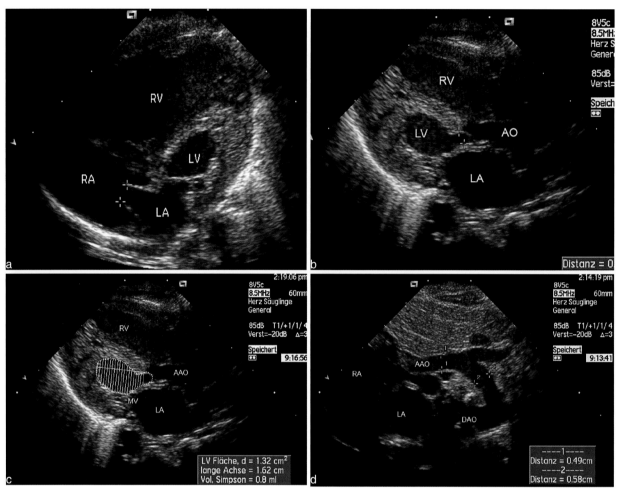

图 25.35 左心发育不良综合征；新生儿 HLHS 的心尖四腔心切面。该图显示左心室发育不良，收缩功能差，左心房小，房间隔凸向右侧，肺静脉的回流血离开左心房的唯一通路是房间隔缺损。右心房和右心室很大，构成心尖部（a）；左心室发育不良的胸骨旁长轴切面（b，c），主动脉根部和升主动脉也发育不良，左心室的平面测量（c）显示左心室截面积为 1.32 cm2，左心室腔的容积为 0.8 ml 低于正常水平；HLHS 中的胸骨上窝长轴切面显示发育不良的升主动脉（AAO），直径 4.9 mm 和细小的主动脉弓 5.8 mm（d）；HLHS：左心发育不良综合征，AAO：升主动脉，DAO：降主动脉，LA：左心房，LV：左心室，MV：二尖瓣，RV：右心室

角。频谱多普勒显示血流加速（图 25.40）。大多数患者或多或少存在发育不良或长段的狭窄，无法精确计算压力阶差。血流动力学为轻度或中度的 COA 只有收缩期的压力阶差（图 25.40a）。在 COA，伯努利方程式不适用于测量跨狭窄的压力阶差。如果使用，它往往会高估狭窄的严重程度。

根据经验，只有通过手术矫正的显著狭窄才有收缩 - 舒张压力阶差（跨狭窄瓣膜压力阶差是只有收缩期的！）（图 25.40b）。舒张期的压力阶差是由于狭窄主动脉前的"储气罐"功能引起的舒张期前向流动和舒张期的压力阶差。

狭窄前、后参照血流测量

对于新生儿科医师来说，最好的方式和最容易执行的方法是在狭窄前、狭窄后血管（如大脑和腹部动脉）进行血流频谱测量[33]。

任何脑动脉都可以用作狭窄前的参考动脉，如大脑前动脉。在狭窄前的动脉中，身体上半部分血压高，动脉搏动增强以及血流速度增加[17,33]（图 25.41a，图 25.41c）（Deeg 等，1987）。相对比健康婴儿，COA 患者大脑前动脉的流速显著增加（图 25.43a）。

任何腹部动脉，如腹腔干或肾脏动脉，可以作为狭窄后的参考动脉（图 25.41，图 25.42）。最容易获得的是腹腔干动脉[17]（图 25.41b~ 图 25.41g，图 25.42）。通过上腹部的矢状或冠状切面均可显示。在血流动力学相关的 COA 中，腹

腔内的血流减低并不再有搏动（图 25.41b~ 图 25.41f）。COA 患者的收缩期峰值流速与健康对照组相比，腹腔干的收缩期血流峰值速度显著下降[17,36]（图 25.43b）。与腹腔内的血流相反，与健康婴儿相比，COA 患儿大脑内的动脉血流是增加的[17, 36]（图 25.43a）。

在健康婴儿中，腹腔干的收缩期峰值流速始终高于大脑前动脉，这是由于腹腔干较大。而在明显的 COA 患者中，腹腔干的收缩期峰值流速明显低于相应的大脑前动脉[17, 36]（图 25.43b）。在这种情况下，有经验的超声心动图检查者对主动脉弓进行全面的检查是必需的。

立即应用前列腺素 E₁ 重新开放 PDA 是必要的。如果 PDA 开放，下半部分身体的灌注会改善。股动脉搏动将再次出现，少尿或坏死性小肠结肠炎等器官功能障碍会消失。多普勒血流测量将显示腹腔干血流频谱曲线的改善和流速增加（图 25.44，图 25.45）。

手术后在大脑前动脉和腹腔干的血流测量是评估手术成功的好方法。术前增加的大脑前动脉流速降低至正常水平，而腹腔内的低流速血流将增加（图 25.44，图 25.45）。

如果腹腔干的收缩期峰值血流速度超过大脑前动脉的收缩期峰值速度，术后结果良好。

（三）COA 相关心脏病畸形

COA 常合并其他心脏畸形，如主动脉狭窄

和 VSD。应进行全面的超声心动图检查以排除其他缺陷并估计其相关性。上述提到的改变提供了良好的心室功能，这意味着左心室收缩功能正常（正常短轴缩短率＞ 29%）。在危重的主动脉瓣狭窄情况下，收缩功能可能明显降低。脑动脉血流和跨过峡部狭窄的压力阶差也减少了。在这些病例中，常发现右心房、右心室和肺动脉增大，如果右心显著增大，也没有找到增大的原因，需除外主动脉狭窄。

六、主动脉弓离断（IAA）

主动脉弓（IAA）离断是一种罕见的畸形，发病率为 0.3%[35]。患者可触及腹股沟动脉搏动弱，以及身体的下半部分灌注差，如果正常的主动脉弓不能在胸骨上窝切面显示应首先怀疑它（图 25.46）。在这些患者中，降主动脉是由开放的动脉导管灌注的，在二维图像和彩色多普勒都可以看到（图 25.46c）。彩色和频谱多普勒显示右向左分流（图 25.46d）。加速的血流呈彩色镶嵌（图 25.46d）。如只要动脉导管开放，婴儿状态就会很好。PDA 自发关闭后，问题立即发生。IAA 常合并其他心脏畸形，如 VSD，大动脉转位，右心室双出口和左心室梗阻等。

（一）相关问题

主动脉弓离断与锁骨下动脉窃血有关。动脉

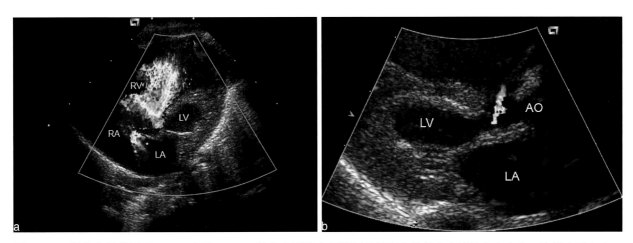

图 25.36　彩色多普勒显示 HLHS 血流；HLHS 的心尖四腔心切面显示没有血流从左心房流向左心室，这是由于存在二尖瓣闭锁；所有含氧血液都通过小房缺离开左心房；房间隔凸向右心房（a）；胸骨旁长轴切面显示从发育不良的左心室进入严重狭窄的主动脉（AO）呈细小血流，然而血流动力学提示为主动脉瓣闭锁（b）；LA：左心房，LV：左心室，RA：右心房，；RV：右心室，AO：主动脉

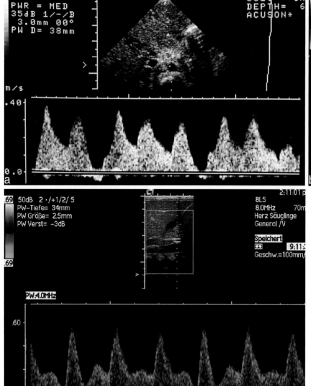
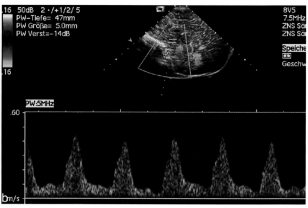

图 25.37 多普勒超声测量 HLHS 患者外周动脉血流；由于动脉导管关闭，腹腔干血流为病理性的低流速频谱（a）；前列腺素输注后动脉导管重新开放，大脑前动脉的血流显示出动脉搏动，然而坡度太低，加速时间太长（b）；前列腺素输注后动脉导管重新开放，腹腔干血流显示动脉搏动，随心跳周期血流频谱曲线变异很大（c）；（b）和（c）中的血流对脑和腹部器官的灌注是足够的

导管关闭后，降主动脉和身体下半部分的灌注被左侧椎动脉和锁骨下动脉（锁骨下动脉窃血）取代。主动脉弓离断导致在椎 - 基底部融合处的左右椎动脉之间压力差异，因而右侧椎动脉血流向前流动，而左侧椎动脉为逆行血流。彩色多普勒通过头骨基底部的冠状切面中很容易显示椎体 - 基底部融合处 [36, 37]。在健康的婴儿椎动脉和基底动脉均显示为红色，如 Y 型向上翻转。在锁骨下动脉窃血时，左椎动脉显示为蓝色（图 25.47a）。频谱多普勒显示左侧椎动脉逆行或双相血流，为椎动脉窃血特征 [17, 36]（图 25.47b）。有时病理性的血流也可以在基底动脉中找到（图 25.47c）。

双侧锁骨下动脉窃血是心脏畸形的提示（图 25.47d，图 25.47e）。左锁骨下动脉起源于主动脉梗阻或中断之后，右椎动脉逆行或双相血流是由来自降主动脉的异常右锁骨下动脉引起的。

第六节　婴儿心力衰竭的评估；在排除结构性心脏病之后对低血压和休克的评估

在低血压或休克的患者中，必须首先排除左心梗阻畸形。如果没有发现心脏畸形，必须排除引起循环衰竭和低血压的其他原因 [38]：

- 围产期窒息或败血症（心力衰竭）后，患者左心室收缩功能差
- 低血容量
- 大的左向右导管分流如在患有肺部疾病的极度早产儿
- 心包积液
- 心肌病

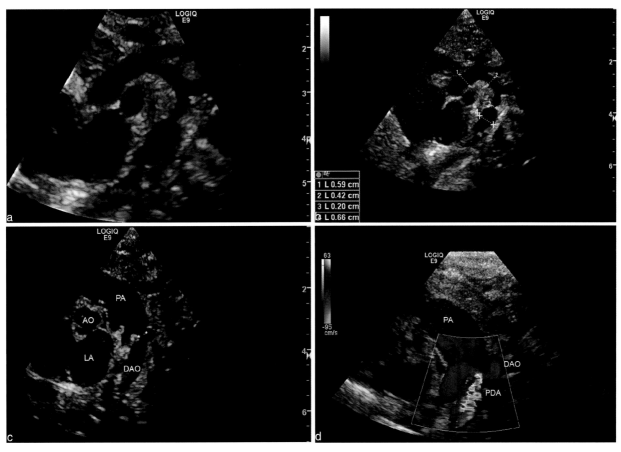

图25.38 主动脉缩窄；胸骨上窝长轴切面显示一例1天的男性新生儿，为主动脉峡部狭窄和中度主动脉弓发育不良（a）；在狭窄的峡部以后，降主动脉大小正常。主动脉的测量：升主动脉内径5.9 mm，主动脉弓4.2 mm，主动脉峡部2.0 mm，降主动脉6.6 mm（b）；通过肺动脉和导管的胸骨旁长轴切面（"导管切面"）显示狭窄的导管（标记）连接肺动脉与降主动脉（c）；彩色多普勒显示肺动脉和导管中的血流，正常肺动脉血流呈蓝色，开放的导管中血流显示加速的右向左分流，呈彩色镶嵌（d）；AO：主动脉，LA：左心房，PA：肺动脉，DAO：降主动脉

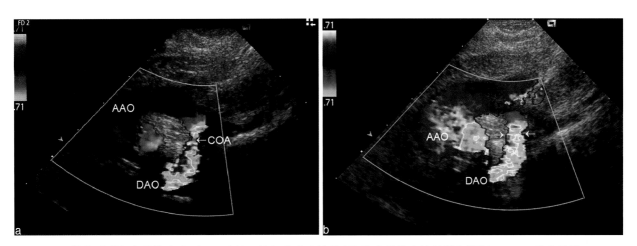

图25.39 缩窄时彩色多普勒血流；（a，b）显示峡部狭窄（箭头）和狭窄后的血流呈彩色镶嵌；AAO：升主动脉，COA：主动脉缩窄，DAO：降主动脉

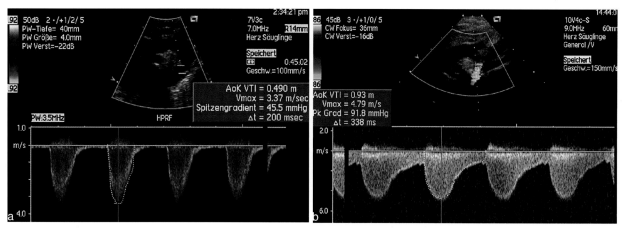

图 25.40　在弓缩窄处的多普勒超声测量显示狭窄处血流加速；(a) 中度狭窄：只有收缩期压力阶差，峰值流速为 3.4 m/s，峰值压差为 45 mmHg。典型的轻度至中度狭窄是缺乏舒张压差，轻度狭窄可以用频谱多普勒测量；(b) 严重狭窄只能用连续多普勒测量，严重缩窄的血流动力学特征是有舒张期压差；峰值流量速度为 4.8 m/s，对应的压差为 92 mmHg！这需要立刻治疗

一、心力衰竭

由于围产期窒息或败血症，左心室 M 型超声显示收缩功能差的婴儿，往往左心室较大，短轴缩短率低于 25%（图 25.48）。通常可以发现存在或多或少的二尖瓣反流。

左心室舒张末和收缩末内径增大、短轴缩短率和射血分数是定量评价左心室心肌功能最容易的方法（图 25.48b，图 25.48c）。

一系列评估主动脉和肺动脉的每搏距离（速度时间积分 VTI）或左心室心输出量对左心室的表现是改善还是恶化是有帮助的。在同一患者中，升主动脉和肺动脉干的直径没有改变，其每搏距离（速度时间积分）是另一种很好并易于获得的随访方法。

二、低血容量和高血容量

低血容量是早产儿循环受损的少见原因[9]。原因与产时失血，胎儿 - 胎盘输血或早期脐带绕颈夹迫有关[9]。这些患者表现有循环受损特征，面色苍白，心动过速和低血压。超声心动图显示心室充盈不足，低血容量导致左心结构偏小和左心室充盈不良，可以通过左心的 M 型超声心动图来判断（图 25.49a，图 25.49b）。左心房和左心室的直径可以提示低血容量（图 25.49a）。左心房的

直径还可以通过测量 LA / AO 比率进行评估（图 25.49a）。在低血容量患者中，LA / AO 比率通常低于 1。

左心室的舒张末期直径可以在计算短轴缩短率时测量。在低血容量患者，左心室舒张末期直径非常小（图 25.49b）。由于心室腔较小，心室似乎肥厚（图 25.49b）。主动脉和肺动脉的每搏距离减小，射血时间变短。

在低血容量的情况下，下腔静脉和肝静脉的内径非常小（图 25.49c~图 25.49e）。下腔静脉的直径可以通过肝脏的纵轴获得，并用 M 型超声测量（图 25.49c，图 25.49d）。

在血容量过高的情况下，左心房，左心室和下腔静脉较大（图 25.50a~图 25.50d）。与低血容量相反，肝静脉也扩张（图 25.50e）。二尖瓣环的扩张通常会存在二尖瓣反流（图 25.50f）。二尖瓣反流最好用彩色多普勒在心尖四腔心和剑突下四腔心切面检查（图 25.50f）。脉冲波多普勒超声检查左心房和左心室之间的压力阶差，可以计算左心房压力（P_{LA}）= RRsyst -ΔP_{LV-LA}（图 25.51）。

三、大的左向右导管分流

PDA 与收缩压和舒张压的降低有关，因此也意味着平均动脉压下降。这是由于在整个心动周期中，导管位于体循环（高压力）和低阻力的肺

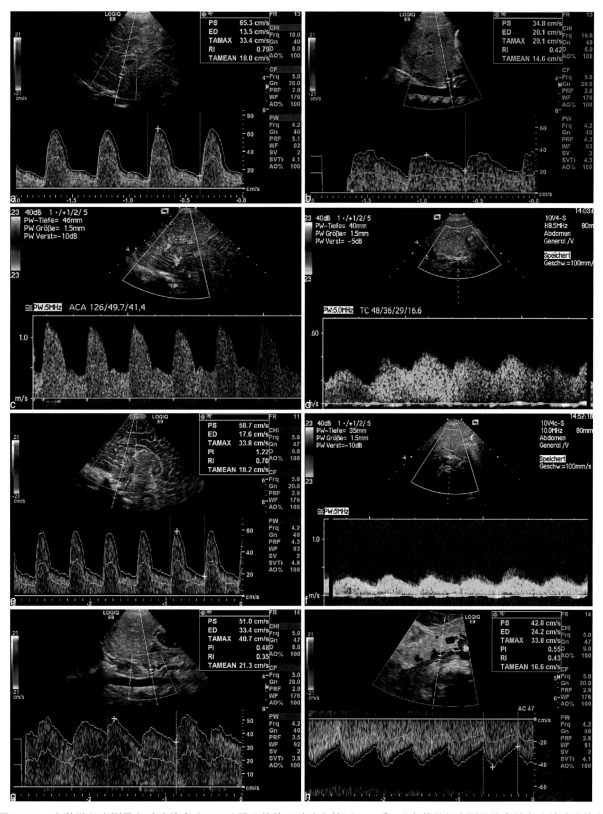

图 25.41 多普勒超声测量主动脉缩窄（COA）婴儿的外周动脉血管；(a，c 和 e)多普勒超声测量狭窄前大脑前动脉的血流频谱显示动脉搏动及血流速度增加,(c)(收缩期峰值 126 cm/s；收缩末期 49.7 cm/s；舒张末期 41.4 cm/s);(b,d,f 和 g)多普勒超声测量狭窄后动脉，如腹腔干，显示静脉样血流频谱且具有平缓血流的曲线；加速和减速斜率减小，加速和减速时间延长了；峰值流速，时间平均流速并且体积流量和灌注都非常低，这会导致器官衰竭如少尿或无尿和坏死性小肠炎；(g)和(h)测量 COA 患者的腹腔干和肾动脉血流频谱;(g)多普勒超声测量腹腔干的血流，显示流速低，以及血流曲线减弱

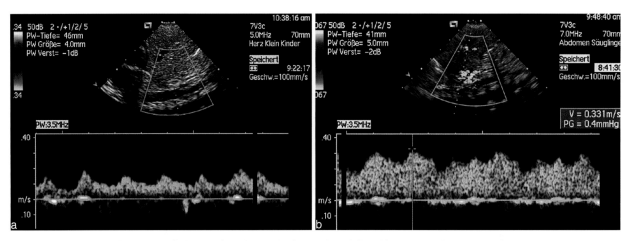

图 25.42 （a，b）主动脉缩窄患者腹腔干的多普勒超声测量，减弱的静脉样血流，流速低，器官灌注不良

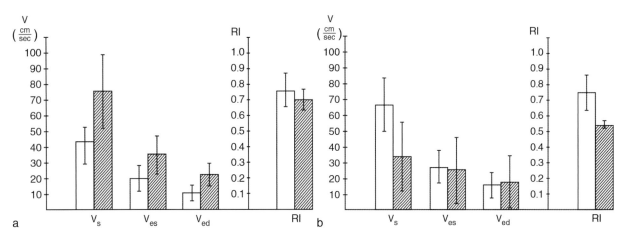

图 25.43 多普勒超声测量患有 COA 的婴儿（阴影列）与健康对照组（空白列）在狭窄前（a）和狭窄后（b）的动脉频谱；（a）大脑前动脉的血流测量：COA 患者与健康的婴儿相比，所有流速均增加；（b）腹腔干的血流测量：COA 患者的收缩期血流峰值低于健康对照组；由于血流没有搏动性，收缩末期和舒张末期血流速度与健康对照组的血流无差异；VS：收缩期峰值流速，Ves：收缩末期血流速度，Ved：舒张末期血流速度，RI：阻力指数

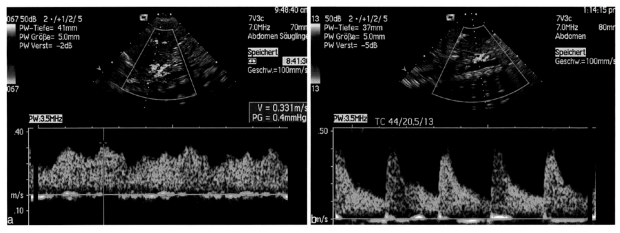

图 25.44 手术矫正前后 COA 患者腹腔干的流量测量；（a）术前：近乎无脉搏的低流速血流；（b）手术后：具有正常流速的脉搏

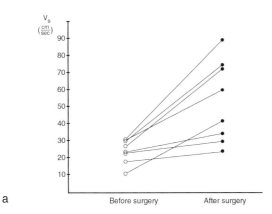
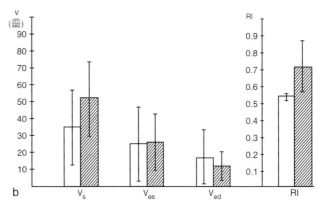

图 25.45 （a）手术前后腹腔干收缩期峰值速度。图片显示所有患者在手术后收缩期峰值流速增加；（b）术前为空白柱，术后为阴影柱；术前收缩期和舒张期流速（Ves 和 Ved）无明显差异；手术矫正后收缩期峰值流速增加，收缩期和舒张期（Ves 和 Ved）的流速两者之间有显著差异，和阻力指数 RI 增加

循环（低压）中间。根据两个循环之间的压力不同，导致大的 PDA 从左向右分流，从而出现左心超负荷和左心室收缩功能差（图 25.52）。虽然缩短分数是正常的，但心输出量可能会降低（图 25.52）。应测量这些患者升主动脉的每搏距离（速度时间积分）以提示心输出量降低（图 25.52c）。

四、心包积液

心包积液可能出现在心脏手术后，与感染、充血性心力衰竭、自身免疫疾病、肾脏疾病和甲状腺功能减退有关。此外，心包积液也可能是药物诱导的。

在新生儿期，心包积液和压塞是非常严重的问题，如果心包积液发展缓慢，可以很好地耐受，但若是快速出现，则可能会导致婴儿迅速恶化。心脏压塞是由于快速或过量的心包积液聚集，随后限制心室充盈，导致心输出量下降。

心包积液尤其是心包压塞，即使是没有经验的超声心动图检查者也可以很容易地从剑突下或心尖切面（四腔心切面）诊断出来[39]（图 25.53）。心包积液位于脏层和壁层心包之间的游离间隙（图 25.53）。早期积液聚集在左心室的后和下方，液体首先出现在后方心包依附的部分。在四腔心切面，右心房周围的心包液体聚集是第一个可以看到心包积液的地方[39]。

- 少量心包积液，只能沿着后壁看到，前面看不到。小的位于后面的无回声区域而前面没有是少量心包积液的特征。
- 中量积液延伸到心尖（图 25.53c）。
- 大量的积液包绕在心脏的周围，积液也作为一种无回声区域出现在心脏前面。大量积液的患

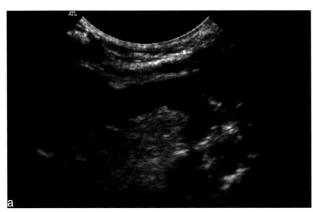
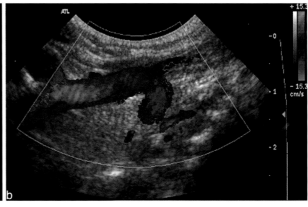

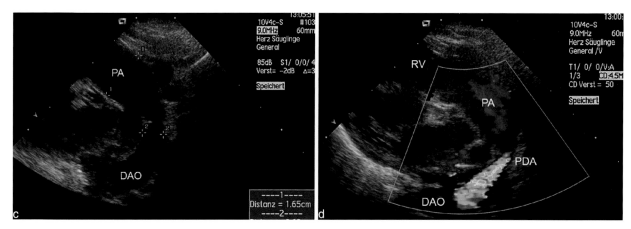

图 25.46   主动脉弓离断；(a)胸骨上窝主动脉弓图像显示正常的升主动脉和主动脉弓，在主动脉峡部区域离断；(b)彩色多普勒显示升主动脉和主动脉弓的血流；(c)大的持续性动脉导管灌注降主动脉（DAO），并且它将肺动脉（PA）与降主动脉连接起来（d）通过肺动脉（PA）的胸骨旁长轴切面中，彩色多普勒显示肺动脉中的血流，从肺动脉通过开放的导管（PDA）从右到左灌注至降主动脉（DAO）；RV：右心室（图 25.46a，图 25.46b，由 Dr.Gassner Innsbruck 提供）

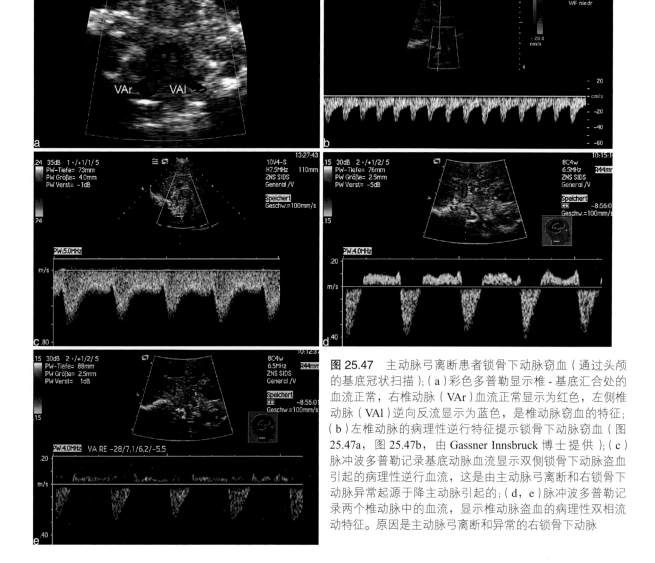

图 25.47   主动脉弓离断患者锁骨下动脉窃血（通过头颅的基底冠状扫描）；(a)彩色多普勒显示椎 - 基底汇合处的血流正常，右椎动脉（VAr）血流正常显示为红色，左侧椎动脉（VAl）逆向反流显示为蓝色，是椎动脉窃血的特征；(b)左椎动脉的病理性逆行特征提示锁骨下动脉窃血（图 25.47a，图 25.47b，由 Gassner Innsbruck 博士提供）；(c)脉冲波多普勒记录基底动脉血流显示双侧锁骨下动脉盗血引起的病理性逆行血流，这是由主动脉弓离断和右锁骨下动脉异常起源于降主动脉引起的；(d，e)脉冲波多普勒记录两个椎动脉中的血流，显示椎动脉盗血的病理性双相流动特征。原因是主动脉弓离断和异常的右锁骨下动脉

者表现出心脏摆动，这意味着心脏在心包积液中表现出类似舞蹈的运动。

在二维超声心动图中，应使用所有的超声心动图平面检查心包积液。剑突下或心尖四腔心切面是检查心包积液的最好切面（图25.53）。大量的积液也可以出现在大动脉周围[4]。

如果积液完全包围心脏，它会阻碍心室的舒张期充盈并减少心输出量（图25.53a）。左、右心房被压缩导致心房塌陷，并阻止血流进入心室（图25.53a）。随着心包内压力的增加，右心室腔的直径显著减少，下腔静脉可能扩张及吸气性塌陷消失。

在心脏压塞中，心脏在心包积液中随着心动周期摆动，产生类似舞蹈的运动。超声心动图无法精确的确定积液的容量。可以用左心室M型超声测量积液直径（图25.53b）。

心脏压塞导致随呼吸变化，跨瓣膜血流速度明显增加。吸气时的三尖瓣和肺动脉血流的速度时间积分增加，而二尖瓣和主动脉血流减少[5,39]

五、心肌病

超声心动图必须区分两种形式的心肌病：肥厚型和充血性（扩张型）[40~43]。首先是一个或两个心室的心肌呈同心或偏心增厚（图25.54，图25.55），肥厚型心肌病的心室是收缩亢进的（图25.54d）。

在充血性心肌病中，左心室或右心室或两个心室均扩张并表现出收缩功能下降[41]（图25.58）。

两种形式的心肌病患儿都可以发展为心力衰竭和低心输出量。在肥厚型心肌病，舒张期充盈不良和心搏量减低引起心输出量降低，而充血性心肌病则是由于收缩力差导致低搏出量，这两种形式心肌病，升主动脉中的速度时间积分均是降低的（图25.60）。

（一）肥厚性心肌病（HCM）

肥厚型心肌病的特征在于一个或两个心室的

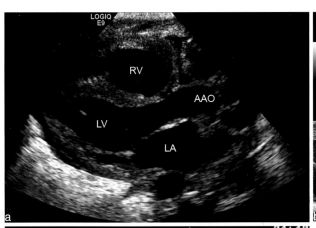

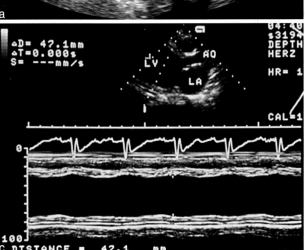

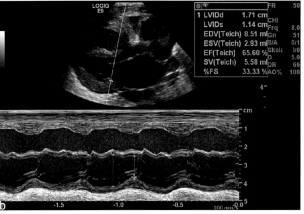

图25.48　围产期窒息左心室收缩功能降低；（a）二维图像显示扩大的左心室，及实时收缩功能下降；（b，c）M型超声心动图显示左心室舒张末期内径增加和左心室收缩功能及短轴缩短率下降；AAO：升主动脉；LA：左心房；LV：左心室；RV：右心室

心肌层呈同心或偏心增厚[40, 42, 43]（图25.54~图25.56）。最常见的左心室腔不是扩张（图25.54a~图25.54c，图25.55a~图25.55d），而是左心室腔减小（图25.54a~图25.54c，图25.55b，图25.55c）。肥厚型心肌病可以有非梗阻型和梗阻型的两种形式（图25.54~图25.56），非梗阻型为心室壁的同心增厚（图25.54，图25.55），而梗阻型为室间隔偏心增厚导致左心室流出道变窄（图25.56）。

在病理生理学上，舒张功能均受到损伤。由于左心室异常僵硬，舒张期充盈受损并且左心房可能增大，在梗阻型中，左心室流出道因为室间隔非对称增厚而狭窄（图25.56a），这导致主动脉瓣下流出道的动态梗阻（图25.56）。彩色多普勒显示左心室流出道的病理性血流为不同颜色的彩色镶嵌（图25.57b~图25.57d）。

HCM可能发生于患糖尿病母亲的婴儿，类固醇治疗后，在不同的综合征中，如Noonan和Leopard综合征和某些代谢紊乱性疾病如Fabry病、Danon病、庞贝病、线粒体病和弗里德赖希共济失调症。

通过多普勒超声心动图进行诊断（图25.57）。二维图像显示心室肥厚（图25.54，图25.55）。超声心动图首先要区分HCM梗阻型和非梗阻型（图25.54，图25.56）。

检查的目的是[42]：

• 除外可能导致心室肥大的结构性心脏病
• 评估间隔是否不对称，以及游离壁厚度
• 评估左心室和（或）右心室受累
• 如果存在左心室流出道梗阻，多普勒超声确定左心室流出道梗阻（心尖五腔心切面）的严重程度
• 二尖瓣关闭不全的严重程度（如果存在）
• 评估收缩和舒张功能

大多数HCM患者的左心室腔偏小，短轴缩短率超过正常（图25.54~图25.56）。左心室扩张和短轴缩短率降低是预后较差的提示[42]，而且重要的是短轴缩短率正常也不能除外心肌功能障碍[44]。

二维超声心动图对诊断至关重要。它可以区分左、右和双心室受累（图25.54，图25.55）。它也可以区分梗阻型和非梗阻型的HCM（图25.54，

图25.55）。

在梗阻型HCM中，M型超声心动图二尖瓣显示收缩期前移（SAM现象）（图25.56a，图25.56b）。在收缩期中晚期，二尖瓣前叶向前移动到增厚的室间隔并导致流出道梗阻（图25.56b）。

不同的多普勒技术可以测量主动脉瓣下流出道梗阻的压力阶差（图25.57d，图25.57e）。量化的最佳平面是心尖五腔心切面，其中入射角为最佳（近似为零）（图25.57d）。典型的压力阶差是在收缩期中到末期（图25.57d）。这是一个动态变化的压力阶差，意味着心室在收缩末期最大限度地收缩，达到了压力阶差的峰值（图25.57d，图25.57e）。低于25 mmHg的压力阶差可以用脉冲波多普勒，更高的压力阶差则需连续多普勒。

（二）充血性（扩张型）心肌病（DCM）

大多数扩张型心肌病都是特发性的，具体病因包括遗传、代谢、炎症、线粒体、免疫介导、神经肌肉疾病和毒素[45]。

检查目的[46]

充血（扩张）心肌病（DCM）患者的检查目的是：

• 评估心室收缩功能
• 评估心室舒张功能
• 排除结构异常，尤其是先天性心脏病导致的心室功能不良（如主动脉瓣狭窄或主动脉缩窄等）
• 评估二尖瓣或主动脉瓣关闭不全
• 通过三尖瓣评估肺动脉高压
• 评估冠状动脉起源，排除Bland-White-Garland综合征导致心室收缩力减低

二维超声心动图和M型超声心电图

通过经胸超声心动图可以很容易地诊断DCM。首先，要排除引起心室功能异常的先天性心脏病如重度主动脉瓣狭窄、弓部缩窄或严重的主动脉或二尖瓣关闭不全。另一个必须排除的心脏病是左冠状动脉异常起源于肺动脉（Bland-White-Garland综合征）。

充血性（扩张型）心肌病的特征在于左心室扩张（图25.58a，图25.58b）。左心室的收缩末和舒张末的内径增加，可以通过M型超声心动

图测量，左心室的收缩功能降低。M 型超声心动图可以测量评价收缩功能的降低（图 25.58c~图 25.58e）。左心室短轴缩短率显著降低，数值低于 10% 并不罕见[4]。

由于左心室收缩力差，心室充盈减少，导致左心房扩大（图 25.58e）。

M 型超声心动图是一种简单且可重复的评估左心房（LA/AO 比率）、左心室及短轴缩短率的大小。这些数值对于同一患者的随访非常有帮助。

扩张的心室腔中低流速成为充血性心肌病患者血栓形成的高风险因素，经常有血栓形成的部位是心耳和心尖（图 25.61）。

较低的短轴缩短率和射血分数和 / 或球形左

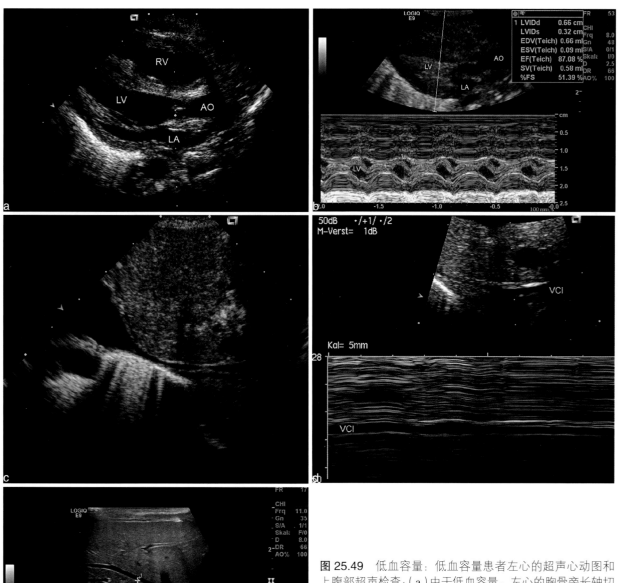

图 25.49　低血容量：低血容量患者左心的超声心动图和上腹部超声检查；（a）由于低血容量，左心的胸骨旁长轴切面显示左心房小（LA）；AO：主动脉，LV：左心室，RV：右心室；（b）胸骨旁长轴切面中左心室的 M 型超声心动图显示左心室腔小，收缩功能超过正常值，在心脏收缩期，心室塌陷；（c，d）通过肝脏的纵向扫查显示下腔静脉变细，在实时观察期间可以看到有周期性塌陷，用 M 型超声心动图可以测量下腔静脉直径；（e）经肝脏的横切面显示容量低的肝静脉血管也变细

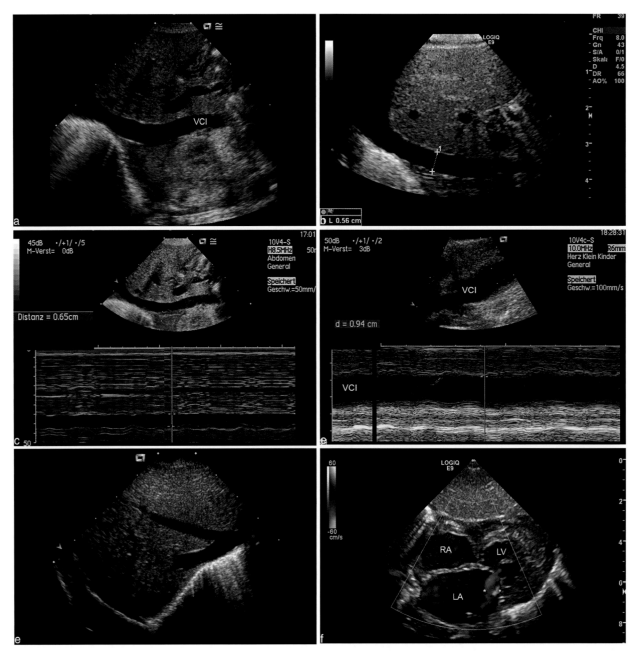

图 25.50 高血容量;(a,b)纵向扫描上腹部,显著扩张的下腔静脉(VCI),直径可以在肝脏后面测量;(c,d)下腔静脉的 M 超声, M 型超声心电图是测量下腔静脉直径的最佳方法;(e)通过肝脏的横切面显示血容量高的情况下肝静脉扩张的特征;(f)血容量高的患者的二尖瓣反流(心尖四腔心切面);LA:左心房,LV:左心室,RA:右心房

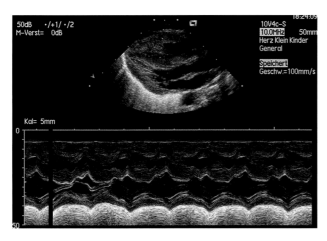

图 25.51　糖尿病母亲的婴儿，由于左心室肥大引起的左心室高收缩功能

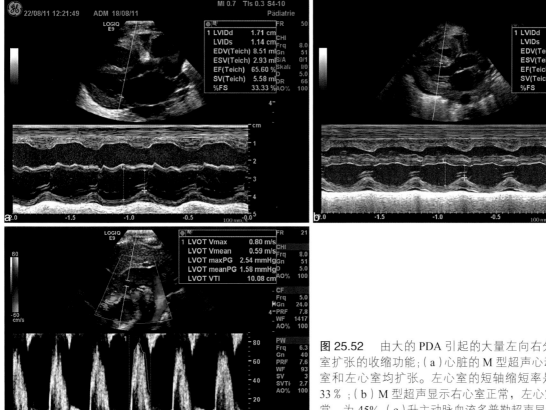

图 25.52　由大的 PDA 引起的大量左向右分流患者左心室扩张的收缩功能；（a）心脏的 M 型超声心动图显示右心室和左心室均扩张。左心室的短轴缩短率是正常的，为 33%；（b）M 型超声显示右心室正常，左心室收缩功能正常，为 45%；（c）升主动脉血流多普勒超声显示正常血流切面，流速和速度时间积分均正常

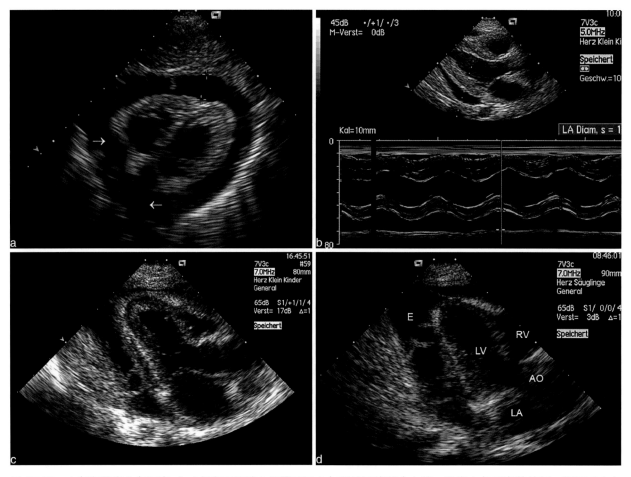

图 25.53 心包积液和心包压塞；(a)剑突下四腔心切面显示心包积液围绕整个心脏，注意心包压塞的特征：积液对左心房（箭头）的压迫；(b)中量心包积液的 M 型超声；积液位于左心室后方，最大直径可以通过 M 型超声心电图测量，收缩期为 14.3 mm，舒张期直径最小为 7 mm；(c，d)胸骨旁长轴切面显示中量心包积液（e）内部回声和纤维蛋白渗出；AO：主动脉，LA：左心房，LV：左心室，RV：右心室

心室与预后较差和死亡率有较高相关性[4]。结果良好的患者（左心室功能正常）有更高的平均左心室射血分数（35±10）%，而患者预后不佳（死亡或持续性功能障碍）起始于左心室射血分数较低，为（17±7）%[41]。所有射血分数超过35%的可存活[41]。另外，球形左心室与更高的死亡风险相关[41]。

（三）心肌致密化不全（NCCM）

一种特殊形式的扩张型心肌病是孤立性左心室心肌致密化不全（非致密化）心肌病（NCCM）（图 25.58）[47]。NCCM 又被称为海绵状心肌病。心室心肌致密化不全是一种心肌病，是在胚胎发生的心内膜和心肌发育停滞引起的[48]。在早期胚

胎发育过程中，心肌是一个松散的交织纤维网，凹陷间的深层隐窝与左心室心腔相连，在胚胎生命的第五周和第八周之间，这种海绵状纤维和网状凹陷的网状结构从心外膜到心内膜，从心脏的底部到心尖部逐渐变得"紧实"，或"窦隙状"[49]。NCCM 被认为是心内膜心肌形态发生的正常过程被阻断引起的。

NCCM 的二维诊断

心肌的致密化不全可以通过二维和彩色多普勒超声心动图诊断（图 25.58a，图 25.58b，图 25.59a，图 25.59b）。二维超声可以看到很多突出的肌小梁及小梁间凹陷的隐窝（图 25.58a，图 25.58b）[49]。NCCM 其特征是心室肌壁上有过深的隐窝。两个心室都可能受到疾病的影响，但在

大多数情况下只涉及左心室。

诊断标准可归纳为：

1. 出现至少 4 个突出的小梁和小梁间深部的隐窝（图 25.58a，图 25.58b）。

2. 彩色多普勒可显示心室腔的血流进入小梁间深部的隐窝（图 25.59a，图 25.59b）。

3. 非致密心肌的节段主要涉及心尖，左心室下壁和侧壁中间段，典型两层结构，非致密化的心内膜层和紧实的心外膜层在收缩末期比率＞2。

4. 不合并心脏其他异常。

超声心动图标准是超过 4 个突出小梁和相关的隐窝凹陷（图 25.58a，图 25.58b），血液在心室腔和隐窝凹陷之间有流动（图 25.59a，图 25.59b）和典型的左心室双层心肌，左心室收缩功能低于正常值且充盈不良（图 25.58c，图 25.58d）。

NCCM 的彩色和频谱多普勒

彩色多普勒显示血液穿过深的隐窝凹陷与心室腔相连续（图 25.59a，图 25.59b）。心房和心室的扩张引起二尖瓣和主动脉瓣环的扩张（图 25.58e）。彩色多普勒可以很容易探查到主动脉瓣或二尖瓣反流（图 25.59c，图 25.59d）。最好的用于显示瓣膜反流的切面是胸骨旁长轴和四腔心切面（图 25.59c，图 25.59d）。

彩色多普勒的另一个作用是显示在心肌致密化不全中存在多个隐窝凹陷和小梁内的血流（图 25.59a，图 25.59b）。

升主动脉和肺动脉的频谱多普勒动脉显示每搏输出量减少（图 25.60a）。成功治疗后每搏输出量 VTI 增加（图 25.60b，图 25.60c）。

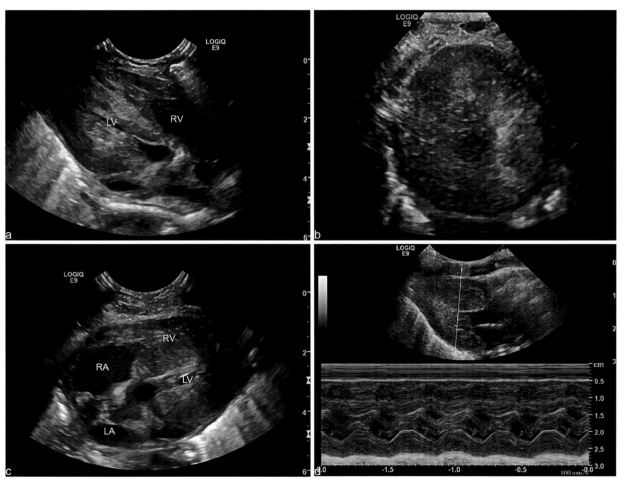

图 25.54 Noonan 综合征新生儿肥厚型心肌病；图像显示左心室均匀性增厚；（a）胸骨旁长轴切面，（b）胸骨旁短轴切面，（c）剑突下四腔心切面，（d）左心室的 M 型超声心动图；肥厚的心室在收缩期塌陷，只剩下一小部分残余；LA：左心房；LV：左心室；RA：右心房；RV：右心室

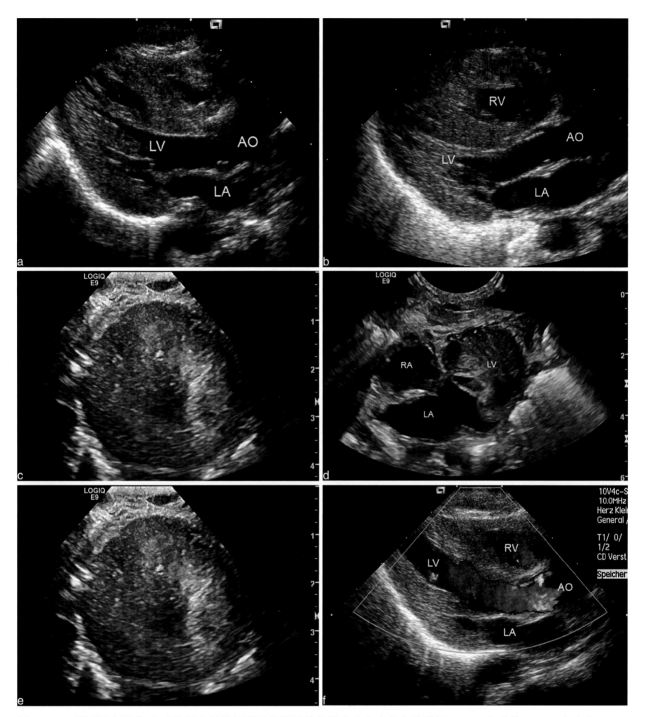

图 25.55 肥厚型心肌病；（a）胸骨旁长轴切面显示肥厚性心肌病左心室均匀性增厚；AO：主动脉，LA：左心房，LV：左心室，RV：右心室；（b）左心室的短轴切面显示左心室均匀性增厚，左心室心腔较小；（c）剑突下切面显示左心室（LV）显著均匀性增厚，在收缩期没有明显的残余腔；LA：左心房，RA：右心房；（d）左心室的 M 型超声心动图显示左心室腔小，严重均匀性增厚；（e）彩色多普勒显示肥厚性心肌病的左心室流出道无梗阻，正常未加速血流显示为蓝色

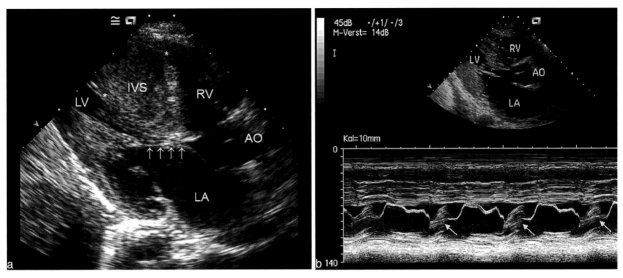

图 25.56　梗阻型肥厚性心肌病；（a）胸骨旁长轴切面显示室间隔不对称肥大，在心脏收缩期间（箭头），二尖瓣的前叶向前移动，导致左心室流出道变窄，引起跨过左心室流出道的压力阶差；（b）M 型超声显示二尖瓣前叶的收缩前移（SAM），为梗阻性肥厚型心肌病的特征（箭头）；AO：升主动脉；IVS：增厚的室间隔；LA：左心房；LV：左心室；RV：右心室

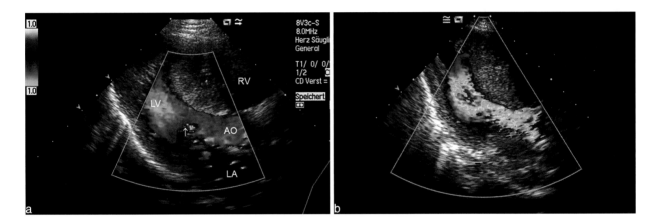

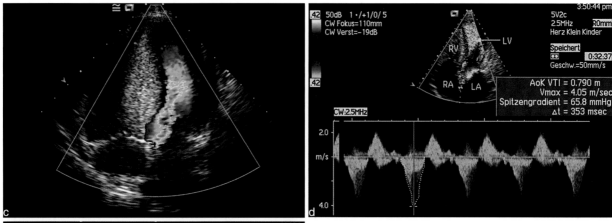

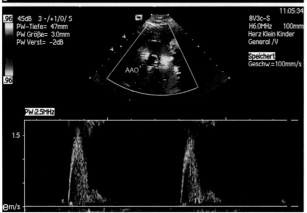

图 25.57　彩色多普勒显示左心室流出道血流；（a，b）胸骨旁长轴切面；（a）二尖瓣的前叶收缩运动可视为左心室流出道的凹陷，正常流速显示为蓝色；AO：主动脉；LA：左心房；LV：左心室；RV：右心室；（b）左心室流出道流速增加的血流显示为不同颜色的彩色镶嵌；（c）在心尖四腔心切面中，彩色多普勒显示梗阻性肥厚型心肌病患者的左心室流出道血流，血流流速增加显示为不同颜色的彩色镶嵌；（d）频谱多普勒显示左心室流出道为动态狭窄，压力阶差的峰值为 66 mmHg，达到峰值压力阶差时心脏收缩期结束；（e）在胸骨上窝用多普勒超声测量，升主动脉流速仅表现出中度增快

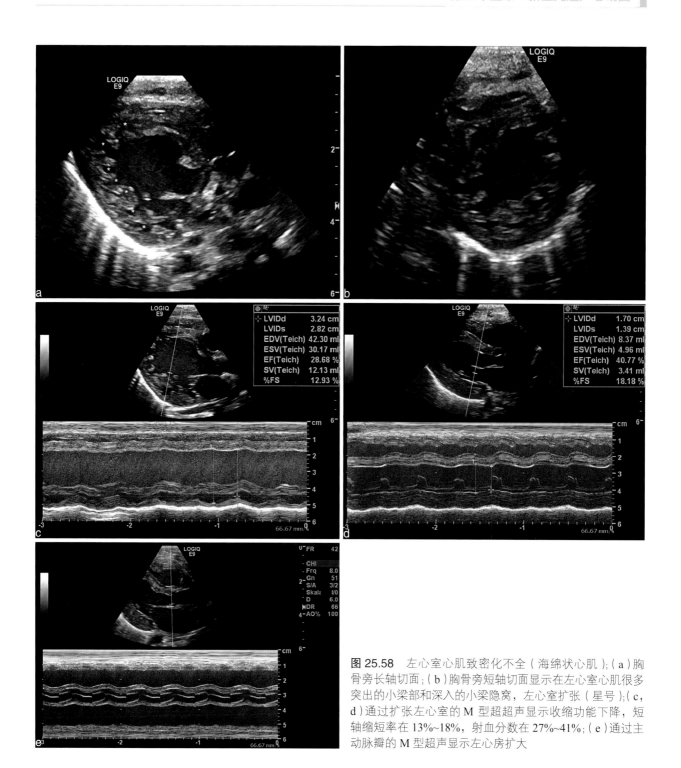

图 25.58　左心室心肌致密化不全（海绵状心肌）；（a）胸骨旁长轴切面；（b）胸骨旁短轴切面显示在左心室心肌很多突出的小梁部和深入的小梁隐窝，左心室扩张（星号）；（c，d）通过扩张左心室的 M 型超声显示收缩功能下降，短轴缩短率在 13%~18%，射血分数在 27%~41%；（e）通过主动脉瓣的 M 型超声显示左心房扩大

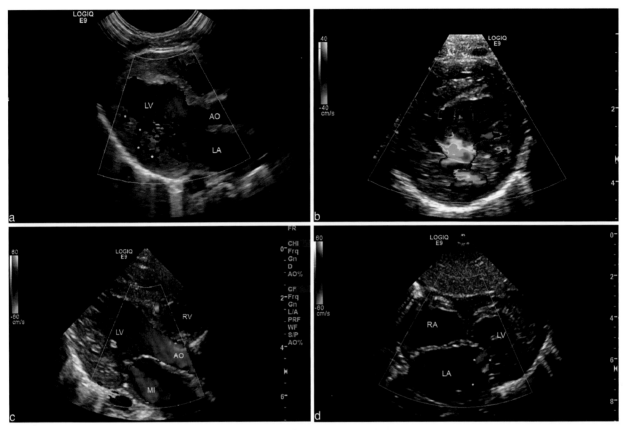

图 25.59　彩色多普勒显示左心室血流；在非致密化心肌病患者中（与图 25.58 为同一例患者），（a，b）胸骨旁长轴和短轴胸骨旁长轴和短轴切面显示血流在深层的小梁凹陷间（标记）；从左心室流入主动脉的彩色多普勒显示二尖瓣关闭不全（标记物），引起左心室和二尖瓣环扩张（c，d）；AO：主动脉，LA：左心房，LV：左心室，RA：右心房，RV：右心室，MI：二尖瓣关闭不全

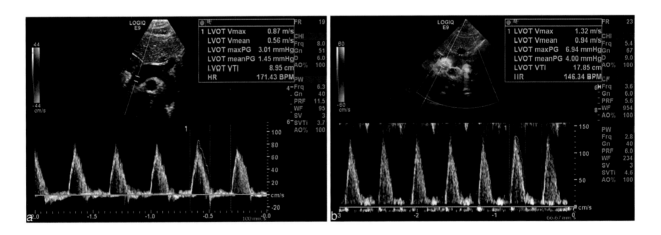

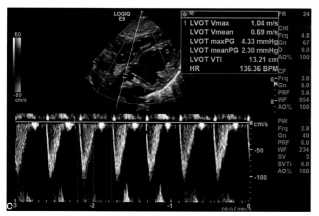

图 25.60　在胸骨上窝（a，b）和心尖部（c）切面显示非致密性心肌病，多普勒超声测量升主动脉的流速；（a）在治疗之前，流速非常低，速度时间积分为 9 cm；（b）经过一段时间的治疗，速度时间积分升高至为 18 cm；当主动脉的横截面积没有改变时，每搏量增加了一倍！（c）从心尖五腔心切面测量升主动脉 VTI 为 13 cm

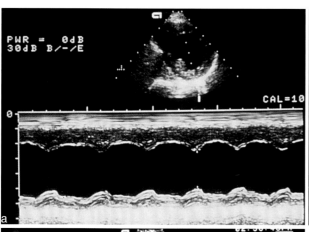

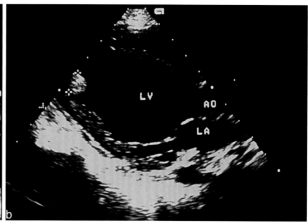

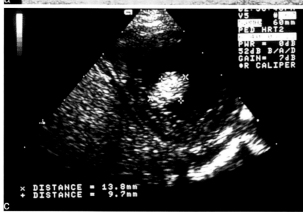

图 25.61　心肌炎患者的心腔内血栓形成；（a）M 超显示左心室扩张，收缩功能差，短轴缩短率仅为 12%；（b）胸骨旁长轴切面显示在扩张左心室（LV）近心尖部有血栓回声（标记）；AO：主动脉；LA：左心房；（c）通过左心室的心尖横断面显示左心室血栓回声（标记）

（郑春华　包敏　译　　张全斌　校）

参考文献

第一章

[1] DAUBENEY P E, BLACKSTONE E H. Relationship of the dimension of cardiac structures to body size: an echocardiographic study in normal infants and children. Cardiol Young, 1999, 9(4): 402-410.

[2] DEGROFF C G. Doppler echocardiography. Pediatr Cardiol, 2002, 23(3): 307-333.

[3] HIGGINS C B, SILVERMAN N H. Congenital heart disease. Echocardiography and magnetic resonance imaging. Raven, New York, 1990.

[4] LAI W W, GEVA T. Guidelines and standards for performance of a pediatric echocardiogram: a report from the Task Force of the Pediatric Council of the American Society of Echocardiography. J Am Soc Echocardiogr Off Publ Am Soc Echocardiogr, 2006, 19(12): 1413-1430.

[5] LAI W W, MERTENS L L. Echocardiography in pediatric and congenital heart disease. Blackwell Publishing Ltd, Chichester, UK, 2009.

[6] MERTENS L L, RIGBY M L. Cross sectional echocardiographic and Doppler imaging. In: Anderson R H, Baker E J, Penny D J et al(eds) Pediatric cardiology. Churchill Livingstone/Elsevier, Philadelphia, 2010.

[7] SKINNER J, ALVERSON D. Echocardiography for the neonatologist. Churchill Livingstone, Edinburgh, London, New York, 2000.

[8] SNIDER R A, SERWER G A. Echocardiography in pediatric heart disease. Mosby, St. Louis, 1997.

[9] LAI W W, KO H H. The normal pediatric echocardiogram. In: Lai W W, Mertens L L, Cohen M S, Geva T (eds) Echocardiography in pediatric and congenital heart disease. Blackwell Publishing Ltd, Chichester, 2009.

[10] TACY T A, SILVERMAN N H. Systemic venous abnormalities: embryologicand echocardiographic considerations. Echocardiography, 2001, 18(5): 401-413.

[11] MURDISON K A. Ultrasonic imaging of vascular rings and other anomalies causing tracheobronchial compression. Echocardiography, 1996, 13(3): 337-356.

[12] SNIDER R A. Congenital anomalies of the aortic arch. Echocardiography, 1996, 13(2): 167-182.

[13] MEYER R J, GOLDBERG S J. Superior vena cava and hepatic vein velocity patterns in normal children. Am J Cardiol, 1993, 72(2): 238-240.

[14] REYNOLDS T, APPLETON C P. Doppler flow velocity patterns of the superior vena cava, inferior vena cava, hepatic vein, coronary sinus, and atrial septal defect: a guide for the echocardiographer. J Am Soc Echocardiogr, 1991, 4(5): 503-512.

[15] HATLE L, ANGELSEN B. Doppler ultrasound in cardiology: physical principles and clinical applications. Lea & Febiger, Philadelphia, 1985.

[16] GRENADIER E, OLIVEIRA LIMA C. Normal intracardiac and great vessel Doppler flow velocities in infants and children. J Am Coll Cardiol, 1984, 4(2): 343-350.

[17] KLEIN A L, TAJIK A J. Doppler assessment of pulmonary venousflow in healthy subjects and in patients with heart disease. J Am Soc Echocardiogr, 1991, 4(4): 379-392.

[18] NISHIMURA R A, ABEL M D. Relation of pulmonary vein to mitral flow velocities by transesophageal Doppler echocardiography. Effect of different loading conditions. Circulation, 1990, 81(5): 1488-1497.

[19] RIGGS T W, RODRIGUEZ R. Doppler echocardiographic evaluation of right and left ventricular diastolic function in normal neonates. J Am Coll Cardiol, 1989, 13(3): 700-705.

[20] SNIDER A R, GIDDING S S. Doppler evaluation of left ventricular diastolic filling in children with systemic hypertension. Am J Cardiol, 1985, 56(15): 921-926.

[21] DAVIDSON W R JR, PASQUALE M J. A Doppler echocardiographic examination of the normal aortic valve and left ventricular outflow tract. Am J Cardiol, 1991, 67(6): 547-549.

[22] SEEAR M D, D'ORSOGNA L. Doppler-derived mean aortic flow velocity in children: an alternative to cardiac index. Pediatr Cardiol, 1991, 12(4): 197-200.

[23] FEIGENBAUM H, ARMSTRONG W F. Feigenbaum's echocardiography 2005. Lippincott Williams & Wilkins, Philadelphia/Baltimore/New York/London Echocardiogr, 1991, 4(4): 379-392.

[24] AKGUN T, KARABAY C Y. Discrepancies between Doppler and catheter gradients in ventricular septal defect: a correction of localized gradients from pressure recovery phenomenon. Int J Cardiovasc Imaging, 2014, 30(1): 39-45.

[25] BAHLMANN E, CRAMARIUC D ET Al. Impact of pressure recovery on echocardiographic assessment of asymptomatic aortic stenosis: a SEAS substudy. JACC Cardiovasc Imaging, 2010, 3(6): 555-562.

[26] VILLAVICENCIO R E, FORBES T J. Pressure recovery in pediatric aortic valve stenosis. Pediatr Cardiol, 2003, 24(5): 457-462.

[27] YOGANATHAN A P, VALDES-CRUZ L M. Continuous-wave Doppler velocities and gradients across fixed tunnel obstructions: studies in vitro and in vivo. Circulation, 1987, 76(3): 657-666.

[28] SKINNER J R, BOYS R J. Non-invasive assessment of pulmonary arterial pressure in healthy neonates. Arch Dis Child, 1991, 66(4 Spec No): 386-390.

[29] SKINNER J R, BOYS R J. Estimation of pulmonary arterial pressure in the newborn: study of the repeatability of four Doppler echocardiographic techniques. Pediatr Cardiol, 1996, 17(6): 360-369.

[30] MARX G R, ALLEN H D. Doppler echocardiographic estimation of systolic pulmonary artery pressure in pediatric patients with interventricular communications. J Am Coll Cardiol, 1985, 6(5): 1132-1137.

[31] MURPHY D J JR, LUDOMIRSKY A. Continuous-wave Doppler in children with ventricular septal defect: noninvasive estimation of interventricular pressure gradient. Am J Cardiol, 1986, 57(6): 428-432.

[32] MUSEWE N N, SMALLHORN J F. Validation of Doppler-derived pulmonary arterial pressure in patients with ductus arteriosus under different hemodynamic states. Circulation, 1987, 76(5): 1081-1091.

[33] MUSEWE N N, POPPE D, SMALLHORN J F, et al. Doppler echocardiographic measurement of pulmonary artery pressure from ductal Doppler velocities in the newborn. J Am Coll Cardiol, 1990, 15(2): 446-456.

[34] CHOONG C Y, ABASCAL V M. Prevalence of valvular regurgitation by Doppler echocardiography in patients

with structurally normal hearts by two-dimensional echocardiography. Am Heart J, 1989, 117(3): 636-642.

[35] LEE S T, LIN M H. Color Doppler echocardiographic assessment of valvular regurgitation in normal infants. J Formos Med Assoc, 2010, 109(1): 56-61.

[36] OH J K, SEWARD J B. The echo manual. Baltimore, NewYork, London, Lippincott Williams & Wilkins, Philadelphia, 2007.

第二章

[1] LINDINGER A, SCHWEDLER G. Prevalence of congenital heart defects in. newborns in Germany: results of the first registration year of the PAN Study (July 2006 to June 2007). Klin Padiatr, 2010, 222(5): 321-326.

[2] SCHWEDLER G, LINDINGER A. Frequency and spectrum of congenital heart defects among live births in Germany: a study of the competence network for congenital heart defects. Clin Res Cardiol Off J German Cardiac Soc, 2011, 100(12): 1111-1117.

[3] ANDERSON R H, BROWN N A. Development and structure of the atrial septum. Heart, 2002, 88(1): 104 -110.

[4] VAN PRAAGH S, CARRERA M E. Sinus venosus defects: unroofing of the right pulmonary veins-anatomic and echocardiographic findings and surgical treatment. Am Heart J, 1994, 128(2): 365-379.

[5] OLIVER J M, GALLEGO P. Sinus venosus syndrome: atrial septal defect or anomalous venous connection? A multiplane transoesophageal approach. Heart, 2002, 88(6): 634-638.

[6] SNIDER R A, SERWER G A. Echocardiography in pediatric heart disease. Mosby. St. Louis, 1997.

[7] RAGHIB G, RUTTENBERG H D. Termination of left superior vena cava in left atrium, atrial septal defect, and absence of coronary sinus; a developmental complex. Circulation, 1965(31): 906-918.

[8] BENSON L N, FREEDOM R M. Atrial septal defect. In: Freedom RM, Benson LN, Smallhorn JF (eds) Neonatal heart disease. Springer, London/Berlin/Heidelberg, 1992.

[9] BIERMAN F Z, WILLIAMS R G. Subxiphoid two-dimensional imaging of the interatrial septum in infants and neonates with congenital heart disease. Circulation, 1979, 60(1): 80-90.

[10] Ettedgui J A, Siewers R D. Diagnostic echocardiographic features of the sinus venosus defect. Br Heart J, 1990, 64(5): 329-331.

[11] LANGE L W, SAHN D J. Subxiphoid cross-sectional echocardiography in infants and children with congenital heart disease. Circulation, 1979, 59(3): 513-524.

[12] MCDONALD R W, RICE M J. Echocardiographic imaging techniques with subcostal and right parasternal longitudinal views in detecting sinus venosus atrial septal defects. J Am Soc Echocardiogr, 1996, 9(2): 195-198.

[13] MUHLER E G, ENGELHARDT W. Detection of sinus venosus atrial septal defect by two-dimensional echocardiography. Eur Heart J, 1992, 13(4): 453-456.

[14] PASCOE R D, OH J K. Diagnosis of sinus venosus atrial septal defect with transesophageal echocardiography. Circulation, 1996, 94(5): 1049-1055.

[15] VAN DER VELDE M E, PERRY S B. Transesophageal echocardiography with color Doppler during interventional catheterization. Echocardiography, 1991, 8(6): 721-730.

[16] EWERT P, BERGER F. Diagnostic catheterization and balloon sizing of atrial septal defects by echocardiographic guidance without fluoroscopy. Echocardiography, 2000, 17(2): 159-163.

[17] LATIFF H A, SAMION H. The value of transesophageal echocardiography in transcatheter closure of atrial septal defects in the oval fossa using the Amplatzer septal occluder. Cardiol Young, 2001, 11(2): 201-204.

[18] SCHUBERT S, KAINZ S. Interventional closure of atrial septal defects without fluoroscopy in adult and pediatric patients. Clin Res Cardiol, 2012, 101(9): 691-700.

[19] VARGAS BARRON J, SAHN D J. Clinical utility of two-dimensional doppler echocardiographic techniques for estimating pulmonary to systemic blood flow ratios in children with left to right shunting atrial septal defect, ventricular septal defect or patent ductus arteriosus. J Am Coll Cardio, l984, 3(1): 169-178.

第三章

[1] LINDINGER A, SCHWEDLER G. Prevalence of congenital heart defects in newborns in Germany: results of the first registration year of the PAN Study (July 2006 to June 2007). Klin Padiatr, 2010, 222(5): 321-326.

[2] SCHWEDLER G, LINDINGER A. Frequency and spectrum of congenital heart defects among live births in Germany: a study of the Competence Network for Congenital Heart Defects. Clin Res Cardiol, 2011, 100(12): 1111-1117.

[3] JACOBS J P, BURKE R P. Congenital Heart Surgery Nomenclature and Database Project: ventricular septal defect. Ann Thorac Surg, 2000, 69(4 Suppl): S25-S35.

[4] BAKER E J, LEUNG M P. The cross sectional anatomy of ventricular septal defects: a reappraisal. Br Heart J, 1988, 59(3): 339-351.

[5] CAPELLI H, ANDRADE J L. Classification of the site of ventricular septal defect by 2-dimensional echocardiography. Am J Cardiol, 1983, 51(9): 1474-1480.

[6] NYGREN A, SUNNEGARDH J. Preoperative evaluation and surgery in isolated ventricular septal defects: a 21 year perspective. Heart, 2000, 83(2): 198-204.

[7] SUTHERLAND G R, GODMAN M J. Ventricular septal defects. Two dimensional echocardiographic and morphological correlations. Br Heart J, 1982, 47(4): 316-328.

[8] PENNY D J, VICK G W. Ventricular septal defect. Lancet 3rd, 2011, 377(9771): 1103-1112.

[9] KELLE A M, YOUNG L. The Gerbode defect: the significance of a left ventricular to right atrial shunt. Cardiol Young, 2009, 19(Suppl 2): 96-99.

[10] LEUNG M P, MOK C K. An echocardiographic study of perimembranous ventricular septal defect with left ventricular to right atrial shunting. Br Heart J, 1986, 55(1): 45-52.

[11] KAULITZ R, JONAS R A. Echocardiographic assessment of interrupted aortic arch. Cardiol Young, 1999, 9(6): 562-571.

[12] SMALLHORN J F, ANDERSON R H. Cross-sectional echocardiographic recognition of interruption of aortic arch between left carotid and subclavian arteries. Br Heart J, 1982, 48(3): 229-235.

[13] LUDOMIRSKY A, HUHTA J C. Color Doppler detection of multiple ventricular septal defects. Circulation, 1986, 74(6): 1317-1322.

[14] BUTTER A, DUNCAN W. Aortic cusp prolapse in ventricular septal defect and its association with aortic regurgitation-appropriate timing of surgical repair and outcomes. Can J Cardiol, 1998, 14(6): 833-840.

[15] CRAIG B G, SMALLHORN J F. Cross-sectional echocardiography in the evaluation of aortic valve prolapse associated with ventricular septal defect. Am Heart J, 1986,

112(4): 800-807.

[16] MOMMA K, TOYAMA K. Natural history of subarterial infundibular ventricular septal defect. Am Heart J, 984, 1108(5): 1312-1317.

[17] RHODES L A, KEANE J F. Long follow-up (to 43 years) of ventricular septal defect with audible aortic regurgitation. Am J Cardiol, 1990, 66(3): 340-345.

[18] YOSHIMURA N, HORI Y. Comparison of magnetic resonance imaging with transthoracic echocardiography in the diagnosis of ventricular septal defect-associated coronary cusp prolapse. J Magn Reson Imaging, 2010, 32(5): 1099-1103.

[19] SCHMIDT K G, CASSIDY S C. Doubly committed subarterial ventricular septal defects: echocardiographic features and surgical implications. J Am Coll Cardiol, 1988, 12(6): 1538-1546.

[20] TWEDDELL J S, PELECH A N. Ventricular septal defect and aortic valve regurgitation: pathophysiology and indications for surgery. Semin Thorac Cardiovasc Surg Pediatr Card Surg Annu, 2006, 9(1): 147-152.

[21] RAMACIOTTI C, VETTER J M. Prevalence, relation to spontaneous closure, and association of muscular ventricular septal defects with other cardiac defects. Am J Cardiol, 1995, 75(1): 61-65.

[22] ROGUIN N, DU Z D. High prevalence of muscular ventricular septal defect in neonates. J Am Coll Cardiol, 1995, 26(6): 1545-1548.

[23] SALEEB S F, SOLOWIEJCZYK D E. Frequency of development of aortic cuspal prolapse and aortic regurgitation in patients with subaortic ventricular septal defect diagnosed at <1 year of age. Am J Cardiol, 2007, 99(11): 1588-1592.

[24] GALAL O, AL-HALEES Z. Double-chambered right ventricle in 73 patients: spectrum of the disease and surgical results of transatrial repair. Can J Cardiol, 2000, 16(2): 167-174.

[25] VOGEL M, SMALLHORN J F. An echocardiographic study of the association of ventricular septal defect and right ventricular muscle bundles with a fixed subaortic abnormality. Am J Cardiol, 1988, 61(10): 857-860.

[26] RESTIVO A, CAMERON A H. Divided right ventricle: a review of its anatomical varieties. Pediatr Cardiol, 1984, 5(3): 197-204.

[27] BAUMSTARK A, FELLOWS K E. Combined double chambered right ventricle and discrete subaortic stenosis. Circulation, 1978, 57(2): 299-303.

[28] MARX G R, ALLEN H D. Doppler echocardiographic estimation of systolic pulmonary artery pressure in pediatric patients with interventricular communications. J Am Coll Cardiol, 1985, 6(5): 1132-1137.

[29] MURPHY D J JR, LUDOMIRSKY A. Continuous-wave Doppler in children with ventricular septal defect: noninvasive estimation of interventricular pressure gradient. Am J Cardiol, 1986, 57(6): 428-432.

[30] KUROKAWA S, TAKAHASHI M. Noninvasive evaluation of the ratio of pulmonary to systemic flow in ventricular septal defect by means of Doppler two-dimensional echocardiography. Am Heart J, 1988, 116(4): 1033-1044.

[31] SANDERS S P, YEAGER S. Measurement of systemic and pulmonary blood flow and QP/QS ratio using Doppler and two-dimensional echocardiography. Am J Cardiol, 1983, 51(6): 952-956.

[32] VARGAS BARRON J, SAHN D J. Clinical utility of two-dimensional doppler echocardiographic techniques for estimating pulmonary to systemic blood flow ratios in children with left to right shunting atrial septal defect, ventricular septal defect or patent ductus arteriosus. J Am Coll Cardiol, 1984, 3(1): 169-178.

[33] SNIDER R A, SERWER G A. Echocardiography in pediatric heart disease. Mosby, St. Louis, 1997.

第四章

[1] ANDERSON R H, SPICER D. Anatomy of common atrioventricular junction with complex associated lesions. World J Pediatr Congenit Heart Surg, 2010, 1(1): 112-118.

[2] COHEN M S. Common atrioventricular canal defects. In: Lai WW, Mertens LL, Cohen MS, Geva T (eds) Echocardiography in pediatric and congenital heart disease. Wiley-Blackwell, Oxford, 2009.

[3] ANDERSON R H, HO S Y. Anatomy of the human atrioventricular junctions revisited. Anat Rec, 2000, 260(1): 81-91.

[4] FREEDOM R M, SMALLHORN J F. Atrioventricular septal defect. In: Freedom RM, Benson LN, Smallhorn JF (eds) Neonatal heart disease. Springer, London, Berlin, Heidelberg, 1992.

[5] EBELS T, ELZENGA N. Atrioventricular septal defects. In: Anderson RH, Baker E J, Penny D J, et al (eds) Pediatric cardiology. Churchill Livingstone/Elsevier, Philadelphia, 2010.

[6] MAHLE W T, SHIRALI G S. Echo-morphological correlates in patients with atrioventricular septal defect and common atrioventricular junction. Cardiol Young, 2006, 16(Suppl 3): 43-51.

[7] KOBAYASHI M, TAKAHASHI Y. Ideal timing of surgical repair of isolated complete atrioventricular septal defect. Interact Cardiovasc Thorac Surg, 2007, 6(1): 24-26.

[8] KOGON B E, BUTLER H. What is the optimal time to repair atrioventricular septal defect and common atrioventricular valvar orifice? Cardiol Young, 2007, 17(4): 356-359.

[9] LACOUR-GAYET F, CAMPBELL D N. Surgical repair of atrioventricular septal defect with common atrioventricular valve in early infancy. Cardiol Young, 2006, 16(Suppl 3): 52-58.

[10] LINDINGER A, SCHWEDLER G. Prevalence of congenital heart defects in newborns in Germany: results of the first registration year of the PAN study (July 2006 to June 2007). Klin Padiatr, 2010, 222(5): 321-326.

[11] SCHWEDLER G, LINDINGER A. Frequency and spectrum of congenital heart defects among live births in Germany: a study of the Competence Network for Congenital Heart Defects. Clin Res Cardiol Off J German Cardiac Soc, 2011, 100(12): 1111-1117.

[12] MARINO B, VAIRO U. Atrioventricular canal in Down syndrome. Prevalence of associated cardiac malformations compared with patients without Down syndrome. Am J Dis Child, 1990, 144(10): 1120-1122.

[13] GILLJAM T, MCCRINDLE B W. Outcomes of left atrial isomerism over a 28-year period at a single institution. J Am Coll Cardiol, 2000, 36(3): 908-916.

[14] HASHMI A, ABU-SULAIMAN R. Management and outcomes of right atrial isomerism: a 26-year experience. J Am Coll Cardiol, 1998, 31(5): 1120-1126.

[15] ALIVIZATOS P, ANDERSON R H. Atrioventricular septal defect with balanced ventricles and malaligned atrial septum: double-outlet right atrium. Report of two cases. J Thorac Cardiovasc Surg, 1985, 89(2): 295-297.

[16] EBELS T, ANDERSON R H. Anomalies of the left atrioventricular valve and related ventricular septal morphology in atrioventricular septal defects. J Thorac Cardiovasc Surg,

1990, 99(2): 299-307.

[17] HIGGINS C B, SILVERMAN N H. Congenital heart disease. Echocardiography and magnetic resonance imaging. Raven, New York, 1990.

[18] SMALLHORN J F, DE LEVAL M. Isolated anterior mitral cleft. Two dimensional echocardiographic assessment and differentiation from "clefts" associated with atrioventricular septal defect. Br Heart J, 1982a, 48(2): 109-116.

[19] SMALLHORN J F, TOMMASINI G. Assessment of atrioventricular septal-defects by 2 dimensional echocardiography. Br Heart J, 1982b, 47(2): 109-121.

[20] SULAFA A K, TAMIMI O. Echocardiographic differentiation of atrioventricular septal defects from inlet ventricular septal defects and mitral valve clefts. Am J Cardiol, 2005, 95(5): 607-610.

[21] KASKI J P, WOLFENDEN J. Can atrioventricular septal defects exist with intact septal structures? Heart, 2006, 92(6): 832-835.

[22] SILVERMAN N H, HO S Y. Atrioventricular septal defect with intact atrial and ventricular septal structures. Int J Cardiol, 1984, 5(5): 567-573.

[23] APITZ C, KAULITZ R. Severe left ventricular hypoplasia in patients with unbalanced incomplete atrioventricular septal defect and pulmonary hypertension: feasibility of biventricular repair. Pediatr Cardiol, 2009, 30(1): 70-73.

[24] SZWAST A L, MARINO B S. Usefulness of left ventricular inflow index to predict successful biventricular repair in right-dominant unbalanced atrioventricular canal. Am J Cardiol, 2011, 107(1): 103-109.

[25] SMALLHORN J F. Cross-sectional echocardiographic assessment of atrioventricular septal defect: basic morphology and preoperative risk factors. Echocardiography, 2001, 18(5): 415-432.

[26] OHTA N, SAKAMOTO K. Surgical repair of double-orifice of the mitral valve in cases with an atrioventricular canal defects. Jpn J Thorac Cardiovasc Surg, 2001, 49(11): 656-659.

[27] TROWITZSCH E, BANO-RODRIGO A. Two-dimensional echocardiographic findings in double orifice mitral valve. J Am Coll Cardiol, 1985, 6(2): 383-387.

[28] VERGARA P, DIGILIO M C. Genetic heterogeneity and phenotypic anomalies in children with atrioventricular canal defect and tetralogy of Fallot. Clin Dysmorphol, 2006, 15(2): 65-70.

[29] ZALZSTEIN E, HAMILTON R. Presentation, natural history, and outcome in children and adolescents with double orifice mitral valve. Am J Cardiol, 2004, 93(8): 1067-1069.

[30] ANDERSON R H, SMITH A. Hypoplasia of the left heart. Cardiol Young, 2004, 14(Suppl 1): 13-21.

第五章

[1] EDWARDS J E. Anomalies of the derivatives of the aortic arch system. Med Clin North Am, 1948(32): 925-949.

[2] MOES A F, FREEDOM R M. Rings, slings, and other things: vascular structures contributing to a neonatal "noose". In: Freedom R M, Benson L N, Smallhorn J F(eds)Neonatal heart disease. Springer, Berlin/Heidelberg/New York, 1992.

[3] LINDINGER A, SCHWEDLER G. Prevalence of congenital heart defects in newborns in Germany: results of the frst registration year of the PAN study (July 2006 to June 2007). Klin Padiatr, 2010, 222(5): 321-326.

[4] SCHWEDLER G, LINDINGER A. Frequency and spectrum of congenital heart defects among live births in Germany: a study of the competence network for congenital heart defects.

Clin Res Cardiol Off J German Cardiac Soc, 2011, 100(12): 1111-1117.

[5] FORMIGARI R, VAIRO U. Prevalence of bilateral patent ductus arteriosus in patients with pulmonic valve atresia and asplenia syndrome. Am J Cardiol, 1992, 70(13): 1219-1220.

[6] FREEDOM R M, MOES C A. Bilateral ductus arteriosus (or remnant): an analysis of 27 patients. Am J Cardiol, 1984, 53(7): 884-891.

[7] KWAN-WONG C, KRAMER L. Echocardiographic diagnosis of bilateral ductus with discontinuous branch pulmonary arteries and heterotaxia syndrome. Pediatr Cardiol, 2010, 31(6): 917-918.

[8] PEIRONE A, ABDULLAH M M. Echocardiographic evaluation, management and outcomes of bilateral arterial ducts and complex congenital heart disease: 16 years' experience. Cardiol Young, 2002, 12(3): 272-277.

[9] MUSEWE N N, OLLEY P M. Patent ductus arteriosus. In: Freedom R M, Benson L N, Smallhorn J F (eds) Neonatal heart disease. Springer, Berlin/Heidelberg/New York, 1992.

[10] RELLER M D, COLASURDO M A. The timing of spontaneous closure of the ductus arteriosus in infants with respiratory distress syndrome. Am J Cardiol, 1990, 66(1): 75-78.

[11] PEES C, OBLADEN M. Epidemiology of persisting ductus in preterm infants. In: Obladen M, Koehne P (eds) Interventions for persisting ductus arteriosus in the preterm infant. Springer Medizin Verlag, Heidelberg, 2005, pp 19-23.

[12] RELLER M D, ZIEGLER M L. Duration of ductal shunting in healthy preterm infants: an echocardiographic color flow Doppler study. J Pediatr, 1988, 112(3): 441-446.

[13] COSTELOE K, HENNESSY E. The EPICure study: outcomes to discharge from hospital for infants born at the threshold of viability. Pediatrics, 2000, 106(4): 659-671.

[14] COOMBS R C, MORGAN M E. Gut blood flow velocities in the newborn: effects of patent ductus arteriosus and parenteral indomethacin. Arch Dis Child, 1990, 65(10 Spec No): 1067-1071.

[15] DEEG K H, GERSTNER R. Doppler sonographic detection of reduced flow velocity in the celiac trunk of the newborn infant with patent ductus arteriosus Botalli compared to a healthy control group. Monatsschr Kinderheilkd, 1987, 135(1): 24-29.

[16] VAN DE BOR M, VERLOOVE-VANHORICK S P. Patent ductus arteriosus in a cohort of 1338 preterm infants: a collaborative study. Paediatr Perinat Epidemiol, 1988, 2(4): 328-336.

[17] COOKE L, STEER P. Indomethacin for asymptomatic patent ductus arteriosus in preterm infants. Cochrane Database Syst Rev(2): 2003, CD003745.

[18] FOWLIE P W, DAVIS P G. Prophylactic intravenous indomethacin for preventing mortality and morbidity in preterm infants. Cochrane Database Syst Rev (3): 2002, CD000174.

[19] MAIER R F. Persisting ductus arteriosus and intraventricular hemorrhage. In: Obladen M, Koehne P (eds) Interventions for persisting ductus arteriosus in the preterm infant. Springer Medizin Verlag, Heidelberg, 2005, pp 35-38.

[20] OSBORN D A, EVANS N. Hemodynamic and antecedent risk factors of early and late periventricular/intraventricular hemorrhage in premature infants. Pediatrics, 2003, 112(1 Pt 1): 33-39.

[21] SANTOS M A, MOLL J N. Development of the ductus arteriosus in right ventricular outflow tract obstruction. Circulation, 1980, 62(4): 818-822.

[22] RYCHIK J, BUSH D M. Assessment of pulmonary/systemic blood flow ratio after frst-stage palliation for hypoplastic left heart syndrome: development of a new index with the use of doppler echocardiography. J Thorac Cardiovasc Surg, 2000, 120(1): 81-87.

[23] RYCHIK J, GULLQUIST S D. Doppler echocardiographic analysis of flow in the ductus arteriosus of infants with hypoplastic left heart syndrome: relationship of flow patterns to systemic oxygenation and size of interatrial communication. J Am Soc Echocardiogr, 1996, 9(2): 166-173.

[24] AKINTUERK H, MICHEL-BEHNKE I. Stenting of the arterial duct and banding of the pulmonary arteries: basis for combined Norwood stage I and II repair in hypoplastic left heart. Circulation, 2002, 105(9): 1099-1103.

[25] SCHRANZ D, MICHEL-BEHNKE I. Stent implantation of the arterial duct in newborns with a truly duct-dependent pulmonary circulation: a single-center experience with emphasis on aspects of the interventional technique. J Interv Cardiol, 2010, 23(6): 581-588.

[26] SKINNER J. Ductal shunting. In: Skinner J, Alverson D, Hunter S (eds) Echocardiography for the neonatologist. Churchill Livingstone, London, 2000a.

[27] LAI W W, KO H H. The normal pediatric echocardiogram. In: Lai W W, Mertens L L, Cohen M S, Geva T (eds) Echocardiography in pediatric and congenital heart disease. Blackwell Publishing Ltd, Chichester, 2009.

[28] LAI W W, MERTENS L L. Echocardiography in pediatric and congenital heart disease. Blackwell Publishing Ltd, Chichester, 2009.

[29] KRICHENKO A, BENSON L N. Angiographic classifcation of the isolated, persistently patent ductus arteriosus and implications for percutaneous catheter occlusion. Am J Cardiol, 1989, 63(12): 877-880.

[30] RAUCH R, KOCH A. Echocardiographic fndings before and after interventional occlusion of persistently patent ductus arteriosus with the amplatzer duct occluder. Ultraschall Med, 2001, 22(6): 279-283.

[31] BENNHAGEN R G, BENSON L N, Silent and audible persistent ductusarteriosus: an angiographic study. Pediatr Cardiol, 2003, 24(1): 27-30.

[32] CANTINOTTI M, ASSANTA N. Controversies in the defnition and management of insignifcant left-to-right shunts. Heart, 2014, 100(3): 200-205.

[33] KOGA H, HIDAKA T. Age-related clinical characteristics of isolated congenital unilateral absence of a pulmonary artery. Pediatr Cardiol, 2010, 31(8): 1186-1190.

[34] TEN HARKEL A D, BLOM N A. Isolated unilateral absence of a pulmonary artery: a case report and review of the literature. Chest, 2002, 122(4): 1471-1477.

[35] SKINNER J. Pulmonary arterial pressure. In: Skinner J, Alverson D, Hunter S (eds) Echocardiography for the neonatologist. Churchill Livingstone, London, 2000b.

[36] POPAT H, KLUCKOW M. Noninvasive assessment of the early transitional circulation in healthy term infants. Neonatology, 2012, 101(3): 166-171.

[37] MUSEWE N N, SMALLHORN J F. Validation of Doppler-derived pulmonary arterial pressure in patients with ductus arteriosus under different hemodynamic states. Circulation, 1987, 76(5): 1081-1091.

[38] MUSEWE N N, POPPE D. Doppler echocardiographic measurement of pulmonary artery pressure from ductal Doppler velocities in the newborn. J Am Coll Cardiol, 1990, 15(2): 446-456.

第六章

[1] ANDERSON R H, COOK A. Development of the outflow tracts with reference to aortopulmonary windows and aortoventricular tunnels. Cardiol Young, 2010, 20(Suppl 3): 92-99.

[2] HO S Y, GERLIS L M. The morphology of aortopulmonary windows with regard to their classification and morphogenesis. Cardiol Young, 1994, 4(2): 146-155.

[3] ANDERSON R H, BROWN N. Lessons learnt with regard to aortopulmonary window. Cardiol Young, 2008, 18(5): 451-457.

[4] KUTSCHE L M, VAN MIEROP L H. Anatomy and pathogenesis of aorticopulmonary septal defect. Am J Cardiol, 1987, 59(3): 443-447.

[5] ANDERSON R H, CHAUDHRY B. Normal and abnormal development of the intrapericardial arterial trunks in humans and mice. Cardiovasc Res, 2012, 95(1): 108-115.

[6] APITZ C, KAULITZ R. Echokardiographische Diagnose des aortopulmonalen Fensters. Ultraschall Med, 2007, 28(2): 189-194.

[7] BAGTHARIA R, TRIVEDI K R. Outcomes for patients with an aortopulmonary window, and the impact of associated cardiovascular lesions. Cardiol Young, 2004, 14(5): 473-480.

[8] KONSTANTINOV I E, KARAMLOU T. Surgical management of aortopulmonary window associated with interrupted aortic arch: a Congenital Heart Surgeons Society study. J Thorac Cardiovasc Surg, 2006, 131(5): 1136-1141. e2.

[9] KIRAN V S, SINGH M K. Lessons learned from a series of patients with missed aortopulmonary windows. Cardiol Young, 2008, 18(5): 480-484.

[10] ALVA-ESPINOSA C, JIMENEZ-ARTEAGA S. Diagnosis of Berry syndrome in an infant by two-dimensional and color Doppler echocardiography. Pediatr Cardiol, 1995, 16(1): 42-44.

[11] BERRY T E, BHARATI S. Distal aortopulmonary septal defect, aortic origin of the right pulmonary artery, intact ventricular septum, patent ductus arteriosus and hypoplasia of the aortic isthmus: a newly recognized syndrome. Am J Cardiol, 1982, 49(1): 108-116.

[12] BALAJI S, BURCH M. Accuracy of cross-sectional echocardiography in diagnosis of aortopulmonary window. Am J Cardiol, 1991, 67(7): 650-653.

[13] HORIMI H, HASEGAWA T. Detection of aortopulmonary window with ventricular septal defect by Doppler color flow imaging. Chest, 1992, 101(1): 280-281.

第七章

[1] FREEDOM R M, YOO S J, MIKAILIAN H, et al. The natural and modified history of congenital heart disease. Elmsford, New York: Futura, 2004.

[2] GERLIS L M, The prevalence of bifoliate pulmonary valves. Cardiol Young, 1999, 9(5): 499-502.

[3] LAI W W, MERTENS L L, COHEN M S, et al. Echocardiography in pediatric and congenital heart disease. Chichester: Blackwell Publishing Ltd, 2009,

[4] MUSEWE N N, ROBERTSON M A. The dysplastic pulmonary valve: echocardiographic features and results of balloon dilatation. Br Heart J, 1987, 57(4): 364-370.

[5] BURCH M, SHARLAND M. Cardiologic abnormalities in Noonan syndrome: phenotypic diagnosis and echocardiographic assessment of 118 patients. J Am Coll Cardiol, 1993, 22(4): 1189-1192.

[6] DUNCAN W J, FOWLER R S. A comprehensive scoring

system for evaluating Noonan syndrome. Am J Med Genet, 1981, 10(1): 37-50.

[7] ROBERTS A E, ALLANSON J E. Noonan syndrome. Lancet, 2013, 381(9863): 333-342.

[8] ROMANO A A, ALLANSON J E. Noonan syndrome: clinical features, diagnosis, and management guidelines. Pediatrics, 2010, 126(4): 746-759.

[9] LINDINGER A, SCHWEDLER G. Prevalence of congenital heart defects in newborns in Germany: results of the first registration year of the PAN study (july 2006 to june 2007). Klin Padiatr, 2010, 222(5): 321-326.

[10] SCHWEDLER G, LINDINGER A. Frequency and spectrum of congenital heart defects among live births in Germany: a study of the competence network for congenital heart defects. Clin Res Cardiol Off J German Cardiac Soc, 2011, 100(12): 1111-1117.

[11] BUHEITEL G, HOFBECK M. Incidence and treatment of reactive infundibular obstruction after balloon dilatation of critical pulmonary valve stenoses. Z Kardiol, 1999, 88(5): 347-352.

[12] MARTINEZ R M: ANDERSON R H. Echocardiographic features of the morphologically right ventriculo-arterial junction. Cardiol Young, 2005, 15(Suppl 1): 17-26.

[13] ALVA C, HO S Y. The nature of the obstructive muscularbundles in double-chambered right ventricle. J Thorac CardiovascSurg, 1999, 117(6): 1180-1189.

[14] GALAL O, AL-HALEES Z. Double-chambered right ventricle in 73 patients: spectrum of the disease and surgical results of transatrial repair. Can J Cardiol, 2000, 16(2): 167-174.

[15] RESTIVO A, CAMERON A H, Divided right ventricle: a review of its anatomical varieties. Pediatr Cardiol, 1984, 5(3): 197-204.

[16] SAID S M, BURKHART H M. Outcomes of surgical repair of double-chambered right ventricle. Ann Thorac Surg, 2012, 93(1): 197-200.

[17] BASHORE T M. Adult congenital heart disease: right ventricularoutflow tract lesions. Circulation, 2007, 115(14): 1933-1947.

[18] BAUMSTARK A, FELLOWS K E. Combined double chambered right ventricle and discrete subaortic stenosis. Circulation, 1978, 57(2): 299-303.

[19] VOGEL M, SMALLHORN J F. An echocardiographic study of the association of ventricular septal defect and right ventricular muscle bundles with a fixed subaortic abnormality. Am J Cardiol, 1988, 61(10): 857-860.

[20] ELZENGA N J, VON SUYLEN R J. Juxtaductal pulmonary artery coarctation. An underestimated cause of branch pulmonary artery stenosis in patients with pulmonary atresia or stenosis and a ventricular septal defect. J Thorac Cardiovasc Surg, 1990, 100(3): 416-424.

[21] LUHMER I, ZIEMER G. Coarctation of the pulmonary artery in neonates. Prevalence, diagnosis, and surgical treatment. J Thorac Cardiovasc Surg, 1993, 106(5): 889-894.

[22] MOMMA K, TAKAO A. Juxtaductal left pulmonary artery obstruction in pulmonary atresia. Br Heart J, 1986, 55(1): 39-44.

[23] PANKAU R, SIEBERT R. Familial Williams-Beuren syndrome showing varying clinical expression. Am J Med Genet, 2001, 98(4): 324-329.

[24] WESSEL A, PANKAU R. Three decades of follow-up of aortic and pulmonary vascular lesions in the Williams-Beuren syndrome, Am J Med Genet, 1994, 52(3): 297-301.

[25] COLLINS R T, Cardiovascular disease in Williams syndrome.

Circulation, 2013, 127(21): 2125-2134.

[26] ZALZSTEIN E, MOES C A. Spectrum of cardiovascular anomalies in Williams-Beuren syndrome. Pediatr Cardiol, 1991, 12(4): 219-223.

[27] KOCH A, BUHEITEL G. Spectrum of arterial obstructions caused by one elastin gene point mutation. Eur J Pediatr, 2003, 162(1): 53-54.

[28] METCALFE K, RUCKA A K. Elastin: mutational spectrum in supravalvular aortic stenosis. Eur J Hum Genet, 2000, 8(12): 955-963.

[29] TURNPENNY P D, ELLARD S. Alagille syndrome: pathogenesis, diagnosis and management. Eur J Hum Genet, 2012, 20(3): 251-257.

[30] CHATELAIN P, OBERHANSLI I. Physiological pulmonary branch stenosis in newborns: 2D-echocardiographic and Doppler characteristics and follow up. Eur J Pediatr, 1993, 152(7): 559-563.

[31] SO B H, WATANABE T. Doppler assessment of physiological stenosis at the bifurcation of the main pulmonary artery: a cause of functional murmur in neonates. Biol Neonate, 1996, 69(4): 243-248.

[32] BOVE T, FRANCOIS K. Assessment of a right-ventricularinfundibulum-sparing approach in transatrial-transpulmonary repair of tetralogy of Fallot. Eur J Cardiothorac Surg, 2012, 41(1): 126-133.

[33] CHAOWALIT N, DURONGPISITKUL K. Echocardiography as a simple initial tool to assess right ventricular dimensions in patients with repaired tetralogy of fallot before undergoing pulmonary valve replacement: comparison with cardiovascular magnetic resonance imaging. Echocardiography, 2012, 29(10): 1239-1246.

[34] BROWN D W, MCELHINNEY D B. Reliability and accuracy ofechocardiographic right heart evaluation in the U. S. Melody Valve Investigational Trial. J Am Soc Echocardiogr, 2012, 25(4): 383-392. e4.

[35] EICKEN A, EWERT P. Percutaneous pulmonary valve implantation: two-centre experience with more than 100 patients. EurHeart J, 2011, 32(10): 1260-1265.

[36] MCALEER E, KORT S. Unusual echocardiographic views of bicuspid and tricuspid pulmonic valves. J Am Soc Echocardiogr, 2001, 14(10): 1036-1038.

[37] ANDERSON R H, BAKER E J, PENNY D J, et al. Pediatriccardiology. Philadelphia: Churchill Livingstone/Elsevier, 2010.

[38] LEE S T, LIN M H. Color Doppler echocardiographic assessment of valvular regurgitation in normal infants. J Formos Med Assoc, 2010, 109(1): 56-61.

[39] LANCELLOTTI P, TRIBOUILLOY C. European Association of Echocardiography recommendations for the assessment of valvular regurgitation. Part 1: aortic and pulmonary regurgitation (native valve disease). Eur J Echocardiogr, 2010, 11(3): 223-244.

[40] LANCELLOTTI P, TRIBOUILLOY C. Recommendations for the echocardiographic assessment of native valvular regurgitation: an executive summary from the European Association of Cardiovascular Imaging. Eur Heart J Cardiovasc Imaging, 2013, 14(1): 611-644.

[41] PUCHALSKI M D, ASKOVICH B. Pulmonary regurgitation: determiningseverity by echocardiography and magnetic resonance imaging. Congenit Heart Dis, 2008, 3(3): 168-175.

[42] ALDOUSANY A W, DISESSA T G. Doppler estimation of pressure gradient in pulmonary stenosis: maximal instantaneous vs peak-to-peak, vs mean catheter gradient. Pediatr Cardiol, 1989, 10(3): 145-149.

[43] SILVILAIRAT S, CABALKA A K. Echocardiographic assessment of isolated pulmonary valve stenosis: which outpatient Doppler gradient has the most clinical validity? J Am Soc Echocardiogr, 2005a, 18(11): 1137-1142.

[44] SILVILAIRAT S, CABALKA A K. Outpatient echocardiographic assessment of complex pulmonary outflow stenosis: Doppler mean gradient is superior to the maximum instantaneous gradient. J Am Soc Echocardiogr, 2005b, 18(11): 1143-1148.

[45] SNIDER R A, SERWER G A. Echocardiography in pediatric heart disease. St. Louis: Mosby, 1997.

[46] FEIGENBAUM H, ARMSTRONG W F. Feigenbaum's echocardiography. Baltimore/New York/London/Philadelphia: Lippincott Williams & Wilkins, 2005.

[47] ANDERSON R H, BAKER E J, PENNY D J, et al. Pediatric cardiology. Philadelphia: Churchill Livingstone/Elsevier, 2010.

[48] YANG H, PU M. Quantitative assessment of pulmonary insufficiency by Doppler echocardiography in patients with adult congenital heart disease. Am Soc Echocardiogr, 2008, 21(2): 157-164.

[49] SILVERSIDES C K, VELDTMAN G R. Pressure half-time predictshemodynamically significant pulmonary regurgitation in adultpatients with repaired tetralogy of fallot. Am Soc Echocardiogr, 2003, 16(10): 1057-1062.

第八章

[1] FREEDOM R M. Pulmonary atresia with intact ventricular septum. Futura Publishing Company, Inc: Mount Kisco, New York Freedom R M, Anderson R H, et al. The significance of ventriculo-coronary arterial connections in the setting of pulmonary atresia with an intact ventricular septum. Cardiol Young, 2005, 15(5): 447-468.

[2] LINDINGER A, SCHWEDLER G. Prevalence of congenital heart defects in newborns in Germany: results of the first registration year of the PAN study (July 2006 to June 2007). Klin Padiatr, 2010, 222(5): 321-326.

[3] DAUBENEY P E, DELANY D J. Pulmonary atresia with intact ventricular septum: range of morphology in a population-based study. J Am Coll Cardiol, 2002, 39(10): 1670-1679.

[4] EKMAN JOELSSON B M, SUNNEGARDH J. The outcome of children born with pulmonary atresia and intact ventricular septum in Sweden from 1980 to 1999. Scand Cardiovasc J, 2001, 35(3): 192-198.

[5] BULL C, DE LEVAL M R. Pulmonary atresia and intact ventricular septum: a revised classification. Circulation, 1982, 66(2): 266-272.

[6] ASHBURN D A, BLACKSTONE E H. Determinants of mortality and type of repair in neonates with pulmonary atresia and intact ventricular septum. J Thorac Cardiovasc Surg, 2004, 127(4): 1000-1008.

[7] DAUBENEY P E, WANG D. Pulmonary atresia with intact ventricular septum: predictors of early and mediumterm outcome in a population-based study. J Thorac Cardiovasc Surg, 2005, 130(4): 1071.

[8] GARCIA J A, ZELLERS T M. Usefulness of Doppler echocardiography in diagnosing right ventricular coronary arterial communications in patients with pulmonary atresia and intact ventricular septum and comparison with angiography.

Am J Cardiol, 1998, 81(1): 103-104.

[9] HANLEY F L, SADE R M. Outcomes in neonatal pulmonary atresia with intact ventricular septum. A multiinstitutional study. J Thorac Cardiovasc Surg, 1998, 105(3): 406-423.

[10] SALVIN J W, MCELHINNEY D B. Fetal tricuspid valve size and growth as predictors of outcome in pulmonary atresia with intact ventricular septum. Pediatrics, 2006, 118(2): e415-e420.

[11] DAUBENEY P E, BLACKSTONE E H. Relationship of the dimension of cardiac structures to body size: an echocardiographic study in normal infants and children. Cardiol Young, 1999, 9(4): 402-410.

[12] BURROWS P E, FREEDOM R M. Coronary angiography of pulmonary atresia, hypoplastic right ventricle, and ventriculocoronary communications. AJR Am J Roentgenol, 1990, 154(4): 789-795.

[13] SANDOR G G, COOK A C. Coronary arterial abnormalities in pulmonary atresia with intact ventricular septum diagnosed during fetal life. Cardiol Young, 2002, 12(5): 436-444.

[14] SANTOS M A, MOLL J N. Development of the ductus arteriosus in right ventricular outflow tract obstruction. Circulation, 1998, 62(4): 818-822.

[15] QURESHI S A. Catheterization in neonates with pulmonary atresia with intact ventricular septum. Catheter Cardiovasc Interv, 2006, 67(6): 924-931.

[16] FREEDOM R M, JAEGGI E. The "wall-to-wall" heart in the patient with pulmonary atresia and intact ventricular septum. Cardiol Young, 2006, 16(1): 18-29.

[17] WALSH M A, LEE K J. Radiofrequency perforation of the right ventricular outflow tract as a palliative strategy for pulmonary atresia with ventricular septal defect. Catheter Cardiovasc Interv, 2007, 69(7): 1015-1020.

[18] TROWITZSCH E, COLAN S D. Two-dimensional echocardiographic evaluation of right ventricular size and function in newborns with severe right ventricular outflow tract obstruction. J Am Coll Cardiol, 1985, 6(2): 388-393.

[19] MICHEL-BEHNKE I, AKINTUERK H. Stent implantation in the ductus arteriosus for pulmonary blood supply in congenital heart disease. Catheter Cardiovasc Interv, 2004, 61(2): 242-252.

[20] KUTSCHE L M, VAN MIEROP L H. Pulmonary atresia with and without ventricular septal defect: a different etiology and pathogenesis for the atresia in the 2 types? Am J Cardiol, 1993, 51(6): 932-935.

[21] VELVIS H, SCHMIDT K G. Diagnosis of coronary artery fistula by two-dimensional echocardiography, pulsed Doppler ultra-sound and color flow imaging. J Am Coll Cardiol, 1989, 14(4): 968-976.

[22] ALTUN G, BABAOGLU K. Functional pulmonary atresia in newborn with normal intracardiac anatomy: successful treatment with inhaled nitric oxide and pulmonary vasodilators. Ann Pediatr Cardiol, 2013, 6(1): 83-86.

[23] LIN M C, CHEN C H. Functional pulmonary atresia: in a critically ill premature infant. Tex Heart Inst J, 2010, 37(4): 494-495.

[24] SMALLHORN J F, IZUKAWA T. Noninvasive recognition of functional pulmonary atresia by echocardiography. Am J Cardiol, 1984, 54(7): 925-926.

[25] SATOU G M, PERRY S B. Echocardiographic predictors of coronary artery pathology in pulmonary atresia with intact ventricular septum. Am J Cardiol, 2002, 85(11): 1319-1324.

第九章

[1] JACOBS M L, ANDERSON R H. Nomenclature of the functionally univentricular heart. Cardiol Young, 2006, 16 (Suppl): 3-8.

[2] FREEDOM R M, BENSON L N. Tricuspid atresia. In: Freedom R M, Benson L N, Smallhorn J F (eds) Neonatal heart disease. Springer, London/Berlin/Heidelberg. 1992.

[3] ANDERSON R H, WILKINSON J L, GERLIS L M, et al. Atresia of right atrioventricular orifice. Br Heart J, 1977, 39(4): 414-428.

[4] CRUPI G, VILLANI M, DIBENEDETTO G, et al. Tricuspid atresia with imperforate valve-angiographic findings and surgical implications in 2 cases with Av concordance and normally related great-arteries. Pediatr Cardiol, 1984, 5(1): 49-53.

[5] RIGBY M L, ANDERSON R H, GIBSON D, et al. Two dimensional echocardiographic categorisation of the univentricular heart. Ventricular morphology, type, and mode of atrioventricular connection. Br Heart J, 1981, 46(6): 603-612.

[6] RIGBY M L, CARVALHO J S, ANDERSON R H, et al. Investigation and diagnosis of tricuspid-atresia. Int J Cardiol, 1990, 27(1): 1-17.

[7] EDWARDS J E, BURCHELL H B. Congenital tricuspid atresia; a classification. Med Clin North Am, 1949, 33: 1177-1196.

[8] TANDON R, EDWARDS J E. Tricuspid atresia-re-evaluation and classification. J Thorac Cardiovasc Surg, 1974, 67(4): 530-542.

[9] SCHUHMACHER G. Obstruktionen im Bereich des rechten Herzens. In: Schuhmacher G, Hess J, Bühlmeyer K (eds), Klinische, 2008.

[10] RAO P S. Natural-history of ventricular septal-defect in tricuspid atresia and its surgical implications. Br Heart J, 1977, 39(3): 276-288.

[11] MATITIAU A, GEVA T, COLAN S D, et al. Bulboventricular foramen size in infants with double-inlet left-ventricle or tricuspid atresia with transposed great-arteries-influence on initial palliative operation and rate of growth. J Am Coll Cardiol, 1992, 19(1): 142-148.

[12] FREEDOM R M, ROWE R D. Aneurysm of the atrial septum in tricuspid atresia: diagnosis during life and therapy. Am J Cardiol, 1976, 38(2): 265-267.

[13] RIGBY M L, GIBSON D G, JOSEPH M C, et al. Recognition of imperforate atrioventricular valves by two dimensional echocardiography. Br Heart J, 1982, 47(4): 329-336.

[14] SAHN D J, HARDER J R, FREEDOM R M, et al. Cross-sectional echocardiographic diagnosis and subclassification of univentricular hearts: imaging studies of atrioventricular valves, septal structures and rudimentary outflow chambers. Circulation, 1982, 66(6): 1070-1077.

[15] SEWARD J B, TAJIK A J, HAGLER D J, et al. Echocardiographic spectrum of tricuspid atresia. Mayo Clin Proc, 1978, 53(2): 100-112.

[16] MARTINEZ R M, ANDERSON R H. Echo-morphological correlates in atrioventricular valvar atresia. Cardiol Young, 2006, 16(Suppl 1): 27-34.

[17] ORIE J D, ANDERSON C, ETTEDGUI J A, et al. Echocardiographic-morphologic correlations in tricuspid atresia. J Am Coll Cardiol, 1995, 26(3): 750-758.

第十章

[1] FREEDOM R M, BENSON L N. Ebstein's Malformation of the tricuspid valve. In: Neonatal Heart Disease. Springer, London 1992.

[2] LINDINGER A, SCHWEDLER G, HANS H W. Prevalence of congenital heart defects in newborns in Germany: results of the first registration year of the PAN study (July 2006 to June 2007). Klin Padiatr 2010, 222(5): 321-326.

[3] SCHWEDLER G, LINDINGER A, LANGE P E, et al. Frequency and spectrum of congenital heart defects among live births in Germany: a study of the competence network for congenital heart defects. Clin Res Cardiol Off J German Cardiac Soc, 2011, 100(12): 1111-1117.

[4] SHARLAND G, TINGAY R, JONES A, et al. Atrioventricular and ventriculoarterial discordance (congenitally corrected transposition of the great arteries): echocardiographic features, associations, and outcome in 34 fetuses. Heart, 2005, 91(11): 1453-1458.

[5] CARPENTIER A, CHauvaud S, Mace L, et al. A new reconstructive operation for Ebstein's anomaly of the tricuspid valve. J Thorac Cardiovasc Surg, 1988, 96(1): 92-101.

[6] KERST G, KAULITZ R, SIEVERDING L, et al. Images in cardiovascular medicine. Ebstein's malformation with imperforate tricuspid valve. Circulation, 2007, 115(6): e177-e178.

[7] CELERMAJER D S, CULLEN S, SULLIVAN I D, et al. Outcome in neonates with Ebstein's anomaly. J Am Coll Cardiol, 1992, 19(5): 1041-1046.

[8] CELERMAJER D S, DODD S M, GREENWALD S, et al. Morbid anatomy in neonates with Ebstein's anomaly of the tricuspid valve: pathophysiologic and clinical implications. J Am Coll Cardiol, 1992, 19(5): 1049-1053.

[9] CELERMAJER D S, BULL C, TILL J A, et al. Ebstein's anomaly: presentation and outcome from fetus to adult. J Am Coll Cardiol, 1994, 23(1): 170-176.

[10] FREEDOM R M, JAEGGI E, PERRIN D, et al. The "wall-to-wall" heart in the patient with pulmonary atresia and intact ventricular septum. Cardiol Young, 2006, 16(1): 18-29.

[11] KAPUSTA L, EVELEIGH R M, POULINO S E, et al. Ebstein's anomaly: factors associated with death in childhood and adolescence: a multi-centre, longterm study. Eur Heart J, 2007, 28(21): 2661-2666.

[12] SHARLAND G K, CHITA S K, ALLAN L D. Tricuspid valve dysplasia or displacement in intrauterine life. J Am Coll Cardiol, 1991, 17(4): 944-949.

[13] KNOTT-CRAIG C J, GOLDBERG S P, BALLWEG J A, BOSTON US. Surgical decision making in neonatal Ebstein's anomaly: an algorithmic approach based on 48 consecutive neonates. World J Pediatr Congenit Heart Surg, 2012, 3(1): 16-20.

[14] YETMAN A T, FREEDOM R M, MCCRINDLE B W. Outcome in cyanotic neonates with Ebstein's anomaly. Am J Cardiol, 1998, 81(6): 749-754.

[15] PFLAUMER A, EICKEN A, AUGUSTIN N, et al. Symptomatic neonates with Ebstein anomaly. J Thorac Cardiovasc Surg, 2004, 127(4): 1208-1209.

[16] MARTINEZ R M, O'LEARY P W, ANDERSON R H. Anatomy and echocardiography of the normal and abnormal tricuspid valve. Cardiol Young, 2006, 16(Suppl 3): 4-11.

[17] ROBERSON D A, SILVERMAN N H. Ebstein's anomaly: echocardiographic and clinical features in the fetus and neonate. J Am Coll Cardiol, 1989, 14(5): 1300-1307.

[18] SCHREIBER C, COOK A, HO SY, et al. Morphologic spectrum of Ebstein's malformation: revisitation relative to surgical repair. J Thorac Cardiovasc Surg, 1999, 117(1): 148-155.

[19] GUSSENHOVEN E J, STEWART P A, BECKER A E, et al.

"Offsetting" of the septal tricuspid leaflet in normal hearts and in hearts with Ebstein's anomaly. Anatomic and echographic correlation. Am J Cardiol, 1984, 54(1): 172-176.

[20] SHIINA A, SEWARD J B, EDWARDS W D, et al. Two-dimensional echocardiographic spectrum of Ebstein's anomaly: detailed anatomic assessment. J Am Coll Cardiol, 1984, 3(2 Pt 1): 356-370.

[21] DEARANI J A, O'LEARY P W, DANIELSON G K. Surgical treatment of Ebstein's malformation: state of the art in 2006. Cardiol Young, 2006, 16(Suppl3): 12-20.

[22] KNOTT-CRAIG C J, GOLDBERG S P. Management of neonatal Ebstein's anomaly. Semin Thorac Cardiovasc Surg Pediatr Card Surg Annu, 2007(13): 112-116.

[23] NAGDYMAN N, EWERT P, KOMODA T, et al. Modified repair in patients with Ebstein's anomaly. J Heart Valve Dis, 2010, 19(3): 364-369.

[24] HIGGINS C B, SILVERMAN N H, KERSTING-SOMMERHOFF B A, et al. Congenital heart disease. Echocardiography and magnetic resonance imaging. Raven Press, New York, 1990.

[25] SMALLHORN J F, IZUKAWA T, BENSON L, et al. Noninvasive recognition of functional pulmonary atresia by echocardiography. Am J Cardiol, 1984, 54(7): 925-926.

[26] ALTUN G, BABAOGLU K, BINNETOĞLU F K, et al. Functional pulmonary atresia in newborn with normal intracardiac anatomy: successful treatment with inhaled nitric oxide and pulmonary vasodilators. Ann Pediatr Cardiol, 2013, 6(1): 83-86.

[27] LIN M C, CHEN C H, FU Y C, et al. Functional pulmonary atresia: in a critically ill premature infant. Tex Heart Inst J, 2010, 37(4): 494-495.

第十一章

[1] LINDINGER A, SCHWEDLER G, HENSEH W. Prevalence of congenital heart defects in newborns inGermany: results of the first registration year of the PAN Study (July 2006 to June 2007). KlinPadiatr, 2010, 222(5): 321-326.

[2] SCHWEDLER G, LINDINGER A, LANGE P E, et al. Frequency and spectrum of congenital heart defects among live births in Germany: a study of the Competence Network for Congenital Heart Defects. Clin Res Cardiol, 2011, 100(12): 1111-1117.

[3] FREEDOM R M, BENSON L N. Tetralogy of Fallot. In: Neonatal Heart Disease, Springer, London, 1992.

[4] GATZOULIS M A, SOUKIAS N, HO S Y, et al. Echocardiographic and morphological correlations in tetralogy of Fallot. Eur Heart J, 1999, 20(3): 221-231.

[5] GEVA T, AYRES N A, PAC F A, et al. Quantitative morphometric analysis of progressive infundibular obstruction in tetralogy of Fallot. A prospective longitudinal echocardiographic study. Circulation, 1995, 92(4): 886-892.

[6] FLANAGAN M F, FORAN R B, VAN PRAAGH R, JONAS R, et al. Tetralogy of Fallot with obstruction of the ventricular septal defect: spectrum of echocardiographic findings. J Am Coll Cardiol, 1988, 11(2): 386-395.

[7] MUSEWE N N, SMALLHORN J F, MOES C A, et al. Echocardiographic evaluation of obstructive mechanism of tetralogy of Fallot with restrictive ventricular septal defect. Am J Cardiol, 1988, 61(8): 664-668.

[8] FREEDOM R M, RABINOVITCH A. Tetralogy of Fallot with absent pulmonary valve. In: Neonatal heart disease, Springer, London, 1992.

[9] MACKIE A S, GAUVREAU K, PERRY S B, et al. Echocardiographic predictors of aortopulmonary collaterals in infants with tetralogy of fallot and pulmonary atresia. J Am Coll Cardiol, 2003, 41(5): 852-857.

[10] HOFBECK M, KAULITZ R, RAUCH R, et al. Tetralogy of Fallot with right pulmonary arteryorigin from the ascending aorta: noninvasive diagnosis and surgical correction in a 7-week-old infant. Z Kardiol, 2002, 91(9): 710-714.

[11] MARINO B, DIGILIO M C, GRAZIOLI S, et al. Associated cardiac anomalies in isolated and syndromic patients with tetralogy of Fallot. Am J Cardiol, 1996, 77(7): 505-508.

[12] RAUCH R: HOFBECK M, ZWEIER C, et al. Comprehensive genotype-phenotype analysis in 230 patients with tetralogy of Fallot. J Med Genet, 2010, 47(5): 321-331.

[13] VERGARA P, DIGILIO M C, DE ZORZI A, et al. Genetic heterogeneity and phenotypic anomalies in children with atrioventricular canal defect and tetralogy of Fallot. Clin Dysmorphol, 2006, 15(2): 65-70.

[14] HRASKA V, MURIN P, PHOTIADIS J, et al. Surgery for tetralogy of Fallot-absent pulmonary valve syndrome. Technique of anterior translocation of the pulmonary artery. Multimed Man Cardiothorac Surg 2010, (415): mmcts 2008. 003186.

[15] YONG M S, YIM D, BRIZARD C P, et al. Long-term outcomes of patients with absent pulmonary valve syndrome: 38 years of experience. Ann Thorac Surg 97, 2014, 97(5): 1671-1677.

[16] GOLDMUNTZ E, CLARK B J, MITCHELL L E, et al. Frequency of 22q11 deletions in patients with conotruncaldefects. J Am Coll Cardiol, 1998, 32(2): 492-498.

[17] MOMMA K. Cardiovascular anomalies associated with chromosome 22q11. 2 deletion syndrome. Am J Cardiol, 2010, 105(11): 1617-1624.

[18] MOMMA K, KONDO C, MATSUOKA R. Tetralogy of Fallot associated with chromosome 22q11 deletion. Am J Coll Cardiol, 1996, 27(1): 198-202.

[19] RAUCH R, RAUCH A, KOCH A, et al. Laterality of the aortic arch and anomalies of the subclavian artery-reliable indicators for 22q11. 2 deletion syndromes? Eur J Pediatr, 2004, 163(11): 642-645.

[20] ELZENGA N J, VON SUYLEN R J, FROHN-MULDER I. Juxtaductal pulmonary artery coarctation. An underestimated cause of branch pulmonary artery stenosis inpatients with pulmonary atresia or stenosis and a ventricular septal defect. JThorac Cardiovasc Surg, 1990, 100(3): 416-424.

[21] LUHMER I, ZIEMER G. Coarctation of the pulmonary artery in neonates. Prevalence, diagnosis, and surgical treatment. J ThoracCardiovasc Surg, 1993, 106(5): 889-894.

[22] MOMMA K, TAKAO A, ANDO M, et al. Juxtaductal left pulmonary artery obstruction in pulmonary atresia. Br Heart J, 1986, 55(1): 39-44.

[23] MARINO B, BALLERINI L, MARCELLETTI C, et al. Right oblique subxiphoid view for two dimensional echocardiographic visualization of the right ventricle in congenital heart disease. Am J Cardiol, 1984, 54(8): 1064-1068.

[24] SANDERS S P, BIERMAN F Z, WILLIAMS R G. Conotruncalmalformations: diagnosis in infancy using subxiphoid 2-dimensional echocardiography. Am J Cardiol, 1982, 50(6): 1361-1367.

[25] CULLEN S, SHORE D, REDINGTON A. Characterization of

right ventricular diastolic performance after complete repair of tetralogy of Fallot. Restrictive physiology predicts slow postoperative recovery. Circulation, 1995, 91(6): 1782-1789.

[26] GROTHOFF M, SPORS B, ABDUL-KHALIQ H, et al. Evaluation of postoperative pulmonary regurgitation after surgical repair of tetralogy of Fallot: comparison between Doppler echocardiography and MR velocity mapping. Pediatr Radiol, 2008, 38(2): 186-191.

[27] LI W, DAVLOUROS P A, KILNER P J, et al. Doppler-echocardiographic assessment of pulmonary regurgitation in adults with repaired tetralogy of Fallot: comparison with cardiovascular magnetic resonance imaging. Am Heart J, 2004, 147(1): 165-172.

[28] MAHLE W T, PARKS W J, FYFE D A, et al. Tricuspid regurgitation in patients with repaired Tetralogy of Fallot and its relation to right ventricular dilatation. Am J Cardiol, 2003, 92(5): 643-645.

[29] SILVERSIDES C K, VELDTMAN G R, CROSSIN J, et al. Pressure half-time predicts hemodynamically significant pulmonary regurgitation in adult patients with repaired tetralogy of fallot. J Am Soc Echocardiogr, 2003, 16(10): 1057-1062.

[30] THERRIEN J, PROVOST Y, MERCHANT N, et al. Optimal timing for pulmonary valve replacement in adults after tetralogy of Fallot repair. Am J Cardiol, 2005, 95(6): 779-782.

第十二章

[1] BAKER E J, ANDERSON R H. Tetralogy of Fallot with pulmonary atresia. In: Anderson R H, Baker E J, Penny D J, et al. Pediatric cardiology. Churchill Livingstone/Elsevier, Philadelphia, 2010.

[2] FREEDOM R M, SMALLHORN J F. Pulmonary atresia and ventricular septal defect. In: Freedom R M, Benson L N, Smallhorn J F. Neonatal heart disease. Springer, London/ Berlin/ Heidelberg, 1992.

[3] ROSSI R N, HISLOP A. Systemic-to-pulmonary blood supply in Tetralogy of Fallot with pulmonary atresia. Cardiol Young, 2002, 12(4): 373-388.

[4] MACARTNEY F J, SCOTT O. Haemodynamic and anatomical characteristics of pulmonary blood supply in pulmonary atresia with ventricular septal defect-including a case of persistent fifth aortic arch. Br Heart J, 1974, 36(11): 1049-1060.

[5] TCHERVENKOV C I, ROY N. Congenital heart surgery nomenclature and database project: pulmonary atresia-ventricular septal defect. Ann Thorac Surg, 2000, 69(4 Suppl): S97-S105.

[6] FALLER K, HAWORTH S G. Duplicate sources of pulmonary blood supply in pulmonary atresia with ventricular septal defect. Br Heart J, 1981, 46(3): 263-268.

[7] LIAO P K, EDWARDS W D. Pulmonary blood supply in patients with pulmonary atresia and ventricular septal defect. J Am Coll Cardiol, 1985, 6(6): 1343-1350.

[8] ACHERMAN RJ, SMALLHORN J F. Echocardiographic assessment of pulmonary blood supply in patients with pulmonary atresia and ventricular septal defect. J Am Coll Cardiol, 1996, 28(5): 1308-1313.

[9] HOFBECK M, LEIPOLD G. Clinical relevance of monosomy 22q11. 2 in children with pulmonary atresia and ventricular septal defect. Eur J Pediatr, 1999, 158(4): 302-307.

[10] AMARK K M, KARAMLOU T. Independent factors associated with mortality, reintervention, and achievement of complete repair in children with pulmonary atresia with ventricular septal

defect. J Am Coll Cardiol, 2006, 47(7): 1448-1456.

[11] GROH M A, MELIONES J N. Repair of tetralogy of fallot in infancy. Effect of pulmonary artery size on outcome. Circulation, 1991, 84(5 Suppl): III 206-III 212.

[12] BULL K, SOMERVILLE J. Presentation and attrition in complex pulmonary atresia. J Am Coll Cardiol, 1995, 25(2): 491-499.

[13] HOFBECK M, SUNNEGARDH J T. Analysis of survival in patients with pulmonic valve atresia and ventricular septal defect. Am J Cardiol, 1991, 67(8): 737-743.

[14] REDDY V M, MCELHINNEY D B. Early and intermediate outcomes after repair of pulmonary atresia with ventricular septal defect and major aortopulmonary collateral arteries: experience with 85 patients. Circulation, 2000, 101(15): 1826-1832.

[15] HAWORTH S G. Collateral arteries in pulmonary atresia with ventricular septal defect. A precarious blood supply. Br Heart J, 1980, 44(1): 5-13.

[16] HOFBECK M, RAUCH A. Monosomy 22q11 in patients with pulmonary atresia, ventricular septal defect, and major aortopulmonary collateral arteries. Heart, 1998, 79(2): 180-185.

[17] IYER K S, MEE R B. Staged repair of pulmonary atresia with ventricular septal defect and major systemic to pulmonary artery collaterals. Ann Thorac Surg, 1991, 51(1): 65-72.

[18] MARSHALL A C, LOVE B A. Staged repair of tetralogy of fallot and diminutive pulmonary arteries with a fenestrated ventricular septal defect patch. J Thorac Cardiovasc Surg, 2003, 126(5): 1427-1433.

[19] GATZOULIS M A, WEBB G D. Diagnosis and management of adult congenital heart disease. Churchill Livingstone, Edinburgh, 2003.

[20] ELZENGA N J, GITTENBERGER-DE GROOT A C. The ductus arteriosus and stenoses of the pulmonary arteries in pulmonary atresia. Int J Cardiol, 1986, 11(2): 195-208.

[21] MOMMA K, TAKAO A. Juxtaductal left pulmonary artery obstruction in pulmonary atresia. Br Heart J, 1986, 55(1): 39-44.

[22] ITO M, KIKUCHI S. Anomalous subaortic position of the brachiocephalic vein associated with Tetralogy of Fallot. Ann Thorac Cardiovasc Surg, 2001, 7(2): 106-108.

[23] SMALLHORN J F, ZIELINSKY P. Abnormal position of the brachiocephalic vein. Am J Cardiol, 1985, 55(1): 234.

[24] RAUCH R, RAUCH A. Cervical origin of the subclavian artery: echocardiographic diagnosis in patients with monosomy 22q11. Ultraschall Med, 2005, 26(1): 36-41.

[25] RAUCH R, RAUCH A. Cervical origin of the subclavian artery as specific marker for monosomy 22q11. Am J Cardiol, 2002, 89(4): 481-484.

[26] MOMMA K. Cardiovascular anomalies associated with chromosome 22q11. 2 deletion syndrome. Am J Cardiol, 2010, 105(11): 1617-1624.

[27] MOMMA K, KONDO C. Tetralogy of fallot with pulmonary atresia associated with chromosome 22q11 deletion. J Am Coll Cardiol, 1996, 27(1): 198-202.

[28] RAUCH R, RAUCH A. Laterality of the aortic arch and anomalies of the subclavian artery-reliable indicators for 22q11. 2 deletion syndromes? Eur J Pediatr, 2004, 163(11): 642-645.

[29] MACKIE A S, GAUVREAU K. Echocardiographic predictors of aortopulmonary collaterals in infants with tetralogy of fallot and pulmonary atresia. J Am Coll Cardiol, 2003, 41(5): 852-857.

[30] VESEL S, ROLLINGS S. Prenatally diagnosed pulmonary atresia with ventricular septal defect: echocardiography, genetics, associated

anomalies and outcome. Heart, 2006, 92(10): 1501-1505.

[31] MARX G R, ALLEN H D. Doppler echocardiographic estimation of systolic pulmonary artery pressure in patients with aortic-pulmonary shunts. J Am Coll Cardiol, 1986, 7(4): 880-885.

第十三章

[1] CALDER L, et al. Truncus arteriosus communis. Clinical, angiocardiographic, and pathologic findings in 100 patients. Am Heart J, 1976, 92(1): 23-38.

[2] COLLETT R W, et al. Persistent truncus arteriosus; a classification according to anatomic types. Surg Clin North Am, 1949, 29(4): 1245-1270.

[3] VAN PRAAGH R, et al. The anatomy of common aorticopulmonary trunk (truncus arteriosus communis) and its embryologic implications. A study of 57 necropsy cases. Am J Cardiol, 1965, 16(3): 406-425.

[4] JACOBS M L. Congenital heart surgery nomenclature and database project: truncus arteriosus. Ann Thorac Surg, 2000, 69(4 Suppl): S50-S55.

[5] MAIR D D, et al. Truncus arteriosus with unilateral absence of a pulmonary-artery - criteria for operability and surgical results. Circulation, 1977, 55(4): 641-647.

[6] RUSSELL H M, et al. A simplified categorization for common arterial trunk. J Thorac Cardiovasc Surg, 2011, 141(3): 645-653.

[7] VAN PRAAGH R. Truncus arteriosus: what is it really and how should it be classified? Eur J Cardiothorac Surg, 1987, 1(2): 65-70.

[8] THOMPSON L D, et al. Neonatal repair of truncus arteriosus: continuing improvement in outcomes. Ann Thorac Surg, 2001, 72(2): 391-395.

[9] COLON M, et al. Anatomy, morphogenesis, diagnosis, management, and outcomes for neonates with common arterial trunk. Cardiol Young, 2008, 18(Suppl 3): 52-62.

[10] FUGLESTAD S J, et al. Surgical pathology of the truncal valve: a study of 12 cases. Am J Cardiovasc Pathol, 1988, 2(1): 39-47.

[11] MELLO D M, et al. Truncus arteriosus with patent ductus arteriosus and normal aortic arch. Ann Thorac Surg, 1997, 64(6): 1808-1810.

[12] KONSTANTINOV I E, et al. Truncus arteriosus associated with interrupted aortic arch in 50 neonates: a congenital heart surgeons society study. Ann Thorac Surg, 2006, 81(1): 214-223.

[13] MOES C A, et al. Aortic arch interruption with truncus arteriosus or aorticopulmonary septal defect. AJR Am J Roentgenol, 1980, 135(5): 1011-1016.

[14] LINDINGER A, et al. Prevalence of congenital heart defects in newborns in Germany: results of the first registration year of the PAN Study (July 2006 to June 2007). Klin Padiatr, 2010, 222(5): 321-326.

[15] SCHWEDLER G, et al. Frequency and spectrum of congenital heart defects among live births in Germany: a study of the competence network for congenital heart defects. Clin Res Cardiol: Off J Ger Card Soc, 2011, 100(12): 1111-1117.

[16] MCELHINNEY D B, et al. Chromosome 22q11 deletion in patients with truncus arteriosus. Pediatr Cardiol, 2003, 24(6): 569-573.

[17] MOMMA K. Cardiovascular anomalies associated with chromosome 22q11. 2 deletion. Int J Cardiol, 2007, 114(2): 147-149.

[18] VAN MIEROP L H, et al. Cardiovascular anomalies in DiGeorge syndrome and importance of neural crest as a possible pathogenetic factor. Am J Cardiol, 1986, 58(1): 133-137.

[19] RAUCH R, et al. Laterality of the aortic arch and anomalies of the subclavian artery-reliable indicators for 22q11. 2 deletion syndromes? Eur J Pediatr, 2004, 163(11): 642-645.

[20] HOSSEINPOUR A R, et al. Assessment of operability for common arterial trunk without cardiac catheterisation. Cardiol Young, 2005, 15(3): 241-244.

[21] SMALLHORN J F, et al. Two dimensional echocardiographic assessment of communications between ascending aorta and pulmonary trunk or individual pulmonary arteries. Br Heart J, 1982, 47(6): 563-572.

[22] TWORETZKY W, et al. Echocardiographic diagnosis alone for the complete repair of major congenital heart defects. J Am Coll Cardiol, 1999, 33(1): 228-233.

[23] MOES C A, et al. Rings, slings, and other things: vascular structures contributing to a neonatal noose. In: Freedom R M, Benson L N, Smallhorn J F (eds) Neonatal heart disease. Springer, London/ Berlin/ Heidelberg, 1992.

第十四章

[1] MAHLE W T. Anatomy, echocardiography, and surgical approach to double outlet right ventricle. Cardiol Young, 2008, 18(Suppl 3): 39-51.

[2] WALTERS H L. Congenital Heart Surgery Nomenclature and Database Project: double outlet right ventricle. Ann Thorac Surg, 2000, 69(4 Suppl): S249-263.

[3] FREEDOM R M. Double-outlet right ventricle. In: Freedom R M, Benson L N, Smallhorn JF (eds) Neonatal heart disease. Springer, London/Berlin/Heidelberg, 1992.

[4] WILKINSON J L. Double outlet ventricle. In: Anderson R H, Baker E J, Penny D J (eds) Pediatric cardiology. Churchill Livingstone/Elsevier, Philadelphia, 2010.

[5] LEV M. A concept of double-outlet right ventricle. J Thorac Cardiovasc Surg, 1972, 64(2): 271-281.

[6] STELLIN G. The surgical anatomy of the Taussig-Bing malformation. J Thorac Cardiovasc Surg, 1987, 93(4): 560-569.

[7] VAN PRAAGH R. What is the Taussig-Bing malformation? Circulation, 1968, 38(3): 445-449.

[8] MACARTNEY F J. Double outlet right ventricle. Double outlet right ventricle-cross-sectional echocardiographic findings, their anatomical explanation, and surgical relevance. Br Heart J, 1984, 52(2): 164-177.

[9] DISESSA T G. Two dimensional echocardiographic characteristics of double outlet right ventricle. Am J Cardiol, 1979, 44(6): 1146-1154.

[10] HAGLER D J. Double-outlet right ventricle: wide-angle two-dimensional echocardiographic observations. Circulation, 1981, 63(2): 419-428.

[11] WILCOX B R. Surgical anatomy of double-outlet right ventricle with situs solitus and atrioventricular concordance. J Thorac Cardiovasc Surg, 1981, 82(3): 405-417.

[12] KIRKLIN J W. Current risks and protocols for operations for double-outlet right ventricle. Derivation from an 18 year experience. J Thorac Cardiovasc Surg, 1986, 92(5): 913-930.

[13] SERRAF A. Anatomic correction of transposition of the great arteries with ventricular septal defect. Experience with 118 cases. J Thorac Cardiovasc Surg, 1991, 102(1): 140-147.

第十五章

[1] SCHUHMACHER G, HESS J. Klinische Kinderkardiologie, Springer Medizin Verlag, 2008.

[2] LINDINGER A, SCHWEDLER G. Prevalence of congenital

heart defects in newborns in Germany: results of the first registration year of the PAN Study (July 2006 to June 2007). Klin Padiatr, 2010, 222(5): 321-326.

[3] ANDERSON R H, WEINBERG P M. The clinical anatomy of transposition. Cardiol Young, 2005, 15(Suppl 1): 76-87.

[4] FREEDOM R M, SMALLHORN J F. Transposition of the great arteries. Neonatal Heart Disease. Freedom R M, Benson L N, Smallhorn J F. Springer, London/Berlin/Heidelberg. 1992.

[5] BONNET D, COLTRI A. Detection of transposition of the great arteries in fetuses reduces neonatal morbidity and mortality. Circulation, 1999, 99(7): 916-918.

[6] RASHKIND W J, MILLER W W. Creation of an atrial septal defect without thoracotomy. A palliative approach to complete transposition of the great arteries. JAMA, 1996, 196(11): 991-992.

[7] BAKER E J, ALLAN L D. Balloon atrial septostomy in the neonatal intensive care unit. Br Heart J, 1984, 51(4): 377-378.

[8] D'ORSOGNA L, LAM J. Assessment of bedside umbilical vein balloon septostomy using two-dimensional echocardiographic guidance in transposition of great arteries. Int J Cardiol, 1989, 25(3): 271-277.

[9] LAU K C, MOK C K. Balloon atrial septostomy under two-dimensional echocardiographic control. Pediatr Cardiol, 1987, 8(1): 35-37.

[10] JATENE A D, FONTES V F. Successful anatomic correction of transposition of the great vessels. A preliminary report. Arq Bras Cardiol, 1975, 28(4): 461-464.

[11] KIRKLIN J W, BLACKSTONE E H. Clinical outcomes after the arterial switch operation for transposition-patient, support, procedural, and institutional risk-factors. Circulation, 1992, 86(5): 1501-1515.

[12] LECOMPTE Y, ZANNINI L. Anatomic correction of transposition of the great-arteries-new technique without use of a prosthetic conduit. J Thorac Cardiovasc Surg, 1981, 82(4): 629-631.

[13] QAMAR Z A, GOLDBERG C S. Current risk factors and outcomes for the arterial switch operation. Ann Thorac Surg, 2007, 84(3): 871-879.

[14] WILLIAMS W G, MCCRINDLE B W. Outcomes of 829 neonates with complete transposition of the great arteries 12-17 years after repair. Eur J Cardiothorac Surg, 2003, 24(1): 1-9.

[15] GITTENBERGER-DE GROOT AC, SAUER U. Coronary arterial anatomy in transposition of the great arteries: a morphologic study. Pediatr Cardiol, 1983, 4(suppl 1): 15-24.

[16] JAGGERS J J, CAMERON D E. Congenital Heart Surgery Nomenclature and Database Project: transposition of the great arteries. Ann Thorac Surg, 2000, 69(4 Suppl): S205-S235.

[17] PASQUINI L, PARNESS I A. Diagnosis of intramural coronary-artery in transposition of the great-arteries using 2-dimensional echocardiography. Circulation, 1993, 88(3): 1136-1141.

[18] WILKINSON J L, COCHRANE A D. Congenital Heart Surgery Nomenclature and Database Project: corrected (discordant) transposition of the great arteries (and related malformations). Ann Thorac Surg, 2000, 69(4 Suppl): S236-S248.

[19] MAHLE W T, MARX G R. Anatomy and echocardiography of discordant atrioventricular connections. Cardiol Young, 2006, 16(Suppl3): 65-71.

[20] SHARLAND G, TINGAY R. Atrioventricular and ventriculoarterial discordance (congenitally corrected transposition of the great arteries): echocardiographic features,

associations, and outcome in 34 fetuses. Heart, 2005, 91(11): 1453-1458.

[21] GRAHAM T P J R, BERNARD Y D. Long-term outcome in congenitally corrected transposition of the great arteries: a multi-institutional study. J Am Coll Cardiol, 2000, 36(1): 255-261.

[22] LUNDSTROM U, BULL C. The natural and "unnatural" history of congenitally corrected transposition. Am J Cardiol, 1990, 65(18): 1222-1229.

[23] PASQUINI L, SANDERS S P. Diagnosis of coronary artery anatomy by two-dimensional echocardiography in patients with transposition of the great arteries. Circulation, 1987, 75(3): 557-564.

[24] PASQUINI L, SANDERS SP. Coronary echocardiography in 406 patients with D-loop transposition of the great-arteries. J Am Coll Cardiol, 1994, 24(3): 763-768.

[25] MARINO B, DE SIMONE G. Complete transposition of the great arteries: visualization of left and right outflow tract obstruction byoblique subcostal two-dimensional echocardiography. Am J Cardiol, 1985, 55(9): 1140-1145.

[26] CHIN A J, YEAGER SB. Accuracy of prospective two-dimensional echocardiographic evaluation of left ventricular outflow tract in complete transposition of the great arteries. Am J Cardiol, 1985, 55(6): 759-764.

[27] BIERMAN F Z, WILLIAMS R G. Prospective diagnosis of dtransposition of the great arteries in neonates by subxiphoid, two-dimensional echocardiography. Circulation, 1979, 60(7): 1496-1502.

[28] KLINISCHE KINDERKARDIOLOGIE, SPRINGER MEDIZIN VERLAG SCHWEDLER G, LINDINGER A. Frequency and spectrum of congenital heart defects among live births in Germany: a study of the Competence Network for Congenital Heart Defects. Clin Res Cardiol Off J German Cardiac Soc, 2001, 100(12): 1111-1117.

第十六章

[1] JACOBS M L, ANDERSON R H. Nomenclature of the functionally uni-ventricular heart. Cardiol Young, 2006, 16(Suppl 1): 3-8.

[2] AZAKIE A, MCCRINDLE B W. Extracardiac conduit versus lateral tunnel cavopulmonary connections at a single institution: impact on outcomes. J Thorac Cardiovasc Surg, 2001, 122(6): 1219-1228.

[3] DE LEVAL M R, KILNER P. Total cavopulmonary connection: a logical alternative to atriopulmonary connection for complex Fontan operations. Experimental studies and early clinical experience. J Thorac Cardiovasc Surg, 1988, 96(5): 682-695.

[4] FONTAN F, BAUDET E. Surgical repair of tricuspid atresia. Thorax, 1971, 26(3): 240-248.

[5] GENTLES T L, MAYER JE J R. Fontan operation in five hundred consecutive patients: factors influencing early and late outcome. J Thorac Cardiovasc Surg, 1997, 114(3): 376-391.

[6] KAULITZ R, HOFBECK M. Current treatment and prognosis in children with functionally univentricular hearts. Arch Dis Child2005, 90(7): 757-762.

[7] VOUHE P R. Fontan completion: intracardiac tunnel or extracardiac conduit? Thorac Cardiovasc Surg, 2001, 49(1): 27-29.

[8] ANDERSON R H TERMINOLOGY. In: Anderson R H, Baker E J, Penny D J (eds) Pediatric cardiology. Churchill Livingstone/Elsevier, Philadelphia, 2010.

[9] HUHTA J C, SMALLHORN J F. Two dimensional echocardiographic diagnosis of situs. Br Heart J, 1982, 48(2): 97-108.

[10] HUHTA J C, SMALLHORN J F. Cross-sectional echocardiographic diagnosis of systemic venous return. Br Heart J, 1982, 48(4): 388-403.

[11] MAHLE W T, SILVERMAN N H. Echo-morphological correlates concerning the functionally univentricular heart in the setting of isomeric atrial appendages. Cardiol Young, 2006, 16(Suppl 1): 35-42.

[12] SHINEBOURNE E A, MACARTNEY F J. Sequential chamber localization-logical approach to diagnosis in congenital heart disease. Br Heart J, 1976, 38(4): 327-340.

[13] FREEDOM R M, JAEGGI E T. Hearts with isomerism of the right atrial appendages-one of the worst forms of disease in 2005. Cardiol Young, 2005, 15(6): 554-567.

[14] GILLJAM T, MCCRINDLE B W. Outcomes of left atrial isomerism over a 28-year period at a single institution. J Am Coll Cardiol, 2000, 36(3): 908-916.

[15] HASHMI A, ABU-SULAIMAN R. Management and outcomes of right atrial isomerism: a 26-year experience. J Am Coll Cardiol1998, 31(5): 1120-1126.

[16] MONIOTTE S L J, BARREA C. Functionally univentricular heart. In: Lai W W, Mertens L L, Cohen M S, Geva T (eds) Echocardiography in pediatric and congenital heart disease. Blackwell Publishing Ltd, Chichester, 2009.

[17] COOK A C, ANDERSON R H. The anatomy of hearts with double inlet ventricle. Cardiol Young, 2006, 16(Suppl 1): 22-26.

[18] FREEDOM R M, SMALLHORN J F. Hearts with a univentricular atrioventricular connection. In: Freedom R M, Benson L N, Smallhorn J F (eds) Neonatal heart disease. Springer, London/Berlin/Heidelberg, 1992.

[19] HALGER D J, EDWARDS W D. Univentricular atrioventricular connection. In Allen H D, Driscoll D J, Shaddy R E, Feltes T F (eds) Moss and Adams' Heart disease in infants, children and adoles- cents. 7th edition. Lippincott Williams & Wilkins, 2008.

[20] LIM J S, MCCRINDLE B W. Clinical features, management, and outcome of children with fetal and postnatal diagnoses of isomerism syndromes. Circulation, 2005, 112(16): 2454-2461.

[21] OTA N, FUJIMOTO Y. Improving outcomes of the surgical management of right atrial isomerism. Ann Thorac Surg, 2012, 93(3): 832-838; discussion 838-839.

[22] LANGE R, HÖRER J. Funktionell singulärer ventrikel und fontan-operation. In: Ziemer G, Haverich A (eds) Herzchirurgie. Springer, Berlin/Heidelberg, 2010.

[23] REBEYKA I M, COLES J G. Glossary of congenital cardiac operations. In: Freedom R M, Benson L N, Smallhorn J F (eds) Neonatal heart disease. Springer, London/Berlin/Heidelberg, 1992.

[24] FREEDOM R M, BENSON L N. Subaortic stenosis, the univen- tricular heart, and banding of the pulmonary artery: an analysis of the courses of 43 patients with univentricular heart palliated by pulmonary artery banding. Circulation, 1986, 73(4): 758-764.

[25] KAWAHIRA Y, NISHIGAKI K. Efficacy of Damus-Kaye-Stansel procedure in patients with univentricular heart associated with ventriculo-arterial discordance and excessive pulmonary blood flow. Interact Cardiovasc Thorac Surg, 2011, 12(6): 943-945.

[26] YANG C K, JANG W S. The clinical outcomes of damus-kaye-stansel procedure according to surgical technique. Korean J

Thorac Cardiovasc Surg, 2014, 47(4): 344-349.

[27] HUHTA J C, SMALLHORN J F. Cross-sectional echocardiographic diagnosis of azygos continuation of the inferior vena cava. Cathet Cardiovasc Diagn, 1984, 10(3): 221-232.

[28] RIGBY M L, ANDERSON R H. 2 dimensional echocardiographic categorization of the univentricular heart-ventricular morphology, type, and mode of atrioventricular connection. Br Heart J, 1981, 46(6): 603-612.

[29] FORMIGARI R, VAIRO U. Prevalence of bilateral patent ductus arteriosus in patients with pulmonic valve atresia and asplenia syndrome. Am J Cardiol, 1992, 70(13): 1219-1220.

[30] KWAN-WONG C, KRAMER L. Echocardiographic diagnosis of bilateral ductus with discontinuous branch pulmonary arteries and heterotaxia syndrome. Pediatr Cardiol, 2010, 31(6): 917-918.

[31] PEIRONE A, ABDULLAH M M.Echocardiographic evaluation, management and outcomes of bilateral arterial ducts and complex congenital heart disease: 16 years' experience. Cardiol Young, 2002, 12(3): 272-277.

[32] SMALLHORN J F, FREEDOM R M. Pulsed Doppler echocardiography in the preoperative evaluation of total anomalous pulmonary venous connection. J Am Coll Cardiol, 1986, 8(6): 1413-1420.

第十七章

[1] GILLJAM T. Outcomes of left atrial isomerism over a 28-year period at a single institution. J Am Coll Cardiol, 2000, 36(3): 908-916.

[2] HASHMI A. Management and outcomes of right atrial isomerism: a 26-year experience. J Am Coll Cardiol, 1998, 31(5): 1120-1126.

[3] MUSEWE N N. Anomalies of pulmonary venous connections including cortriatriatum and stenosis of individual pulmonary veins. In: Freedom R M, Benson L N, Smallhorn J F (eds) Neonatal heart disease. Springer, London/Berlin/Heidelberg. 1992.

[4] RUBINO M. Systemic and pulmonary venous connections in visceral heterotaxy with asplenia. Diagnostic and surgical considerations based on seventy-two autopsied cases. J Thorac Cardiovasc Surg, 1995, 110(3): 641-650.

[5] LINDINGER A. Prevalence of congenital heart defects in new-borns in Germany: results of the first registration year of the PAN Study (July 2006 to June 2007). Klin Padiatr, 2010, 222(5): 321-326.

[6] SCHWEDLER G. Frequency and spectrum of congenital heart defects among live births in Germany: a study of the competence network for congenital heart defects. Clin Res Cardiol Off J Ger Card Soc, 2011, 100(12): 1111-1117.

[7] BROWN D W. Pulmonary venous anomalies. In: Lai W W, Mertens L L, Cohen M S, et al. Echocardiography in pediatric and congenital heart disease. Blackwell Publishing Ltd, Chichester, 2009.

[8] SCHUHMACHER G. Klinische Kinderkardiologie. Springer Medizin Verlag, Berlin/Heidelberg, 2008.

[9] ZIEMER G, HAVERICH A. Herzchirurgie. 3. Auflage. Springer Verlag, Heidelberg, 2010.

[10] HAWORTH S G. Total anomalous pulmonary venous return. Prenatal damage to pulmonary vascular bed and extrapulmonary veins. Br Heart J, 1982, 48(6): 513-524.

[11] ALPERT J S. Anomalous pulmonary venous return with intact atrial septum: diagnosis and pathophysiology. Circulation,

1977, 56(5): 870-875.

[12] FRYE R L. Partial anomalous pulmonary venous connection without atrial septal defect. Am J Cardiol, 1968, 22(2): 242-250.

[13] WONG M L. Echocardiographic evaluation of partial anomalous pulmonary venous drainage. J Am Coll Cardiol, 1995, 26(2): 503-507.

[14] GAO Y A. Scimitar syndrome in infancy. J Am Coll Cardiol, 1993, 22(3): 873-882.

[15] HAWORTH S G. Pulmonary hypertension in scimitar syndrome in infancy. Br Heart J, 1983, 50(2): 182-189.

[16] NAJM H K. Scimitar syndrome: twenty years' experience and results of repair. J Thorac Cardiovasc Surg, 1996, 112(5): 1161-1168; discussion 1168-1169.

[17] BECHTOLD S M. Partial anomalous pulmonary vein connection: an underestimated cardiovascular defect in Ullrich-Turner syndrome. Eur J Pediatr, 2004, 163(3): 158-162.

[18] HO V B. Major vascular anomalies in Turner syndrome: prevalence and magnetic resonance angiographic features. Circulation, 2004, 110(12): 1694-1700.

[19] VOLKL T M. Cardiovascular anomalies in children and young adults with Ullrich-Turner syndrome the Erlangen experience. Clin Cardiol, 2005, 28(2): 88-92.

[20] HUHTA J C. Two dimensional echocardiographic diagnosis of situs. Br Heart J, 1982, 48(2): 97-108.

[21] APITZ C. Systematic evaluation of the proximal cardiac veins for echocardiographic diagnosis of total anomalous pulmonary venous connection. Ultraschall Med, 2008, 29(5): 525-530.

[22] SAHN D J. Cross sectional echocardiographic diagnosis of the sites of total anomalous pulmonary venous drainage. Circulation, 1979, 60(6): 1317-1325.

[23] SMALLHORN J F. Assessment of total anomalous pulmonary venous connection by two-dimensional echocardiography. Br Heart J, 1981, 46(6): 613-623.

[24] SREERAM N, WALSH K. Diagnosis of total anomalous pulmonary venous drainage by Doppler color flow imaging. J Am Coll Cardiol, 1992, 19(7): 1577-1582.

[25] COOPER M J. Study of the infradiaphragmatic total anomalous pulmonary venous connection with cross-sectional and pulsed Doppler echocardiography. Circulation, 1984, 70(3): 412-416.

[26] SNIDER A R. Evaluation of infradiaphragmatic total anomalous pulmonary venous connection with two-dimensional echocardiography. Circulation, 1982, 66(5): 1129-1132.

[27] SMALLHORN J F, FREEDOM R M. Pulsed Doppler echocardiography in the preoperative evaluation of total anomalous pulmonary venous connection. J Am Coll Cardiol 1986, 8(6): 1413-1420.

[28] AMORETTI F. The levoatriocardinal vein. Pediatr Cardiol, 2005, 26(4): 494-495.

[29] BERNSTEIN H S. The levoatriocardinal vein: morphology and echocardiographic identification of the pulmonary-systemic connection. J Am Coll Cardiol, 1995, 26(4): 995-1001.

[30] BROWN V E. Echocardiographic spectrum of supracardiac total anomalous pulmonary venous connection. J Am Soc Echocardiogr, 1998, 11(3): 289-293.

[31] CALDARONE C A. Surgical management of total anomalous pulmonary venous drainage: impact of coexisting cardiac anomalies. Ann Thorac Surg, 1998, 66(5): 1521-1526.

[32] CASPI J. The beneficial hemodynamic effects of selective patent vertical vein following repair of obstructed total anomalous pulmonary venous drainage in infants. Eur J Cardiothorac Surg, 2001, 20(4): 830-834.

[33] HANCOCK K. First clinical experience with a new non-indwelling voice prosthesis (Provox NID) for voice rehabilitation after total laryngectomy. Acta Otolaryngol, 2005, 125(9): 981-990.

[34] HAWKER R E. Common pulmonary vein atresia. Premortem diagnosis in two infants. Circulation, 1972, 46(2): 368-374.

[35] JENKINS K J. Individual pulmonary vein size and survival in infants with totally anomalous pulmonary venous connection. J Am Coll Cardiol, 1993, 22(1): 201-206.

[36] KAWASHIMA Y. Tree-shaped pulmonary veins in infracardiac total anomalous pulmonary venous drainage. Ann Thorac Surg 1977, 23(5): 436-441.

[37] LAM J. 2D echocardiographic diagnosis of total anomalous pulmonary venous connection of the infradiaphragmatic type. Eur Heart J, 1984, 5(10): 842-845.

[38] PALMISANO J M. Unsuspected congenital heart disease in neo-nates receiving extracorporeal life support: a review of ninety-five cases from the Extracorporeal Life Support Organization Registry. J Pediatr, 1992, 121(1): 115-117.

[39] SINZOBAHAMVYA N. Early and long-term results for correction of total anomalous pulmonary venous drainage (TAPVD) in neonates and infants. Eur J Cardiothorac Surg, 1996, 10(6): 433-438.

[40] UCAR T. Diagnostic tools in the preoperative evaluation of children with anomalous pulmonary venous connections. Int J Cardiovasc Imaging, 2008, 24(2): 229-235.

[41] WEBB S. Development of the human pulmonary vein and its incorporation in the morphologically left atrium. Cardiol Young, 2001, 11(6): 632-642.

[42] WEBBER S A. Pulsed wave and color Doppler findings in congenital pulmonary vein stenosis. Pediatr Cardiol, 1992, 13(2): 112-115.

第十八章

[1] Holt D B, Moller J H. Primary pulmonary vein stenosis. Am J Cardiol, 2007,99(4): 568-572.

[2] SEALE A N, WEBBER S A. Pulmonary vein stenosis: the UK, Ireland and Sweden collaborative study. Heart 2009,95(23): 1944-1949.

[3] SEALE A N, UEMURA H. Total anomalous pulmonary venous connection: outcome of postoperative pulmonary venous obstruction. J Thorac Cardiovasc Surg, 2013,145(5): 1255-1262.

[4] SNIDER R A, SERWER G A. Echocardiography in pediatric heart disease. Mosby, St. Louis, 1997.

[5] GHEISSARI A, MALM J R. Cor triatriatum sinistrum: one institution's 28-year experience. Pediatr Cardiol, 1992,13(2): 85-88.

[6] YAROGLU KAZANCI S, EMANI S. Outcome after repair of cor triatriatum. Am J Cardiol, 2012,109(3): 412-416.

[7] BERNHARDT C, SEILER T. Asymptomatisches Cor triatriatum bei einer 2¼ Jahre alten Patientin. Z Kardiol, 2003,92(9): 758-762.

[8] SHONE J D, SELLERS R D. The developmental complex of "parachute mitral valve", supravalvular ring of left atrium, subaortic stenosis, and coarctation of aorta. Am J Cardiol, 1963(11): 714-725.

[9] SMALLHORN J F, ANDERSON R H. Anomalies of the morphologically mitral valve. In: Anderson RH, Baker EJ, Penny DJ(eds)Pediatric cardiology. Livingstone/Elsevier, Philadelphia/Churchill,2010.

[10] RIM Y, MCPHERSON D D. Effect of congenital anomalies of the papillary muscles on mitral valve function. J Med Biol Eng, 2015, 35(1): 104-112.

[11] SCHAVERIEN M V, FREEDOM R M. Independent factors associated with outcomes of parachute mitral valve in 84 patients. Circulation, 2004, 109(19): 2309-2313.

[12] FREED L A, LEVY D. Prevalence and clinical outcome of mitral-valve prolapse. N Engl J Med, 1999, 341(1): 1-7.

[13] SMALLHORN J F, DELEVAL M. Isolated anterior mitral cleft. Two dimensional echocardiographic assessment and differentiation from "clefts" associated with atrioventricular septal defect. Br Heart J, 1982, 48(2): 109-116.

[14] SULAFA A K, TAMIMI O. Echocardiographic differentiation of atrioventricular septal defects from inlet ventricular septal defects and mitral valve clefts. Am J Cardiol, 2005, 95(5): 607-610.

[15] ZHU D, BRYANT R. Isolated cleft of the mitral valve: clinical spectrum and course. Tex Heart Inst J 2009, 36(6): 553-556.

[16] TAMURA M, MENAHEM S. Clinical features and management of isolated cleft mitral valve in childhood. J Am Coll Cardiol, 35(3): 764-770.

[17] LANCELLOTTI P, MOURA L. European Association of Echocardiography recommendations for the assessment of valvular regurgitation. Part 2: mitral and tricuspid regurgitation (native valve disease). Eur J Echocardiogr, 2010, 11(4): 307-332.

[18] BROTHERTON H, PHILIP R K. Anomalous left coronary artery from pulmonary artery (ALCAPA)in infants: a 5-year review in a defined birth cohort. Eur J Pediatr 2008, 167(1): 43-46.

[19] COURAND PY, BOZIO A. Focus on echocardiographic and Doppler analysis of coronary artery abnormal origin from the pulmonary trunk with mild myocardial dysfunction. Echocardiography, 2013, 30(7): 829-836.

[20] COELHO C C, AIELLO V D. Chronic rheumatic heart disease. In: Anderson R H, Baker E J, Penny D J (eds) Pediatric cardiology. Livingstone/Elsevier, Philadelphia/Churchill, 2010.

[21] BROWN D W. Pulmonary venous anomalies. In: Lai W W, Mertens L L, Cohen M S, Geva T (eds)Echocardiography in pediatric and congenital heart disease. Blackwell Publishing Ltd, Chichester, 2009.

[22] KIM Y H, PAK H N. Congenital pulmonary vein stenosis in an adult patient treated with transcatheter balloon angioplasty. Eur J Echocardiogr, 2011, 12(3).

[23] DAUBENEY P E, BLACKSTONE E H. Relationship of the dimension of cardiac structures to body size: an echocardiographic study in normal infants and children. Cardiol Young, 1999, 9(4): 402-410.

[24] LEVINE R A, STATHOGIANNIS E. Reconsideration of echocardiographic standards for mitral valve prolapse: lack of association between leaflet displacement isolated to the apical four chamber view and independent echocardiographic evidence of abnormality. J Am Coll Cardiol, 1988, 11(5): 1010-1019.

[25] LEVINE R A, HANDSCHUMACHER M D. Three-dimensional echocardiographic reconstruction of the mitral valve, with implications for the diagnosis of mitral valve prolapse. Circulation, 1989, 80(3): 589-598.

[26] OHTA N, SAKAMOTO K. Surgical repair of double-orifice of the mitral valve in cases with an atrioventricular canal defects. Jpn J Thorac Cardiovasc Surg, 2001, 49(11): 656-659.

[27] TROWITZSCH E, BANO-RODRIGO A. Two-dimensional echocardiographic findings in double orifice mitral valve. J Am Coll Cardiol, 1985, 6(2): 383-387.

[28] ZALZSTEIN E, HAMILTON R. Presentation, natural history, and outcome in children and adolescents with double orifice mitral valve. Am J Cardiol, 2004, 93(8): 1067-1069.

[29] CHU E, CHEITLIN M D. Diagnostic considerations in patients with suspected coronary artery anomalies. Am Heart J, 1993, 126(6): 1427-1438.

[30] DAHLE G, FIANE A E. Alcapa, a possible reason for mitral insufficiency and heart failure in young patients. Scand Cardiovasc J 2007, 41(1): 51-58.

[31] FEIGENBAUM H, ARMSTRONG W F. Feigenbaum's echocardiography. Baltimore, New York, London, Lippincott Williams & Wilkins, Philadelphia, 2005.

[32] WU Y T, CHANG A C. Semiquantitative assessment of mitral regurgitation by Doppler color flow imaging in patients aged < 20 years. Am J Cardiol, 1993, 71(8): 727-732.

[33] DEGROFF C G. Doppler echocardiography. Pediatr Cardiol, 2002, 23(3): 307-333.

[34] MIZUSHIGE K, SHIOTA T. Effects of pulmonary venous flow direction on mitral regurgitation jet area as imaged by color Doppler flow mapping. An in vitro study. Circulation, 1995, 91(6): 1834-1839.

第十九章

[1] DYCK J D, FREEDOM R M. Aortic stenosis. In: Freedom R M, Benson L N, Smallhorn J F (eds) Neonatal heart disease. Springer, London/Berlin/Heidelberg, 1992.

[2] LINDINGER A, SCHWEDLER G. Prevalence of congenital heart defects in newborns in Germany: results of the first registration year of the PAN Study (July 2006 to June 2007). Klin Padiatr, 2010, 222(5): 321-326.

[3] SCHWEDLER G, LINDINGER A. Frequency and spectrum of congenital heart defects among live births in Germany : a study of the competence network for congenital heart defects. Clin Res Cardiol Off J Ger Cardiac Soc, 2011, 100(12): 1111-1117.

[4] ASANTE-KORANG A, ANDERSON R H. Echocardiographic assessment of the aortic valve and left ventricular outflow tract. Cardiol Young, 2005,15(Suppl 1): 27-36.

[5] PERLOFF J K. The clinical recognition of congenital heart disease, Saunders, Philadelphia, 2003.

[6] HICKEY E J, CALDARONE C A. Biventricular strategies for neonatal critical aortic stenosis: high mortality associated with early reintervention. J Thorac Cardiovasc Surg, 2012 144(2): 409-417.

[7] LOFLAND G K, MCCRINDLE B W. Critical aortic stenosis in the neonate: a multi-institutional study of management, outcomes, and risk factors. J Thorac Cardiovasc Surg, 2001,121(1): 10-27.

[8] MCELHINNEY D B, MARSHALL A C. Predictors of technical success and postnatal biventricular outcome after in utero aortic valvuloplasty for aortic stenosis with evolving hypoplastic left heart syndrome. Circulation, 2009, 120(15): 1482-1490.

[9] COLAN S D, MCELHINNEY D B. Validation and re-evaluation of a discriminant model predicting anatomic suitability for biventricular repair in neonates with aortic stenosis. J Am Coll Cardiol, 2006, 47(9): 1858-1865.

[10] FREEDOM R M, YOO S J. Fixed, short segment subaortic stenosis. In: Freedom R M, Yoo S J, Mikailian H, Williams WG (eds) The natural and modified history of congenital heart

disease. Futura, New York, 2004.

[11] COLEMAN D M, SMALLHORN J F. Postoperative followup of fibromuscular subaortic stenosis. J Am Coll Cardiol, 1994, 24(6): 1558-1564.

[12] KARAMLOU T, GUROFSKY R. Prevalence and associated risk factors for intervention in 313 children with subaortic stenosis. Ann Thorac Surg, 2007, 84(3): 900-906; discussion 906.

[13] VOGEL M, SMALLHORN J F. An echocardiographic study of the association of ventricular septal defect and right ventricular muscle bundles with a fixed subaortic abnormality. Am J Cardiol, 1988, 61(10): 857-860.

[14] ROHLICEK C V, DEL PINO S F. Natural history and surgical outcomes for isolated discrete subaortic stenosis in children. Heart, 1999, 82(6): 708-713.

[15] COSTELLO J M, VITULLO D A. Images in cardiovascular medicine. Left ventricular outflow tract obstruction secondary to a rhabdomyoma. Circulation, 2003, 107(7): 1066-1067.

[16] MANIKOTH P, LEANAGE R. Cardiac tumour in a neonate with left ventricular outflow tract obstruction. Heart, 2004, 90(8): 881.

[17] COLLINS R T. Cardiovascular disease in Williams syndrome. Circulation, 2013, 127(21): 2125-2134.

[18] PANKAU R, SIEBERT R. Familial Williams-Beuren syndrome showing varying clinical expression. Am J Med Genet, 2001, 98(4): 324-329.

[19] ZALZSTEIN E, MOES C A. Spectrum of cardiovascular anomalies in Williams-Beuren syndrome. Pediatr Cardiol, 1991, 12(4): 219-223.

[20] KOCH A, BUHEITEL G. Spectrum of arterial obstructions caused by one elastin gene point mutation. Eur J Pediatr, 2003, 162(1): 53-54.

[21] METCALFE K, RUCKA A K. Elastin: mutational spectrum in supravalvular aortic stenosis. Eur J Hum Genet, 2000, 8(12): 955-963.

[22] STAMM C, FRIEHS I. Congenital supravalvar aortic stenosis: a simple lesion? Eur J Cardiothorac Surg, 2001, 19(2): 195-202.

[23] STAMM C, LI J. The aortic root in supravalvular aortic stenosis: the potential surgical relevance of morphologic findings. J Thorac Cardiovasc Surg, 1997, 114(1): 16-24.

[24] JUSTO R N, MCCRINDLE B W. Aortic valve regurgitation after surgical versus percutaneous balloon valvotomy for congenital aortic valve stenosis. Am J Cardiol, 1996, 77(15): 1332-1338.

[25] GIRISCH M, KAULITZ R. Echokardiographische diagnose des aorto-linksventrikulären tunnels. Ultraschall Med, 2003, 24(4): 264-269.

[26] HO S Y, MURIAGO M. Surgical anatomy of aorto-left ventricular tunnel. Ann Thorac Surg, 1998, 65(2): 509-514.

[27] MCKAY R, ANDERSON R H. The aorto-ventricular tunnels. Cardiol Young, 2002, 12(6): 563-580.

[28] FEIGENBAUM H, ARMSTRONG W F. Feigenbaum's echocardiography. Lippincott Williams & Wilkins, Philadelphia/Baltimore/New York/London, 2005.

[29] LEUNG M P, MCKAY R. Critical aortic-stenosis in early infancy - anatomic and echocardiographic substrates of successful open valvotomy. J Thorac Cardiovasc Surg, 1991, 101(3): 526-535.

[30] LANCELLOTTI P, TRIBOUILLOY C. European Association of Echocardiography recommendations for the assessment of valvular regurgitation. Part 1: aortic and pulmonary regurgitation (native valve disease). Eur J Echocardiogr, 2010, 11(3): 223-244.

[31] DEGROFF C G. Doppler echocardiography. Pediatr Cardiol, 2002, 23(3): 307-333

[32] MERTENS L L, RIGBY M L. Cross sectional echocardiographic and Doppler imaging. In: Anderson R H, Baker E J, Penny D J (eds) Pediatric cardiology. Churchill Livingstone/Elsevier, Philadelphia, 2010.

[33] LANCELLOTTI P, TRIBOUILLOY C. Recommendations for the echocardiographic assessment of native valvular regurgitation: an executive summary from the European Association of Cardiovascular Imaging. Eur Heart J Cardiovasc Imaging, 2013, 14(7): 611-644.

[34] CHIN C H, CHEN C H. Prediction of severity of isolated aortic regurgitation by echocardiography: an aortic regurgitation index study. J Am Soc Echocardiogr, 2005, 18(10): 1007-1013.

[35] LEY S, EICHHORN J. Evaluation of aortic regurgitation in congenital heart disease: value of MR imaging in comparison to echocardiography. Pediatr Radiol, 2007, 37(5): 426-436.

[36] ZOGHBI W A, ENRIQUEZ-SARANO M. Recommendations for evaluation of the severity of native valvular regurgitation with two- dimensional and Doppler echocardiography. J Am Soc Echocardiogr, 2003, 16(7): 777-802.

[37] SNIDER R A, SERWER G A. Echocardiography in pediatric heart disease. Mosby, St. Louis, 1997.

[38] TRIBOUILLOY C, AVINEE P. End diastolic flow velocity just beneath the aortic isthmus assessed by pulsed Doppler echocardiography: a new predictor of the aortic regurgitant fraction. Br Heart J, 1991, 65(1): 37-40.

第二十章

[1] TCHERVENKOV C I, JACOBS J P. The nomenclature, definition and classification of hypoplastic left heart syndrome. Cardiol Young, 2006, 16(4): 339-368.

[2] ANDERSON R H, SMITH A. Hypoplasia of the left heart. Cardiol Young, 2004, 14(Suppl 1): 13-21.

[3] BAFFA J M, CHEN S L. Coronary-artery abnormalities and right ventricular histology in hypoplastic left heart syndrome. J Am Coll Cardiol, 1992, 20(2): 350-358.

[4] JUX C, KAULITZ R. Antegrader Fluss in der Aorta aszendens trotz Aortenatresie: Zwei Fallbeschreibungen mit retrograder Koronarperfusion durch koronare Fisteln und Sinusoide. Z Kardiol, 2000, 89(6): 502-507.

[5] O'CONNOR W N, CASH J B. Ventriculocoronary connections in hypoplastic left hearts: an autopsy microscopic study. Circulation, 1982, 66(5): 1078-1086.

[6] LOFLAND G K, MCCRINDLE B W. Critical aortic stenosis in the neonate: a multi-institutional study of management, outcomes, and risk factors. J Thorac Cardiovasc Surg, 2001, 121(1): 10-27.

[7] RHODES L A, COLAN S D. Predictors of survival in neonates with critical aortic stenosis. Circulation, 1991, 84(6): 2325-2335.

[8] TCHERVENKOV C I, TAHTA S A. Biventricular repair in neonates with hypoplastic left heart complex. Ann Thorac Surg, 1998, 66(4): 1350-1357.

[9] AIELLO V D, HO S Y. Morphologic features of the hypoplastic left heart syndrome - a reappraisal. Pediatr Pathol, 1990, 10(6): 931-943.

[10] CHIN A J, WEINBERG P M. Subcostal two-dimensional

echocardiographic identification of anomalous attachment of septum primum in patients with left atrioventricular valve underdevelopment. J Am Coll Cardiol, 1990, 15(3): 678-681.

[11] RYCHIK J, ROME J J. The hypoplastic left heart syndrome with intact atrial septum: atrial morphology, pulmonary vascular histopathology and outcome. J Am Coll Cardiol, 1999, 34(2): 554-560.

[12] BERNSTEIN H S, MOORE P. The levoatriocardinal vein: morphology and echocardiographic identification of the pulmonary-systemic connection. J Am Coll Cardiol, 1995, 26(4): 995-1001.

[13] VLAHOS A P, LOCK J E. Hypoplastic left heart syndrome with intact or highly restrictive atrial septum: outcome after neonatal transcatheter atrial septostomy. Circulation, 2004, 109(19): 2326-2330.

[14] ARMO N K, SELIEM M A, CHIN A J. Patterns of anomalous pulmonary venous connection/drainage in hypoplastic left heart syndrome: diagnostic role of Doppler color flow mapping and surgical implications. J Am Coll Cardiol, 1992, 19(1): 135-141.

[15] STAMM C, ANDERSON R H. The morphologically tricuspid valve in hypoplastic left heart syndrome. Eur J Cardiothorac Surg, 1997, 12(4): 587-592.

[16] SCHWARTZ S M, NELSON D P. Intensive care of infants and children with hypoplastic left heart syndrome. In: Hennein HA, Bove EL (eds) Hypoplastic left heart syndrome. Futura Publishing Company, 2002.

[17] RYCHIK J, GULLQUIST S D. Doppler echocardiographic analysis of flow in the ductus arteriosus of infants with hypoplastic left heart syndrome: relationship of flow patterns to systemic oxygenation and size of interatrial communication. J Am Soc Echocardiogr, 1996, 9(2): 166-173.

[18] STIEH J, FISCHER G. Impact of preoperative treatment strategies on the early perioperative outcome in neonates with hypoplastic left heart syndrome. J Thorac Cardiovasc Surg, 2006, 131(5): 1122-1129. e2.

[19] FURCK A K, UEBING A. Outcome of the Norwood operation in patients with hypoplastic left heart syndrome: a 12-year single-center survey. J Thorac Cardiovasc Surg, 2010, 139(2): 359-365.

[20] OHYE R G, SLEEPER L A. Comparison of shunt types in the Norwood procedure for single-ventricle lesions. N Engl J Med, 2010, 362(21): 1980-1992.

[21] PHOTIADIS J, SINZOBAHAMVYA N. Does the shunt type determine mid-term outcome after Norwood operation? Eur J Cardiothorac Surg, 2012, 42(2): 209-215; discussion 215-216.

[22] SANO S, ISHINO K. Outcome of right ventricle-to-pulmonary artery shunt in first-stage palliation of hypoplastic left heart syndrome: a multi-institutional study. Ann Thorac Surg, 2004, 78(6): 1951-1957; discussion 1957-1958.

[23] GORECZNY S, QURESHI S. Self-expanding stent implantation in arterial duct during hybrid palliation of hypoplastic left heart syndrome: midterm experience with a specially designed stent. EuroIntervention, 2015, 10(11): 1318-1325.

[24] KARAMLOU T, OVERMAN D. Stage 1 hybrid palliation for hypoplastic left heart syndrome - assessment of contemporary patterns of use: an analysis of The Society of Thoracic Surgeons Congenital Heart Surgery Database. J Thorac Cardiovasc Surg, 2015, 149(1): 195-201, 202 e1.

[25] SCHRANZ D, BAUER A. Fifteen-year single center experience with the "Giessen Hybrid" approach for hypoplastic left heart and variants: current strategies and outcomes. Pediatr Cardiol, 2015, 36(2): 365-373.

[26] CONNOR J A, THIAGARAJAN R. Hypoplastic left heart syndrome. Orphanet J Rare Dis, 2007(2): 23.

[27] LINDINGER A, SCHWEDLER G. Prevalence of congenital heart defects in newborns in Germany: results of the first registration year of the PAN Study (July 2006 to June 2007). Klin Padiatr, 2010, 222(5): 321-326.

[28] DAY R W, TANI L Y. Congenital heart disease with ductal-dependent systemic perfusion: Doppler ultrasonography flow velocities are altered by changes in the fraction of inspired oxygen. J Heart Lung Transplant, 1995, 14(4): 718-725.

第二十一章

[1] ELZENGA N J, GITTENBERGER-D E GROOT A C. Localised coarctation of the aorta. An age dependent spectrum. Br Heart J, 1983, 49(4): 317-323.

[2] ELZENGA N J, GITTENBERGER-DE GROOT A C. Coarctation and other obstructive aortic arch anomalies: their relationship to the ductus arteriosus. Int J Cardiol, 1986, 13(3): 289-308.

[3] HO S Y, ANDERSON R H. Coarctation, tubular hypoplasia, and the ductus arteriosus. Histological study of 35 specimens. Br Heart J, 1979, 41(3): 268-274.

[4] FESSEHA A K, EIDEM B W. Neonates with aortic coarctation and cardiogenic shock: presentation and outcomes. Ann Thorac Surg, 2005, 79(5): 1650-1655.

[5] FRANKLIN O, BURCH M. Prenatal diagnosis of coarctation of the aorta improves survival and reduces morbidity. Heart, 2002, 87(1): 67-69.

[6] WIEGAND G, SCHLENSAK C. Pitfalls in echocardiography: coarctation of the aorta presenting as dilated cardiomyopathy (DCM). Ultraschall Med, 2005, 37(5): 482-486.

[7] ING F F, STARC T J. Early diagnosis of coarctation of the aorta in children: a continuing dilemma. Pediatrics, 1996, 98(3 Pt 1): 378-382.

[8] PERLOFF J K. The variant associations of aortic isthmic coarctation. Am J Cardiol, 2010, 106(7): 1038-1041.

[9] EICKEN A, KAEMMERER H. Treatment of aortic isthmus atresia with a covered stent. Catheter Cardiovasc Interv, 2008, 72(6): 844-846.

[10] GLANCY D L, ROBERTS W C. Not congenital atresia of the aortic isthmus, but acquired complete occlusion in congenital aortic coarctation. Catheter Cardiovasc Interv, 2002, 56(1): 103-104; author reply 105.

[11] EICKEN A, PENSL U. The fate of systemic blood pressure in patients after effectively stented coarctation. Eur Heart J, 2006, 27(9): 1100-1105.

[12] SHINEBOURNE E A, ELSEED A M. Relation between fetal flow patterns, coarctation of the aorta, and pulmonary blood flow. Br Heart J, 1974, 36(5): 492-498.

[13] BOVE E L, MINICH L L. The management of severe subaortic stenosis, ventricular septal defect, and aortic arch obstruction in the neonate. J Thorac Cardiovasc Surg, 1993, 105(2): 289-295.

[14] BROUWER R M, CROMME-DIJKHUIS A H. Decision making for the surgical management of aortic coarctation associated with ventricular septal defect. J Thorac Cardiovasc Surg, 1996, 111(1): 168-175.

[15] SHONE J D, SELLERS R D. The developmental complex of "parachute mitral valve", supravalvular ring of left atrium,

subaortic stenosis, and coarctation of aorta. Am J Cardiol, 1963, 11: 714-725.

[16] TEO L L, CANNELL T. Prevalence of associated cardiovascular abnormalities in 500 patients with aortic coarctation referred for cardiovascular magnetic resonance imaging to a tertiary center. Pediatr Cardiol, 2011, 32(8): 1120-1127.

[17] ISMAT F A, WEINBERG P M. Right aortic arch and coarctation: a rare association. Congenit Heart Dis, 2006, 1(5): 217-223.

[18] PERDREAU E, HOUYEL L. Tetralogy of Fallot with coarctation of the aorta: a newly recognised developmental and anatomic syndrome. Cardiol Young, 2014, 24(4): 714-720.

[19] LINDINGER A, SCHWEDLER G. Prevalence of congenital heart defects in newborns in Germany: results of the first registration year of the PAN Study (July 2006 to June 2007). Klin Padiatr, 2010, 222(5): 321-326.

[20] SMALLHORN J F, HUHTA J C. Cross-sectional echocardiographic assessment of coarctation in the sick neonate and infant. Br Heart J, 1983, 50(4): 349-361.

[21] SMALLHORN J F, HUHTA J C. Suprasternal cross-sectional echocardiography in assessment of patient ducts arteriosus. Br Heart J, 1982, 48(4): 321-330.

[22] MAREK J, FENTON M. Aortic arch anomalies: Coarctation of the aorta and interrupted aortic arch. In: Lai W W, Mertens L L, Cohen M S, Geva T (eds) Echocardiography in pediatric and congenital heart disease. Blackwell Publishing Ltd, 2009.

[23] LAI WW, GEVA T. Guidelines and standards for performance of a pediatric echocardiogram: a report from the Task Force of the Pediatric Council of the American Society of Echocardiography. J Am Soc Echocardiogr Off Publ Am Soc Echocardiogr, 2006, 19(12): 1413-1430.

[24] EICHHORN JG, LEY S. Angeborene Fehlbildungen der Aorta im Kindes- und Jugendalter. Radiologe, 2007, 47(11): 974-981.

[25] SNIDER R A, SERWER G A . Echocardiography in pediatric heart disease. Mosby, St. Louis, 1997.

[26] ALDOUSANY A W, DISESSA T G. Significance of the Doppler- derived gradient across a residual aortic coarctation. Pediatr Cardiol, 1990, 11(1): 8-14.

[27] MARX G R, ALLEN H D. Accuracy and pitfalls of Doppler evaluation of the pressure gradient in aortic coarctation. J Am Coll Cardiol, 1986, 7(6): 1379-1385.

[28] DEEG K H. Cardiovascular diseases which influence the flow in the extracardial arteries. In: Deeg KH, Rupprecht T, Hofbeck M (eds) Doppler sonography in infancy and childhood. Springer, Heidelberg/New York, 2015.

[29] DEEG K H. Dopplersonographische flussmessungen bei herzerkrankungen. In: Deeg KH (ed) Zerebrale dopplersonographie im kinderalter. Springer, Berlin, 1989.

[30] DEEG K H, WEHNER S. Dopplersonographische Flussmessung in der Arteria cerebri anterior und im Truncus coeliacus bei Säuglingen mit Coarctationssyndrom im Vergleich zu gesunden Säuglingen. Klin Padiatr, 1987, 199(6): 411-423.

第二十二章
[1] CELORIA G C, PATTON R B. Congenital absence of the aortic arch. Am Heart J, 1959(58): 407-413.

[2] MCCRINDLE B W, TCHERVENKOV C I. Risk factors associated with mortality and interventions in 472 neonates with interrupted aortic arch: A congenital Heart Surgeons Society study. J Thorac Cardiovasc Surg, 2005,129(2): 343-350.

[3] LINDINGER A, SCHWEDLER G. Prevalence of congenital heart defects in newborns in Germany: results of the first registration year of the PAN Study (July 2006 to June 2007). Klin Padiatr, 2010,222(5): 321-326.

[4] FREEDOM R M. Anomalies of aortopulmonary septation: persistent truncus arteriosus, aortopulmonary septal defect and hemitruncus arteriosus. In: Freedom RM, Benson LN, Smallhorn JF (eds) Neonatal heart disease. Springer, London/ Berlin/ Heidelberg. 1992.

[5] KUTSCHE L M, VAN MIEROP L H. Cervical origin of the right subclavian artery in aortic arch interruption: pathogenesis and significance. Am J Cardiol, 1984,53(7): 892-895.

[6] RAUCH R, RAUCH A. Cervical origin of the subclavian artery: echocardiographic diagnosis in patients with monosomy 22q11. Ultraschall Med, 2005 , 26(1): 36-41.

[7] RAUCH R, RAUCH A. Laterality of the aortic arch and anomalies of the subclavian artery-reliable indicators for 22q11. 2 deletion syndromes? Eur J Pediatr, 2004,163(11): 642-645.

[8] KAULITZ R, JONAS R A. Echocardiographic assessment of interrupted aortic arch. Cardiol Young, 1999, 9(6): 562-571.

[9] MOMMA K. Cardiovascular anomalies associated with chromosome 22q11. 2 deletion syndrome. Am J Cardiol, 2010,105(11): 1617-1624.

[10] VAN MIEROP L H, KUTSCHE L M. Interruption of the aortic arch and coarctation of the aorta: pathogenetic relations. Am J Cardiol, 1984, 54(7): 829-834.

[11] MCELHINNEY D B, SILVERMAN N H. Rare forms of isolation of the subclavian artery: echocardiographic diagnosis and surgical considerations. Cardiol Young, 1998, 8(3): 344-351.

[12] RAUCH A, HOFBECK M. Incidence and significance of 22q11. 2 hemizygosity in patients with interrupted aortic arch. Am J Med Genet, 1998, 78(4): 322-331.

[13] POWELL C B, STONE F M. Operative mortality and frequency of coexistent anomalies in interruption of the aortic arch. Am J Cardiol, 1997, 79(8): 1147-1148.

[14] KONSTANTINOV I E, KARAMLOU T. Truncus arteriosus associated with interrupted aortic arch in 50 neonates: a Congenital Heart Surgeons Society study. Ann Thorac Surg, 2006a, 81(1): 214-222.

[15] SERRAF A, LACOUR-GAYET F. Repair of interrupted aortic arch: a ten-year experience. J Thorac Cardiovasc Surg, 1996, 112(5): 1150-1160.

[16] KONSTANTINOV I E, KARAMLOU T. Surgical management of aortopulmonary window associated with interrupted aortic arch: a Congenital Heart Surgeons Society study. J Thorac Cardiovasc Surg, 2006b, 131(5): 1136-1141. e2.

[17] GOLDMUNTZ E, CLARK B J. Frequency of 22q11 deletions in patients with conotruncal defects. J Am Coll Cardiol, 1998, 32(2): 492-498.

[18] RAUCH R, RAUCH A. Cervical origin of the subclavian artery as a specific marker for monosomy 22q11. Am J Cardiol, 2002, 89(4): 481-484.

[19] DEEG K H, HOFBECK M. Diagnosis of subclavian steal in infants with coarctation of the aorta and interruption of the aortic arch by color-coded Doppler sonography. J Ultrasound Med, 1993, 12(12): 713-718.

第二十三章
[1] EDWARDS J E. Anomalies of the derivatives of the aortic arch

system. Med Clin North Am, 1948,32: 925-949.

[2] MOES C A F. Vascular rings and related conditions. In: Freedom RM, Mawson J B, Yoo S J, Benson L N (eds) Congenital heart disease. Textbook of angiography, vol II. Futura Publishing Company, Armonk, 1997, 947-983.

[3] MUSTER A J, IDRISS R F. The left-sided aortic arch in humans, viewed as the end-result of natural selection during vertebrate evolution. Cardiol Young, 2001,11(1): 111-122.

[4] MOES C A F, FREEDOM R M. Rings, slings and other things: vascular structures contributing to a neonatal "noose". In: Freedom R M, Benson L N, Smallhorn J F (eds) Neonatal heart disease. Springer, London/Berlin/Heidelberg, 1992.

[5] KUTSCHE L M, VAN MIEROP L H. Cervical origin of the right subclavian artery in aortic arch interruption: pathogenesis and significance. Am J Cardiol, 1984,53(7): 892-895.

[6] CHAOUI R, HELING K S. Aberrant right subclavian artery as a new cardiac sign in second- and third-trimester fetuses with Down syndrome. Am J Obstet Gynecol, 2005,192(1): 257-263.

[7] CHAOUI R, RAKE A. Aortic arch with four vessels: aberrant right subclavian artery. Ultrasound Obstet Gynecol, 2008,31(1): 115-117.

[8] HOFBECK M, RUPPRECHT T. Isolation of the subclavian artery: a rare cause of subclavian steal syndrome in childhood. Monatsschr Kinderheilkd, 1991,139(6): 363-365.

[9] MCELHINNEY D B, SILVERMAN N H. Rare forms of isolation of the subclavian artery: echocardiographic diagnosis and surgical considerations. Cardiol Young, 1998,8(3): 344-351.

[10] DEEG K H, HOFBECK M. Diagnosis of subclavian steal in infants with coarctation of the aorta and interruption of the aortic arch by color-coded Doppler sonography. J Ultrasound Med, 1993, 12(12): 713-718.

[11] RUSSELL J L, SMALLHORN J E. Isolated origin of the left subclavian artery from the left pulmonary artery. Cardiol Young, 2000, 10(2): 120-125.

[12] SUN A M, ALHABSHAN F. MRI diagnosis of isolated origin of the left subclavian artery from the left pulmonary artery. Pediatr Radiol, 2005, 35(12): 1259-1262.

[13] VAN MIEROP L H, KUTSCHE L M. Cardiovascular anomalies in DiGeorge syndrome and importance of neural crest as a possible pathogenetic factor. Am J Cardiol, 1984, 58(1): 133-137.

[14] RAUCH R, RAUCH A. Cervical origin of the subclavian artery as a specific marker for monosomy 22q11. Am J Cardiol, 2002, 89(4): 481-484.

[15] RAUCH R, RAUCH A. Cervical origin of the subclavian artery: echocardiographic diagnosis in patients with monosomy 22q11. Ultraschall Med, 2005, 26(1): 36-41.

[16] GOLDMUNTZ E, CLARK B J. Frequency of 22q11 deletions in patients with conotruncal defects. J Am Coll Cardiol, 1998, 32(2): 492-498.

[17] MOMMA K. Cardiovascular anomalies associated with chromosome 22q11. 2 deletion syndrome. Am J Cardiol, 2010, 105(11): 1617-1624.

[18] RAUCH R, RAUCH A. Laterality of the aortic arch and anomalies of the subclavian artery-reliable indicators for 22q11. 2 deletion syndromes? Eur J Pediatr, 2004, 163(11): 642-645.

[19] MCELHINNEY D B, CLARK B J 3RD . Association of chromosome 22q11 deletion with isolated anomalies of aortic arch laterality and branching. J Am Coll Cardiol, 2001, 37(8): 2114-2119.

[20] SNIDER R A. Congenital anomalies of the aortic arch. Echocardiography, 1996, 13(2): 167-182.

[21] Abnormalities of the pulmonary arteries. In: Freedom R M, Mawson J B, Yoo S J, Benson L N (eds) Congenital heart disease. Textbook of angiocardiography, vol II. Futura Publishing Co, Armonk, 1997.

[22] DOHLEMANN C, MANTEL K . Pulmonary sling: morphological findings. Pre- and postoperative course. Eur J Pediatr, 1995, 154(1): 2-14.

[23] GIKONYO B M, JUE K L. Pulmonary vascular sling: report of seven cases and review of the literature. Pediatr Cardiol, 1989, 10(2): 81-89.

[24] WELLS T R, GWINN J L. Reconsideration of the anatomy of sling left pulmonary artery: the association of one form with bridging bronchus and imperforate anus. Anatomic and diagnostic aspects. J Pediatr Surg, 1988, 23(10): 892-898.

[25] BADEN W, SCHAEFER J. Comparison of imaging techniques in the diagnosis of bridging bronchus. Eur Respir J, 2008, 31(5): 1125-1131.

[26] BERDON W E, MUENSTERER O J. The triad of bridging bronchus malformation associated with left pulmonary artery sling and narrowing of the airway: the legacy of Wells and Landing. Pediatr Radiol, 2012, 42(2): 215-219.

[27] MEDINA-ESCOBEDO G, LOPEZ-CORELLA E. Sling left pulmonary artery, bridging bronchus, and associated anomalies. Am J Med Genet, 1992, 44(3): 303-306.

[28] WELLS T R, STANLEY P. Serial section-reconstruction of anomalous tracheobronchial branching patterns from CT scan images: bridging bronchus associated with sling left pulmonary artery. Pediatr Radiol, 1990, 20(6): 444-446.

[29] BACKER C L, RUSSELL H M. Pulmonary artery sling: current results with cardiopulmonary bypass. J Thorac Cardiovasc Surg, 2012, 143(1): 144-151.

[30] BEIERLEIN W, ELLIOTT M J. Variations in the technique of slide tracheoplasty to repair complex forms of long-segment congenital tracheal stenoses. Ann Thorac Surg, 2006, 82(4): 1540-1542.

[31] ZIEMER G, HEINEMANN M. Pulmonary artery sling with tracheal stenosis: primary one-stage repair in infancy. Ann Thorac Surg, 1992, 54(5): 971-973.

[32] HERNANZ-SCHULMAN M. Vascular rings: a practical approach to imaging diagnosis. Pediatr Radiol, 2005, 35(10): 961-979.

[33] KIR M, SAYLAM G S. Vascular rings: presentation, imaging strategies, treatment, and outcome. Pediatr Cardiol, 2012, 33(4): 607-617.

[34] MURDISON K A. Ultrasonic imaging of vascular rings and other anomalies causing tracheobronchial compression. Echocardiography, 1996, 13(3): 337-356.

[35] HUHTA J C, GUTGESELL H P. Two-dimensional echocardiographic assessment of the aorta in infants and children with congenital heart disease. Circulation, 1984, 70(3): 417-424.

[36] TUO G, VOLPE P. Prenatal diagnosis and outcome of isolated vascular rings. Am J Cardiol, 2009, 103(3): 416-419.

第二十四章

[1] A D A M S F H, E M M A N O U I L L I D E S G C, RIEMENSCHNEIDER T A. Moos'Heart disease in infants, children and adolescents. 4th edn. Williams & Wilkins: Baltimore, 1989.

[2] ANDERSON R H, MACARTNEY F J, SHINEBOURNE E

A, et al. Pediatric cardiology. vol 2. Churchill Livingstone: Edinburgh, 1987.

[3] FREEDOM R M, BENSON L N, SMALLHORN J F. Neonatal heart disease. Springer: Berlin, 1992.

[4] LAI W W, MERTENS L L, COHEN M S, et al. Echocardiography in pediatric and congenital heart disease. From the fetus to adult. Wiley-Blackwell: Oxford, 2009.

[5] SCHUMACHER G, BÜHLMEYER K. Diagnostik angeborener Herzfehler. 2nd edn. Perimed: Erlangen, 1989.

[6] SNIDER A R, SERWER G A, RITTER S B. Echocardiography in pediatric heart disease. 2nd edn. Mosby Year Book: St. Louis, 1997.

[7] SKINNER J, ALVERSON D, HUNTER S. Echocardiography for the neonatologist. Churchill Livingstone: Edinburgh, 2000.

[8] LINDINGER A, SCHWEDLER G, HENSE H W. Prevalence of congenital heart defects in newborns in Germany: results of the first registration year of the PAN study. Klin Padiatr, 2010 (222): 321-326.

[9] GOLDBERG D J, RYCHIK J. Hypoplastic left heart syndrome. In: Lai WW, Mertens LL, Cohen MS, Geva T (eds)Echocardiography in pediatric and congenital heart disease. From the fetus to adult. Wiley-Blackwell, Oxford, 2009,pp S. 315-338.

[10] DEEG K H. Echokardiographische Diagnose komplexer angeborener Herzfehler mit Ventrikelhypoplasie. I. Herzfehler mit hypoplastischem linken Ventrikel. der Kinderarzt, 1994 (25): 937-945.

[11] MONIOTTE STL J, BARREA C. Functionally univentricular heart. In: Lai W W, Mertens L L, Cohen M S, Geva T (Hrsg)Echocardiography in pediatric and congenital heart disease. From the fetus to adult. Wiley-Blackwell, Oxford, S, 2009(15):459-475.

[12] COLAN S D. Classification of cardiomyopathies. Prog Pediatr Cardiol, 2007, (23): 5-15.

[13] MARON B J. Contemporary definitions and classification of the cardiomyopathies an American heart association scientific statement from the council on clinical cardiology, heart failure and transplantation committee; quality of care and outcomes research and functional genomics and translational biology interdisciplinary working groups; and council on epidemiology and prevention. Circulation, 2006(113): 1807-1816.

[14] MATITIAU A. Infantile dilated cardiomyopathy. Relation of outcome to left ventricular mechanics, hemodynamics, and histology at the time of presentation. Circulation, 1994 (90): 1310-1318.

[15] SPENCER C T. Dilated cardiomyopathy and myocarditis. In: Lai W W, Mertens L L, Cohen MS, Geva T (eds) Echocardiography in pediatric and congenital heart disease. From fetus to adult. Wiley Blackwell, Chichester, pp , 2009(20):559-580.

[16] DEEG K H. Echokardiographische Diagnose komplexer angeborener Herzfehler mit überreitender Systemarterie. I. Fallot Tetralogie und Pulmonalatresie mit Ventrikelseptumdefekt, 1994, (25): 1526-1539.

[17] HANLEY F L, SADE R M, BLACKSTONE E H, et al. Outcomes in neonatal pulmonary atresia with intact ventricular septum. A multi-institutional study. J Thorac Cardiovasc Surg, 1993, (105): 406-423.

[18] LEVINE J C. Pulmonary atresia with intact ventricular septum. In: Lai W W, Mertens L L, Cohen MS, Geva T (eds) Echocardiography in pediatric and congenital heart disease.

From the fetus to adult. Wiley-Blackwell, Oxford, pp, 2009(15):264-282.

[19] DEEG K H. Echokardiographische Diagnose komplexer angeborener Herzfehler mit überreitender Systemarterie. II. Truncusarteriosus communis, 1995 (26): 56-63.

[20] RICE M J, SEWARD J B, HAGLER D J. Definitive diagnosis of truncus arteriosus by two dimensional echocardiography. Mayo Clin Proc, 1982, (57): 476-481.

[21] DEEG K H. Herz. In: Deeg K H, Peters H, Schuhmacher R, Weitzel D (eds)Die Ultraschalluntersuchung des Kindes, 2nd edn. Springer, Berlin, pp, 1997, 139-211.

[22] SEWARD J B, TAJIK A J, EDWARDS W D, et al. Two dimensional echocardiographic atlas. Congenital heart disease. vol I. Springer: New York,1987.

[23] SILVERMAN N H, SNIDER A R. Two dimensional echocardiography in congenital heart disease. Appleton: Norwalk, 1982.

[24] COLAN S D. Classification of cardiomyopathies. Prog Pediatr Cardiol, 2009, (23): 5-15.

[25] WALDMAN J D, HOLMES G. The cyanosed newborn: excluding structural heart disease. In: Skinner J, Alverson D, Hunter S (eds)Echocardiography for the neonatologist. Churchill Livingstone, Edinburgh, pp, 2000, 181-195.

[26] DEEG K H. Echokardiographische Diagnose komplexer angeborener Herzfehler mit Ventrikelhypoplasie. II. Herzfehler mit hypoplastischem rechten Ventrikel. der Kinderarzt, 1994 (25): 1035-1048.

第二十五章

[1] KATUMBA-LUNYENYA L J. Neonatal/infant echocardiography by the non-cardiologist: a personal practice, past, present, and future. Archives of Disease in Childhood - Fetal and Neonatal Edition,2002, 86(1): 55-57.

[2] MADAR J. M-mode echocardiography [M]// Echocardiography for the neonatologist. Churchill Livingstone,2000,pp 51-58.

[3] GUTGESELL H P. Evaluation of left ventricular size and function by echocardiography. Results in normal children. Circulation,1977, 56(3): 457.

[4] SNIDER A R. Echocardiography in Pediatric Heart Disease. 2nd ed. Mosby Year Book, St. Louis. 1998.

[5] SKINNER J. Echocardiography for the neonatologist. Churchill Livingstone, Edinburgh,2000.

[6] TAKENAKA K. A simple Doppler echocardiographic method for estimating severity of aortic regurgitation. The American Journal of Cardiology,1986, 57(15): 1340-1343.

[7] WILSON N. Doppler echocardiographic observations of pulmonary and transvalvular velocity changes after birth and during the early neonatal period. Am Heart J,1987,113: 750-758.

[8] EVANS N. Early determinants of right and left ventricular output in ventilated preterm infants. Archives of Disease in Childhood - Fetal and Neonatal Edition,1996, 74(2): 88-94.

[9] EVANS N. Which inotrope for which baby? Archives of Disease in Childhood Fetal & Neonatal Edition,2006, 91(3): 213-220.

[10] KLUCKOW M. Early echocardiographic prediction of symptomatic patent ductus arteriosus in preterm infants undergoing mechanical ventilation. Journal of Pediatrics, 1995, 127(5): 0-7799.

[11] SKINNER J DUCTAL. Echocardiography for the neonatologist. Churchill Livingstone, London, 2000: pp 151-167.

[12] EVANS N. Longitudinal changes in the diameter of the ductus arteriosus in ventilated preterm infants: correlation with

respiratory outcomes. Archives of Disease in Childhood - Fetal and Neonatal Edition, 1995, 72(3): 156-161.

[13]　DEEG K H. Dopplersonographische Flussmessungen bei Herzerkrankungen [M]// Zerebrale Dopplersonographie im Kindesalter, Springer, 1989, pp 117-169.

[14]　DEEG K H. Echokardiographische Diagnose des offenen Ductus arteriosus Botalli [J]. Kinderarzt, 1991, 22: 1790-1804.

[15]　DEEG K H. Cerebral Doppler sonographic measurements in persisting ductus arteriosus [M]// Interventions for persisting ductus arteriosus in the preterm infant, Obladen M, Koehne P (eds), 2005, pp 45-49.

[16]　DEEG K H. Dopplersonographische Flussparameter in der A cerebri anterior beim offenen Ductus arteriosus des Frühgeborenen im Vergleich zu einem gesunden Kontrollkollektiv. Klin Pädiatr, 1986, 198: 463-470.

[17]　DEEG KH. Persistierender Ductus arteriosus Botalli: Dopplersonographische Diagnose beim Frühgeborenen. Herz Gefäße, 1989, 9: 630-640.

[18]　LIPMAN B. Abnormal cerebral hemodynamics in preterm infants with patent ductus arteriosus. Pediatrics, 1982, 69(6): 778-81.

[19]　MAIER R F. Persisting Ductus Arteriosus and Intraventricular Hemorrhage[M]// Interventions for Persisting Ductus Arteriosus in the Preterm Infant. 2005.

[20]　SONNTAG P J. Influence on Mesenteric Perfusion and Necrotizing Enterocolitis[M]. 2005.

[21]　BEJAR R. Pulsatility index, patent ductus arteriosus, and brain damage. Pediatrics, 1982, 69(6): 818-822.

[22]　DYKES F D. Intraventricular hemorrhage: a prospective evaluation of etiopathogenesis. Pediatrics, 1980, 66(1): 42-49.

[23]　KITTERMANN J. Effects of intestinal ischemia [M]// Necrotizing enterocolitis in the newborn infant. Report on the sixty-eight Ross conference on pediatric research. Ross Laboratories, 1975, pp 38-40.

[24]　MARTIN C G. Abnormal Cerebral blood flow patterns in preterm infants with a large patent ductus arteriosus. Journal of Pediatrics, 1982, 101(4): 587-593.

[25]　PERLMAN J M. The effect of patent ductus arteriosus on flow velocity in the anterior cerebral arteries: Ductal steal in the premature newborn infant. Journal of Pediatrics, 1981, 99(5): 767-771.

[26]　DYAMENAHALLI U.. Isolated ductus arteriosus aneurysm in the fetus and infant: a multi-institutional experience. Journal of the American College of Cardiology, 2000, 36(1): 262-269.

[27]　DEEG K H. Echokardiographische Diagnose komplexer angeborener Herzfehler mit Ventrikelhypoplasie. Ⅱ. Herzfehler Hypoplastischem Linken Ventrikel Kinderarzt, 1994, 25: 1035-1048.

[28]　GOLDBERG D J. Hypoplastic left heart syndrome [M]// Echocardiography in Pediatric and Congenital Heart Disease: From Fetus to Adult. Wiley- Blackwell, 2009, pp 315-338.

[29]　DEEG K H. Echokardiographische Diagnose komplexer angeborener Herzfehler mit Ventrikelh ypoplasie. Ⅰ. Herzfehler Hypoplastischem Linken Ventrikel Kinderarzt, 1994, 25: 937-945.

[30]　DEEG K H. Echokardiographische Diagnose komplexer angeborener Herzfehler mit überreitender Systemarterie. Ⅰ. Fallot Tetralogie Pulmonalatresie Ventrikelseptumdefekt, 1994, 25: 1526-1539.

[31]　GOLDBERG D J. Hypoplastic left heart syndrome. In: Lai WW, Mertens LL, Cohen MS, Geva T (eds)Echocardiography in pediatric and congenital heart disease. From the fetus to adult. Wiley-Blackwell, Oxford, 2009, pp S. 315-S. 338.

[32]　MONIOTTE M D. Functionally Univentricular Heart[M]// Echocardiography in Pediatric and Congenital Heart Disease: From Fetus to Adult. Wiley- Blackwell, 2009.

[33]　DEEG K H. Dopplersonographische Flussmessung im Truncus cöliacus bei Säuglingen mit Coarctationssyndrom im Vergleich zu gesunden Säuglingen. Klin Padiatr, 1987, 199: 411-423.

[34]　LICHT D. Preoperative cerebral blood flow is diminished in neonates with severe congenital heart defects. Journal of Thoracic and Cardiovascular Surgery, 2004, 128(6): 841-849.

[35]　LINDINGER A. Prevalence of Congenital Heart Defects in Newborns in Germany: Results of the First Registration Year of the PAN Study (July 2006 to June 2007). Klinische Padiatrie, 2010, 222(05): 321-326.

[36]　DEEG K H. Dopplersonographic diagnosis of subclavian steal in infants with coarctation of the aorta and interrupted aortic arch. Pediatr Radiol, 1989, 19: 163-166.

[37]　DEEG K H. Dopplersonographic diagnosis of subclavian steal in infants with coarctation of the aorta and interrupted aortic arch. Journal of Ultrasound in Medicine Official Journal of the American Institute of Ultrasound in Medicine, 1993, 12(12): 713-718.

[38]　WYLLIE J P. The infant with heart failure, hypotension or shock: evaluating the infant with non-structural heart disease [M]// Echocardiography for the neonatologist. Churchill Livingstone, 2000, pp 219-223.

[39]　LEEMAN D E. Doppler echocardiography in cardiac tamponade: Exaggerated respiratory variation in transvalvular blood flow velocity integrals. Journal of the American College of Cardiology, 1988, 11(3): 572-578.

[40]　COLAN S D. Classification of the cardiomyopathies. Progress in Pediatric Cardiology, 2007, 23(1-2): 5-15.

[41]　MATITIAU A. Infantile dilated cardiomyopathy. Relation of outcome to left ventricular mechanics, hemodynamics, and histology at the time of presentation. Circulation, 1994, 90(3): 1310-1318.

[42]　MCMAHON C J. Hypertrophic cardiomyopathy [M]// Echocardiography in Pediatric and Congenital Heart Disease: From Fetus to Adult. Wiley- Blackwell, 2009, pp 581-596.

[43]　TISSOT C. Restrictive cardiomyopathy and pericardial disease [M]// Echocardiography in Pediatric and Congenital Heart Disease: From Fetus to Adult. Wiley- Blackwell, 2009. 2009, pp 597-618.

[44]　CARABELLO B A. Evolution of the Study of Left Ventricular Function: Everything Old Is New Again. Circulation, 2002, 105(23): 2701-2703.

[45]　MARON B J. Contemporary Definitions and Classification of the Cardiomyopathies. Circulation, 2006, 113(14): 1807-1816.

[46]　SPENCER C T. Dilated cardiomyopathy and myocarditis. In: Lai W W, Mertens L L, Cohen M S, Geva T (eds) Echocardiography in pediatric and congenital heart disease. From fetus to adult. Wiley Blackwell, Chichester, 2009, pp559-580.

[47]　JENNI R. Echocardiographic and pathoanatomical characteristics of isolated left ventricular non-compaction: a step towards classification as a distinct cardiomyopathy. Heart, 2001, 86: 666-671.

[48]　ESPINOLA-ZAVALETA N. Non-compacted cardiomyopathy: Clinical- study. Cardiovascular Ultrasound, 2006, 4(1): 35.

[49]　WEIFORD B C. Noncompaction of the ventricular myocardium. Circulation. 2004, 109: 2965-2971.